URGÊNCIAS NO IDOSO

URGÊNCIAS NO IDOSO

EDITORES
José Renato G. Amaral
Paulo de Oliveira Duarte
Rodrigo Antonio Brandão Neto

manole
editora

Editora: Patrícia Santana
Projeto gráfico: Departamento Editorial da Editora Manole
Diagramação: Elisabeth Miyuki Fucuda
Ilustrações: Eduardo Borges
Capa: Ricardo Y. Nitta Rodrigues

CIP-BRASIL. CATALOGAÇÃO NA PUBLICAÇÃO
SINDICATO NACIONAL DOS EDITORES DE LIVROS, RJ

U71
Urgências no idoso / organização José Renato G. Amaral, Paulo de Oliveira Duarte, Rodrigo Antonio Brandão Neto. - 1. ed. - Santana de Parnaíba [SP] : Manole, 2023.

Inclui bibliografia e índice
ISBN 9786555767186

1. Emergências médicas. 2. Medicina de emergência. 3. Geriatria. I. Amaral, José Renato G. II. Duarte, Paulo Oliveira de. III. Brandão Neto, Rodrigo Antonio.

23-84449 CDD: 618.97025
CDU: 616-083.98-053.9

Gabriela Faray Ferreira Lopes - Bibliotecária - CRB-7/6643

Edição – 2023

Editora Manole Ltda.
Alameda América, 876
Tamboré – Santana de Parnaíba – SP – Brasil
CEP: 06543-315
Fone: (11) 4196-6000
www.manole.com.br | https://atendimento.manole.com.br/

Impresso no Brasil
Printed in Brazil

Sobre os editores

José Renato G. Amaral
Especialista em Clínica Médica e Geriatria pela FMUSP e pela SBCM/SBGG/AMB. Médico Assistente do Serviço de Geriatria do HCFMUSP. Médico do corpo clínico do Hospital Sírio-Libanês e do Hospital Nipo Brasileiro. Membro da Diretoria da Sociedade Brasileira de Geriatria e Gerontologia – Seção São Paulo (SBGG-SP) – gestão 2022-2024.

Paulo de Oliveira Duarte
Especialista em Clínica Médica e Geriatria pela FMRP-USP. Especialista em Geriatria pela SBGG/AMB e área de atuação em Cuidados Paliativos/AMB. Especialista em Cuidados Paliativos pelo *Instituto Pallium Latinoamerica* (Buenos Aires). Doutor em Ciências Médicas pela Divisão de Geriatria do Departamento de Clínica Médica da FMRP-USP. Presidente da Sociedade Brasileira de Geriatria e Gerontologia – Seção São Paulo (SBGG-SP) – gestão 2022-2024.

Rodrigo Antonio Brandão Neto
Médico Supervisor do Pronto-Socorro do HCFMUSP e do Programa de Residência de Medicina de Emergência do HCFMUSP. Doutor em Ciências Médicas pela FMUSP.

Sobre os autores

Alexandre Franco Amaral
Médico da Divisão de Pneumologia do Instituto do Coração (InCor) do Hospital das Clínicas da Faculdade de Medicina da Universidade de São Paulo (HCFMUSP). Coordenador da equipe de Pneumologia e Supervisor do Laboratório de Função Pulmonar do Hospital Nipo Brasileiro.

Amanda Lagreca Venys de Azevedo
Médica Geriatra pela FMUSP. Especialista em Geriatria pela Sociedade Brasileira de Geriatria e Gerontologia (SBGG)/Associação Médica Brasileira (AMB). Médica Assistente do Serviço de Geriatria do HCFMUSP.

Ana Carolina Esteves Cattony
Médica Geriatra pela FMUSP. Ex-preceptora da Residência em Geriatria do HCFMUSP. Especialista em Cuidados Paliativos pelo Instituto Paliar.

Ana Luisa Ito Baptista da Cruz
Residência em Clínica Médica pela FMUSP. Preceptora da Residência de Clínica Médica e Propedêutica Clínica do HCFMUSP em 2021. Residente de Geriatria da FMUSP.

Ana Teresa Pereira Vieira
Médica Nefrologista pela FMUSP. Pós-graduanda da Disciplina de Nefrologia da FMUSP.

Antonio Carlos Nogueira
Doutor em Ciências pela FMUSP. Pós-doutorado pela Disciplina de Emergências Clínicas da FMUSP. Médico Assistente da UTI de Adultos do Hospital Universitário da USP. Coordenador do Setor de Emergências do Hospital Nipo Brasileiro.

Beatriz Laja da Cruz Costa
Residência em Clínica Médica pelo Hospital das Clínicas da Faculdade de Medicina de Ribeirão Preto – USP (FMRP-USP). Residente de Geriatria da FMUSP.

Bianca Aparecida Garcia
Médica Geriatra pela FMUSP. Ex-preceptora do Serviço de Geriatria do HCFMUSP. Médica do corpo clínico do Hospital 9 de Julho.

Bruna Itami O'Hara Pimenta
Residência Médica em Clínica Médica pelo Instituto de Assistência Médica ao Servidor Público Estadual de São Paulo (IAMSPE). Especialização em Cuidados Paliativos pelo Instituto Israelita de Ensino e Pesquisa Albert Einstein. Residente de Geriatria da FMUSP.

Bruna Macêdo de Carvalho
Residência em Clínica Médica pela Unifesp. Residência em Geriatria pela FMUSP. Médica do corpo clínico do Hospital Sírio-Libanês.

Caio Barretto Anunciação
Ex-preceptor da Residência de Clínica Médica e Propedêutica Clínica do HCFMUSP. Professor da Disciplina de Clínica Médica na Universidade Municipal de São Caetano do Sul. Especializando em Geriatria pela FMUSP.

Cláudio Sérgio Cabral Paiva
Residência em Clínica Médica pelo IAMSPE. Residente de Geriatria da FMUSP.

Cybele Cunha Faria
Especialista em Clínica Médica pela Sociedade Brasileira de Clínica Médica (SBCM)/AMB. Residência Médica em Clínica Médica pela Faculdade de Medicina de São José do Rio Preto (FAMERP). Residente de Geriatria da FMUSP.

Daniela de Jesus Meireles Ribeiro Pinho
Especialização em Clínica Médica pelo Hospital Alemão Oswaldo Cruz. Residente de Geriatria da FMUSP. Médica do corpo clínico do Hospital Alemão Oswaldo Cruz (HAOC).

Danilo Martin Real
Médico Otorrinolaringologista pela FMUSP. Médico do corpo clínico do Hospital Nipo Brasileiro.

Danute Bareisys Salotto
Geriatra pela FMUSP. Geriatra do Hospital-Dia Geriátrico do HCFMUSP e do Hospital 9 de Julho. Ex-preceptora da Residência em Geriatria do HCFMUSP.

Fernanda Sena Rabelo Santos
Residência em Clínica Médica pela Unicamp. Residente de Geriatria da FMUSP.

Francisco Garcia Soriano
Professor Associado do Departamento de Clínica Médica – Disciplina de Emergências Clínicas da FMUSP.

Helena Palocci
Residência em Clínica Médica pela FMRP-USP. Residente de Geriatria da FMUSP.

Helena Teixeira Araújo da Silva
Especialista em Clínica Médica pelo Hospital das Clínicas da Universidade Federal de Pernambuco (HC-UFPE). Residente de Geriatria da FMUSP.

Isabela Akie Shin-Ike
Especialista em Clínica Médica e Geriatria pela FMUSP. *Fellowship* em Neuropsiquiatria Geriátrica, Paris (*Assistance Publique Hôpitaux* de Paris). Médica Pesquisadora no Instituto da Memória e da Doença de Alzheimer no Hospital *Pitié-Salpêtrière*, Paris.

Isabella Mottim Berger
Médica Geriatra pelo Hospital das Clínicas da FMUSP. *Fellow* em Psiquiatria Geriátrica pela FMUSP.

Isadora Dezan Martini
Médica Especialista em Clínica Médica. Pós-graduação em Geriatria pelo IEP/Hospital Sírio-Libanês.

José Renato G. Amaral
Especialista em Clínica Médica e Geriatria pela FMUSP e pela SBCM/SBGG/AMB. Médico Assistente do Serviço de Geriatria do HCFMUSP. Médico do corpo clínico do Hospital Sírio-Libanês e do Hospital Nipo Brasileiro. Membro da Diretoria da Sociedade Brasileira de Geriatria e Gerontologia – Seção São Paulo (SBGG-SP) – gestão 2022-2024.

José Victor Shubsky
Médico do Grupo de Doenças Obstrutivas da Divisão de Pneumologia do InCor-HCFMUSP. Emergencista no Pronto-Socorro Referenciado em Pneumologia do InCor-HCFMUSP. Ex-preceptor da Disciplina de Emergências Clínicas da FMUSP. Pneumologista do Hospital Nipo Brasileiro.

Juliana Boni Cruz
Residência em Clínica Médica pelo HFSE – RJ. Residência em Geriatria pelo HMIZA. Professora substituta do Departamento de "Treinamento e Simulação" da UFPR.

Juliana de Toledo Pierri Ribeiro Sampaio
Médica Geriatra pela FMUSP. Ex-preceptora da Residência de Geriatria e Gerontologia do HCFMUSP. Médica Assistente da UTI do Instituto do Câncer do Estado de São Paulo (ICESP).

Kecia Cristina dos Santos
Neurocirurgiã. Especialista pela Sociedade Brasileira de Neurocirurgia. Pós-graduanda do Instituto de Ensino e Pesquisa do Hospital Sírio-Libanês.

Leonardo Trovo Zilotti
Residência em Clínica Médica pelo Hospital Santa Marcelina. Residente de Geriatria da FMUSP. Médico da Emergência do Hospital Santa Marcelina.

Letícia Harumi Sumita
Médica Geriatra pela FMUSP. Especialização em Psiquiatria Geriátrica pela FMUSP.

Loren Suyane Oliveira de Andrade
Médica Geriatra pela FMUSP. Especializada em Cardiogeriatria pela FMUSP. Especialista em Geriatria pela SBGG/AMB.

Lyna K. R. de Almeida
Médica Preceptora do Serviço de Geriatria do HCFMUSP.

Marcel Hiratsuka
Especialista em Geriatria pela FMUSP e pela SBGG/AMB. Médico Assistente do Serviço de Geriatria do HCFMUSP. Coordenador do Centro de Promoção ao Envelhecimento Saudável (CEDPES). Supervisor Técnico da Casa de Repouso Akebono – Enkyo/Beneficência Nipo Brasileira de São Paulo.

Marcelo Eidi Ochiai
Doutor em Ciências pela FMUSP, área de Cardiologia. Médico Assistente da Unidade Clínica de Cardiogeriatria do InCor-HCFMUSP. Médico Cardiologista do Hospital Nipo Brasileiro.

Marcelo Houat de Brito
Residência Médica em Neurologia pela FMUSP e Complementação Especializada em Neurologia Cognitiva e do Comportamento pela FMUSP.

Marcos Augusto Stavale Joaquim
Doutor em Neurocirurgia pela FMUSP. Neurocirurgião dos Hospitais Sírio-Libanês e Albert Einstein. Coordenador do curso de pós-graduação em Terapia Intensiva Neurológica do Hospital Albert Einstein e do Instituto de Ensino e Pesquisa do Hospital Sírio-Libanês.

Maria Amélia Santilli
Médica Geriatra pela FMUSP. Médica Assistente da Enfermaria de Clínica Médica do Hospital e Maternidade Brasil – Rede D'Or São Luiz.

Maria Clara Teixeira Piraciaba
Médica Nefrologista pela FMUSP. Doutora em Nefrologia pela FMUSP.

Maria do Carmo Sitta
Professora Colaboradora da Disciplina de Geriatria da FMUSP. Médica supervisora da Disciplina de Geriatria na COREME (Comissão de Residência Médica da FMUSP). Médica Supervisora do Grupo de Interconsultas do Serviço de Geriatria do HCFMUSP. Médica Coordenadora do Ambulatório de Osteoporose do Serviço de Geriatria do HCFMUSP. Doutora em Medicina pela FMUSP.

Mariana Cincerre Paulino
Especialista em Clínica Médica pela Unifesp. Especialista em Medicina Paliativa pelo HCFMUSP. Médica Assistente da Enfermaria de Cuidados Paliativos do HCFMUSP.

Marlos Luiz Villela Moreira
Médico Geriatra pela FMUSP. Especialização em Neuropsiquiatria Geriátrica pelo IPUB-UFRJ. Professor de Propedêutica e Saúde do Idoso na Universidade IDOMED *campus* Vista Carioca-RJ.

Murilo Bacchini Dias
Médico Assistente do Serviço de Geriatria do HCFMUSP. Especialista em Geriatria pela SBGG/AMB. Doutorando em Ciências Médicas pela FMUSP.

Naira Hossepian Salles de Lima Hojaij
Médica Assistente do Serviço de Geriatria do HCFMUSP. Coordenadora do Núcleo Avançado de Geriatria (NaGE) do Hospital Sírio-Libanês. Doutora em Ciências pela FMUSP.

Natália de Castro Carvalho
Médica Geriatra pela FMUSP. Médica do corpo clínico do Hospital Nove de Julho.

Natalia Oliveira Trajano da Silva
Fellow em Promoção da Saúde do Idoso no HCFMUSP. Médica Geriatra pela FMUSP. Residência de Clínica Médica pelo Hospital Guilherme Álvaro em Santos/SP.

Paulo de Oliveira Duarte
Especialista em Clínica Médica e Geriatria pela FMRP-USP. Especialista em Geriatria pela SBGG/AMB e área de atuação em Cuidados Paliativos/AMB. Especialista em Cuidados Paliativos pelo *Instituto Pallium Latinoamerica* (Buenos Aires). Doutor em Ciências Médicas pela Divisão de Geriatria do Departamento de Clínica Médica da FMRP-USP. Presidente da Sociedade Brasileira de Geriatria e Gerontologia – Seção São Paulo (SBGG-SP) – gestão 2022-2024.

Paulo Henrique Aires de Freitas
Especialista em Clínica Médica pela FMRP-USP. Residência em Oncologia Clínica pelo A.C. Camargo Cancer Center (São Paulo).

Paulo Henrique Lazzaris Coelho
Geriatra pelo Hospital das Clínicas da FMUSP. Médico Preceptor da Enfermaria de Clínica Médica do Hospital M'Boi Mirim.

Pedro Kallas Curiati
Especialista em Clínica Médica e Geriatria pela FMUSP. Doutor em Ciências pela FMUSP. Membro do NaGE-HSL e Plantonista do pronto atendimento geriátrico especializado (ProAGE) do Hospital Sírio-Libanês.

Rafael Sasdelli Silva Pereira
Especialista em Clínica Médica e Geriatria pela FMUSP. Médico Geriatra do Hospital Sírio-Libanês.

Raif Restivo Simão
Especialista em Clínica Médica pela FMUSP. Preceptor da Residência de Clínica Médica e Médico Assistente da Equipe de Hospitalistas no HCFMUSP em 2020. Professor da Disciplina de Estações Clínicas na Universidade Municipal de São Caetano do Sul em 2020 e 2021. Residente de Geriatria da FMUSP.

Raíza Tavares Lira
Especialista em Medicina Interna pela Escola Paulista de Medicina da Unifesp. Residente de Geriatria da FMUSP.

Raphael do Prado Soares
Especialista em Clínica Médica pela Faculdade de Medicina de Jundiaí. Especializando em Geriatria pela FMUSP.

Ricardo Haidar Berjeaut
Especialista em Urologia pela FMUSP. Médico Colaborador do Serviço de Urologia do HCFMUSP. Urologista do corpo clínico do Hospital Sírio-Libanês e do Hospital Israelita Albert Einstein.

Rodrigo Antonio Brandão Neto
Médico Supervisor do Pronto-Socorro do Hospital das Clínicas da Faculdade de Medicina da Universidade de São Paulo (HCFMUSP) e do Programa de Residência de Medicina de Emergência do HCFMUSP. Doutor em Ciências Médicas pela FMUSP.

Sabrina Corrêa da Costa Ribeiro
Médica Intensivista e Emergencista com área de atuação em Cuidado Paliativo. Doutora em Ciências pela FMUSP. Professora do curso "Palio" da AMIB (Associação Brasileira de Medicina Intensiva) e da plataforma "Medmastery". Criadora do *podcast* "Papo Paliativo".

Silvia de Fátima Takahashi
Médica Geriatra pela FMUSP. Especialista em Geriatria pela SBGG/AMB. Assistente do Hospital-Dia Geriátrico do HCFMUSP.

Thiago Junqueira Avelino da Silva
Professor Livre-docente pela FMUSP. Médico Assistente do HCFMUSP.

Thiago Luis Scudeler
Especialista em Clínica Médica e Cardiologia pela FMUSP e pelas SBCM/Sociedade Brasileira de Cardiologia (SBC)/AMB. Ex-preceptor da Cardiologia Clínica do InCor/HCFMUSP. Médico Assistente do Departamento de Emergência do InCor/HCFMUSP. Doutor em Ciências – Cardiologia pela FMUSP. Pós-doutorado em Cardiologia pela FMUSP. Professor Colaborador da Disciplina de Cardiologia Clínica da FMUSP.

Valmir Machado de Melo Filho
Residente de Geriatria da FMUSP. Residência em Clínica Médica pelo Hospital do Servidor Público Estadual – IAMSPE.

Vinícius Barbosa de Oliveira Silva
Residente em Geriatria da FMUSP. Membro do Grupo de Pesquisa em Urgências Geriátricas do Hospital Sírio-Libanês.

Virgílio Augusto Deodato Gonçalves
Geriatra pelo HCFMUSP. Médico do corpo clínico do Hospital Sírio-Libanês.

Vitor Alonso Fontelles
Especialista em Clínica Médica pela Faculdade de Medicina do ABC. Residente de Geriatria da FMUSP.

Vitor Sérgio Kawabata
Médico Cardiologista e Intensivista. Doutor em Ciências pala FMUSP. Médico Assistente da UTI de Adultos do Hospital Universitário da USP. Diretor Técnico da Associação Paulista para o Desenvolvimento da Medicina (SPDM).

Vívian Masutti Jonke
Especialista em Clínica Médica pela FMUSP e em Cardiologia pela FMUSP e SBC/AMB. Proficiência em Arritmologia Clínica pela Sociedade Brasileira de Arritmias Cardíacas (SOBRAC). MBA Gestão em Saúde pela Fundação Getulio Vargas (FGV).

Viviane Regina Hernandez Nunes
Residência de Hematologia e Hemoterapia pelo Hospital Israelita Albert Einstein. Pós-graduação em Hemoterapia e Terapia Celular pelo Hospital Israelita Albert Einstein. Especialista em Hematologia e Hemoterapia pela ABHH/AMB. Hematologista no Laboratório de Hematologia do Hospital Israelita Albert Einstein.

Sumário

Seção III Urgências neurológicas

Seção IV Urgências cardiopulmonares

Seção V Urgências gastrointestinais e hepáticas

Seção VI Urgências urológicas, nefrológicas e metabólicas

Seção VII Infecções

Seção VIII Urgências onco-hematológicas

Prefácio

Quem transita por caminhos desconhecidos anseia por um guia para conduzi-lo. Na falta dele, um mapa, de preferência com os pontos referenciais para que se possa perceber "estar no caminho certo".

A tecnologia nos provê, hoje, imagens por satélites e sensíveis algoritmos que nos fornecem informações, em tempo real, de quais as melhores opções de acesso ao local desejado, mas não nos informam de qual será o caminho mais agradável e/ou seguro para quem por ele transita. Isso porque o conforto, o bem-estar e a segurança, por exemplo, continuam sendo percepções humanas e individuais e, por isso, inalcançáveis à descriminação eletrônica.

Essa visão se aplica, no meu entender, em grande intensidade, à abrangência e à profundidade do tema urgências no idoso, no qual as novas tecnologias se superam em intervalos de tempo cada vez mais curtos, naquilo que a ciência e a tecnologia postularam chamar de progresso, mas que nem sempre com os bons valores humanitários e espirituais com os quais convivemos há muito tempo.

Este afastamento é descabido. Não há por que se rivalizarem um e outro, visto serem ambas as faces de uma mesma moeda, e esta atender a uma só demanda: a saúde, dividida nos seus componentes físico, social e emocional.

É preciso preparar-se para o desafio de avaliar e intervir no período de maior risco, em que os diagnósticos das enfermidades não são, em geral, conhecidos, mas as suas consequências necessitam ser revertidas a contento e imediatamente.

José Renato Amaral, Paulo de Oliveira Duarte e Rodrigo Brandão Neto, junto aos seus escolhidos para a redação dos capítulos, trazem, nessa obra, *Urgências no idoso*, o norteador da busca pela atenção adequada à saúde de quem vive um momento crítico da sua sobrevivência.

Cada capítulo deste livro nos conduz ao conhecimento do "o que, o quanto, o quando e o como" podemos preconizar cada medida em prol do maior benefício e menor risco, evitando a omissão e a futilidade.

Não tenho dúvida de que este será um dos grandes desafios, se não o maior, da atenção à saúde no século XXI: os cuidados com as doenças crônicas agudizadas, tendo como consequência o seu descontrole com manifestações sintomáticas, evidente agravo da condição de conforto e, frequentemente, da manutenção da vida.

Essa complexidade foi recentemente agravada com o advento da pandemia de Covid-19 e suas nefastas consequências, tanto nos acometidos pela infecção como naqueles que deixaram de cuidar das suas enfermidades crônicas pelo imposto isolamento social.

Estudos realizados na população brasileira demonstraram que as condições de funcionalidade (que incluem doenças crônicas bem controladas) foram mais impactantes no prognóstico durante o período hospitalar e pós-alta do que a idade cronológica.

Igualmente, foi demonstrado em outros trabalhos um importante adiamento das condutas de prevenção, de rastreio e de controle das enfermidades crônicas, o que nos permite antever um período de maior detecção das doenças agravadas por essas mudanças de hábitos e costumes.

Associado a esse incremento da demanda, há a importante diferença no entendimento da fase avançada das doenças crônicas, em que o "não há mais nada a fazer" pode e deve ser substituído pelo "tudo que há por fazer está ou estará sendo feito".

Estas duas formas de pensar e/ou de se expressar, embora aparentemente semelhantes, encerram em si enorme diferença entre a desesperança do "nada" e o conforto, mesmo que limitado do "tudo".

Proponho que leiam e reflitam sobre o conteúdo de cada um dos capítulos, entendendo a importância de incorporar a sistematização de um conteúdo científico que, por muitos anos, permaneceu indevidamente permeado de aleatoriedades circunstanciais, o que trouxe enorme prejuízo a quem os cuidados deveriam ser mais bem organizados.

Munidos dessas convicções, aqui veiculadas, seremos progressivamente mais capazes de tomar decisões que tornarão o ambiente de urgência mais bem organizado e preparado para atender o idoso que dele necessita.

Wilson Jacob Filho
Professor Titular da Disciplina de Geriatria da FMUSP
Diretor Técnico do Serviço de Geriatria do HCFMUSP

Apresentação

Geralmente, quem faz Geriatria gosta mais de consultório que de pronto-socorro. E quem faz pronto-socorro tende a considerar todo paciente idoso potencialmente problemático e, na dúvida, solicita internação. Na prática, boa parte dos casos mais complexos no pronto-socorro é formada pelos pacientes mais velhos, e já dispomos de conhecimento suficiente para saber o que fazer (e o que não fazer) na maioria das vezes. Com o envelhecimento da população, é urgente também que quem atende pronto-socorro tenha mais familiaridade com as peculiaridades dos idosos.

Eu sou um geriatra que (entre outras coisas) trabalha em pronto-socorro, e a proximidade com colegas que transitam nesses dois universos me facilitou a edição desta obra, que espero que ajude a quem atua na "linha de frente" a melhor compreender e resolver as demandas dos idosos que procuram os serviços de urgência. O desafio, no caso, foi compor uma edição que não fosse redundante com as de urgência nem com as de geriatria. Meus colegas Paulo Duarte, geriatra, e Rodrigo Brandão, emergencista, acompanharam-me nessa tarefa.

O leitor observará, então, que alguns capítulos comuns em livros de urgência, como "insuficiência respiratória", "parada cardíaca", "coma", etc. não figuram entre os temas contemplados, simplesmente porque não há diferença em sua abordagem em adultos ou idosos. Em contrapartida, também não detalhamos síndromes geriátricas e assuntos afins, para não tornar a obra exaustiva. Esperamos, então, que o leitor encontre um livro prático e agradável, que o ajude na abordagem e no tratamento do idoso agudamente enfermo.

Finalmente, agradeço imensamente ao Paulo e ao Brandão por me ajudarem nessa empreitada, bem como a todos os autores que "arregimentei" dentre meus colegas da Geriatria e das Emergências Clínicas da FMUSP, do Hospital Nipo Brasileiro e do Hospital Sírio-Libanês. Dentre os autores, agradeço especialmente ao Vinícius Barbosa, pela ajuda na organização de boa parte do material.

Boa leitura!

José Renato G. Amaral

SEÇÃO I

Abordagem inicial

1

O atendimento de urgência no idoso

Isadora Dezan Martini
Vinícius Barbosa de Oliveira Silva
Pedro Kallas Curiati

INTRODUÇÃO

O pronto atendimento (PA) presta papel relevante para a população idosa, constituindo um ponto de entrada para o cuidado agudo de alta complexidade e para o acesso a serviços continuados de atenção à saúde, além de ser fonte de cuidado médico acessível e rede de segurança quando a transição do cuidado entre sistemas de atenção à saúde é comprometida.[1,2]

EPIDEMIOLOGIA DO IDOSO NO PRONTO ATENDIMENTO

A transição demográfica no Brasil teve início após a década de 1970, por meio de urbanização, redução da taxa de natalidade e aumento da expectativa de vida, com envelhecimento populacional em ritmo acelerado.[3] Em 1950 o país tinha apenas 1,6 milhão de idosos acima de 65 anos, atingindo 9,2 milhões em 2020, e com estimativa de alcançar 61,5 milhões em 2100.[1,2] O crescimento absoluto previsto no período será de 38,3 vezes, com aumento da fração na população para 34% em 2100, conforme a Figura 1.[4]

Concomitantemente ao aumento relativo de idosos na população geral, ocorrem mudanças em seu perfil epidemiológico, como aumento da prevalência de doenças crônicas, que exigem cuidados continuados, são passíveis de agudizações e demandam uso prolongado de medicamentos e monitorização por exames periódicos.

Esses dados são relevantes para o setor hospitalar em função do aumento da procura de indivíduos idosos pelos serviços de saúde. O PA, em especial, tem

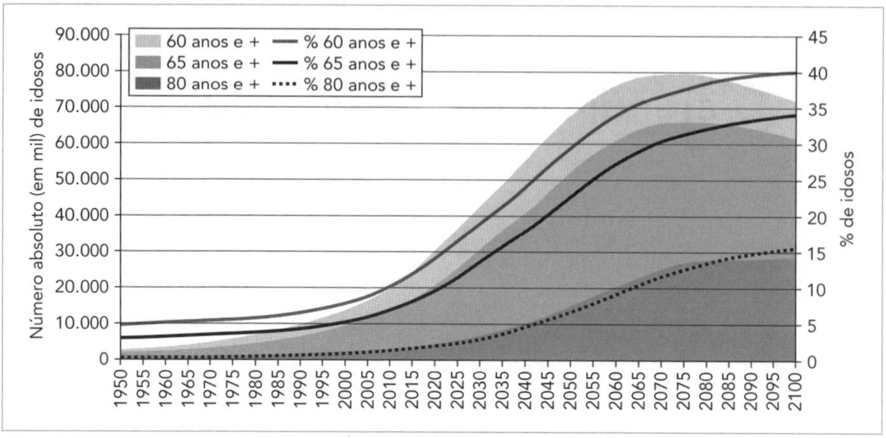

FIGURA 1 Número de Idosos por faixa etária e previsão de crescimento.
Fonte: UN/Pop Division: World Population Prospects 2019.

grande importância por ser um ponto de contato entre o cuidado do paciente ambulatorial e o do paciente hospitalar.[1]

Atualmente, os idosos respondem por cerca de 25% dos atendimentos no PA, 43% das admissões hospitalares e 48% das admissões em unidades de terapia intensiva (UTI).[2] Além disso, apresentam permanência intra-hospitalar 20% maior e realização de exames até 50% maior em relação ao contingente de não idosos.[1] O perfil de doenças apresentado também é diferente, com maior frequência de afecções crônicas degenerativas e não transmissíveis, em especial as do sistema cardiovascular.[5]

PARTICULARIDADES DO ATENDIMENTO DO IDOSO AGUDAMENTE ENFERMO E SEUS PRINCIPAIS DESAFIOS

Em virtude de seus múltiplos e inter-relacionados problemas médicos e sociais, os idosos frequentemente desafiam os sistemas de cuidado tipicamente desenvolvidos para atender indivíduos com distúrbios de um único sistema e com rede social robusta. Essa população é, com maior frequência, admitida no PA por meio de ambulância, triada como urgência ou emergência, admitida para internação hospitalar e submetida a maior quantidade de exames.[1,2]

Apesar disso, sabe-se que idosos têm, com frequência, diagnósticos menos precisos, provavelmente devido à maior prevalência de apresentações atípicas de doenças, polifarmácia e multimorbidade. Isso, associado ao maior investimento de recursos em seus tratamentos, faz com que a satisfação pelos cuidados de emergência seja menor do que a de pacientes mais jovens atendidos no PA.[1] Além disso, profissionais de saúde que lidam com emergência frequentemente têm maior dificuldade no manejo de pacientes idosos, e acabam se frustrando pela baixa resolutividade e pela menor taxa de satisfação com o cuidado.[6]

PRONTO ATENDIMENTO GERIÁTRICO

O objetivo do PA geriátrico é, mediante avaliação ampla de parâmetros demográficos, clínicos e de vulnerabilidade, reconhecer os idosos que se beneficiarão de admissão hospitalar e, para os demais, implementar um atendimento ambulatorial capaz de atender adequadamente suas necessidades.[1]

Desde os anos 2000, começaram a surgir serviços de PA que se propunham a atender o paciente geriátrico de forma diferenciada, porém sem padronização. Nesse contexto, médicos clínicos com experiência em medicina de emergência e geriatria, educadores e pesquisadores colaboraram para compor uma força-tarefa multidisciplinar em 2011 e desenvolver diretrizes com o objetivo de melhorar a atenção de idosos no PA. Essas diretrizes, publicadas nos EUA em 2013, representaram a primeira iniciativa formal para caracterizar os atributos essenciais de um PA geriátrico.[1] Posteriormente, em 2021, foram publicadas as Diretrizes Europeias para PA geriátrico, com atualizações em relação à americana, como maior detalhamento da estrutura da equipe de atendimento, incluindo assistência multiprofissional de sobreaviso para resolução de casos complexos, maior foco nas individualidades e preferências de cada paciente, maior fundamentação em evidências científicas para as recomendações apresentadas e detalhamento para organização da transição de cuidados.[1,6]

Ambas as diretrizes incluem recomendações quanto a educação, políticas, infraestrutura e protocolos de atendimento especializado. Seu objetivo principal é oferecer um modelo de atendimento eficiente e seguro, com diminuição de tempo de permanência, taxa de admissão hospitalar, tempo de internação, revisitas à emergência em 30 dias e custos, além de aumento da satisfação com o cuidado.[1,6]

A estrutura de um PA geriátrico deve seguir recomendações quanto à composição das equipes assistenciais, transição de cuidados, educação médica continuada, medidas para controle de qualidade e equipamentos específicos, além de políticas, procedimentos e protocolos institucionais.[1,6] Um dos pontos centrais de um programa de PA geriátrico é o rastreio de todos os pacientes idosos quanto ao risco de evolução desfavorável para alocação de recursos especializados direcionados para prevenção, controle e tratamento das principais síndromes geriátricas.[1,6]

GRANDES TEMAS

Rastreio de risco

A necessidade de aprimorar a tomada de decisão quanto a admissão hospitalar, alocação de recursos e alta, nessa população extremamente heterogênea e nesse ambiente de alta demanda e pouco tempo, fez do desenvolvimento de ferramentas prognósticas uma prioridade.[7,8] A triagem de risco tem como objetivo dar suporte à definição de prioridades e designar o local e os recursos mais apropriados para o atendimento. É importante diferenciar a predição de risco por meio de parâmetros de gravidade clínica daquela relacionada à vulnerabilidade geriátrica.[7,8] Existem muitos escores validados para revisar esses primeiros, denominados "escores de alerta precoce", que se baseiam em sinais vitais e outras variáveis obtidas à beira do leito.[6,9]

Em contrapartida, são poucas as ferramentas que acessam os parâmetros de vulnerabilidade na avaliação do PA, entre as quais se incluem o *Identification of Seniors at Risk* (ISAR), a versão flamenga da *Triage Risk Screening Tool* (fTRST), o InterRAI Screener, o *Acutely Presenting Older Patient* (APOP) *Screener* e o escore PRO-AGE.[7,9] Este último foi desenvolvido no Brasil por Curiati et al., em 2020, em uma coorte de idosos atendidos no PA do Hospital Sírio-Libanês, e foi capaz de predizer o risco de admissão hospitalar, internação hospitalar prolongada e óbito intra-hospitalar com boa acurácia.[10] Posteriormente, essa ferramenta foi validada externamente em coorte de pacientes com Covid-19 internados no Hospital das Clínicas da Faculdade de Medicina da Universidade de São Paulo[11] e atualmente está sendo estudada em coortes prospectivas brasileira e americanas. A pontuação e a estratificação de risco do Escore PRO-AGE podem ser vistas no Quadro 1.

QUADRO 1 Escore PRO-AGE

Variáveis		Pontuação	
		Admissão	Internação prolongada
***P**hysical impairment*	Perda funcional aguda	4	2
***R**ecent hospitalization*	Hospitalização nos últimos 6 meses	2	1
***O**lder age*	Idade ≥ 90 anos	1	1
***A**cute mental alteration*	Alteração aguda do estado mental	3	2
***G**etting thinner*	Perda ≥ 5% do peso no último ano	2	1
*h**E**/**E**xhaustion*	Sexo masculino/ fadiga	1 *(hE)*	1 *(Exhaustion)*
Total		0-13 pontos	0-8 pontos
Interpretação (risco)		0: baixo (< 15%) 1-2: moderado (15-24%) 3-5: alto (25-49%) ≥ 6: muito alto (≥ 50%)	0: muito baixo (< 5%) 1-2: baixo (5-9%) 3-4: moderado (10-24%) ≥ 5: muito alto (≥ 25%)
Acurácia (área sob a curva ROC)		0,75	0,82 – hospitalização prolongada 0,89 – óbito intra-hospitalar

Fonte: Curiati et al. (2020).[10]

Delirium

O *delirium* é uma síndrome cerebral orgânica caracterizada, de acordo com o *Diagnostic and Statistical Manual of Mental Disorders*, quinta edição (DSM-5), por:

- Déficit de atenção e comprometimento da consciência.
- Início agudo, com mudança do estado mental e flutuação dos sintomas no decorrer do dia.
- Distúrbio cognitivo adicional.

O distúrbio não pode ser atribuído a demência preexistente, estabelecida ou em evolução. Deve haver evidências de que o quadro é consequência direta de uma ou mais causas orgânicas. Está associado com maior mortalidade, maiores custos hospitalares, internação prolongada e declínio cognitivo e funcional.

Estudos prévios demonstraram que aproximadamente 10% dos idosos no serviço de PA apresentam *delirium*, porém apenas 1 em cada 6 casos é identificado.[12]

Delirium pode ser dividido em hiperativo, hipoativo e misto, de acordo com o comportamento psicomotor do paciente, sendo o hipoativo o mais prevalente, o mais frequentemente subdiagnosticado e o de pior prognóstico.[12] O não reconhecimento do *delirium* no PA é frequente e pode resultar em falha na alocação de recursos e prejuízo ao paciente, uma vez que, quanto mais prolongado, pior o desfecho.[12] Além disso, o paciente em *delirium* tem maior dificuldade para compreender as recomendações de alta e aderir aos medicamentos, com maior risco de retorno não planejado ao PA.[12]

A ferramenta *Confusion Assessment Method* (CAM) foi desenvolvida com o objetivo de proporcionar um método rápido e preciso para detectar *delirium* e que pudesse ser aplicado por clínicos e pesquisadores sem formação psiquiátrica. Sua versão curta, com 4 itens, é comumente usada para rastreio, enquanto sua versão longa, com 10 itens, é preferida para confirmação diagnóstica, classificação e uso em pesquisa. Descrição da versão curta pode ser encontrada no Quadro 2.[12]

QUADRO 2 *Confusion Assessment Method* (CAM)

1. Início agudo e curso flutuante.
2. Distúrbio de atenção.
3. Pensamento desorganizado.
4. Alteração do nível de consciência.
O diagnóstico de *delirium* requer resposta afirmativa para os itens 1 e 2, mais pelo menos um entre os itens 3 e 4.

A prevenção é a estratégia mais efetiva para reduzir a incidência de *delirium*. Por isso, protocolos de orientação têmporo-espacial, terapia ocupacional, redução da poluição sonora, iluminação natural, ajustes nos horários de prescrição, estímulo à deambulação, acesso a óculos e próteses auditivas, monitorização do uso de medicações com efeito no sistema nervoso central e treinamento de profissionais e familiares para reconhecimento são condutas importantes a serem implementadas.[12]

O principal objetivo do cuidado é identificar e tratar causas subjacentes. Medidas não farmacológicas incluem: ambiente tranquilo e seguro; higiene do sono; remoção de sondas e cateteres sempre que possível; e não utilizar contenção mecânica. Porém, quando sintomas comportamentais e emocionais não são responsivos aos métodos não farmacológicos, antipsicóticos de meia-vida curta e em dose baixa, como quetiapina 12,5 a 25 mg por via oral ou haloperidol 0,5 a 1 mg por via injetável, são recomendados para seu manejo.[12]

Polifarmácia, medicamentos potencialmente inapropriados e eventos adversos

O envelhecimento está associado a mudanças na composição corporal e na fisiologia, com impacto na farmacocinética (absorção, distribuição, metabolismo e excreção) e na farmacodinâmica (efeitos fisiológicos) dos medicamentos, o que torna a prescrição para a população idosa especialmente desafiadora.[13]

Nesse contexto, alguns medicamentos podem ser considerados potencialmente inapropriados em idosos quando seus riscos excedem os benefícios esperados, com chance aumentada de reações adversas nesses pacientes.[14] Em um PA geriátrico, foi evidenciado que 66% dos pacientes faziam uso de pelo menos um medicamento potencialmente inapropriados todos os dias, sendo as medicações mais prevalentes inibidores da bomba de próton, benzodiazepínicos, ácido acetilsalicílico e antipsicóticos.[14]

Polifarmácia é convencionalmente definida como o uso de 5 ou mais medicamentos por um mesmo indivíduo. Além de ser um fator de risco para prescrição inapropriada, também está associada a maior risco de interações medicamentosas, reações adversas a medicamentos (RAM) e má adesão. Estima-se que cerca de 45% dos idosos admitidos em serviço de PA apresentam polifarmácia, dos quais 39% apresentariam risco aumentado de reações adversas.[13]

As complicações induzidas por medicamentos em idosos são responsáveis por 7 a 11% de suas visitas ao PA e contribuem com 12 a 17% de suas admissões hospitalares. Um terço das reações podem ser complicadas.[14]

Medicações inapropriadas para idosos podem ser avaliadas por meio de instrumentos que utilizam critérios implícitos, baseados em julgamento clínico, ou explícitos, fundamentados em padrões predeterminado, como o critério de Beers[15] e os critérios *Screening Tool of Older Persons' Potentially Inappropriate Prescriptions* (Stopp/Start), conforme apresentado no Quadro 3.

QUADRO 3 Critérios de Beers da American Geriatrics Society (2019)

Grupos	Exemplos
Medicamentos inapropriados que devem ser evitados na maior parte dos idosos	Dexclorfeniramina, dimenidrato, difenidramina, meclizina, amitriptilina, clomipramina, imipramina, nortriptilina, paroxetina, antipsicóticos (primeira e segunda gerações), alprazolam, lorazepam, clonazepam, diazepam, zolpidem, metoclopramida, óleo mineral, inibidores de bomba de próton, diclofenaco, ibuprofeno, meloxicam, naproxeno, piroxicam, carisoprodol, ciclobenzaprina.
Medicamentos considerados potencialmente inadequados para aqueles com certas doenças ou síndromes	▪ *Delirium* (anticolinérgicos, benzodiazepínicos, coricosteroides, zolpidem e antagonistas do receptor H2). ▪ Síndromes demenciais (anticolinérgicos, benzodiazepínicos, zolpidem e antipsicóticos). ▪ Quedas (anticonvulsivantes, antipsicóticos, benzodiazepínicos, zolpidem, antidepressivos tricíclicos, opioides). ▪ Insuficiência cardíaca (anti-inflamatórios não hormonais, bloqueadores de canais de cálcio não di-hidropiridínicos, tiazolidinedionas, cilostazol), doença de Parkinson (antieméticos, antipsicóticos).
Medicamentos que devem ser utilizados com cautela	Ácido acetilsalicílico, antipsicóticos, diuréticos, carbamazepina, mirtazapina, inibidores de recaptação de serotonina, duais, tricíclicos, dabigratana, rivaroxabana, sulfametoxazol/trimetoprim.
Interações medicamentosas com potencial clínico relevante	Antidepressivos, antipsicóticos, benzodiazepínicos e varfarina.
Medicamentos que devem ser evitados ou ajustados pela função renal	Apixabana, rivaroxabana, dabigratana, gabapentina, ranitidina, ciprofloxacino, sulfametoxazol/trimetoprim.

A possibilidade de uma RAM deve ser sempre lembrada na avaliação de idosos no PA, e novos sintomas devem ser relacionados a medicamentos até que se prove o contrário.

Quedas

Quedas podem ser definidas como um "deslocamento não intencional do corpo para um nível inferior à posição inicial com incapacidade de correção em tempo hábil, determinado por circunstâncias multifatoriais comprometendo a estabilidade". A cada ano, cerca de 33% dos adultos residentes na comunidade com mais de 65 anos sofrem quedas, percentual que aumenta para 50% para aqueles com mais de 80 anos, com um quinto dessas ocorrências levando a lesões.[16] Mesmo traumas menores, como quedas da própria altura, podem causar declínio funcional, visitas ao PA, diminuição da qualidade de vida e aumento da mortalidade, de modo que aproximadamente um terço dos pacientes idosos com queda que recebem alta do departamento de emergência apresenta um desses desfechos em 3 meses.[17] Entre 36 e 50% dos pacientes apresentam um evento adverso dentro de 1 ano após uma queda.[17]

Seus fatores de risco podem ser decorrentes tanto de problemas do sistema esquelético, afecções neurológicas e alterações fisiológicas como de condições externas, em que mecanismos de estabilidade podem ser afetados. Nesse sentido, pode-se classificar fatores de risco para quedas entre extrínsecos (fatores externos, ambientais) e intrínsecos (condições de saúde ou comportamentais), conforme descrito no Quadro 4.

QUADRO 4 Fatores de risco intrínsecos e extrínsecos para quedas

Intrínsecos	Extrínsecos
▪ > 75 anos. ▪ Sexo feminino. ▪ Declínio cognitivo. ▪ Déficits comunicativos. ▪ Distúrbios de marcha. ▪ Antecedentes de queda. ▪ Fármacos. ▪ Condição clínica. ▪ Hipotensão postural. ▪ Declínio funcional.	▪ Má iluminação. ▪ Pisos escorregadios. ▪ Tapetes. ▪ Calçados inadequados. ▪ Irregularidade no piso/obstáculos. ▪ Mobiliário inadequado.

Na avaliação inicial, devem-se diferenciar as quedas acidentais daquelas de causa secundária, ou seja, associadas a uma condição subjacente, por meio da anamnese com o idoso e com o acompanhante, visando caracterizar as circunstâncias associadas à queda e explorar diagnósticos diferenciais potencialmente graves que exijam condutas imediatas. Além disso, também é importante investigar as medicações em uso.

A avaliação também deverá ser iniciada com avaliação de sinais vitais, exame clínico dirigido ao trauma, exame neurológico e exames complementares mínimos, incluindo: laboratoriais (hemograma, ureia, creatinina), eletrocardiograma e radiografia de tórax, além daqueles direcionados para a suspeita clínica e para rastreio de fraturas (exames de imagem). Existem diversas sugestões de fluxogramas para manejos de quedas no PA, porém a abordagem geriátrica de modo geral inclui avaliação de possíveis etiologias clínicas, monitorização de instabilidades, abordagem preventiva para novas quedas, correção do fator precipitante, quando possível, e avaliação de necessidade de internação hospitalar.

Apresentações atípicas de doenças

Pacientes idosos frequentemente não apresentam sinais ou sintomas habituais de determinada doença, e sim uma apresentação vaga, alterada ou com falta de sintomas, conforme definiram Limpawattana et al. em 2015.[18] Essas apresentações atípicas de doenças, como foram denominadas, ocorrem em até 53% dos idosos atendidos no PA e estão associadas a erros e subdiagnóstico, com impacto negativo no desfecho desses pacientes, como maior risco de hospitalização e mortalidade intra-hospitalar.[19]

Dentre os idosos com apresentações atípicas de doença, a maioria se manifesta na forma de uma síndrome geriátrica, principalmente quedas, alteração do estado mental, redução do apetite e da ingesta hídrica, declínio funcional, mobilidade reduzida, cansaço e incontinência urinária, sendo frequentemente ausentes sintomas típicos como dor e febre.

O treinamento adequado da equipe é necessário para o reconhecimento de apresentações atípicas de doença, a fim de garantir uma avaliação adequada, geriátrica e completa, o que deve promover tratamento adequado e melhorar o atendimento da emergência nos idosos.

Referências bibliográficas

1. American College of Emergency Physicians; American Geriatrics Society; Emergency Nurses Association; Society for Academic Emergency Medicine; Geriatric Emergency Department Guidelines Task Force. Geriatric emergency department guidelines. Ann Emerg Med. 2014;63(5):e7-25.
2. Aminzadeh F, Dalziel WB. Older adults in the emergency department: a systematic review of patterns of use, adverse outcomes, and effectiveness of interventions. Ann Emerg Med. 2002;39(3):238-47.
3. Miranda G, Mendes A, Silva A. Population aging in Brazil: current and future social challenges and consequences. Rev Bras Geriatr Gerontol. 2016; p.1-6.
4. World Health Organization (WHO). World Population Prospects. 2019.
5. Melo-Silva A, Mambrini J, Souza-Junior P, Bof de Andrade F, Lima-Costa M. Hospitalizações entre adultos mais velhos: resultados do ELSI-Brasil. Rev Saude Publica. 2018; p.1-3.
6. Lucke JA, Mooijaart SP, Heeren P, Singler K, McNamara R, Gilbert T, et al. Providing care for older adults in the emergency department: expert clinical recommendations from the European Task Force on Geriatric Emergency Medicine. Eur Geriatr Med. 2022;13(2): 309-17.
7. Carpenter CR, Shelton E, Fowler S, Suffoletto B, Platts-Mills TF, Rothman RE, et al. Risk factors and screening instruments to predict adverse outcomes for undifferentiated older

emergency department patients: a systematic review and meta-analysis. Acad Emerg Med. 2015;22(1):1-21.
8. Carpenter CR, Mooijaart SP. Geriatric screeners 2.0: time for a paradigm shift in emergency department vulnerability research. J Am Geriatr Soc. 2020;68(7):1402-5.
9. van Dam CS, Moss N, Schaper SA, Trappenburg MC, Ter Wee MM, Scheerman K, et al. Screening instruments for identification of vulnerable older adults at the emergency department: a critical appraisal. Acute Med. 2018;17(3):124-9.
10. Curiati PK, Gil-Junior LA, Morinaga CV, Ganem F, Curiati JAE, Avelino-Silva TJ. Predicting hospital admission and prolonged length of stay in older adults in the emergency department: the PRO-AGE scoring system. Ann Emerg Med. 2020;76(3):255-65.
11. Aliberti MJR, Covinsky KE, Garcez FB, Smith AK, Curiati PK, Lee SJ, et al. A fuller picture of covid-19 prognosis: the added value of vulnerability measures to predict mortality in hospitalised older adults. Age Ageing. 2021;50(1):32-9.
12. Kennedy M, Enander RA, Tadiri SP, Wolfe RE, Shapiro NI, Marcantonio ER. Delirium risk prediction, healthcare use and mortality of elderly adults in the emergency department. J Am Geriatr Soc. 2014;62(3):462-9.
13. Banerjee A, Mbamalu D, Ebrahimi S, Khan AA, Chan TF. The prevalence of polypharmacy in elderly attenders to an emergency department: a problem with a need for an effective solution. Int J Emerg Med. 2011;4(1).
14. Martini ID, Correa FG, Castelo PR, Morinaga CV, Gil-Junior LA, Aliberti MJR, et al. Potentially inappropriate medications in older adults visiting a geriatric emergency department. J Am Geriatr Soc. 2022.
15. By the 2019 American Geriatrics Society Beers Criteria® Update Expert Panel. American Geriatrics Society 2019 Updated AGS Beers Criteria® for Potentially Inappropriate Medication Use in Older Adults. J Am Geriatr Soc. 2019;67(4):674-94.
16. Stalenhoef P, Crebolder H, Knottnerus J, Horst M. Incidence, risk factors and consequences of falls among elderly subjects living in the community: a criteria-based analysis. European Journal of Public Health. 1997; p.328-34.
17. Carpenter CR, Cameron A, Ganz DA, Liu S. Older Adult falls in emergency medicine: a sentinel event. Clin Geriatr Med. 2018;34(3):355-67.
18. Limpawattana P, Phungoen P, Mitsungnern T, Laosuangkoon W, Tansangworn N. Atypical presentations of older adults at the emergency department and associated factors. Arch Gerontol Geriatr. 2016;62:97-102.
19. Hofman MR, van den Hanenberg F, Sierevelt IN, Tulner CR. Elderly patients with an atypical presentation of illness in the emergency department. Neth J Med. 2017;75(6): 241-6.

2

Avaliação prognóstica e proporcionalidade

Fernanda Sena Rabelo Santos
Mariana Cincerre Paulino
Vinícius Barbosa de Oliveira Silva

INTRODUÇÃO

Os serviços de pronto atendimento (PA) prestam papel relevante para população idosa, constituindo um centro de tratamento de urgências e emergências, além de ponto de entrada para o cuidado agudo de alta complexidade e para o acesso a serviços continuados de atenção à saúde.

Existem particularidades no atendimento de emergência ao paciente idoso. Isso acontece devido à maior frequência de multimorbidade, à presença de polifarmácia e à presença de manifestações clínicas atípicas das doenças. Com isso, frequentemente são necessários mais recursos na investigação diagnóstica e terapêutica que em faixas etárias mais novas. Em idosos, os problemas de saúde em geral não refletem apenas um órgão ou sistema, mas apresentam um padrão multifatorial que se correlaciona inclusive aos aspectos sociais e psicológicos do indivíduo.

Dessa forma, é clara a necessidade de um atendimento individualizado para a população idosa, com aplicação de instrumentos que identifiquem suas principais demandas, detectem a presença de grandes síndromes geriátricas e tracem um plano de cuidados multidisciplinar.

A necessidade de aprimorar a tomada de decisão quanto à internação hospitalar, alocação de recursos e planejamento da alta de internação na população idosa fez com que o desenvolvimento de instrumentos prognósticos se tornasse uma prioridade no cenário de PA. Esses instrumentos devem ser capazes de identificar os pacientes com maior risco para desfechos potencialmente desfavoráveis e que, assim, teriam maior benefício em receber intervenções geriátricas e gerontológicas.

Os escores preditores de risco se dividem em dois grupos: os que levam em conta parâmetros clínicos de gravidade da doença e os que avaliam a vulnerabilidade geriátrica.

AVALIAÇÃO DA GRAVIDADE CLÍNICA

O escore de validade clínica mais utilizado, com maior validação pela literatura e, portanto, que será explorado neste capítulo, é o *National Early Warning Score* (NEWS) 2, mostrado no Quadro 1.

Trata-se de escore de alerta precoce, cujo objetivo é reconhecer pacientes com alto risco de deterioração do estado de saúde. Consiste na avaliação de frequência respiratória, saturação de oxigênio, pressão arterial sistólica, frequência cardíaca, nível de consciência ou estado confusional novo e temperatura, sendo cada parâmetro pontuado conforme correlação com gravidade clínica. A pontuação varia entre 0 e 20, sendo o risco clínico classificado como baixo de 0 a 4, baixo-médio de 0 a 4 com presença de escore 3 em um dos parâmetros, médio de 5 a 6 e alto de 7 a 20. Apresenta relação direta com mortalidade em 30 dias, com risco de 5,5% se 0 a 4 pontos, 11,3% se 5 a 6 pontos, 13,3% se 7 a 8 pontos e 27,6% se 9 ou mais pontos. Em 2020, o NEWS 2 foi validado para o português brasileiro, tornando-se uma nova referência para a triagem segura do paciente.

AVALIAÇÃO DA VULNERABILIDADE GERIÁTRICA

Independentemente da gravidade da doença clínica aguda que levou o paciente ao serviço de urgência, vários fatores são tão importantes quanto sua gravidade pontual, relacionadas a determinados parâmetros associados ao envelhecimento, como disfunção cognitiva, problemas de mobilidade, polifarmácia, fragilidade e isolamento social.

Instrumentos de triagem de vulnerabilidade buscam identificar pacientes no PA com maior probabilidade de se beneficiar de avaliação adicional com avaliação geriátrica ampla. Com isso, podem-se definir novos diagnósticos multidimensionais e interdisciplinares, de modo a desenvolver um plano integrado e coordenado de tratamento e acompanhamento de longo prazo.

QUADRO 1 *National Early Warning Score 2* (NEWS 2) – versão brasileira

Parâmetros fisiológicos	Pontuação						
	3	2	1	0	1	2	3
Frequência respiratória (por minuto)	≤ 8		9-11	12-20		21-24	≥ 25
SpO_2% – Escala 1	≤ 91	92-93	94-95	≥ 96			
SpO_2% – Escala 2	≤ 83	84-85	86-87	88-92 ≥ 93 em ar ambiente	93-94 com oxigênio	95-96 com oxigênio	≥ 97 com oxigênio
Ar ambiente ou oxigênio/		Oxigênio		Ar ambiente			
Pressão arterial sistólica (mmHg)	≤ 90	91-100	101-110	111-219			≥ 220
Pulso (por minuto)	≤ 40		41-50	51-90	91-110	111-130	≥ 131
Consciência				Alerta			Confusão aguda. Resposta à voz ou dor irresponsiva.
Temperatura (°C)	≤ 35		35,1-36	36,1-38	38,1-39	≥ 39,1	

Fonte: National Early Warning Score 2 (NEWS 2). Royal College of Physicians 2017. Adaptação transcultural para o português. Brasil, 2018.

Alguns desses instrumentos de triagem são o ISAR (*Identification of Senior at Risk* – respondida pelo paciente – Quadro 2) e o TRST (*Triage Risk Screening Tool* – respondida pela enfermagem – Quadro 3). Esses instrumentos têm pontuação de 0 a 6 pontos, sendo que a pontuação ≥ 2 indica alto risco de eventos adversos.

Mais recentemente, em 2020, foi desenvolvido no Brasil, por Curiati et al., um instrumento denominado PRO-AGE (Quadro 4), um modelo de avaliação capaz de rastrear pacientes vulneráveis, com maior risco de desfechos desfavoráveis que buscam atendimento em serviço de PA. O instrumento consiste em 6 variáveis clínicas facilmente acessadas pelos profissionais de saúde:

1. Perda funcional (4 pontos).
2. Hospitalização nos últimos 6 meses (2 pontos).
3. Idade ≥ 90 anos (1 ponto).
4. Alteração aguda do estado mental (3 pontos).
5. Perda de peso (2 pontos).
6. Sexo masculino (1 ponto).

QUADRO 2 ISAR (pacientes > 65 anos): identificação do idoso em risco

	Não	Sim
1. Antes deste problema de saúde que o(a) trouxe aqui, você precisava da ajuda de alguém nas tarefas do dia a dia?	0	1
2. Depois deste problema de saúde que o(a) trouxe aqui, você tem precisado de mais ajuda do que antes para cuidar de si mesmo(a)?	0	1
3. Você ficou internado(a) em um hospital por pelo menos uma noite nos últimos 6 meses (excluindo permanência em unidade de pronto atendimento ou emergência)?	0	1
4. Em geral, você tem algum problema sério de visão que não pode ser corrigido com óculos?	0	1
5. Em geral, você tem problemas sérios com a sua memória?	0	1
6. Você toma mais de 5 tipos de remédio diariamente?	0	1

QUADRO 3 TRST – *Triage Risk Screening Tool*

	Não	Sim
1. História de prejuízo cognitivo (recordação pobre ou desorientação).	0	1
2. Dificuldade para transferência, caminhar ou quedas recentes.	0	1
3. Utiliza 5 ou mais medicamentos.	0	1
4. Realizou visita ao pronto atendimento nos últimos 30 dias ou teve hospitalização nos últimos 3 meses.	0	1
5. Mora sozinho e/ou não tem cuidador disponível se necessário.	0	1
6. Recomendações da equipe de saúde para solucionar diferentes problemas de saúde (risco de desnutrição ou perda de peso, déficits sensoriais, não adesão terapêutica, sintomas depressivos).	0	1

QUADRO 4 Escore PRO-AGE

Variáveis		Pontuação	
		Admissão	Internação prolongada
***P**hysical*	Perda funcional	4	2
***R**ecent hospitalization*	Hospitalização nos últimos 6 meses	2	1
***O**lder age*	Idade ≥ 90 anos	1	1
Acute mental alteration	Alteração aguda do estado mental	3	2
Getting thinner	Perda ≥ 5% do peso no último ano	2	1
*h**E**/**E**xhaustion*	Sexo masculino/fadiga	1 *(hE)*	1 *(Exhaustion)*
Total		0-13 pontos	0-8 pontos

(continua)

QUADRO 4 Escore PRO-AGE *(continuação)*

Variáveis	Pontuação	
	Admissão	Internação prolongada
Interpretação (risco)	0: baixo (< 15%) 1-2: moderado (15-24%) 3-5: alto (25-49%) ≥ 6: muito alto (≥ 50%)	0: muito baixo (< 5%) 1-2: baixo (5-9%) 3-4: moderado (10-24%) ≥ 5: muito alto (≥ 25%)
Acurácia (área sob a curva ROC)	0,75	0,82 – hospitalização prolongada 0,89 – óbito intra-hospitalar

Fonte: Curiati et al., 2020.

O PRO-AGE foi capaz de predizer os desfechos de admissão hospitalar, de internação prolongada e óbito intra-hospitalar em pacientes que buscam o PA com boa acurácia. Essas variáveis, com suas devidas pontuações, geram notas totais categorizadas em duas variações do escore PRO-AGE, uma que prediz risco de internação hospitalar (PRO-AGE Adm) e outra que prediz o risco de internação hospitalar prolongada (PRO-AGE LoS).

Mais recentemente, em 2022, Silva et al. mostraram que o escore PRO-AGE LoS também é útil para predizer o risco de deterioração clínica intra-hospitalar com transferência não prevista para leito de terapia intensiva, como no caso de pacientes que chegam à emergência com indicação de internação hospitalar, mas sem critérios de transferência para leitos críticos, e que pioram ao longo da internação, com necessidade de transferência para UTI. Isso mostra que a vulnerabilidade geriátrica é importante fator determinante do adoecimento de idosos, tanto em curto quanto em médio e longo prazo.

Outro dos instrumentos para rastreio de vulnerabilidades no PA é a Avaliação Geriátrica Compacta de 10 Minutos (AGC-10) ou *10-Minute Targeted Geriatric Assessment* (10-TaGA), que foi validado para uso em ambiente de hospital dia geriátrico em 2018 por Aliberti et al. (Figura 1). O instrumento é baseado na Avaliação Geriátrica Ampla (AGA) e realiza triagem em 10 minutos de 10 domínios, permitindo a detecção das principais síndromes geriátricas, sendo eles: suporte social, internações recentes, quedas, número de medicamentos, atividades de vida diária, cognição, autoavaliação de saúde, sintomas depressivos, estado nutricional e velocidade da marcha. Em pesquisas anteriores, a pontuação na 10-TaGA mostrou excelente precisão na identificação de indivíduos frágeis no contexto de um ambiente de cuidados intensivos. A 10-TaGA prediz com boa confiabilidade:

- Tempo até o óbito.
- Tempo até internação hospitalar.
- Tempo até perda funcional.

		Pontos
Suporte Social	Mora com quem? Sozinho [pergunta abaixo]; Familiar ou ☐ cuidador [0,0]; Institucionalizado [0,5] Se ficasse de cama, com que frequência contaria com alguém para ajudá-lo(a)? *(apenas para quem mora sozinho)* ☐ Sempre ou ☐ quase sempre (0,5); ☐ Às vezes, ☐ raramente ou ☐ nunca (1,0)	____
Uso do Sistema de Saúde Nos últimos seis meses	Nenhum [0,0]; Visita ao pronto atendimento apenas [0,5]; Internação hospitalar [1,0]	____
Quedas No último ano	Sem quedas [0,0]; 1 queda [0,5]; ≥ 2 quedas [1,0]	____
Medicações Número em uso contínuo	< 5 [0,0]; 5-9 [0,5]; ≥ 10 [1,0]; N. med. ________	____
Funcionalidade	Avaliação baseada no índice de Katz (atividades básicas de vida diária) — NÃO / SIM Tomar banho: Realiza sem assistência ou recebe ajuda apenas para uma parte do corpo. 1 / 0 Vestir-se: Pega as roupas e se veste completamente sem ajuda, exceto para amarrar os sapatos. 1 / 0 Vaso sanitário: Vai ao banheiro, limpa-se e ajeita as roupas sem ajuda (pode usar dispositivo de apoio e urinol à noite). 1 / 0 Transferência: Deita-se e sai da cama, senta-se e levanta-se da cadeira sem ajuda (pode usar dispositivos de apoio). 1 / 0 Continência: Controla inteiramente a micção e a evacuação. 1 / 0 Alimentação: Alimenta-se sem ajuda ou recebe assistência apenas para cortar a carne ou passar manteiga no pão. 1 / 0 [0,0] 0 ponto; [0,5] 1-2 pontos; [1,0] ≥ 3 pontos	____
Cognição	Avaliação baseada no *10-Point Cognitive Screener* (10-CS) Orientação: ☐ dia do mês ☐ mês ☐ ano Aprendizado: CARRO – VASO – TIJOLO (até 3 tentativas se necessário; não pontua) Fluência (animais em 60s): ☐ 0-5 = 0; ☐ 6-8 = 1; ☐ 9-11 = 2; ☐ 12-14 = 3; ☐ ≥ 5 = 4 1. ____ 2. ____ 3. ____ 4. ____ 5. ____ 6. ____ 7. ____ 8. ____ 9. ____ 10. ____ 11. ____ 12. ____ 13. ____ 14 ____ 15. ____ 16. ____ Evocação: ☐ carro ☐ vaso ☐ tijolo Pontuação bruta: ____ /10 Pontuação ajustada: ____ /10 *(+ 2 se escolaridade = 0; +1 se escolaridade = 1-3 anos; máximo 10)* [0,0] ≥ 8 pontos; [0,5] 6-7 pontos; [1,0] 0-5 pontos	____
Autoavaliação	Como você considera a sua saúde geral? ☐ Incapaz *(se 10-CS Bruto = 0)*; Muito ruim [1,0]; Ruim [1,0]; Razoável [0,5]; Boa [0,0]; Muito boa [0,0]	____
Sintomas depressivos	Avaliação baseada na Escala de Depressão Geriátrica de 4 itens — NÃO / SIM ☐ Incapaz *(se 10-CS Bruto = 0)* Você está satisfeito com a sua vida? 1 / 0 Você abandonou muitas das suas atividades e dos seus interesses? 0 / 1 Você se sente feliz a maior parte do tempo? 1 / 0 Você prefere ficar em casa em vez de sair e fazer coisas novas? 0 / 1 [0,0] 0-1 ponto; [0,5] 2 pontos; [1,0] 3-4 pontos	____
Nutrição	Perda de peso (≥ 4,5 kg no último ano): ☐ NÃO ☐ SIM; Peso último ano: ____ kg Peso atual: ____ kg; Altura: ____ m; IMC: ____ kg/m²; CP: ____ cm *Se não for possível utilizar a balança em razão de imobilidade, substitua o IMC por circunferência da panturrilha (CP), sendo CP < 31 cm alterada.* [0,0] sem a perda de peso e IMC ≥ 22; [0,5] ☐ com a perda de peso ou ☐ IMC < 22; [1,0] com a perda de peso e IMC < 22	____
Velocidade de marcha	Caminhar 4,5 m duas vezes e considerar o melhor tempo. Tempo 1: ____ segundos; Tempo 2: ____ segundos [0,0] ≤ 4,4s (> 1 m/s); [0,5] 4,5-7,5s (0,6-1 m/s); [1,0] ≥ 7,6s (< 0,6 m/s) ou ☐ incapaz	____
	SOMA TOTAL	
	ÍNDICE AGC-10 (soma total dividida pelo n. de itens avaliados)	

FIGURA 1 Avaliação Geriátrica Compacta de 10 Minutos (AGC-10): instruções para administração e pontuação do instrumento.

AVALIAÇÃO DA PROPORCIONALIDADE E CUIDADOS PALIATIVOS

Outro grupo de instrumentos útil na tomada de decisão em face de idosos em situações agudas são aqueles que predizem desfechos desfavoráveis e indicação de cuidados paliativos. O SPICT-BR (*Supportive and Palliative Care Indicators Tool*) é uma ferramenta para auxílio na identificação de pacientes que estão sob o risco de deterioração clínica e com indicação de cuidados paliativos. Foi desenvolvida em 2010 sob a liderança dos Drs. Kristy Boid e Scott Murray pela Universidade de Edimburgo e traduzida no Brasil pelo Dr. Santiago Correia (Quadro 5).

O SPICT-BR é uma ferramenta simples que visa reconhecer facilmente pacientes em deterioração clínica, que se beneficiariam de encaminhamento ao cuidado paliativo especializado e planejamento avançado de cuidados. Com isso, podem-se rever os objetivos de cuidado, buscando intervenções com foco na qualidade de vida que sejam implementadas o mais precocemente possível no curso da trajetória da doença. A elaboração de plano avançado de cuidados pode diminuir internações não planejadas e o tempo de internação hospitalar.

O SPICT-BR é constituído de 6 indicadores gerais de piora de saúde e indicadores específicos de cada grupo de doença (câncer, demência/fragilidade, doença neurológica, doença cardiovascular, doença respiratória, doença renal, doença hepática).

No Brasil, 1 a 2% da população na atenção primária encontra-se no último ano de vida ou aproximando-se dele, e 30% dos pacientes hospitalizados morrem dentro de 1 ano. Assim, possivelmente de 2 a 4 milhões de pessoas são elegíveis à instituição de cuidados paliativos, sendo o SPICT-BR uma ferramenta que auxilia a identificar essa população, tanto na atenção primária quanto no ambiente hospitalar.

Sabe-se também que os pacientes com doenças graves não malignas que faleceram em 12 meses têm maior frequência dos indicadores gerais do SPICT, além de maior risco de visitas ao pronto-socorro, sintomas persistentes e maior necessidade de cuidados médicos.

Incluído no SPICT-BR encontra-se o REDMAP, que é um guia de 6 passos para conversas sobre planejamento de cuidados com pessoas cuja saúde está se deteriorando e seus familiares (Quadro 6). Ao longo da abordagem, visa-se discutir possíveis benefícios e malefícios relacionados a exames complementares e terapias (como antibióticos, cirurgias, tratamentos oncológicos, nutrição artificial e oxigenoterapia), além de expor quais procedimentos não seriam efetivos ou não teriam o desfecho esperado.

QUADRO 5 SPICT-BR (*Supportive and Palliative Care Indicators Tool*)

O SPICT é um guia para identificação de pessoas sob o risco de deterioração e morrendo. Avaliar esse grupo de pessoas para necessidade de suporte e cuidados paliativos.

Procure por indicadores gerais de piora da saúde.

- Internações hospitalares não programadas.
- Capacidade funcional ruim ou em declínio com limitada reversibilidade (a pessoa passa mais de 50% do dia na cama ou cadeira).
- Dependente de outros para cuidados pessoais por problemas físicos e/ou de saúde mental. É necessário maior suporte para o cuidador.
- Perda de peso significativa nos últimos 3-6 meses e/ou um baixo IMC.
- Sintomas persistentes apesar do tratamento otimizado nas condições de base.
- A pessoa ou sua família solicita cuidados paliativos, interrupção ou limitação do tratamento ou foco na qualidade de vida.

Procure por quaisquer indicadores clínicos de uma ou mais das condições avançadas.

Câncer

Capacidade funcional em declínio decorrente da progressão do câncer.

Estado físico muito debilitado para tratamento do câncer ou tratamento para controle dos sintomas.

Demência/fragilidade

Incapaz de vestir-se, caminhar ou comer sem ajuda.

Redução da ingestão de alimentos e líquidos e dificuldades na deglutição.

Incontinência urinária e fecal.

Incapaz de manter contato verbal; pouca interação social.

Fratura do fêmur; múltiplas quedas.

Episódios frequentes de febre ou infecções; pneumonia aspirativa.

Doença neurológica

Deterioração progressiva da capacidade física e/ou da função cognitiva mesmo com terapia otimizada.

Problemas da fala com dificuldade progressiva de comunicação e/ou deglutição.

Pneumonia aspirativa recorrente; falta de ar ou insuficiência respiratória.

Doença cardiovascular

Classe funcional III/IV de NYHA – insuficiência cardíaca ou doença coronariana extensa e intratável com:

- Falta de ar ou dor precordial em repouso ou aos mínimos esforços.

Doença vascular periférica grave e inoperável.

Doença respiratória

Doença respiratória crônica grave com:

- Falta de ar em repouso ou aos mínimos esforços entre as exacerbações.

Necessidade de oxigenioterapia por longo prazo.

Já precisou de ventilação para insuficiência respiratória ou ventilação é contraindicada.

Doença renal

Estágios 4 e 5 de doença renal crônica (TFG < 30 mL/min) com piora clínica.

Insuficiência renal complicando outras condições irritantes ou tratamentos.

Decisão de suspender a diálise por piora clínica ou intolerância ao tratamento.

Doença hepática

Cirrose avançada com uma ou mais complicações no último ano:

- Ascite resistente a diuréticos.
- Encefalopatia hepática.
- Síndrome hepatorrenal.
- Peritonite bacteriana.
- Sangramentos recorrentes de varizes esofágicas.

Transplante hepático é contraindicado.

Deterioração e sob o risco de morrer de qualquer outra condição ou complicação que não seja reversível.

Revisar o cuidado atual e planejar o cuidado para o futuro.

- Reavalie o tratamento atual e a medicação para que o paciente receba o cuidado otimizado.
- Considere o encaminhamento para avaliação de um especialista se os sintomas ou necessidades forem complexos e difíceis de manejar.
- Entrar em acordo sobre os objetivos do cuidado atual e futuro e planejar o cuidado com a pessoa e sua família.
- Planejar com antecedência caso a pessoa esteja em risco de perda cognitiva.
- Registre em prontuário, comunique e coordene o plano geral de cuidados.

SPICT™, abril 2016.
Para mais informações e atualizações, acessar: www.spict.org.uk.

Além disso, essas ferramentas auxiliam a empoderar o indivíduo a designar pessoas de confiança para tomar decisões quando ele próprio não tiver mais essa capacidade, para representá-lo nas discussões de preferências sobre seu fim de vida e seus valores.

QUADRO 6 REDMAP: planejando cuidados

R	*Ready*	"Podemos conversar sobre sua saúde + cuidados?"
E	*Expect*	"O que você sabe sobre sua doença e o que deseja saber?"
D	*Diagnosis*	"O que já sabemos/o que não sabemos."
M	*Matters*	"O que é importante para você/seus valores."
A	*Actions*	"O que podemos fazer?"
P	*Plan*	"Vamos traçar um plano de cuidados."

CONCLUSÃO

O ambiente de urgência é um cenário com diversos desafios, mas também inúmeros pontos potenciais para melhora da assistência à saúde do indivíduo idoso. A utilização sistemática de ferramentas validadas para identificar severidade clínica, vulnerabilidade geriátrica e proporcionalidade de cuidados em idosos vulneráveis ou em risco de deterioração auxilia a ponderar sobre o melhor tipo de tratamento e o risco de desfechos adversos, como óbito, internações hospitalares prolongadas e novas visitas ao PA.

Bibliografia

1. Aliberti MJR, Covinsky KE, Apolinario D, Smith AK, Lee SJ, Fortes-Filho SQ, et al. 10-Minute Targeted Geriatric Assessment predicts disability and hospitalization in fast-paced acute care settings. Journals of Gerontology: Medical Sciences. 2019;74(10):1637-42.
2. Aliberti MJR, Covinsky KE, Apolinario D, Lee SJ, Fortes-Filho SQ, Viana SSC, et al. A 10-min Targeted geriatric assessment predicts mortality in fast-paced acute care settings: a prospective cohort study. J Nutr Health Aging. 2019;23(3):286-90.
3. Aliberti MJR, Covinsky KE, Garcez FB, Smith AK, Curiati PK, Lee SJ, et al. A fuller picture of covid-19 prognosis: the added value of vulnerability measures to predict mortality in hospitalised older adults. Age Ageing. 2021;50(1):32-9.
4. Aliberti MJR, Apolinario D, Suemoto CK, Melo JA, Fortes-Filho SQ, Saraiva MD, et al. Targeted geriatric assessment for fast-paced healthcare. settings: development, validity, and reliability. JAGS. 2018;66(4):748-53.

5. Barros TC, Silva HS, Gutierrez BAO. Identification of seniors at risk: transcultural adaptation for Brazilian Portuguese. Einstein (São Paulo). 2022;20:1-6.
6. Carpenter CR, Mooijaart SP. Geriatric Screeners 2.0: time for a paradigm shift in emergency departament vulnerability research. J Am Geriatr Soc. 2020;68(7):1402-5.
7. Carpenter CR, Shelton E, Fowler S, Suffoletto B, Platts-Mills TF, Rothman RE, et al. Risk factors and screening instruments to predict adverse outcomes for undifferentiated older emergency department patients: a systematic review and meta-analysis. Acad Emerg Med. 2015;22(1):1-21.
8. Curiati PK, Gil-Junior LA, Morinaga CV, Ganenm F, Curiati JAE, Avelino-Silva TJ. Predicting hospital admission of vulnerable older adults at the emergency departament: a critical appraisal. Acute Med. 2018;17(3):124-9.
9. Curiati PK, Gil-Junior LA, Morinaga CV, Ganem F, Curiati JAE, Avelino-Silva TJ. Predicting hospital admission and prolonged length of stay in older adults in the emergency department: the PRO-AGE scoring system. Ann Emerg Med. 2020;76(3):255-65.
10. Galvin R, Gilleit Y, Wallace E, Cousins G, Bolmer M, Rainer T, et al. Adverse outcomes in older adults attending emergency departments: a systematic review and meta-analysis of the Identification of Seniors at Risk (ISAR) screening tool. Age Ageing. 2017;46:179-86.
11. Higuet G, et al. Development and evaluation of the Supportive and Palliative Care Indicators Tool (SPICT): a mixed-methods study. BMJ Supportive and Palliative Care. 2014;4:285-90.
12. Oliveira APAd, Urbanetto JdS, Caregnato RCA. National Early Warning Score 2: adaptação transcultural para o português do Brasil. Revista Gaúcha de Enfermagem. 2020; p.41.
13. Oliveira APA, Urbanetto JS, Caregnato RCA. National Early Warning Score 2: transcultural adaptation to Brazilian Portuguese. Rev Gaúcha Enferm. 2020; p.41.
14. Physicians RCo. National Early Warning Score (NEWS) 2. 2017.
15. Silva VBO, Curiati PK, Aliberti MJR, Avelino-Silva TJ, Morinaga CV. Unplanned intensive care unit admission in hospitalized older patients: association with a geriatric vulnerability score. J Am Geriatr Soc. 2022. p.1-4.
16. Supportive and Palliative Care Indicators Tools (SPICTTM). Available: https://www.spict.org.uk/ (acesso em: março de 2023).
17. Yao J, Fang J, Lou QQ, Anderson RM. A systematic review of the identification of seniors at risk (ISAR) tool for the prediction of adverse outcome in elderly patients seen in the emergency department. Int J Clin Exp Med. 2015;8(4):4778-86.

3

Comunicação na emergência

Sabrina Corrêa da Costa Ribeiro

INTRODUÇÃO

A comunicação com o paciente idoso apresenta desafios particulares: a presença frequente de deficiência auditiva, a alta incidência de pacientes com algum grau de comprometimento cognitivo e o ambiente hostil e apressado da emergência são obstáculos complexos, mas não intransponíveis. O objetivo deste capítulo é trazer alguns recursos que podem facilitar a comunicação com o paciente idoso. Esses recursos serão úteis para:

- Otimizar a comunicação de más notícias.
- Ilustrar e exemplificar a avaliação de valores e prioridades no paciente idoso incapaz de tomar decisões como guia para decisão compartilhada.

Além disso, serão trazidas reflexões sobre a situação do cerco de silêncio (solicitação de familiares para que não se forneçam informações sobre diagnóstico e prognóstico ao próprio paciente).

COMUNICAÇÃO ESTRUTURADA DE MÁS NOTÍCIAS

Existem várias ferramentas de comunicação. Elas não devem ser utilizadas de forma rígida e sim funcionar mais como um roteiro ou direcionamento dos elementos que precisam estar presentes na comunicação.

Especialmente no caso do médico pouco experiente ou sem treinamento específico, é indicado que seja utilizado um protocolo sequencial para a comunicação. Por sua praticidade, sugere-se o SPIKES, amplamente estudado em situações não emergenciais e que pode se adaptar a situações de emergência (Quadro 1).

QUADRO 1 SPIKES

Set up (preparação)	▪ Preparar-se para o encontro, rever o caso, os exames complementares relevantes, anotar as dúvidas que possam ser esclarecidas durante o encontro pelo paciente ou familiar. ▪ Alinhar com a equipe as informações e os objetivos da conferência, bem como quem participará (entre membros da equipe, família e o próprio paciente). ▪ Procurar um ambiente tranquilo, com privacidade e sem interrupções. Desligar celulares ou colocá-los em modo silencioso. ▪ À beira-leito, sentar-se e tentar manter-se no nível dos olhos do paciente. O próprio ato de se sentar fala sobre disponibilidade e demonstra que você está disposto a ouvir. Alguns pacientes têm melhor acuidade auditiva em um dos lados. Esteja atento às preferências e garanta que o paciente esteja confortável. ▪ Uma vez reunidos, certificar-se de que todos se apresentem por nome e grau de parentesco com o paciente/função na equipe. ▪ De forma respeitosa, perguntar como o paciente gostaria de ser chamado, utilizando nome social e os pronomes preferidos sempre. ▪ Na dúvida, especialmente em um primeiro contato, optar por ser mais formal e utilizar "senhor" e "senhora", se apropriado, evitando diminutivos e apelidos afetivos, que podem soar condescendentes e infantilizadores. ▪ Se a equipe dispõe de uma janela de tempo limitada, pode ser útil deixar isso claro no início do encontro e disponibilizar outro momento para sanar as dúvidas e questionamentos restantes.
Perceive (ouça/ perceba)	▪ O momento em que escutamos o paciente para compreender o que ele entende sobre sua situação atual é o mais importante. É essencial ouvir antes de falar e respeitar as pausas e silêncios. ▪ Por meio de perguntas abertas, avaliar como o paciente/familiar percebe a situação clínica atual, quais são suas expectativas e demandas. ▪ Uma forma de explorar pode ser: "*Você poderia me contar o que aconteceu com você antes da chegada ao hospital? O que te preocupa mais sobre seu estado atual de saúde*?". ▪ O recurso de escuta ativa (*ask/tell/ask*) pode facilitar esta etapa quando é encontrada dificuldade. "Pode me falar mais sobre isso?", "Posso verificar se entendi corretamente?". O aparecimento de emoção, caso ocorra nesse momento, deve ser validado com frases empáticas e postura acolhedora. ▪ Durante a escuta, é possível obter informações importantes relativas a funcionalidade, fragilidade e outras variáveis de grande impacto prognóstico. Perguntas como: "*A senhora mora sozinha? Tem alguma dificuldade para caminhar ou fazer alguma atividade na sua rotina? Tem se alimentado bem?*" podem auxiliar na compreensão da funcionalidade no período anterior ao evento atual.

(continua)

QUADRO 1 SPIKES *(continuação)*

Invite (convide)	▪ Perguntar o que o paciente/familiar deseja saber a respeito do quadro atual e em que grau de detalhe. *"Podemos conversar sobre o que está acontecendo com você agora? Você prefere que eu fale de forma mais detalhada ou passe um quadro mais geral?"*. ▪ Alguns pacientes preferem que a maior parte das informações seja passada a um filho ou cuidador, e essa preferência deve ser respeitada. ▪ No caso de notificação de óbito ou situações em que a notícia precisa ser dada logo (o achado de uma massa em um paciente que necessitará de uma biópsia urgente), pode ser necessário fazê-lo, mesmo que não seja esse o melhor momento.
Knowledge (compartilhe as informações)	▪ Compartilhar a informação de forma progressiva e cuidadosa, checando o entendimento a cada etapa. Nesta fase devem ser abordados: – Diagnóstico (onde estamos). – Prognóstico (riscos pela frente). – Valores e preferências (o que é prioridade? O que caracteriza sofrimento?). – Definição de objetivo de cuidado (se aplicável) de acordo com valores e o prognóstico. – Definido o objetivo de cuidado, fazer recomendações sobre o plano de tratamento. ▪ Ao compartilhar o diagnóstico, por exemplo, *"O senhor está com câncer"*, é provável que o paciente expresse emoção, seja ela preocupação, raiva ou medo. Acolha essa emoção com frases empáticas (veja mais no tópico "Emoções") antes de prosseguir. ▪ É impossível absorver cognitivamente uma grande quantidade de informação quando se está tomado por forte emoção, e podem ser necessárias pausas entre essas etapas. A sequência pode ser: diagnóstico → emoção → acolhimento/pausa e retornamos para a fase do convite: *"Podemos prosseguir?"*. A partir daí para a próxima etapa (riscos pela frente) e assim progressivamente. ▪ Nem sempre o paciente desejará saber todos os detalhes de uma só vez. Respeite isso e fique atento às perguntas feitas e à linguagem não verbal, que podem direcionar a conversa. ▪ Utilize linguagem simples e preferencialmente frases curtas, evitando excesso de informações, que pode dificultar a compreensão, a não ser que maiores detalhes ou uma linguagem mais rebuscada sejam solicitados pelo paciente.
Emotions (emoções)	▪ Se a má notícia foi adequadamente compreendida, deve-se manifestar uma emoção, que pode ser de tristeza, frustração, inconformismo ou até mesmo raiva. ▪ Acolha e valide as emoções. Pratique a escuta ativa e coloque-se à disposição. ▪ Evite dizer coisas como *"Eu sei o que você está sentindo"*. A experiência de cada paciente ou familiar é individual, única, assim como seu sofrimento. O silêncio ou mesmo um simples *"Eu sinto muito. Gostaria que fosse diferente"* pode ser mais adequado. ▪ Em situação de pandemia, que requer distanciamento, a linguagem não verbal de acolhimento pode ser expressa por meio do olhar. O uso de chamadas em vídeo utilizando celular ou *tablet* permite esse acolhimento, além da observação da expressão e da linguagem não verbal do familiar a quem estamos nos dirigindo. ▪ Uma emoção intensa pode aparecer no meio da transmissão de uma má notícia – por exemplo, você falou do diagnóstico de um câncer, mas não da presença de metástases. Se isso ocorrer, acolha a emoção e escute. Uma pausa pode ser necessária. Aguarde até que o paciente esteja mais calmo e volte para a fase do convite. *"Deve estar sendo muito difícil receber essa notícia. Você gostaria de continuar ou paramos por aqui?"*.

(continua)

QUADRO 1 SPIKES *(continuação)*

Strategy and summary (resuma e planeje)	▪ Repasse brevemente as informações compartilhadas e o plano terapêutico definido na reunião, checando o entendimento. ▪ Alinhe as expectativas em relação ao plano proposto. Esclareça eventuais dúvidas e estabeleça um prazo para reavaliação em relação à resposta ao tratamento proposto. Deixe claro que o plano atual pode ser revisado e modificado se necessário. ▪ Deixe disponível alguma forma de contato para o caso de o paciente ou familiar necessitar, seja retornando ao setor de emergência, seja por meio de um ramal específico. ▪ Se o hospital dispõe de assistência psicológica, religiosa ou de suporte ao luto, também devem ser oferecidos. ▪ Após a saída do paciente ou familiares, o *debriefing* (reflexão e partilha sobre como foi a comunicação, o que funcionou e o que deve ser aprimorado) deve ser realizado entre os membros da equipe sempre que possível.

O PACIENTE IDOSO E A AVALIAÇÃO DE VALORES PARA DECISÃO COMPARTILHADA

Doenças relacionadas à idade avançada frequentemente afetam a cognição, comprometendo a capacidade de avaliar e fazer escolhas no processo de tomada de decisão compartilhada. Além disso, até 70% dos pacientes internados em situação de emergência não têm plena capacidade de decisão.

Considerando que apenas uma minoria de pacientes em nosso país prepara algum tipo de diretiva antecipada de vontade, o julgamento substitutivo acaba tendo um papel fundamental na tomada de decisão.

O que é julgamento substitutivo?

Em uma situação em que o paciente é incapaz de tomar decisões, a equipe de saúde pode conhecer seus valores e prioridades, questionando seus familiares ou entes queridos sobre os valores do paciente, suas prioridades, as preferências expressas durante toda sua vida, seus medos e seu conceito de sofrimento.

Para tornar mais claro o conceito de julgamento substitutivo, relato o caso de Marli.

Marli tem 78 anos e estava jantando com a família quando apresentou uma fraqueza súbita no lado direito, associada a dificuldade de falar.
Foi levada imediatamente à emergência, onde foi apontada a hipótese de um acidente vascular cerebral isquêmico. Foi realizada tomografia e Marli foi considerada candidata à trombólise. Será que Marli, informada dos riscos e potenciais benefícios, consentiria no tratamento?

Para planejar o tratamento de Marli e os passos a seguir, a equipe de saúde conversou com sua filha, Laura. Essa conversa teve como principais objetivos:

1. Ouvir Laura, avaliando sua compreensão sobre o estado de saúde de Marli e suas preocupações.
2. Informar Laura a respeito do quadro atual de Marli, observando a sequência descrita anteriormente (onde estamos, riscos pela frente, esclarecendo dúvidas e colocando a necessidade de estar preparados para o melhor e para o pior cenário).
3. Obter informações que serão relevantes para a avaliação do prognóstico de Marli, como funcionalidade anterior à internação e presença de marcadores de gravidade, como sintomas mal controlados, perda de peso, múltiplas hospitalizações.
4. Obter informações sobre os valores, prioridades, medos e preocupações de Marli, para definir o melhor plano de cuidado.
5. Compartilhar o plano de cuidados e os passos a seguir.

Transcrição de um trecho desta conversa (considere que o diagnóstico e o prognóstico já foram falados):

— Laura, estamos muito preocupados com a sua mãe. Infelizmente, o derrame atingiu uma parte grande do cérebro. Temos uma medicação que pode ajudar o sangue a chegar à parte do cérebro que está sofrendo e aumentar a probabilidade de ela recuperar ao menos parcialmente a fala e os movimentos, mas existe um risco de sangramento e piora. Para tomar a melhor decisão, gostaríamos de saber mais sobre a dona Marli. Como no momento ela não pode nos responder, posso te fazer algumas perguntas?
— Claro, doutor. Minha mãe é uma mulher muito forte. Tenho certeza que ela vai ficar bem.
— É tudo o que nós queremos. Vamos sempre cuidar dela da melhor forma possível. A dona Marli já conheceu alguém ou teve alguém na família com derrame, como ela está agora?
— Teve, doutor. A mãe dela. Nossa, foi muito ruim.
— Me conta mais.
— Ah, a nossa avó teve um derrame, melhorou e ficou bem uns dois anos. Depois teve um maior, sabe? E nunca mais falou nem voltou a andar. Minha mãe morria de medo, de acontecer a mesma coisa com ela. [Choro.]
— Eu sinto muito. Deve ser muito difícil pensar nisso.
— Como eu falei, doutor, minha mãe é muito forte.
— Se ela pudesse falar com a gente agora, olhando para situação atual dela, o que ela diria?

— Pra deixar ela ir. [Choro.] Ela tinha muito medo de ficar assim, de precisar dos outros. Ela morava sozinha, cozinhava, fazia tudo.
— E fazer tudo, ser independente, é algo de valor, algo importante para ela.
— É sim.
— Então, baseado no que você me falou, posso te dar minha recomendação?
— Pode, doutor.
— Para a dona Marli, ser independente é muito importante, então uma medicação que pode ajudá-la a ter uma reabilitação melhor e voltar a recuperar ao menos parcialmente essa independência, me parece algo que ela desejaria, mesmo tendo um risco de piora.
— Sim, eu acho que sim.
— Vamos fazer a medicação, interná-la e tentar oferecer a ela a melhor chance de recuperação possível.
— Isso, doutor, é isso que nós queremos.
— Nós também. Mas, no caso de ela piorar e de nos parecer que ela não vai recuperar a consciência e a maior chance é de ficar acamada e muito dependente, isso seria uma situação de muito sofrimento para ela.
— Sim, seria.
— Sendo essa a situação, nossa recomendação é que, nesse pior cenário de piora da parte neurológica e de eventualmente outras complicações em outros órgãos, ela não tenha sua vida prolongada de forma artificial, considerando que ficar presa a aparelhos em cima de uma cama traria sofrimento. É isso?
— Acho que sim. Não gosto nem de pensar nisso.
— Nem nós. E vamos fazer tudo para que ela melhore. Mas é preciso estar preparado para o melhor e para o pior. E fazemos questão de ser sempre muito transparentes e deixar as coisas claras.
— Nessa situação, pelo que você me fala, me parece que a preferência dela seria de cuidarmos com as melhores medidas clínicas para que ela não tenha dor, falta de ar e, se for essa a evolução, morra da forma mais natural e digna possível. [Choro.]
— Eu entendo. Eu entendo.

Note que a abordagem é centrada nos desejos e preferências de Marli. O papel de Laura é nos ajudar a entender melhor, numa situação de doença, o que Marli entende como valor e o que entende como sofrimento. Com base nesses valores, a equipe traz sua *expertise* técnica para fazer uma recomendação que contemple o melhor e o pior cenário.

CÍRCULO DE SILÊNCIO: E SE OS FAMILIARES PEDEM QUE O DIAGNÓSTICO NÃO SEJA COMUNICADO AO PACIENTE?

Na atuação profissional junto ao paciente idoso, com frequência depara-se com grande sofrimento familiar no processo de comunicação de um diagnóstico de doença grave e com prognóstico desfavorável.

O cerco de silêncio, também chamado de círculo ou conspiração de silêncio, pode ser definido como um acordo, explícito ou não de omitir informações de um diagnóstico ou prognóstico desfavorável.

O fator que parece ter maior peso na comunicação é o medo de repercussões negativas que poderiam surgir a partir da comunicação do estado atual do paciente. No entanto, estudos mostram que especialmente pacientes com recorrência ou doença metastática valorizam a clareza nas informações a eles fornecidas.

Um estudo brasileiro incluiu 400 pacientes idosos e questionou sobre o desejo de saber caso eles tivessem um diagnóstico associado com uma sobrevida de 1 ano ou menos. Os resultados demonstraram que:

- 74% gostariam de saber a respeito da expectativa de vida.
- 89,3% gostariam de ser informados a respeito do que esperar em relação a sintomas e problemas futuros.
- 96,3% gostariam de ser informados a respeito das possibilidades de tratamento.

A postura profissional ao depararmos com uma situação de cerco de silêncio deve ser de acolhimento e compreensão. Em algumas situações o próprio paciente não deseja ser informado, e isso deve ser respeitado.

No entanto, ao expressar o desejo de ser informado a respeito da própria doença, o paciente idoso preserva integralmente os mesmos direitos outorgados ao paciente mais jovem.

Diz o art. 34 do Código de Ética Médica: "É vedado ao médico: Deixar de informar ao paciente o diagnóstico, o prognóstico, os riscos e os objetivos do tratamento".

A informação sobre diagnóstico, prognóstico e tratamento deve ser oferecida ao paciente idoso, assim como a qualquer outro paciente, como um direito. O grau de detalhe dessa informação e a maneira como ela vai ser oferecida deverão ser ajustadas às preferências individuais do paciente.

O acolhimento familiar deve ser realizado de forma empática, e a oportunidade de estar presente ou auxiliar no compartilhamento de informações com o paciente deve ser oferecida. O objetivo comum de oferecer o melhor cuidado deve permear a parceria entre equipe de saúde e familiares.

Pontos relevantes
■ A comunicação com o paciente idoso apresenta vários desafios e deve ser realizada de forma planejada e estruturada, adequando a linguagem (desde o volume de voz até o vocabulário) e o conteúdo para as necessidades e preferências do paciente. ■ O paciente tem valores, prioridades e percepções em relação a sofrimento que devem ser sempre considerados e respeitados na elaboração de um plano de tratamento. ■ No paciente incapaz de se comunicar, o julgamento substitutivo pode ser utilizado para resgatar esses valores e prioridades por intermédio de seus entes queridos.

Bibliografia

1. Baile WF, Buckman R, Lenzi R, Glober G, Beale L, Kudelka AP. SPIKES-a six-step protocol for delivering bad news: application to the patient with cancer. Oncologist. 2000;5(4):302-11.
2. Beckman HB, Frankel RM. The effect of physician behavior on the collection of data. Ann Intern Med. 1984;101(5):692-6.
3. Conselho Federal de Medicina (CFM). Código de Ética Médica. 2019.
4. Dadalto L. Cuidados paliativos: aspectos jurídicos. Indaiatuba: Foco; 2021.
5. Forte D, Stoltenberg M, Daubman B-R. Comunicação e compartilhamento de decisão na assistência a pacientes graves. São Paulo: Hospital Sírio-Libanês; 2022.
6. Innes S, Payne S. Advanced cancer patients' prognostic information preferences: a review. Palliat Med. 2009;23(1):29-39.
7. Kim SH, Kim JH, Shim EJ, Hahm BJ, Yu ES. Patients' communication preferences for receiving a cancer diagnosis: differences depending on cancer stage. Psychooncology. 2020;29(10):1540-8.
8. Lemus-Riscanevo P, Carreño-Moreno S, Arias-Rojas M. Conspiracy of silence in palliative care: a concept analysis. Indian J Palliat Care. 2019;25(1):24-9.
9. Machado J, Reis H, Sena E, Silva R, Boery R, Vilela A. O fenômeno da conspiração do silêncio em pacientes em cuidados paliativos: uma revisão integrativa. Enfermería Actual de Costa Rica. 2019;36;95-107.
10. Maynard D. Delivering bad news in emergency medicine. Acute Med Surg. 2017;4(1): 3-11.
11. Robinson T, White G, Houchins J. Improving communication with older patients: tips from the literature. Fam Pract Manag. 2006;13(8):73-8.
12. Takayesu JK, Hutson HR. Communicating life-threatening diagnoses to patients in the emergency department. Ann Emerg Med. 2004;43:749-55.
13. Velasco I, Ribeiro S. Cuidados paliativos na emergência. Barueri: Manole; 2021.

4

Emergências em instituições de longa permanência para idosos

Marcel Hiratsuka
Letícia Harumi Sumita

INTRODUÇÃO

A Sociedade Brasileira de Geriatria e Gerontologia e os órgãos responsáveis por políticas públicas para pessoas idosas recomendam o abandono do termo "asilo" e definem "Instituição de Longa Permanência para Idosos" (ILPI) para designar esses estabelecimentos residenciais coletivos. Dada a crescente prevalência de residentes portadores de comprometimento de funcionalidade e autonomia, marcados por fragilidade e síndromes geriátricas, as ILPI são responsáveis por cuidados continuados e de longa duração, muitas vezes impossíveis de serem implantados no domicílio.

A ILPI não é apenas um lar, mas também o principal suporte de assistência à saúde, emocional e social de seus residentes. De acordo com a Resolução de Diretoria Colegiada (RDC) n. 502, de 27/5/2021, publicada pelo Ministério da Saúde/Anvisa (Agência Nacional de Vigilância Sanitária), as ILPI são "instituições governamentais ou não governamentais, de caráter residencial, destinadas ao domicílio coletivo de pessoas com idade igual ou superior a 60 anos, com ou sem suporte familiar e em condições de liberdade, dignidade e cidadania".[1]

Isso significa que as ILPI englobam uma grande variedade de instituições com diferentes graus de complexidade de recursos sociais e de saúde, incluindo supervisão ou assistência pessoal para cuidados básicos e instrumentais de vida, cuidados de saúde, reabilitação com equipe multidisciplinar e cuidados de fim de vida. Em razão da heterogeneidade da população que reside em ILPI, a RDC n. 502 também define os graus de dependência de seus residentes, sendo eles:

- Grau I: idosos independentes, mesmo que requeiram o uso de equipamentos de autoajuda.
- Grau II: idosos com dependência em até três atividades de autocuidado para a vida diária, tais como: alimentação, mobilidade, higiene; sem comprometimento cognitivo ou com alteração cognitiva controlada.
- Grau III: idosos com dependência que requeiram assistência em todas as atividades de autocuidado para a vida diária e/ou com comprometimento cognitivo.

A mínima equipe profissional de ILPI exigida pela legislação é composta da seguinte forma:

- Para coordenação técnica: 1 responsável técnico (RT) com nível de formação superior com carga horária mínima de 20 horas semanais.
- Para cuidados aos residentes:
  a. grau de dependência I: 1 cuidador para cada 20 idosos, com carga horária de 8 horas/dia;
  b. grau de dependência II: 1 cuidador para cada 10 idosos, por turno;
  c. grau de dependência III: 1 cuidador para cada 6 idosos, por turno.
- Para atividades de lazer: 1 profissional com formação de nível superior para cada 40 idosos, com carga horária de 12 horas por semana.
- Para serviços de limpeza: 1 profissional para cada 100 m^2 de área interna por turno diariamente.
- Para o serviço de alimentação: 1 profissional para cada 20 idosos, garantindo a cobertura de dois turnos de 8 horas.
- Para o serviço de lavanderia: 1 profissional para cada 30 idosos, diariamente.

As normas para o funcionamento das ILPI no Brasil são centradas nos cuidados e suporte social oferecidos aos seus residentes. A presença de profissionais da saúde próprios das ILPI não é obrigatória, portanto a cobertura desses serviços de saúde não é total dentro das instituições. Naquelas nas quais há atendimentos de saúde, geralmente são centrados na cura e na reabilitação. Raramente oferecem programas sistemáticos de promoção da saúde, assim como não há atendimento médico em situações de emergência.[2] Aproximadamente dois terços das instituições brasileiras recebem visitas médicas regulares, e menos de 50% das instituições recebem visitas da Estratégia Saúde da Família. Em apenas 56% das ILPI há fisioterapia, em 31,3% há serviços de terapia ocupacional e em 23,5% há serviços psicológicos.[3]

RESIDENTES DE ILPI NO PRONTO-SOCORRO

Em casos de emergências médicas em uma ILPI, geralmente os residentes são transferidos para atendimento em pronto-socorro. Publicações internacionais mostram que 22 a 35% dos moradores de ILPI visitam o departamento de emergência dos hospitais em 6 meses.[4]

Quanto às queixas que levaram ao pronto atendimento, os sintomas respiratórios, alteração do estado mental, sintomas gastrointestinais e quedas são os mais frequentes, e os diagnósticos mais comuns são quedas, pneumonia, infecção de trato urinário, insuficiência cardíaca, descompensação de doença pulmonar crônica e desidratação.[4]

Dentre todos os residentes de ILPI que são levados ao pronto-socorro, 1 a 2% falecem na transferência ou no atendimento de emergência, e 45 a 77% necessitam de internação hospitalar. Ser morador de ILPI é fator de alto risco para *delirium*, quedas, infecções hospitalares, iatrogenia e declínio funcional. A mortalidade hospitalar é de até 25%, e a mortalidade após 1 mês de alta atinge até 24%.[5,6]

A anamnese do residente em ILPI em ambiente de pronto-socorro pode ser desafiadora. São comuns os casos em que a própria pessoa idosa é incapaz de relatar o motivo do encaminhamento, por isso a história clínica necessita de informações providas pela ILPI e familiar/responsável legal. Frequentemente, o familiar ou responsável legal desconhece os detalhes da ocorrência e informações da rotina do idoso, assim como o funcionário da ILPI desconhece a história pregressa. Nem sempre o funcionário que acompanha é um profissional da saúde. Idealmente, a instituição deve enviar o prontuário ou relatório com o motivo de encaminhamento, antecedentes pessoais e medicações em uso.

> Durante o atendimento de idosos residentes de ILPI, é comum o prejulgamento pela equipe hospitalar e a responsabilização da ILPI. As famílias podem ser tachadas injustamente como negligentes. Uma avaliação inicial completa e imparcial é fundamental para o bom atendimento, com informações fidedignas e formação de vínculo com o paciente, família e entre instituições. No processo de alta, é muito importante que o profissional médico do pronto-socorro forneça um sumário com informações do atendimento médico, resultados de exames, receitas e orientações por escrito, garantindo assim uma cadeia de informações entre hospital e ILPI.

QUEDAS EM ILPI

Infelizmente as quedas são eventos comuns e ameaçadores à vida em ILPI. Estima-se que 30 a 50% dos residentes de ILPI caiam pelo menos 1 vez ao ano, e até 40% caiam mais de 1 vez. Comparados às pessoas idosas de comunidade, os residentes de ILPI caem 2 a 3 vezes mais.[7] Esses números possivelmente ainda são subestimados, o que se justifica pela tendência da equipe profissional da ILPI e do próprio idoso caidor de não notificarem quedas menores e com pouca ou nenhuma repercussão.

Cerca de 30 a 50% das quedas em ILPI resultam em alguma lesão, e a maioria delas é formada por lesões menores, como contusões, escoriações e cortes superficiais. Entretanto, 4 a 12% dos residentes de ILPI sofrem lesões mais graves, como fraturas, luxações, entorses, cortes profundos e traumas cranioencefálicos.[7] As quedas são o principal motivo de avaliação no pronto-socorro por lesão e a maior causa de morte acidental entre idosos.[8]

O atendimento de emergência deve ir além da atenção às lesões e complicações decorrentes da queda. É boa prática médica investigar o mecanismo da queda, identificar e tratar causas e fatores desencadeantes que ameacem a saúde do indivíduo e que favoreçam a recorrência da queda. Na avaliação de quedas de residentes de ILPI, é importante identificar os fatores intrínsecos e extrínsecos que contribuem para o evento. Os fatores intrínsecos são os fatores do próprio indivíduo que favorecem a queda, como condições crônicas dos aparelhos cardiovascular, sensorial, neurológico e musculoesquelético, prejudicando o equilíbrio, a marcha e a capacidade de julgamento e de resolução de problemas. Frequentemente, a queda é desencadeada por doenças agudas, como infecções, eventos cardiovasculares, desidratação e descompensação aguda de doenças crônicas.

Os fatores extrínsecos são aqueles que não são próprios da pessoa idosa e que podem desencadear quedas, por exemplo, o uso de medicamentos, as vestimentas e calçados e o ambiente. Residentes de ILPI estão sujeitos a maior polifarmácia e a reações adversas a medicações, portanto investigar a relação temporal com a introdução recente de medicamentos novos e analisar a prescrição de medicamentos de uso contínuo é fundamental no atendimento de emergência. Fatores ambientais, como o uso de restrições físicas, altura e o uso de grades nas camas e móveis, ausência de obstáculos no chão, presença de barras de apoio e a iluminação adequada, também devem ser investigados, por sua possível associação com ocorrências.[7]

PRINCIPAIS INFECÇÕES EM ILPI

Os residentes de instituições de longa permanência têm em média pelo menos uma infecção grave por ano. As infecções contribuem para 63% das mortes em ILPI e são a principal razão para 25 a 50% das transferências hospitalares.[9] O diagnóstico de uma infecção pode ser desafiador nessa população, pela apresentação atípica comumente observada em idosos com infecção, por exemplo, a falta de resposta febril. Além disso, condições comórbidas, incluindo insuficiência cardíaca congestiva e doenças respiratórias crônicas, podem confundir a apresentação clínica.[10]

Os moradores de ILPI correm risco de infecções que circulam na comunidade, bem como aquelas associadas à assistência à saúde. As infecções mais comuns estão relacionadas ao trato respiratório, ao sistema gastrointestinal, ao trato urinário e à pele e tecidos moles. Juntas, essas infecções representam 94% das infecções observadas em ILPI.[11]

Infecções do trato respiratório

Além da maior vulnerabilidade dos residentes, os ambientes das ILPI são propícios à rápida disseminação de agentes patogênicos respiratórios. As rotas de transmissão dessas infecções incluem o contato direto, aerossóis e gotículas de secreções respiratórias e fômites. O compartilhamento de locais e o contato próximo com pessoas infectadas, a duração da exposição e a falta de imunidade preexistente também são fatores que contribuem para surtos da rápida transmissão de infecções respiratórias dentro de uma ILPI.

As infecções do trato respiratório, que incluem pneumonia, influenza, Covid-19 e outros vírus, são as principais causas de mortalidade em idosos institucionalizados. Além disso, um episódio infeccioso está associado ao aumento da morbidade, exacerbando doenças subjacentes, e ao declínio funcional.[12-14]

Pneumonia

A pneumonia afeta de 1,4 a 2,5% dos residentes de ILPI nos EUA e está entre as causas mais comuns de hospitalização.[12] A pneumonia em moradores de ILPI pode ser causada por patógenos associados à comunidade ou hospitalar. A microbiologia depende de os residentes terem estado recentemente em uma unidade de cuidados intensivos e do tempo de permanência na ILPI. *Streptococcus pneumoniae* ainda é o patógeno predominante, porém deve-se considerar também a infecção por bacilos Gram-negativos (*Haemophilus influenzae, Legionella pneumophila, Moraxella catarrhalis, Klebsiella* spp.), particularmente em pacientes com doença pulmonar obstrutiva crônica (DPOC).[14,15]

O tratamento com antibióticos para pneumonia em idosos segue as diretrizes-padrão. No entanto, o risco de *Staphylococcus aureus* resistente à meticilina (MRSA) e de organismos Gram-negativos deve ser levado em consideração para pacientes que residem em institutos de longa permanência, o que torna desafiadora a seleção da terapia antimicrobiana empírica adequada. Dessa forma, estratégias preventivas são fundamentais, como a imunização de residentes e funcionários para influenza, pneumococo e coronavírus.

Embora a vacinação não previna completamente a pneumonia em idosos, as taxas de bacteremia e doença pneumocócica invasiva diminuem em pacientes imunizados, e a mortalidade em pacientes idosos hospitalizados com pneumonia é menor entre aqueles que foram vacinados antes da admissão.

Covid-19

O impacto da Covid-19 em ILPI tem sido heterogêneo em diversas regiões do mundo; estima-se que 46% das mortes por Covid-19 tenham ocorrido em pessoas idosas institucionalizadas.[16] A infecção pelo coronavírus nessa população aumenta a ocorrência de desfechos desfavoráveis como hospitalização, perda da capacidade funcional e óbito. Não há números oficiais do Brasil; em um levantamento de setembro de 2020 foram 4.015 casos confirmados, com 937 mortes, o que representa uma taxa de fatalidade de 23,3%.[16,17]

A maior vulnerabilidade a surtos de infecções respiratórias deve-se a fatores como elevada prevalência de fragilidade, imunossenescência e maior contato com outros profissionais da ILPI, além dos outros residentes. Também é importante lembrar que muitas vezes os idosos apresentam manifestações inespecíficas e atípicas da infecção pelo coronavírus, como alteração da cognição, *delirium* e piora da capacidade funcional.[18,19]

A apresentação frequentemente atípica da Covid-19 pelos residentes em ILPI pode contribuir para o atraso no diagnóstico dos casos suspeitos, visto que as intervenções recomendadas para a prevenção ocorrem com base na presença de sinais e sintomas respiratórios.

Graças à priorização da vacinação contra a Covid-19 em idosos residentes da ILPI, observa-se uma queda da mortalidade nessa população desde 2021. É provável que continuemos a ver uma experiência heterogênea entre os diversos países pelas diferenças nos programas de vacinação e pela evolução das medidas de infecção, proteção e controle.

Influenza

A influenza ou gripe é uma doença infecciosa com epidemias sazonais, geralmente durante outono e inverno. Os sintomas da influenza manifestam-se como uma doença aguda febril, com comprometimento do sistema respiratório, mas podendo afetar outros órgãos e sistemas e ameaçar a vida. Os sintomas mais comuns são febre, calafrios, cefaleia, fraqueza, olhos vermelhos, dor de garganta, tosse seca e coriza. O vírus influenza apresenta um alto número de mutações, gerando novas cepas que causam os surtos sazonais. Geralmente essas mutações provocam mudanças na expressão de diferentes proteínas, como as glicoproteínas de superfície hemaglutinina (H) e neuraminidase (NA).[20]

As cepas do vírus da influenza são categorizadas em tipos A, B, C e D. A influenza A é a mais comum durante as epidemias, levando a infecções leves a graves e podendo acometer humanos e animais.[15,21] A influenza B é altamente contagiosa e pode causar infecções graves em alguns casos. Geralmente, ocasiona surtos menores e localizados. Os vírus influenza C causam infecções com sintomas predominantemente de trato respiratório superior, em casos esporádicos e surtos pequenos; a influenza D não está relacionada a infecções em humanos.

A pneumonia por *estafilococos ou estreptococos* é uma complicação grave, podendo acontecer em 10% dos casos de influenza. A mortalidade destes casos é alta, principalmente em 3 semanas por aumento de risco de insuficiência cardíaca.[20]

Em estudo brasileiro, casos confirmados de influenza representaram 12,8% das notificações de síndrome gripal em ILPI durante a pandemia de Covid-19 entre janeiro de 2020 e junho de 2021. A letalidade da infecção por influenza foi de 20,7%, valor semelhante à letalidade nos casos de Covid-19.[13]

O diagnóstico é feito por meio da apresentação clínica de síndrome gripal associada a testes laboratoriais e rastreio epidemiológico. Os testes para diagnóstico de infecção por influenza são o teste rápido (imunoensaio de detecção de antígeno), o PCR (*polymerase chain reaction*), o teste de amplificação de ácidos nucleicos e a cultura de vírus. O RT-PCR para influenza é o teste de primeira escolha, por sua rapidez aliada altas sensibilidade e especificidade. Os testes rápidos, apesar da boa especificidade, apresentam um alto número de falsos positivos e não são adequados para diagnósticos e tomada de decisões.[20]

Além do tratamento de suporte e sintomático da influenza, todos os moradores de ILPI têm indicação de terapia antiviral, pois são considerados população de alto risco para complicações. São quatro as medicações aprovadas contra influenza nos EUA: oseltamivir, zanamivir, peramivir e baloxavir marboxil; apenas as duas primeiras são comercializadas no Brasil. O oseltamivir deve ser dado por via oral em até 48 horas do início dos sintomas, na dose de 75 mg 2 vezes por dia por 5 dias. O zanamivir inalatório está indicado para uso nas primeiras 48 horas de sintomas, na dose de 10 mg 2 vezes por dia por 5 dias.[20]

A quimioprofilaxia com antivirais está indicada para todos os residentes durante um surto de influenza dentro de uma ILPI. A medicação oseltamivir, 75 mg via oral 1 vez por dia durante 10 dias, deve ser dada em 36 a 48 horas após a exposição.[20]

As vacinas contra a influenza são uma das melhores intervenções populacionais para prevenção, alcançando a eficácia de até 60% contra sorotipos A e B. A eficácia depende da cobertura vacinal e de a proteção oferecida pelos sorotipos da vacina coincidir com a cepa circulante daquele ano.[20]

Infecções do trato urinário

A intervenção do trato urinário (ITU) é um problema extremamente comum dentro das ILPI; 12 a 30% dos residentes apresentam a infecção pelo menos 1 vez ao ano, o que corresponde ao dobro de idosos da comunidade.[1] Entre os idosos com mais de 65 anos, as ITU causam 15,5% das hospitalizações e 6,2% dos óbitos.[12]

Os fatores de risco que demonstram a maior associação com ITU entre os idosos institucionalizados são o sexo feminino, diabetes, desidratação, incontinência urinária e fecal, uso de diuréticos e o uso contínuo de fraldas.[12] Outro fator que leva a maior predisposição a ITU é a presença de sonda urinária. Dados da literatura têm mostrado que boa parte dos pacientes que são cateterizados por longos períodos apresenta colonização/infecção por organismos multirresistentes e infecções relacionadas a dispositivos. Esses idosos também se encontram mais suscetíveis para as formas mais graves e complicadas da doença.

O diagnóstico e o manejo são desafiadores dentro da ILPI. As recomendações baseadas em evidências científicas são insuficientes, e vícios de conduta e a pressão dos familiares e funcionários contribuem para o excesso de diagnóstico e o uso desnecessário de antibióticos. É necessário existir um rigor no método de coleta de material para reduzir o risco de contaminação da amostra de urina.

Além disso, existe um limiar mais baixo para prescrição de antibióticos em quadros de ITU sem sintomatologia clássica nos residentes que possuem dificuldades de comunicação verbal, história de doenças do trato urinário e que sejam mais frágeis.[22]

Para o diagnóstico de ITU, é importante a presença de sinais clínicos que se localizem no trato geniturinário, como disúria, dor ou incômodo em região suprapúbica, piora da incontinência urinária, polaciúria, urgência miccional e hematúria macroscópica. O aspecto da urina como escura, turva ou o odor ruim não são suficientes para indicar ITU, podendo refletir apenas o efeito de desidratação, mudança da dieta ou medicamentos.[22]

Na ausência de sinais localizatórios de trato geniturinário, deve-se suspeitar de ITU nos casos de febre, calafrios, mal-estar e fadiga importantes, náuseas, vômitos e *delirium* na ausência de evidência de outro foco infeccioso. Mas, para casos de meros sintomas inespecíficos, como mudança na cognição, agitação, redução do apetite e quedas, e ausência de sintomas típicos, como os acima listados, outras causas devem ser consideradas.[22]

O uso de antibióticos deve ser parcimonioso, para reduzir o risco de seleção de bactérias multirresistentes, infecções por *C. difficile*, reação adversa a medicamentos e interações medicamentosas. Não há evidência de benefício do uso de antibióticos para bacteriúria assintomática em idosos residentes de ILPI, exceto em situações de procedimentos de aparelho geniturinário. Como regra geral, deve-se evitar coletar exames de urinálise e urocultura em pacientes assintomáticos.[22]

Nos casos sintomáticos e suspeitos de ITU em residentes de ILPI, recomenda-se sempre a realização de urinálise e urocultura antes do início de tratamento empírico com antibióticos. A escolha do antibiótico deve ser baseada na revisão de agentes infecciosos de culturas prévias (últimos 6 a 24 meses) e em perfil de sensibilidade a antimicrobianos. Na ausência dessas informações, podem ser usados antibióticos conforme as taxas de resistência local ou da ILPI.

No tratamento de ITU não complicada, recomendações internacionais indicam sulfametoxazol-trimetoprima e nitrofurantoína por 7 dias para uso empírico. É possível tratar ITU não complicada por 3 a 6 dias em pessoas idosas moradoras de ILPI que não estejam gravemente enfermas. Deve-se ter cuidado com a função renal, devendo ser evitados esses antibióticos em casos de *clearance* de creatinina abaixo de 15 e 30 mL/minuto, respectivamente. A fosfomicina é uma alternativa de tratamento empírico em casos de risco elevado de multirresistência. As quinolonas não são mais tratamento empírico de primeira linha.

Em casos de suspeita de ITU complicada, recomenda-se o uso de medicações parenterais de longa ação, como a ceftriaxona. A revisão de antibióticos a partir dos resultados de urocultura e antibiograma é sempre recomendada.[22]

CONCLUSÃO

A assistência médica para idosos residentes de ILPI é marcada por particularidades que incrementam a complexidade no atendimento de emergências. É fundamental acessar informações sobre a ILPI, como o perfil de população residente, seus recursos estruturais e humanos, para as tomadas de decisões.

Uma boa relação e comunicação entre pronto-socorro/hospital e ILPI aumenta a eficiência e a eficácia na resolução das emergências médicas, mantendo a qualidade na resolução dos casos, com atendimentos e internações mais curtos e menor risco de reencaminhamentos às unidades de emergência.

Referências bibliográficas

1. Brasil. Ministério da Saúde. Agência Nacional de Vigilância Sanitária. Diretoria Colegiada. Resolução da Diretoria Colegiada – RDC n. 502, de 27 de maio de 2021, dispõe sobre o funcionamento de Instituição de Longa Permanência para Idosos, de caráter residencial. Diário Oficial da União, Poder Executivo, Brasília, DF, 31/5/2021.
2. Creutzberg M, Gonçalves LHT, Sobottka EA, Ojeda BS. Long-term care institutions for elders and the health system. Rev Latino-Am Enfermagem. 2007;15(6):1144-9.
3. Camarano AA, Kanso S. Instituições de longa permanência para idosos no Brasil. R Bras Est Pop [Rio de Janeiro], 2010;27(1):233-5.
4. Gruneir A, Bronskill S, Bell C, Gill S, Schull M, Ma X, et al. Recent health care transitions and emergency department use by chronic long term care residents: a population-based cohort study. J Am Med Dir Assoc. 2012;13(3):202-6.
5. Gruneir A, Bell CM, Bronskill SE, Schull M, Anderson GM, Rochon PA. Frequency and pattern of emergency department visits by long-term care residents: a population-based study. J Am Geriatr Soc. 2010;58(3):510-7.
6. Lemoyne SE, Herbots HH, De Blick D, Remmen R, Monsieurs KG, Van Bogaert P. Appropriateness of transferring nursing home residents to emergency departments: a systematic review. BMC Geriatr. 2019;19(1):17.
7. Voyer P, Verreault R, Mengue P, Azizah G. Prevalence of falls with minor and major injuries and their associated factors among older adults in long-term care facilities. Int J Older People Nurs. 2007;2(2):119-30.
8. Fuller GF. Falls in the elderly. Am Fam Physician. 2000;61(7):2159-68, 2173-4.
9. Smith PW. Infection control in the long-term healthcare facility. Geriatrics. 1989;44 (Suppl A):11-4.

10. Jump RLP, Crnich CJ, Mody L, Bradley SF, Nicolle LE, Yoshikawa TT. Infectious diseases in older adults of long-term care facilities: update on approach to diagnosis and management. J Am Geriatr Soc. 2018;66(4):789-803.
11. Engelhart ST, Hanses-Derendorf L, Exner M, Kramer MH. Prospective surveillance for healthcare-associated infections in German nursing home residents. J Hosp Infect. 2005 May;60(1):46-50.
12. Herzig CTA, Dick AW, Sorbero M, Pogorzelska-Maziarz M, Cohen CC, et al. Infection Trends in US nursing homes, 2006-2013. J Am Med Dir Assoc. 2017 Jul 1;18(7):635.e9-635.e20.
13. Lucas PCC, Duarte YAO, Masuda ET, Trevisan CM, Palasio RGS, Ferreira PM, et al. Epidemiological characteristics of influenza-like illness outbreaks in long-term care facilities of the state of São Paulo, Brazil. Geriatr Gerontol Aging. 2021;15:e0210040.
14. Moyo P, Zullo AR, McConeghy KW, Bosco E, van Aalst R, Chit A, et al. Risk factors for pneumonia and influenza hospitalizations in long-term care facility residents: a retrospective cohort study. BMC Geriatr. 2020 Feb 10;20(1):47.
15. Carusone SC, Loeb M, Lohfeld L. Pneumonia care and the nursing home: a qualitative descriptive study of resident and family member perspectives. BMC Geriatr. 2006 Jan 23;6:2.
16. Comas-Herrera A, Zalakaín J, Lemmon E, Henderson D, Litwin C, Hsu AT, et al. (2020). Mortality associated with Covid-19 in care homes: international evidence. LTCcovid.org, International Long-Term Care Policy Network, CPEC-LSE, 1 st February 2021.
17. Wachholz PA, Ferri CP, Mateus E, Da Mata F, Villas-Boas P, Watanabe HAW, et al. The Covid-19 situation in Brazilian care homes and actions taken to mitigate infection and reduce mortality. LTCcovid.org, International Long-Term Care Policy Network, CPEC-LSE, September 2020. Available: https://ltccovid.org/2020/09/14/updated-report-covid-19-situation-in-brazilian-carehomes-and-actions-taken-to-mitigate-infection-and-reduce-mortality/.
18. D'Adamo H, Yoshikawa T, Ouslander JG. Coronavirus disease 2019 in geriatrics and long-term care: the ABCDs of Covid-19. J Am Geriatr Soc. 2020 May;68(5):912-7.
19. Aprahamian I, Cesari M. Geriatric syndromes and SARS-Cov-2: more than just being old. J Frailty Aging. 2020;9(3):127-9. doi:10.14283/jfa.2020.17. PMID: 32588023; PMCID: PMC7150530.
20. Javanian M, Barary M, Ghebrehewet S, Koppolu V, Vasigala V, Ebrahimpour S. A brief review of influenza virus infection. J Med Virol. 2021 Aug;93(8):4638-46.
21. Ewig S, Klapdor B, Pletz MW, Rohde G, Schütte H, Schaberg T, et al; Capnetz study group. Nursing-home-acquired pneumonia in Germany: an 8-year prospective multicentre study. Thorax. 2012 Feb;67(2):132-8.
22. Ashraf MS, Gaur S, Bushen OY, Chopra T, Chung P, Clifford K, et al.; Infection Advisory SubCommittee for AMDA – The Society of Post-Acute and Long-Term Care Medicine. Diagnosis, treatment, and prevention of urinary tract infections in post-acute and long-term care settings: a consensus statement from AMDA's Infection Advisory Subcommittee. J Am Med Dir Assoc. 2020 Jan;21(1):12-24.e2.

5

Questões bioéticas

Naira Hossepian Salles de Lima Hojaij

INTRODUÇÃO

O envelhecimento, como definiu López-Otín, é um fenômeno biológico de progressiva perda de integridade fisiológica, ocasionando prejuízo funcional, aumento de vulnerabilidade e morte.[1] Mas o envelhecer não é linear, é permeado de acometimentos de ordem psicossocial e ambiental ao longo do tempo, que o tornam heterogêneo e individual. Assim, podemos dar uma dimensão existencial única para cada indivíduo, em que cada ser experimenta em caráter singular o seu envelhecer. No entendimento dessa singularidade, cada situação exige o seu cuidado, cada ato médico exige a compaixão e a sensibilidade necessárias para a decisão mais apropriada, nem sempre a mais certa. No pensamento de Jean-François Malherbe: "Em cada decisão singular está implicado o futuro da humanidade, mesmo que seja de forma infinitesimal, assim como uma gota de água basta para fazer o copo transbordar".[2]

Diante dessa vulnerabilidade e heterogeneidade, para as decisões médicas a serem tomadas em situações emergenciais e limítrofes, especialmente na proximidade do fim da vida, são necessários direcionamentos éticos que auxiliem as resoluções e decisões de saúde para o caminho do mais apropriado, sensato e razoável.

A RELAÇÃO ENTRE A VULNERABILIDADE E OS PRINCÍPIOS BIOÉTICOS NO ENVELHECIMENTO

A vulnerabilidade, segundo Henk ten Have, é um traço da condição humana e pode ser entendida como uma incapacidade significativa do ser humano de proteger seus próprios interesses.[3] A Declaração Universal sobre Bioética e Direitos Humanos da Unesco de 2005, em seus arts. 7 e 8, enuncia a obrigatoriedade do respeito pela vulnerabilidade humana, bem como pela integridade pessoal.[4] Segundo a Declaração, o ser vulnerável é alguém que tem cidadania frágil, que não consegue exercer seu direito à integridade física e psicológica como condição de acesso à plenitude existencial em sociedade. Portanto, os grupos particularmente vulneráveis devem ser protegidos sempre que a inerente vulnerabilidade humana se encontre agravada por circunstâncias várias.[4]

A vulnerabilidade e a redução da autonomia são fenômenos que podem estar ou não associados. Quando a perda da autonomia passa a ser irreversível, além de vulnerável, o indivíduo passa a ser suscetível a um sofrimento ainda maior. No espectro do processo de envelhecimento, quando o idoso tem plenas capacidades físicas, mentais e psicossociais, a autonomia é plena e a vulnerabilidade torna-se não perceptível. Esse é o envelhecimento chamado saudável ou bem-sucedido. No outro extremo, um envelhecimento com deteriorações que levam a incapacidade e prejuízo funcional traz alta vulnerabilidade ao idoso e reduz sua autonomia de maneira significativa (Figura 1).

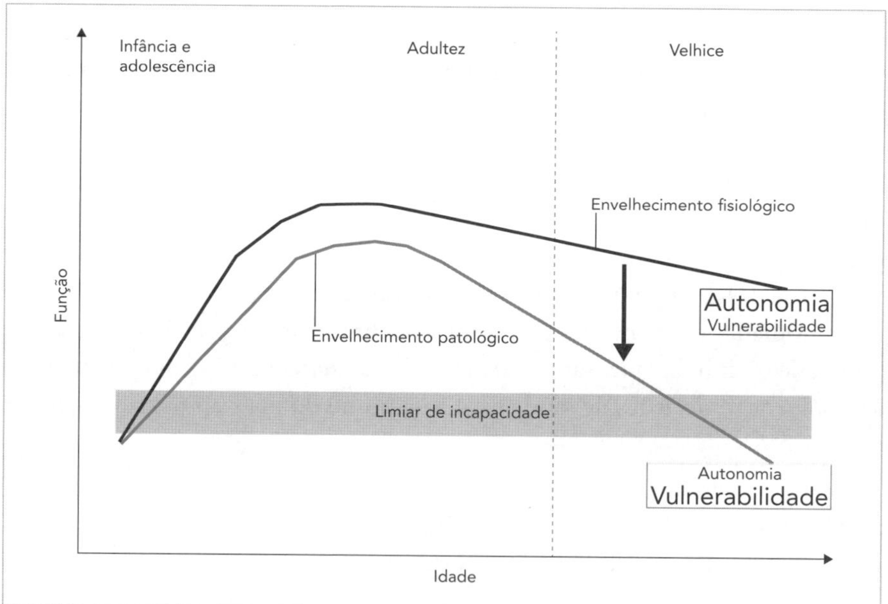

FIGURA 1 Relação da funcionalidade com autonomia e vulnerabilidade no envelhecimento.

Autonomia é uma propriedade constitutiva da pessoa humana, construída durante seu desenvolvimento moral desde o nascimento, e estabelecida quando o sujeito se torna apto a tomar decisões por si mesmo.[5] Segundo Immanuel Kant, enquanto autônomo, o indivíduo toma decisões e age conforme as normas e valores que escolheu. A autonomia, nesse caso, está associada à liberdade individual, embasada na vontade. A dignidade do ser humano é imperativa nesse pensamento. Como no imperativo prático de Kant, devemos "agir de tal maneira que usemos a humanidade, tanto na sua pessoa, como na pessoa de qualquer outro, sempre e simultaneamente, como fim e nunca simplesmente como meio", o que já define o ser idoso tão digno quanto todas as pessoas, sem julgamento de perdas e incapacidades, tendo os mesmos direitos perante a sociedade e as leis.[6]

De outro modo, seguindo o pensamento utilitarista de Bentham e Mill, a autonomia se embasa no agir útil, e não na vontade do sujeito. Desse modo, na concepção utilitarista, infringir o princípio de autonomia pode ser justificado quando existem outros objetivos desejáveis, se estes forem úteis e necessários para a proteção da pessoa. O utilitarismo permite, portanto, que em situações de vulnerabilidade da pessoa, como no caso de doença incapacitante, em especial em situações emergenciais, onde a capacidade de autonomia esteja diminuída, algum grau de paternalismo possa ser justificável, desde que respeitado o princípio bioético de beneficência máxima e não maleficência.[5]

Na Declaração Universal de Bioética e Direitos Humanos da Unesco, a autonomia se associa à responsabilidade individual, ao afirmar que "Deve ser respeitada a autonomia dos indivíduos para tomar decisões, quando possam ser responsáveis por essas decisões e respeitem a autonomia dos demais. Devem ser tomadas medidas especiais para proteger direitos e interesses dos indivíduos não capazes de exercer autonomia".[4]

Segundo o Principialismo bioético de Beauchamp e Childress, as pessoas devem ser respeitadas quanto a sua autonomia, e, para aquelas cuja autonomia esteja diminuída (vulneráveis), a proteção deverá ser instituída.[7]

O reconhecimento da própria vulnerabilidade é, portanto, para o indivíduo, o fortalecimento dos limites de sua autonomia e liberdade de escolha, o que é necessário para sua própria proteção. Provavelmente, o maior exercício de respeito à autonomia dentro da relação médico-paciente idoso seja o de valorizar as diretivas antecipadas de vontade e testamentos vitais. Enorme avanço nesse sentido foi dado em nosso país a partir da Resolução n. 1.995, de agosto de 2012, do Conselho Federal de Medicina (CFM), que dispõe sobre as diretivas antecipadas de vontade dos pacientes, reconhecendo, perante toda a sociedade, entre outras coisas, a influência da vontade do paciente na tomada de decisão médica.[8]

ESTRATÉGIAS DE CUIDADOS AO IDOSO EM SITUAÇÃO DE RISCO BASEADAS NA VULNERABILIDADE E AUTONOMIA: MÉTODO DE DELIBERAÇÃO MORAL

O processo de tomada de decisão clínica envolve decisões médicas que podem se tornar difíceis, especialmente nas emergências. Diante das melhores evidências tecnocientíficas, as decisões que considerem aspectos de ordem ética individual e institucional respeitam os ideais de beneficência máxima ao paciente e de prudência.

Em uma situação clínica em que mais de um curso de ação possa existir, lançaremos mão de um método deliberativo com base nos fatos técnicos apresentados, no qual discutiremos as várias ações possíveis com base na valorização dos objetivos e preferências do paciente e/ou de seus familiares (valores aceitos pelo paciente/família), e nas recomendações éticas institucionais (valores aceitos pela instituição/equipe de saúde). Ao final da deliberação, há uma ação mais prudente, que possa beneficiar o paciente sem desrespeitar seus valores e tampouco os da equipe de saúde.

Esse método, proposto pelo bioeticista Diego Gracia para a resolução de conflitos bioéticos em situações de necessidade de tomada de decisão clínica, foi por ele chamado de "método de deliberação moral" e consiste nas seguintes etapas:

- Deliberação sobre os fatos (apresentação do caso e esclarecimento dos fatos).
- Deliberação sobre os valores (identificação dos problemas morais do caso; indicação do problema moral fundamental e identificação dos valores em conflito).
- Deliberação sobre os deveres (identificação dos cursos de ação extremos, intermédios e do ótimo).
- Deliberação sobre as responsabilidades (submeter o curso ótimo de ação às provas de consistência de tempo, publicidade e legalidade).[9]

A bioética, na visão de Gracia, "não tem outro objetivo que o de promover o melhor manejo dos valores no mundo da saúde, incrementando desse modo a correção e a qualidade das decisões de profissionais da saúde e usuários".[10]

Além da busca pelos valores, existem algumas prerrogativas necessárias para que a melhor decisão prevaleça, sem conflitos éticos: o estabelecimento de uma boa relação médico-paciente, mesmo que em tempo exíguo como no caso da emergência, com base em respeito, empatia, boa comunicação e confiança; a mudança do foco na doença para o foco nos objetivos de saúde do paciente ("medicina centrada no paciente"); a mudança de atitude paternalista para atitude deliberativa com compromisso de ouvir mais o paciente ("medicina narrativa"), encontrar caminhos alternativos e compartilhar decisões ("decisão compartilhada").[11-14]

Em situações de hospitalização por insultos agudos, a piora da vulnerabilidade e a perda de autonomia podem acontecer de maneira rápida e com impacto negativo ainda maior. Na concepção utilitarista, como exposto anteriormente, infringir o princípio de autonomia pode ser justificado quando existem outros objetivos desejáveis, se estes forem úteis e necessários para a proteção da pessoa. Desse modo, nas situações em que a autonomia se apresenta reduzida, o médico poderá escolher o melhor caminho de proteção ao paciente baseando-se na beneficência máxima, mesmo que os valores estejam registrados em um passado remoto e não mais na consciência plena e atual do paciente.[5]

Outro importante desafio, talvez um dos mais difíceis em termos morais, é o da alocação de recursos para a manutenção dos cuidados da saúde, quando os custos dessa operação se multiplicam de maneira exponencial com o avançar técnico-científico da medicina, e a população que envelhece necessita cada vez mais desses recursos. O envelhecimento é, de certa forma, resultado da capacidade técnica de melhorar a saúde das pessoas. No âmbito da saúde, as escolhas só se justificam eticamente se procedentes do imperativo da justiça, segundo o qual a equidade (distribuição igualitária e solidária) garante a justiça social. Mas o que fazer quando os recursos são escassos?

Em favor da dignidade humana, segundo Neves, há que intensificar a responsabilidade moral em três aspectos principais:

1. Adoção de comportamentos que promovam a saúde.
2. Conscientização da finitude do homem e dos limites inerentes a toda expressão humana.
3. Realização de escolhas ponderadas.

Somente dessa forma as diretrizes que orientem escolhas poderão instituir critérios de elegibilidade que possam ser aceitos nessa difícil escolha (p. ex., necessidade, eficácia, eficiência, responsabilidade individual).[15]

Assim conseguiremos tomar decisões clínicas difíceis, como nos dilemas éticos que contrapõem a garantia da vida a qualquer custo com recursos avançados e a garantia da dignidade com alívio de sintomas, cumprindo as etapas do método de deliberação moral proposto por Diego Gracia:[16]

- 1ª etapa – deliberar sobre os fatos: gravidade e prognóstico pela doença aguda associado a prognóstico pelas doenças de base e funcionalidade. O benefício do recurso proposto (p. ex., entubação orotraqueal e ventilação mecânica) será maior ou menor do que o malefício imposto (prolongamento de vida fútil quando o prognóstico é desfavorável pelas doenças de base)?
- 2ª etapa – deliberar sobre os valores: capacidade e autonomia de decisão baseada na biografia e na anamnese de valores. O paciente é capaz para a tomada de decisão? Diante da incapacidade permanente ou momentânea, quem é o representante legal que tomará a decisão? Existem diretivas antecipadas de vontade declaradas ou documentadas? Nesse momento, é fundamental a tentativa de comunicação com o médico que promove o atendimento longitudinal ao paciente, caso o familiar concorde em ouvi-lo. Além disso, os valores da própria equipe de saúde e da instituição devem estar consonantes, em especial nas situações de recursos limitados, como em desastres ou pandemia.
- 3ª etapa – deliberar sobre os deveres, estabelecendo cursos de ação: extremos (p. ex., entubação orotraqueal contra os valores do paciente ou sem compartilhamento adequado), intermediários p. ex., ventilação não invasiva durante a reflexão; promoção de cuidados clínicos emergenciais, como hidratação, antitérmico, oxigenioterapia e fisioterapia, até o tempo necessário para melhor comunicação e reflexão; reavaliação periódica sobre a decisão de utilização de recursos avançados) e o ótimo, que representa a decisão mais prudente, escolhida dentre os cursos de ação intermediários a partir da melhor indicação técnica e que mais se aproxima e respeita os valores do paciente.
- 4ª etapa – deliberar sobre as responsabilidades, por meio das provas:
  - Legalidade: "Essa decisão é legal?".
  - Publicidade: "Estaria disposto a defender publicamente a decisão tomada?".
  - Temporalidade: "Tomaria a mesma decisão se tivesse mais tempo para decidir?"

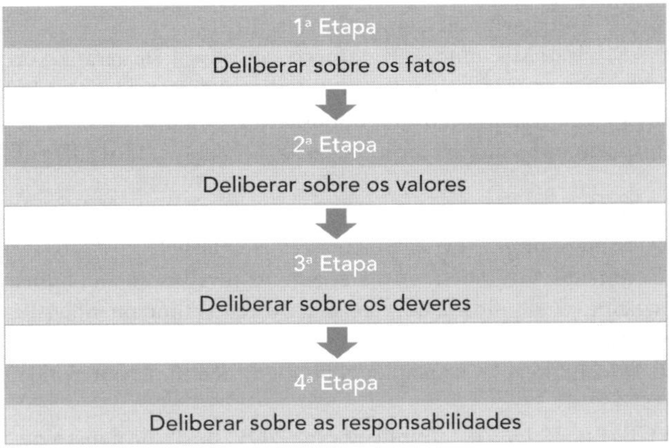

FIGURA 2 Método de deliberação moral de Diego Gracia.[9]

A partir dessa fase, devemos sempre reavaliar se os cuidados de conforto propostos e aceitos pelo paciente, família e equipe estão sendo efetivos, se não há sofrimento e desrespeito à dignidade humana e se todas as provas continuam sendo verdadeiras (Figura 2).

CONCLUSÃO

Em uma era de alta tecnologia na medicina, com o aumento de expectativa de vida e maior carga de doenças crônico-degenerativas na população, a tomada de decisão clínica em situações de maior gravidade necessita de reflexões bioéticas associadas às decisões técnicas, respeitando a vulnerabilidade do idoso gravemente enfermo, seu direito à dignidade e, sempre que possível, sua autonomia.

Nas situações emergenciais, a tomada de decisão clínica deverá ser a mais prudente, que atinja o máximo de beneficência, observando a indicação técnica apropriada, os recursos disponíveis, a biografia e os valores do paciente. Como declarou Diego Gracia: "O importante não é tomarmos decisões clínicas corretas e, sim, prudentes".[10]

Referências bibliográficas

1. López-Otín C, Blasco MA, Partridge L, Serrano M, Kroemer G. The hallmarks of aging. Cell. 2013;153.

2. Durand G. Introdução geral à bioética: história, conceitos e instrumentos. 3.ed. São Paulo: Centro Universitário São Camilo/Loyola; 2010.
3. Ten Have HAMJ, Jean MS, editors. The Unesco Universal Declaration on Bioethics and Human Rights. Background, principles and application. Paris: Unesco Publishing; 2009.
4. Unesco. Universal Declaration on Bioethics and Human Rights. Paris: Unesco; 2005. Available: http://unesdoc.unesco.org/images/0014/001461/146180E.pdf (acesso 10 abr 2009).
5. Segre M, Leopoldo e Silva F, Schramm FR. O contexto histórico, semântico e filosófico do princípio de autonomia. Revista Bioética. 1998;6(1):1-9.
6. Santin JR, Bettinelli LA. A bioética e o cuidado no envelhecimento humano: um olhar a partir do princípio da dignidade humana e dos direitos fundamentais. Rev Min Público do RS, Porto Alegre. 2011;69:141-55.
7. Beauchamp TL, Childress JF. Principles of biomedical ethics. New York: Oxford University Press; 1994.
8. Resolução CFM n. 1995/2012, publicada no DOU de 31 de agosto de 2012, Seção I, p.269-70. Available: http://www.portalmedico.org.br/resolucoes/CFM/2012/1995_2012 (acesso 15 jan 2023).
9. Gracia D. Pensar a bioética: metas e desafios. Bárbaro CA (trad.). São Paulo: Centro Universitário São Camilo; Loyola; 2010.
10. Gracia D. O importante não é tomarmos decisões clínicas corretas e, sim, prudentes. [Entrevista concedida ao Centro de Bioética do CREMESP, 19/4/2006]. Available: http://www.bioetica.org.br/?siteAcao=Entrevista (acesso 1 set 2022).
11. Reuben DB, Tinetti ME. Goal-oriented patient care: an alternative health outcomes paradigm. N Engl J Med. 2012 Mar 1;366(9):777-9.
12. Kon AA. The shared decision-making continuum. JAMA;2010 Aug 25;304(8).
13. Charon R. Narrative medicine: a model for empathy, reflection, profession, and trust. JAMA. 2001 Oct 17;286(15):1987.
14. Barry MJ, Edgman-Levitan S. Shared decision making: pinnacle of patient-centered care. N Engl J Med. 2012 Mar 1;366(9):780-1.
15. Neves MCP. Alocação de recursos em saúde: considerações éticas. Rev Bioética. 1999;7(2).
16. Zoboli E. Bioética clínica na diversidade: a contribuição da proposta deliberativa de Diego Gracia. Revista Bioethikos. 2012;6(1):49-57.

SEÇÃO II

Síndromes comuns

6

Delirium

Natália de Castro Carvalho
Thiago Junqueira Avelino da Silva

INTRODUÇÃO

Delirium é uma síndrome neuropsiquiátrica constituída pela alteração aguda e flutuante do estado mental, associada à dificuldade em focar, manter ou alternar a atenção, e que geralmente se associa a uma condição orgânica subjacente.[1]

A prevalência de *delirium* em idosos nas unidades de emergência é de aproximadamente 25%, porém apenas 24 a 35% desses casos são corretamente identificados nesse cenário.[2,3] Além dos pacientes que chegam ao pronto atendimento (PA) em *delirium*, há risco significativo de que outros desenvolvam o quadro após a chegada. Estadias que se prolongam por mais que 10 horas no PA dobram a chance de ocorrência nos 3 dias subsequentes.[4]

Delirium está associado a aumento da morbidade e mortalidade hospitalar, aumento do tempo de internação, declínio funcional, risco de institucionalização e declínio cognitivo a longo prazo.[1,4] Idosos diagnosticados com *delirium* no PA tem mortalidade em 12 meses semelhante àquelas observadas por infarto agudo do miocárdio ou sepse.[2] Dessa forma, têm fundamental importância o diagnóstico e o tratamento precoces do *delirium* nas unidades de emergência, bem como a implementação de medidas preventivas que evitem sua ocorrência durante o período de estadia no hospital.

FATORES DE RISCO PREDISPONENTES E PRECIPITANTES

Algumas características de base, denominadas fatores predisponentes, aumentam a vulnerabilidade da pessoa para a ocorrência de *delirium*.[5] Quanto mais fatores predisponentes estão presentes, ou quanto maior seu impacto sobre as reservas fisiológicas individuais (síndrome demencial, p. ex.), maior a vulnerabilidade para *delirium* e, portanto, menor a intensidade de agressores necessários (fatores precipitantes) para que ele ocorra.[2]

Os fatores predisponentes e precipitantes mais comumente associados ao desenvolvimento de *delirium* estão descritos na Figura 1.

FISIOPATOLOGIA

Os mecanismos que levam à instalação de *delirium* são complexos e ainda pouco compreendidos. Com o envelhecimento, há uma redução da população neuronal, do fluxo sanguíneo e de neurotransmissores reguladores do estresse, bem como anormalidades da transmissão colinérgica. Há também uma alteração da resposta das células da glia aos estímulos nosológicos.[5] Assim, alterações metabólicas cerebrais, resultantes de hipóxia, hipo ou hiperglicemia, inflamação sistêmica, estresse, privação de sono, uso de medicamentos e aumento da permeabilidade da barreira hematoencefálica, podem se combinar, levando a perda de homeostase neurológica e desencadeamento do *delirium*.[5,6]

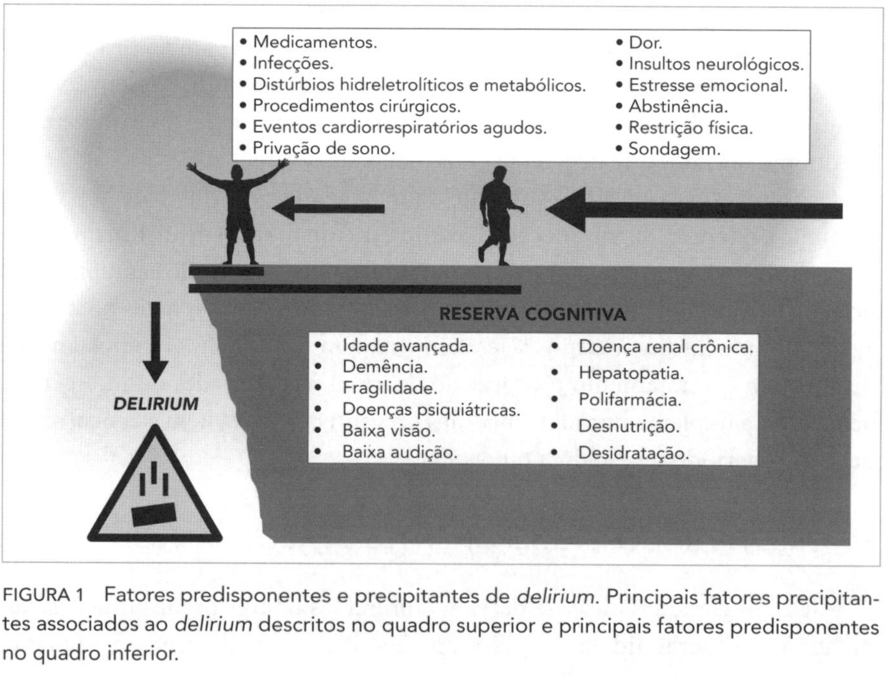

FIGURA 1 Fatores predisponentes e precipitantes de *delirium*. Principais fatores precipitantes associados ao *delirium* descritos no quadro superior e principais fatores predisponentes no quadro inferior.

QUADRO 1 Medicamentos comumente associados à ocorrência de *delirium*

Anticolinérgicos	Anti-histamínicos, atropina, hioscina, difenidramina, tricíclicos
Antimicrobianos	Quinolonas, aciclovir, macrolídeos, sulfonamidas, cefalosporinas, aminoglicosídeos, anfotericina
Analgésicos	Opioides, anti-inflamatórios não esteroidais
Corticosteroides	
Agonistas dopaminérgicos	Levodopa, pramipexol, bromocriptina, amantadina
Anticonvulsivantes	Ácido valproico, fenitoína, carbamazepina
Antidepressivos	Mirtazapina, inibidores da recaptação da serotonina, tricíclicos
Sedativos	Benzodiazepínicos, barbitúricos
Relaxantes musculares	
Cardiovasculares	Antiarrítmicos, betabloqueadores, metildopa, clonidina, diuréticos, digitálicos
Gastrointestinais	Bloqueadores H2, metoclopramida, loperamida, antiespasmódicos
Outros	Fitoterápicos, lítio, donepezila, fenotiazinas

QUADRO CLÍNICO

As principais características do *delirium* são a instalação aguda e o curso flutuante. Aguda, pois as alterações da cognição e da atenção tornam-se evidentes em algumas horas ou poucos dias. Curso flutuante, porque seus sintomas variam de intensidade ao longo do dia, podendo inclusive cursar com períodos assintomáticos e intervalos de lucidez.[7] No entanto, em idosos, o início do quadro pode ser insidioso, precedido por alguns dias de irritabilidade, insônia e diminuição da concentração.[6]

A alteração da atenção se caracteriza pela dificuldade em focar, manter ou alternar a atenção. Percebe-se que pacientes afetados têm dificuldade para realizar tarefas que exijam algum foco, como recitar os meses de trás para a frente, obedecer a comandos com múltiplas etapas ou acompanhar uma conversa, sendo facilmente distraídos.[7]

Delirium representa uma disfunção global da cognição, cursando com o comprometimento de outros domínios cognitivos além da atenção. Pacientes com *delirium* podem, por exemplo, apresentar alterações de memória, principalmente da memória recente, com dificuldade para assimilar novas informações. Também se observam com frequência:

- Alterações de orientação temporal e espacial.
- Desorganização do pensamento, que pode se tornar fragmentado, lentificado ou acelerado.
- Alucinações auditivas ou visuais.
- Disnomias e disgrafias, alterações da linguagem consideradas bastante sensíveis em *delirium*.[1,6]
- Alterações do humor com labilidade emocional.[1]
- Alterações do ciclo sono-vigília, com sonolência diurna e sono noturno fragmentado e reduzido.[6]
- Alterações de atividade psicomotora. O *delirium* pode ser classificado, conforme os padrões predominantes de psicomotricidade, em *delirium* hipoativo, hiperativo ou misto.[6] Pacientes com *delirium* hiperativo frequentemente têm pensamento acelerado, estado de consciência hiperalerta, com agitação, alucinações, agressividade e alterações autonômicas como taquicardia, sudorese e rubor facial. É menos frequente que *delirium* hipoativo, porém mais facilmente reconhecido pela exuberância da apresentação.[6] Já pacientes com *delirium* hipoativo geralmente têm menor movimentação espontânea, pensamento lentificado, letargia e sonolência. Apesar de ser a apresentação fenotípica mais comum de *delirium*, é menos diagnosticada e tem pior prognóstico. No *delirium* misto, as formas hiperativas e hipoativas se alternam no decorrer do tempo.[6]

Por fim, *delirium* subsindrômico é um termo empregado para caracterizar a situação clínica em que uma pessoa apresenta uma ou mais características de *delirium*, entretanto não preenche todos os critérios para confirmar o diagnóstico. *Delirium* subsindrômico pode acontecer precedendo *delirium* ou persistindo após sua resolução, sendo também relacionado a um pior prognóstico com declínio funcional, cognitivo e associado ao aumento de mortalidade.[1]

DIAGNÓSTICO

O diagnóstico de *delirium* é clínico e engloba duas etapas essenciais: a detecção do *delirium* e o esclarecimento de suas causas.

Academicamente, *delirium* é definido pela presença dos critérios da quinta edição do Manual Diagnóstico e Estatístico de Transtornos Mentais (DSM-5), descritos no Anexo 1. No entanto, inúmeros instrumentos foram desenvolvidos nos últimos anos para melhor sistematização do diagnóstico de *delirium* na prática clínica. Destacam-se dentre esses instrumentos o *Confusion Assessment Method* (CAM), instrumento validado para o português e que abrange 9 itens de avaliação das diversas funções cognitivas, alteração do nível de consciência e comportamento psicomotor.[8]

Contudo, unidades de emergência constituem ambientes de elevada demanda assistencial, com limitações na disponibilidade de tempo de seus profissionais. Nesse contexto, portanto, é razoável que a triagem utilize ferramentas de aplicação rápida e simples, preferencialmente não exigindo treinamento excessivo de profissionais da saúde.

Uma estratégia descrita por Ritter et al. em 2018 (Figura 2) propõe a combinação da escala Teste Mental Abreviado 4 (AMT4) (Anexo 2) como ferramenta de rastreio, complementada por uma avaliação mais detalhada dos pacientes com testes alterados. O *Confusion Assessment Method* – ICU (CAM-ICU) é uma ferramenta validada no Brasil, utilizada em unidade de terapia intensiva (UTI), de rápida aplicação, com especificidade semelhante à do CAM, e pode corresponder a uma boa alternativa para confirmação do diagnóstico de *delirium* no PA.[9]

O *Geriatric Emergency Department Guideline* de 2013 sugere a realização de um teste rápido de rastreio altamente sensível, o *Delirium Triage Screen* (DTS), que, se positivo, é complementado com o *Brief Confusion Assessment Method* (b-CAM), altamente específico e capaz de confirmar o diagnóstico. No entanto, esses testes ainda não são validados para o português.

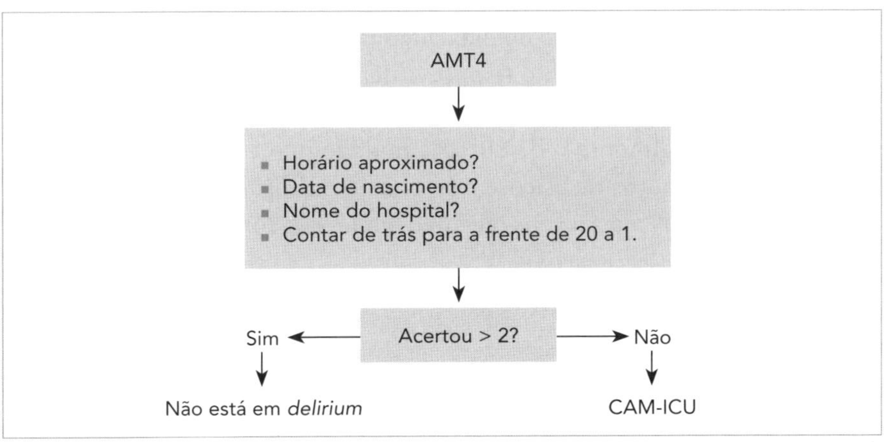

FIGURA 2 Triagem de *delirium* em unidades de emergência.
AMT4: Teste Mental Abreviado 4; CAM-ICU: *Confusion Assessment Method-intensive care unit.*

Delirium é, geralmente, multifatorial. A investigação de suas causas deve ser minuciosa (Quadro 2).

QUADRO 2 Investigação clínica em pacientes com quadro de *delirium*

Anamnese	Exame físico	Exames complementares
Perguntar ativamente sobre: ▪ Doenças prévias. ▪ Medicações em uso. ▪ Sintomas infecciosos. ▪ Descompensação clínica. ▪ Hidratação. ▪ Traumas/cirurgias/quedas. ▪ Constipação. ▪ Mudança de ambiente/ cuidadores. ▪ Abuso de substâncias/ abstinência.	Procura ativa por: ▪ Fácies de dor/posição antálgica. ▪ Lesões orais. ▪ Lesões por pressão. ▪ Bexigoma. ▪ Fecaloma. ▪ Sinais de descompensação das doenças de base. ▪ Sinais infecciosos.	Sugestão de *screening* infecto-metabólico: ▪ Hemograma. ▪ Função renal. ▪ Eletrólitos (incluindo cálcio). ▪ Função e enzimas hepáticas. ▪ Glicemia. ▪ Gasometria. ▪ Proteína C-reativa. ▪ Urina 1 com urocultura. ▪ Imagem pulmonar. ▪ ECG. Demais exames devem ser solicitados conforme história clínica ou se houver ausência de etiologia clara na investigação inicial.

ECG: eletrocardiograma.

Durante a história clínica, é importante diferenciar quadros de demência, depressão e psicose, que podem cursar com confusão mental, perda de funcionalidade, letargia, alteração da atenção e distúrbios psicomotores. Os quadros de demência geralmente são insidiosos, com perda de funcionalidade e alteração cognitiva persistentes e progressivas, sem lacunas de lucidez. No entanto, os sintomas comportamentais da demência podem ser mais difíceis de diferenciar por flutuarem ao longo do dia. Diferentemente do *delirium*, costumam permanecer e se agravar com o tempo. A depressão pode se assemelhar aos quadros de *delirium* hipoativo, com letargia e lentificação psicomotora e do pensamento. Geralmente o discurso é mais lógico e a atenção está mais preservada. Os quadros de psicose mimetizam o *delirium* hiperativo, porém ocorrem em pessoas mais jovens ou então em idosos com doenças psiquiátricas prévias.[6]

PREVENÇÃO

A prevenção é um dos aspectos mais importantes do gerenciamento do *delirium*, visto que seu tratamento pode ser difícil e sua ocorrência está associada a diversas complicações. As intervenções são multidisciplinares e devem ser iniciadas desde a admissão, priorizando pacientes mais vulneráveis para ocorrência de *delirium*.[2]

Os programas de prevenção de *delirium* mais eficazes são aqueles que combinam múltiplas medidas não farmacológicas comprovadamente benéficas, incluindo:

- Mobilização precoce.
- Estímulo cognitivo e protocolos de orientação.
- Acesso a óculos e próteses auditivas.
- Higiene do sono.
- Remoção de sondas e cateteres.
- Presença de familiares e objetos de uso pessoal.

Mais recentemente, o papel de alguns medicamentos (p. ex., melatonina, dexmedetomidina...) vem sendo estudado para prevenção de *delirium*, mas ainda não há resultados suficientemente robustos para sua indicação no PA.[5,6]

TRATAMENTO

O tratamento do *delirium* é multidisciplinar e se fundamenta no controle ou reversão das possíveis causas. Alguns princípios gerais podem ser destacados, como: reconciliação medicamentosa, controle de queixas álgicas, hidratação e vigilância para eliminações fisiológicas regulares. Além disso, as medidas não farmacológicas que auxiliam na prevenção de *delirium* também têm papel importante em sua reversão.

Pacientes com hiperatividade psicomotora intensa ou agressividade, colocando a si ou outros em risco, podem necessitar de contenção química. Nesse caso, a classe de medicamentos recomendada é a de antipsicóticos, que devem ser utilizados com cautela pelos possíveis efeitos colaterais. Benzodiazepínicos, anti-histamínicos ou outros sedativos devem ser evitados e estão mais frequentemente associados a desfechos adversos (o tratamento específico de *delirium tremens* não está contemplado neste capítulo). Da mesma forma, o uso de contenção mecânica não é recomendado em pacientes com *delirium*, podendo agravar o quadro e ocasionar lesões.

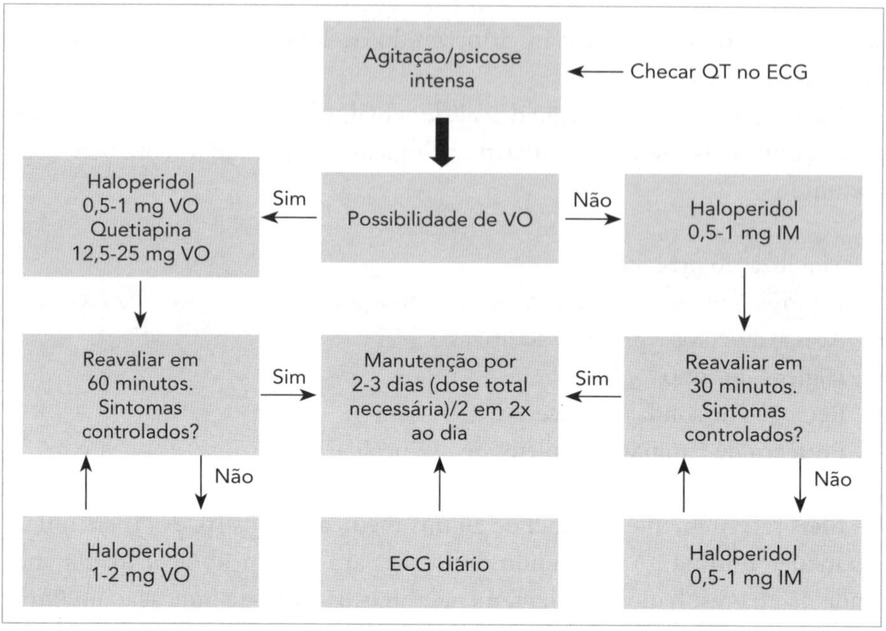

FIGURA 3 Tratamento da agitação em unidades de emergência.
ECG: eletrocardiograma; IM: intramuscular; VO: via oral.
Fonte: adaptada de Duarte e Amaral (2020).[10]

CONCLUSÃO

Delirium é uma síndrome neuropsiquiátrica heterogênea e frequente em idosos que procuram a emergência. Ele ocasiona efeitos adversos a longo prazo, aumento significativo de morbidade e de mortalidade. Sua prevenção, identificação e seu gerenciamento precoce contribuem para a redução e minimização de suas complicações. Portanto, toda a equipe do PA deve ser educada quanto a sua importância e treinada para a implementação dos cuidados adequados.

Referências bibliográficas

1. Mittal V, Muralee S. Williamson D, McEnerney N, Thomas J, Cash M, Tampi RR. Delirium in the elderly: a comprehensive review. American Journal of Alzheimer's Disease and Other Dementias. 2011;26(2):97-109.
2. Gower LEJ, Gatewood MOK, Kang CSK. Emergency department management of delirium in the elderly. Western Journal of Emergency Medicine. 2012;13(2).

3. Faria RSB, Moreno RP. Delirium na unidade de cuidados intensivos: uma realidade subdiagnosticada. Revista Brasileira de Terapia Intensiva. 2013;25(2):137-47.
4. Pérez-Ros P, Martínez-Arnau FM. Delirium assessment in older people in emergency departments: a literature review. Diseases. 2019;7(14).
5. Wilson JE, Mart MF, Cunningham C, Shehabi Y, Girard TD, et al. Delirium. Nature Reviews: Disease Primers. 2020;6(9).
6. Freitas EV, Py L. Tratado de geriatria e gerontologia. 5.ed. Rio de Janeiro: Guanabara Koogan; 2022.
7. Hazzard WR, Halter JB. Hazzard's geriatric medicine and gerontology. 6.ed. New York: McGraw-Hill Medical; 2009.
8. Grover S, Kate N. Assessment scales for delirium: a review. World J Psychiatry. 2012;2(4):58-70.
9. Mariz J, Castanho TC, Teixeira J, Sousa N, Santos NC. Delirium diagnostic and screening instruments in the emergency department: an up-to-date systematic review. Geriatrics. 2016;1(22).
10. Duarte PO, Amaral JRG. Geriatria: prática clínica. Barueri: Manole; 2020.
11. American Psychiatric Association (APA). Manual Diagnóstico e Estatístico de Transtornos Mentais: DSM-5. Porto Alegre: Artmed; 2014.
12. Ritter SRF, Zoccoli TLV, Lins MMP, Cardoso AF, Freitas MPD, Camargos EF. Adaptação de teste de rastreio de delirium em idosos admitidos em serviço de urgência. Geriatr Gerontol Aging. 2018;12(2).
13. Freitas EV. Manual prático de geriatria. 2.ed. Rio de Janeiro: Guanabara-Koogan; 2017.
14. Wacker P, Nunes PV, Forlenza OV. Delirium: uma perspectiva histórica. Revista de Psiquiatria Clínica. 2005;32(3):97-103.

Anexos

ANEXO 1 Critérios diagnósticos do DSM-5 de 2013

Critérios diagnósticos de *delirium*
A – Perturbação da atenção (i.e., capacidade reduzida para direcionar, focalizar, manter e mudar a atenção) e da consciência (menor orientação para o ambiente). B – A perturbação se desenvolve em um período breve (normalmente de horas a poucos dias), representa uma mudança da atenção e da consciência basais e tende a oscilar quanto à gravidade ao longo de um dia. C – Perturbação adicional na cognição (p. ex., déficit de memória, desorientação, linguagem, capacidade visuoespacial ou percepção). D – As perturbações dos critérios A e C não são mais bem explicadas por outro transtorno neurocognitivo preexistente, estabelecido ou em desenvolvimento e não ocorrem no contexto de um nível gravemente diminuído de estimulação, como no coma. E – Há evidências a partir da história, do exame físico ou de achados laboratoriais de que a perturbação é uma consequência fisiológica direta de outra condição médica, intoxicação ou abstinência de substância (i.e., causada por uma droga de abuso ou um medicamento), de exposição a uma toxina ou de que ela se deva a múltiplas etiologias.

Fonte: APA (2014).[11]

ANEXO 2 Teste mental abreviado traduzido e adaptado – versão reduzida de 4 itens (AMT4)

Perguntas		
1. Hora aproximada	Sim ( )	Não ( )
2. Nome do hospital	Sim ( )	Não ( )
3. Data de nascimento	Sim ( )	Não ( )
4. Contar de trás para a frente de 20 até 1	Sim ( )	Não ( )
Contar 1 ponto para cada acerto. Interpretação: 0-2 pontos: teste alterado; 3 ou mais pontos: teste sem alteração.		

Fonte: adaptado de Ritter et al. (2018).[12]

7

Sepse

Francisco Garcia Soriano
Vitor Sérgio Kawabata
Antonio Carlos Nogueira

INTRODUÇÃO

Sepse é uma disfunção orgânica potencialmente fatal, causada por uma resposta desregulada a um foco infeccioso. No caso de não haver disfunção de órgãos, tem-se apenas uma infecção. Há uma situação com maior gravidade para o paciente, o choque séptico, que apresenta maior taxa de mortalidade. O quadro de choque séptico envolve redução de pressão arterial, com comprometimento da perfusão tecidual e anormalidade celular e metabólica secundária à sepse. A hipotensão nesse caso requer o uso de vasopressores, e os pacientes apresentam como alteração metabólica aumento do lactato arterial ou venoso central (Figura 1).

ETIOLOGIA

A origem é sempre uma infecção, e todos os focos podem evoluir para sepse. As infecções mais frequentes são por bactérias Gram-positivas ou Gram-negativas, e outros agentes podem causar sepse, como: vírus, fungos, tuberculose, riquetsioses.

EPIDEMIOLOGIA

A Organização Mundial da Saúde (OMS) afirmou, em documento publicado recentemente, que só no ano de 2017 ocorreram cerca de 49 milhões de

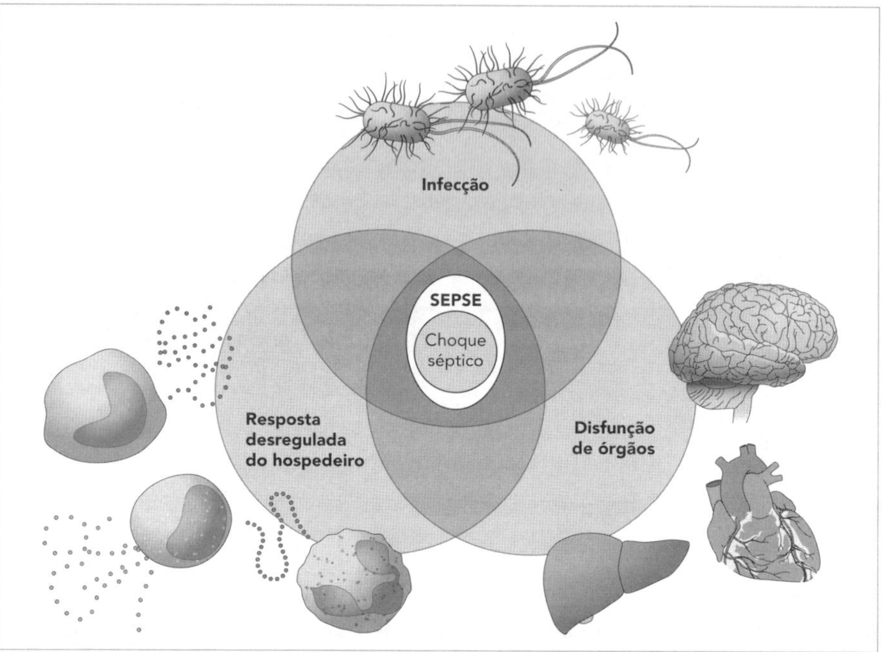

FIGURA 1 Nova definição de sepse de acordo com o 3° Consenso Internacional sobre Sepse.
Fonte: adaptada de Delano e Ward (2016).[3]

casos no mundo. Destes, 11 milhões de indivíduos vieram a óbito, equivalendo a cerca de 20% dos casos totais de morte independentemente da causa.

A taxa de mortalidade varia entre a hospitalização comum e a hospitalização nas unidades de terapia intensiva (UTI), sendo a taxa equivalente a 27 e 42%, respectivamente. Adicionalmente, grande parte dos casos está relacionada a infecções respiratórias, infecções intra-abdominais e infecções urinárias. Dentre esses focos, o mais recorrente é a pneumonia, que é considerada a responsável por metade dos casos, independentemente da idade.

A sepse é a maior causa de mortes nas UTI e uma das principais causas de mortalidade hospitalar tardia, superando o infarto do miocárdio e o câncer. Na evolução tardia pós-sepse têm sido descritas complicações graves. Dados apontam que 1 indivíduo em cada 3 pacientes vem a óbito dentro de pelo menos 1 ano após o quadro, e 1 em cada 6 desenvolve algum tipo de morbidade após a doença.

O choque séptico é um potencial contribuinte para a alta mortalidade no Brasil, ultrapassando 60% dos casos, enquanto a média mundial é de 37%. Conforme o estudo *SPREAD* (*sepsis prevalence assessment database*), realizado pelo ILAS, 29,6% dos leitos das UTI do país estão ocupados por pacientes com choque séptico. No Brasil, segundo o ILAS (2016), a sepse é responsável por cerca de 16,5% dos atestados de óbitos emitidos (equivalente a 250 mil casos). Ainda de acordo com o ILAS (2016), a média do custo total do tratamento de cada paciente com sepse no Brasil é de cerca de 10.595 dólares, com gasto diário de 1.028 dólares, levando em consideração que os pacientes não sobreviventes têm custo de tratamento superior quando comparados a pacientes sobreviventes.

De acordo com o Centro de Controle de Doenças (CDC), as internações por sepses totalizaram 326 mil no ano 2000 nos EUA, enquanto no ano 2010 esse número aumentou para 816 mil. Dos indivíduos com menos de 65 anos hospitalizados com sepse, 13% foram a óbito, em comparação com 1% de pacientes hospitalizados por outras doenças. Dos indivíduos com 65 anos ou mais, 20% foram a óbito em relação a 3% daqueles hospitalizados por outras condições.

Os principais fatores de risco para a mortalidade dos pacientes sépticos estão relacionados às características demográficas, adequação do tratamento e período para o diagnóstico, assim como gravidade do processo infeccioso. Uma vez que o foco inicial tem grande influência sobre a progressão da doença, em casos de infecção urinária, por exemplo, a taxa de mortalidade é evidentemente inferior quando comparada a outros focos.

Epidemiologia da sepse no idoso

Os neonatos e abaixo de 1 ano e aqueles que já têm um problema de saúde crônico ou um sistema imunológico comprometido correm maior risco de desenvolver sepse. Mas as pessoas que estão envelhecendo, com mais de 65 anos, principalmente aquelas com problemas de saúde, são ainda mais suscetíveis à sepse do que qualquer outro grupo.

Adultos com 65 anos ou mais são 13 vezes mais propensos a serem internados com sepse do que adultos com menos de 65 anos, e 63% dos idosos com 60 anos ou mais são admitidos na UTI com sepse. Em idosos, a sepse leva a readmissão em 2 vezes mais casos que pacientes jovens. Mais de 40% dos pacientes idosos têm outra hospitalização dentro de 3 meses após a sepse inicial, mais comumente devido a um episódio repetido de sepse ou outra infecção.

O sistema imunológico dos idosos é menos efetivo em combater as infecções, aumentando suas chances de desenvolver um quadro séptico. Associado a esse fator, as pessoas idosas frequentemente apresentam doenças crônicas, como: doença pulmonar obstrutiva crônica (DPOC), diabetes, doença renal ou cardíaca, que reduzem a capacidade de eliminar infecções.

FISIOPATOLOGIA

A entrada de um agente infeccioso no hospedeiro é detectada pelos macrófagos setinelas e pela consequente liberação de mediadores inflamatórios no tecido adjacente e vasos sanguíneos. Esses mediadores levam à vasodilatação e à ativação de moléculas de adesão no endotélio, permitindo o acesso de neutrófilos ao local infeccioso. Nas situações de grande carga bacteriana ou dependendo de condições genéticas, a resposta inflamatória é exacerbada, com grande entrada na circulação sanguínea de mediadores inflamatórios que ativarão o endotélio de todos os órgãos. Dessa forma, a inflamação atinge outros órgãos mesmo sem infecção e danificam esses tecidos.

ALTERAÇÕES E MECANISMOS ESPECÍFICOS

Inicialmente, as células do sistema imune, por meio dos receptores de reconhecimento-padrão (receptores *toll-like* (TLR) e NOD-*like*), reconhecem os microrganismos invasores por meio dos padrões moleculares associados a patógenos (PAMP) expressos por amplo espectro de agentes infecciosos. Com a estimulação desses receptores, vias de transdução de sinal intracelular são ativadas e a translocação de fatores de transcrição para o núcleo celular culminam com o início do processo inflamatório (Figura 2).

Além dos receptores TLR, os inflamassomas (Figura 3) desempenham um papel importante na ativação imune, e sua intensa ativação pode estar relacionada ao desencadeamento da sepse. Os inflamassomas são descritos como complexos multiproteicos intracelulares, que estão diretamente relacionados aos receptores NOD-*like* (NLR). O receptor do tipo NOD contendo o domínio pirina 3 (NLRP-3) é encontrado no meio intracelular, principalmente em células de linhagem mieloide como a micróglia.

Vários mecanismos moleculares têm sido sugeridos para a ativação do NLRP-3 e para a formação do inflamassoma. Inicialmente, para essa formação, há necessidade da ativação dos TLR, levando a translocação do fator de transcrição nuclear kappa B (NF-kappa-B) para o núcleo celular, promovendo a transcrição e tradução da proteína NLRP-3. Para a montagem do inflamassoma é necessário um segundo estímulo, que pode ser gerado pela formação de poros, promovendo o fluxo de íons (K^+, Ca^{2+} e H^+), ou pela desestabilização lisossomal, ou, ainda, pelas espécies reativas de oxigênio (ERO) padrões moleculares associados a danos (DAMP), como o dano mitocondrial.

Com a ativação do sistema imune, citocinas como o faator de necrose tumoral alfa (TNF-alfa) e interleucina-1-beta, quando liberadas, auxiliam no aumento de moléculas de adesão em leucócitos e células endoteliais. Também há um aumento da IL-6, que pode levar à produção de proteínas de fase aguda, como a proteína C-reativa e a albumina. Há produção de radicais de oxigênio livre e radicais de nitrogênio altamente reativos que alteram lipídios, proteínas e nucleotídeos, produzindo danos nas células.

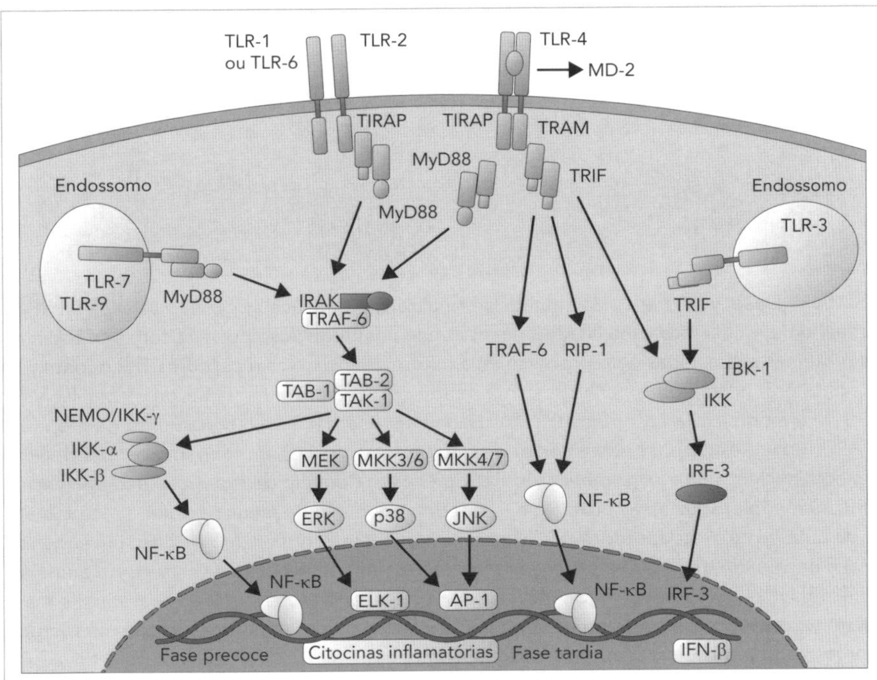

FIGURA 2 Desenvolvimento do processo inflamatório. A imagem demonstra a sensibilização do TLRs, que pode ser causada por um PAMP (p. ex., componentes bacterianos como o lipopolissacarídeo-LPS), e a cascata de sinalização intracelular, com a ativação de MyD88. As diferentes localizações subcelulares de TLR e a ampla variedade de PAMP permitem que o hospedeiro identifique agentes patogênicos lesivos. Após o reconhecimento, vias de transdução de sinal são ativadas, que culminam com a translocação do fator de transcrição nuclear kappa B (NF-kappa-B) para o núcleo celular, que, por sua vez, regula a resposta inflamatória por meio da expressão de mediadores pró-inflamatórios, como o óxido nítrico (NO), a interleucina (IL) 1-beta (IL-1-beta), IL-6 e o fator de necrose tumoral alfa (TNF-alfa).

PAMP: padrões moleculares associados a patógenos; TLR: *toll-like receptors*.

Fonte: adapatada de Barichello et al. (2007).[2]

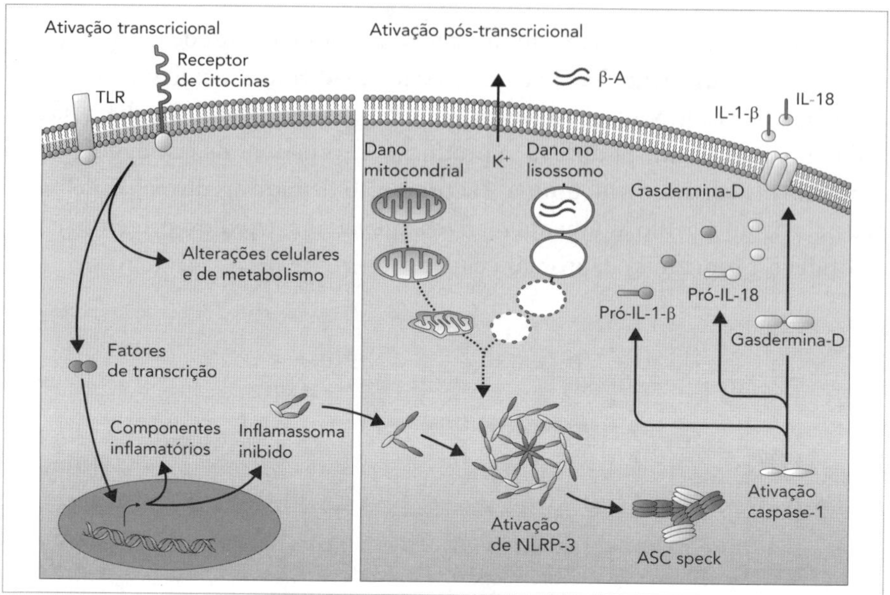

FIGURA 3 Desenvolvimento da cascata de sinalização e ativação do inflamassoma NLRP-3. Inicialmente, o inflamassoma NLRP-3 necessita de uma regulação positiva com a transcrição de proteínas estimuladas pelo processo inflamatório (tanto pelos receptores TLR quanto por citocinas pró-inflamatórias). O NLRP-3 é formado por uma proteína tripartida da família NLR, contém um domínio efetor pirina (PYD) ou domínio de ativação e recrutamento de caspases (CARD, do inglês *caspase activation and recruitment domains*), um domínio central de ligação com nucleotídeo e oligomerização (NACHT) e um domínio de repetição rico em leucina (LRR). Quando produz essas proteína e é ativado, o domínio da pirina permite o recrutamento de uma proteína adaptadora ASC, formando o inflamassoma. Logo depois, um segundo sinal é necessário, para que a ativação complete sua oligomerização – sinais como aumento de espécies reativas pelas mitocôndrias, dano mitocondrial, alterações lisossomais e até mesmo a presença de proteína beta-amiloide (beta-A). Com a oligomerização, há recrutamento de uma proteína adaptadora conhecida como ASC. Essa proteína cliva e ativa pró-caspase-1, que cliva e ativa IL-1-beta e IL-18. Com isso, essas citocinas, por meio dos poros na membrana da célula formada pela gasdermina-D, vão em direção ao meio extracelular, ajudando no desenvolvimento do processo inflamatório.
IL: interleucina; TLR: *toll-like receptor.*
Fonte: adaptado de Heneka et al. (2018).[5]

DIAGNÓSTICO

O diagnóstico inicia-se pela constatação por meio da história clínica e do exame físico da existência de um foco de infecção. Com base nesse dado, deve-se verificar o acometimento da função de órgãos e/ou a presença de choque com baixa perfusão tecidual. As novas diretrizes estabelecidas no Sepse-3 para o diagnóstico e tratamento da sepse utilizam o SOFA para o estabelecimento de disfunção orgânica. O escore SOFA – Avaliação Sequencial de Falha Orgânica (Quadro 1) um método em que são avaliados parâmetros laboratoriais como dados referentes a creatinina, bilirrubinas, plaquetas e PaO_2, a fim de analisar o nível de disfunção orgânica. A pontuação no SOFA para cada parâmetro analisado varia entre 0 e 4 pontos. Uma pontuação total equivalente a 2 ou mais indica insuficiência orgânica de risco suficiente para estabelecer o diagnóstico de sepse.

QUADRO 1 Escore SOFA

	Parâmetro / Pontuação	0	1	2	3	4
	PaO_2/FiO_2	≥ 400	< 400	< 300	< 200 com suporte ventilatório	< 100 com suporte ventilatório
	Plaquetas (10^3)	≥ 150	< 150	< 100	< 50	< 20
	Bilirrubina	< 1,2	1,2-1,9	2-5,9	6-11,9	≥ 12
	Cardiovascular	PAM ≥ 70	PAM < 70	Dopamina < 5 mcg	▪ Dopamina (5,1-15) ▪ Noradrenalina ≤ 0,1 mcg	▪ Dopamina > 15 ▪ Noradrenalina > 0,1 mcg
	Glasgow	15	14-13	12-10	9-6	< 6
SOFA	Creatinina ou débito urinário (mL/d)	< 1,2	1,2-1,9	2-3,4	3,5-4,9 ou DU < 500	> 5 ou DU < 200

PAM: pressão arterial média.

Para uma triagem rápida em detectar pacientes potencialmente em sepse nas unidades de pronto-socorro foi desenvolvido o *Quick SOFA* (qSOFA – Quadro 2), que leva em consideração apenas três parâmetros: alterações no nível de consciência, pressão arterial e frequência cardíaca. Com pontuações iguais ou maiores a 2 o paciente deve ficar em observação e colher os exames para avaliar o SOFA; se confirmar índice igual ou maior que 2, trata-se de um paciente em sepse.

QUADRO 2 *Quick SOFA*

qSOFA	Parâmetro	Valor-limite
	Frequência respiratória	≥ 22 ipm
	Pressão arterial sistólica	≤ 100 mmHg
	Glasgow	< 15

> Uma ressalva é necessária: esses critérios são práticos, contudo sempre passíveis de falhas, por isso é preciso agir como um clínico, olhando para o paciente como um todo, analisando o estado de perfusão tecidual, a sudorese, a fácies, se o estado geral mostra um paciente grave. Além disso, deve-se considerar que pode haver diagnósticos diferenciais, como tumores ou quadros autoimunes com infiltrados pulmonares, que podem levar a alterações que interfiram nesses parâmetros.

Atuar à primeira vista como se o caso fosse de sepse significa atuar na causa de maior risco, mas, após o paciente estabilizado, deve-se retornar à história e ao exame clínico e pensar em diferenciais. Uma das causas de falhas no Sepse 1 deveu-se ao fato de os médicos adotarem os critérios como diagnósticos definitivos e de ocorrerem muitos diagnósticos de sepse em pacientes com outras doenças.

Os exames laboratoriais serão importantes para confirmar o foco de infecção, identificar o agente infeccioso e dados de gravidade do paciente.

Pela urgência diagnóstica e de intervenção terapêutica, as culturas para identificar o agente infeccioso devem ser colhidas dentro do menor prazo possível (a proposta do Sepse-3 é de que ocorra dentro da primeira hora de atendimento). Colher sempre hemoculturas e culturas dos possíveis focos infecciosos. No mesmo momento, colher gasometria e lactato arteriais e exames para verificar função renal, distúrbios eletrolíticos, bilirrubinas, hemograma completo. Esses exames ajudarão a finalizar o SOFA, verificar função renal e respiratória, frequentemente acometidas na sepse; o lactato pode indicar a hipoperfusão tecidual.

Exames de imagem serão importantes para verificar pneumonias, infecções de vias renais e dados indiretos de perfurações intestinais.

Estudos descrevem que a administração de medicamentos antimicrobianos na primeira hora de hipotensão devido à sepse está associada à sobrevivência hospitalar dos pacientes com esse quadro. Em um deles, os pesquisadores avaliaram 2.731 pacientes com choque séptico entre julho de 1989 e junho de 2004 no Canadá e nos EUA e observaram que apenas 50% dos pacientes recebem a medicação correta nas primeiras 6 horas de hipotensão.

COMPLICAÇÕES

Cerca de 500 mil idosos sobreviventes de sepse evoluem com deficiências funcionais nos EUA e 100 mil com deficiência cognitiva moderada a grave. Aproximadamente 40% são readmitidos no hospital pelo menos 1 vez nos próximos 90 dias. Um em cada 5 sobreviventes tem morte tardia que não é explicada pelo estado de saúde pré-sepse. Dos pacientes que sobrevivem à hospitalização, aproximadamente um terço morre durante o ano seguinte, um sexto apresenta deficiências persistentes graves e metade tem uma boa recuperação.

A gravidade das deficiências imediatamente após a hospitalização não se correlaciona bem com os resultados posteriores, porque os pacientes têm trajetórias diferentes (p. ex., declínio progressivo *versus* recuperação) após a sepse.

TRATAMENTO

O resultado das condutas terapêuticas é dependente do intervalo de tempo entre a entrada do paciente e a administração de antibióticos e reposição volêmica. Essas condutas devem ser realizadas na primeira hora de atendimento. Os antibióticos serão orientados empiricamente, conforme o foco infeccioso e conforme seja a infecção de comunidade ou hospitalar. No caso dos pacientes em choque séptico, antibióticos de amplo espectro poderão ser iniciados, em virtude da gravidade do caso e da necessidade de cobrir adequadamente o agente infeccioso.

Assim que os resultados de culturas apresentarem o agente e sua sensibilidade a antibióticos, pode ser readequado o antibiótico e muitas vezes se realiza de-escalonamento. A drenagem ou retirada cirúrgica dos focos de infecção deve ser considerada em casos de abcessos, oclusões urinárias, coleções abdominais ou pleurais. Esses procedimentos devem ser precoces na abordagem terapêutica, pois modificam a evolução clínica de forma substancial. Precoce significa nas primeiras horas de atendimento.

Na eventualidade de abordagem cirúrgica, pode ocorrer piora hemodinâmica durante e logo após o procedimento, contudo haverá um grande benefício da remoção mecânica de um foco, facilitando a ação de antibióticos e do sistema imunológico.

No caso de hipotensão arterial, pressão arterial média (PAM) inferior a 60 mmHg ou sistólica inferior a 90 mmHg, deve-se administrar volume, em geral solução salina, pois soluções coloides não têm mostrado vantagem terapêutica. Pode se administrar de 20 a 30 mL/kg de peso em 1 hora; caso não ocorra uma elevação da PAM acima de 65 mmHg, então deve se recorrer à infusão de drogas vasoativas, como noradrenalina.

O choque séptico caracterizado por hipotensão que não melhora com a reposição inicial de volume e apresenta lactato sérico acima de 2 mmol/L necessitará de abordagem intensiva de monitorização de pressão arterial e invasiva administração de volumes, verificando parâmetros de enchimento cardíaco.

Outras medidas terapêuticas dependerão da ocorrência de insuficiência de órgãos, sendo a insuficiência respiratória em geral a primeira a ser afetada e mais sensível para a estabilidade do paciente. Diante dessa situação, a intubação traqueal e a manutenção com respiração mecânica serão de fundamental importância.

CONCLUSÃO

A sepse decorre sempre de infecção que evolui com resposta inflamatória desregulada, isto é, inflamação exacerbada inicialmente com consequente dano a órgãos. A remoção química ou mecânica dos focos infecciosos é prioridade máxima, a ser relizada no mais curto espaço de tempo.

Devido à gravidade da situação, o uso de antibióticos de amplo espectro é necessário, porém, com os resultados das culturas, o de-escalonamento é fundamental visando à política da Comissão de Controle de Infecção Hospitalar (CCIH).

Tópicos relevantes
▪ Conceito: infecção com disfunção de órgãos.
▪ Etiologia: a bacteriana é a principal.
▪ Mediadores inflamatórios: causam inflamação sistêmica.
▪ Diagnóstico: utiliza os sistemas SOFA e qSOFA.
▪ Culturas: colher na primeira hora de atendimento.
▪ Antibióticos: entrar com amplo espectro na primeira hora de atendimento se for choque séptico.

Referências bibliográficas

1. Abraham E, Singer M. Mechanisms of sepsis-induced organ dysfunction. Crit Care Med. 2007;35:2408-16.
2. Barichello T, Machado RA, Constantino L, Valvassori SS, Réus GZ, Martins MR, et al. Antioxidant treatment prevented late memory impairment in an animal model of sepsis. Crit Care Med. 2007;35:2186-90.

3. Delano MJ, Ward PA. The immune system's role in sepsis progression, resolution, and long-term outcome. Immunol Rev. 2016;274:332.
4. Hall MJ, Williams SN, DeFrances CJ, Golosinskiy A. Inpatient care for septicemia or sepsis: a challenge for patients and hospitals. NCHS Data Brief. 2011;(6):1-8.
5. Heneka MT, McManus RM, Latz E. Inflammasome signalling in brain function and neurodegenerative disease. Nat Rev Neurosci. 2018;19(10):610-21.
6. Instituto Latino-Americano para Estudos da Sepse (ILAS). Sepse: um problema de saúde pública. Brasília: Conselho Federal de Medicina – CFM; 2016.
7. Jesus F, Bermejo-Martin AB, David BC, Almansa RAB, Gandia FBC, Gómez-Herreras JI, Gomez-Sanchez E, et al. Defining immunological dysfunction in sepsis: a requisite tool for precision medicine. Journal of Infection. 2016;72(5):525-36.
8. Kumar A, Roberts D, Wood KE, Light B, Parrillo JE, Sharma S, Suppes R, et al. Duration of hypotension before initiation of effective antimicrobial therapy is the critical determinant of survival in human septic shock. Crit Care Med. 2006;34:1589-96.
9. Latz E, Xiao TS, Stutz A. Activation and regulation of the inflammasomes. Nat Rev Immunol. 2013;13:397-411.
10. Oviedo-Boyso J, Bravo-Patiño A, Baizabal-Aguirre VM. Collaborative action of toll-like and nod-like receptors as modulators of the inflammatory response to pathogenic bacteria. J Interferon Cytokine Mediat Res. 2014;14:432785.
11. Rowe T, Araujo KLB, Van Ness PH, Pisani MA, Juthani-Mehta M. Outcomes of older adults with sepsis at admission to na intensive care unit. Open Forum Infect Dis. 2016 Jan;3(1).
12. Rudd KE, Johnson SC, Agesa KM, Shackelford KA, Tsoi D, Kievlan DR. Global, regional, and national sepsis incidence and mortality, 1990-2017: analysis for the Global Burden of Disease Study. Lancet. 2020;18:200-11.
13. Singer M, Deutschman CS, Seymour CW, Shankar-Hari M, Annane D, Bauer M, et al. The Third International Consensus Definitions for Sepsis and Septic Shock (Sepsis-3). JAMA. 2016;315(8):801-10.
14. Wang P, Huang J, Li Y. Exogenous carbon monoxide decreases sepsis-induced acute kidney injury and inhibits NLRP3 inflammasome activation in rats. Int J Mol Sci. 2015;16:20595-608.
15. World Health Organization (WHO). Global report on the epidemiology and burden of sepsis: current evidence, identifying gaps and future directions. Geneva: World Health Organization; 2020.

8

Abordagem inicial do paciente com dispneia

Rodrigo Antonio Brandão Neto
Sabrina Corrêa da Costa Ribeiro

INTRODUÇÃO E DEFINIÇÕES

Dispneia é definida como a percepção da inabilidade de respirar sem desconforto. O termo geralmente é usado para explicar a sensação de falta de fôlego que afeta até 50% dos pacientes no departamento de emergência (DE), e em mais de 3% dos casos é a queixa principal dos pacientes.

Em idosos, a dispneia é um problema particularmente importante, com uma prevalência que aumenta com a idade; estima-se que cerca de 30 a 50% dos idosos, em algum momento da vida, procurem o DE, com queixa de dispneia.

A literatura médica apresenta muitas definições. A *American Thoracic Society* (ATS) define a dispneia como sensação subjetiva de desconforto respiratório, que consiste em sensações qualitativamente distintas e que variam em intensidade. A sensação, como já mencionado, é subjetiva e por esse motivo pode ser percebida de diferentes maneiras, como sensação de aperto no peito, sufocamento, falta de ar, incapacidade de encher o pulmão de ar, entre outras descrições.

Apesar de o termo ser usado constantemente, a dispneia aguda não tem definição precisa na literatura médica. Vários questionários para avaliação da dispneia foram criados, e o objetivo deles é facilitar a avaliação diagnóstica e classificar sua intensidade. A classificação do órgão britânico MRC (*Medical Research Council*) (Tabela 1) parece ser a mais adequada para a avaliação dessa intensidade. A ATS também utiliza essa classificação para graduar a dispneia. Outra escala bastante utilizada para avaliar a dispneia é a classificação de Borg:

- 0: Dispneia ausente.
- 1-3: Dispneia leve.
- 4-6: Dispneia moderada.
- 7-9: Dispneia moderadamente intensa.
- 10: Dispneia intensa.

O problema dessa classificação é que ela não é objetiva. Por esse motivo, sugere-se o uso da classificação da MRC.

TABELA 1 Escala MRC de dispneia

Grau de dispneia	Esforço físico
0	Dispneia com esforços extremos como correr e subir escadas íngremes
1	Dispneia ao andar depressa ou em subidas leves
2	Dispneia ao caminhar normalmente
3	Dispneia ao caminhar menos de 100 metros
4	Dispneia para atividades habituais como tomar banho ou trocar de roupa

MRC: Medical Research Council.

ETIOLOGIA E FISIOPATOLOGIA

A sensação de dispneia pode ocorrer em razão da demanda excessiva de ventilação ou de distúrbio ventilatório. A origem parece estar relacionada com a ativação dos sistemas sensórios envolvidos com a respiração, com o processamento dessa informação pelos centros nervosos superiores e a influência de outros fatores, que incluem alterações comportamentais e cognitivas. O sistema respiratório funciona baseado na necessidade de satisfazer as demandas metabólicas do organismo. Vários mecanismos estão envolvidos no ato de respirar, e a alteração de qualquer um desses mecanismos pode estar associada ao desenvolvimento de dispneia. Esses mecanismos incluem o centro respiratório, quimio e mecanorreceptores, diafragma e músculo esquelético.

Um quadro de dispneia aguda (duração de minutos a horas) tem um número limitado de causas graves mais prováveis, que necessitam de pronto diagnóstico e tratamento. Essas causas estão resumidas no Quadro 1.

QUADRO 1 Causas de dispneia aguda

Sistema cardiovascular
Infarto agudo do miocárdio
Edema agudo pulmonar
Tamponamento cardíaco
Sistema respiratório
Broncoespasmo
Embolia pulmonar
Pneumotórax
Pneumonia
Obstrução de via aérea superior – aspiração, anafilaxia

Dentre as principais causas de dispneia no paciente idosos, destacam-se as doenças pulmonares, como a doença pulmonar obstrutiva crônica (DPOC) e a doença pulmonar intersticial. A DPOC é uma das principais causas de morbidade e mortalidade em idosos, e a dispneia é um sintoma característico dessa condição, usualmente associada com tosse e sintomas de broncoespasmo nas exacerbações. Além disso, a dispneia também está associada a outras doenças respiratórias, como a asma e a pneumonia.

As doenças cardiovasculares também são uma causa importante de dispneia nos pacientes idosos, destacando-se a insuficiência cardíaca (IC), mas também ocorrendo durante a doença arterial coronariana aguda, hipertensão descontrolada com disfunção cardíaca, arritmias cardíacas e hipertensão pulmonar. Outros fatores contribuintes para dispneia particularmente prevalentes nessa população são obesidade, anemia, fraqueza muscular respiratória e, como habitual nesse grupo populacional, o uso de medicamentos.

ACHADOS CLÍNICOS

As manifestações são dependentes da causa secundária da dispneia, e em mais da metade dos pacientes o diagnóstico pode ser realizado apenas com base na história clínica. Um dos focos da avaliação inicial é identificar os pacientes com parada respiratória iminente e insuficiência respiratória, que são indicativos de avaliação imediata. Assim, devemos indicar avaliação emergencial em pacientes com os seguintes sintomas:

- Frequência respiratória acima de 30 incursões por minuto.
- Saturação abaixo de 90%.

- Uso de musculatura acessória, fala entrecortada, estridor, murmúrio vesicular assimétrico, estertores difusos.
- Cianose e sudorese.
- Agitação psicomotora.

A ortopneia é a dispneia que apresenta piora com o decúbito, aparece minutos após o paciente se deitar e ocorre quase sempre com o paciente ainda acordado. Apesar de sugestivo de IC, o sintoma não é específico para o diagnóstico. A dispneia paroxística noturna ocorre horas após o paciente se deitar e é um achado tardio em pacientes com cardiopatia, sendo relativamente específica para o diagnóstico de IC. A trepopneia é a dispneia que ocorre ao deitar em decúbito lateral, mas que não aparece ao se deitar no decúbito lateral contralateral. Ocorre em razão da alteração na relação ventilação/perfusão no pulmão acometido. Exemplos de doenças associadas são o derrame pleural unilateral e a doença parenquimatosa unilateral. A platipneia, por sua vez, é a dispneia que aparece ao se sentar e melhora ao deitar, e ocorre em pacientes com *shunts* causados por doenças cardíacas congênitas, mas que na população idosa é encontrada em associação com *shunts* intrapulmonares, como na cirrose hepática, ou em outras situações que cursam com *shunt* pulmonar.

Algumas situações que cursam com dispneia e suas manifestações devem ser comentadas:

1. Acometimento de vias aéreas superiores: pode ocorrer por corpos estranhos, angioedema, anafilaxia, trauma e infecções. Nesse caso, os pacientes apresentam com frequência estridor e ausculta com sibilos localizados em região de vias aéreas superiores.
2. Asma: é caracterizada por tríade clínica composta por sensação de dispneia, opressão torácica e sibilância, sendo pelo menos um dos sintomas relatado em 90% dos pacientes. A tosse é outro sintoma particularmente comum acompanhando o quadro dos pacientes. Em idosos com exacerbação aguda de asma, a sibilância costuma ser menos proeminente que em pacientes jovens, mas fadiga e fraqueza são comuns. Em muitos casos, pacientes idosos com exacerbação aguda de asma apresentam ansiedade e agitação psicomotora.
3. DPOC: os achados cardinais para o diagnóstico são a presença de tosse crônica produtiva, dispneia ao esforço e progressiva e exposição aos fatores de risco, com a dispneia sendo o sintoma predominante nesses pacientes. Outros

achados úteis para o diagnóstico são a presença de tórax em barril e a retenção de CO_2 na gasometria. Aumento de frequência respiratória é um achado comum em idosos com exacerbação aguda de DPOC.

4. IC: dispneia ao esforço usualmente é o primeiro sintoma de insuficiência cardíaca, mas a presença de dispneia paroxística noturna é mais específica. A presença de galope com B3, *ictus* globoso e distensão venosa jugular aumentam a chance do diagnóstico. A presença de qualquer um desses achados deixa a probabilidade do diagnóstico em 80%, e a presença dos três achados virtualmente fecha o diagnóstico de IC.
5. Doença intersticial pulmonar: a dispneia ao esforço está presente na maioria dos pacientes, mas o achado é inespecífico. O achado diagnóstico de maior utilidade é a presença de estertores inspiratórios, que ocorrem em mais de 80% dos pacientes. A presença de baqueteamento digital ocorre em 25 a 50% dos pacientes.
6. Dispneia psicogênica: a maioria dos pacientes, nesses casos, descreve a dispneia como sensação de sufocamento. Os pacientes muitas vezes descrevem sintomas semelhantes aos de obstrução de vias aéreas superiores; presença de parestesias e sensação de bolo na garganta também são comumente associadas.
7. Tromboembolismo pulmonar (TEP): a dispneia costuma ser súbita, e sintomas como taquicardia e dor torácica podem acompanhar. Existem alguns critérios clínicos definidores da probabilidade diagnóstica de embolia pulmonar, dos quais os mais utilizados são os critérios de Wells (Tabela 2). Os pacientes geralmente têm fatores de risco para o TEP, lembrando que a idade é um fator de risco fraco para a ocorrência de tromboembolismo pulmonar, mas esse risco aumenta com o imobilismo. Pacientes idosos e com disfunção cognitiva podem ter uma história atípica de tromboembolismo, podendo inclusive se apresentar com um quadro de *delirium* e agitação.
8. Doenças neuromusculares: as mais comuns associadas com o sintoma incluem esclerose múltipla, síndrome de Guillain-Barré e miastenia *gravis*. A dispneia nesses casos ocorre por hipoventilação, e é comum ocorrer aumento de CO_2 evidenciado em gasometria arterial.
9. Angioedema: pode causar edema significativo de lábios, línguas, faringe e eventualmente laringe, com aparecimento e progressão em poucas horas. Pode ser acompanhado de lesões cutâneas.

TABELA 2 Escore de Wells para probabilidade de tromboembolismo pulmonar

Achados clínicos	Pontos
Sintomas clínicos de doença tromboembólica	3
Outro diagnóstico menos provável que TEP	3
FC > 100/bpm	1,5
Imobilização ou cirurgia nas últimas 4 semanas	1,5
TEP ou TVP prévios	1,5
Hemoptise	1,5
Neoplasia maligna	1,5

TEP: tromboembolismo pulmonar; TVP: trombose venosa profunda.

A probabilidade diagnóstica de tromboembolismo pulmonar é considerada alta, caso os pacientes apresentem pontuação maior ou igual a 6, e de baixa probabilidade se a pontuação for inferior a 2, com risco intermediário entre 2 e 6 pontos. Quando nenhum dos fatores de risco citados no escore de Wells está presente, existe uma probabilidade muito baixa (menor que 10%) de TEP, mas quando todos estão presentes há uma probabilidade muito alta do diagnóstico (maior que 90%).

Alguns achados clínicos sugerem diagnósticos específicos (Quadro 2). A presença de febre torna a pneumonia a causa mais provável, mas miocardite, pericardite e embolia séptica podem apresentar-se com febre também. A dor torácica, que antecede a dispneia, sugere diagnósticos de isquemia coronariana e embolia pulmonar. Quando associada a sibilos, os casos de dispneia são geralmente decorrentes de broncoespasmo; causas potenciais incluem asma e disfunção cardíaca crônica. Pneumotórax espontâneo é usualmente associado a dor torácica e ocorre em pacientes altos e magros, e em casos de doença pulmonar subjacente.

O exame físico deve incluir avaliação da cabeça e pescoço, tórax, coração e extremidades inferiores. A ausculta respiratória silente unilateral sugere a possibilidade de pneumotórax, derrame pleural extenso ou crise muito grave de asma.

QUADRO 2 Achados clínicos associados a causas de dispneia

Condição	História	Achados clínicos	Exames
Embolia pulmonar	Diaforese e dispneia aos esforços, antecedente de malignidade e outros fatores de risco para TVP.	Taquicardia, taquipneia, pode ter febre baixa.	Aumento do gradiente alveoloarterial; ECG; taquicardia sinusal + alteração de repolarização + USG: com TVP; D-dímero aumentado; cintilografia V/Q ou angio-TC positivas.

(continua)

QUADRO 2 Achados clínicos associados a causas de dispneia *(continuação)*

Condição	História	Achados clínicos	Exames
Pneumonia	Febre, tosse e dor pleurítica	Febre, crepitações e diminuição de sons pulmonares.	Radiografia obrigatória; culturas como apropriado; gasometria se ocorrer hipóxia.
Pneumotórax	Início abrupto, dor torácica, ocorre após trauma ou em pacientes magros do sexo masculino.	Estase jugular, redução de sons pulmonares, traqueia desviada e colapso cardiovascular.	Radiografia: mostra pneumotóriax, eventualmente fraturas e hemotórax; TC; em casos de diagnóstico difícil.
DPOC/asma	Piora com infecções respiratórias, história prévia de ataques ou tabagismo, diaforese e sensação de perda de fôlego.	Uso de musculatura acessória, cianose.	Radiografia em caso de DPOC modifica a conduta em 20-25% dos casos; *peak-flow* em asma; gasometria arterial em pacientes graves.
Neoplasia	Perda de peso, tabagismo ou outras exposições ocupacionais, disfagia às vezes associada.	Hemoptise.	Radiografia ou TC: massa, adenopatia, atelectasia focal.
Congestão	Aparecimento gradual, dor torácica, antecedente de IC, fator precipitante.	Ortopneia, distensão jugular, presença de B3 ou B4, estase jugular.	Radiografia: cardiomegalia, linha B de Kerley, derrame pleural; BNP aumentado; ECG com disfunção; EEG: avaliar isquemia.

BNP: peptídeo natriurético tipo B; DPOC: doença pulmonar obstrutiva crônica; ECG: eletrocardiograma; EEG: eletroencefalograma; IC: insuficiência cardíaca; TC: tomografia computadorizada; TVP: trombose venose profunda; USG: ultrassonografia.

EXAMES COMPLEMENTARES E DIAGNÓSTICO

O primeiro passo na investigação diagnóstica de pacientes com dispneia é determinar o órgão primariamente envolvido, uma tarefa que pode ser difícil se considerarmos que em até um terço dos pacientes a causa da dispneia é multifatorial.

Em cerca de 80% dos pacientes a história e o exame físico são suficientes para realizar o diagnóstico, mas esses números são sensivelmente menores, pelas manifestações atípicas e pela dificuldade de obter anamnese apropriada nesse grupo de pacientes. Após a avaliação inicial pode-se realizar uma hipótese diagnóstica inicial e indicar os exames apropriados para auxiliar o diagnóstico. A radiografia de tórax em particular é um exame que será utilizado na enorme maioria dos casos, e seus achados serão dependentes da etiologia da dispneia.

A ultrassonografia à beira do leito tem substituído em grande parte o uso da radiografia de tórax, permitindo avaliar múltiplos órgãos, como pulmão e coração, em poucos minutos.

A oximetria de pulso deve ser verificada em todos os pacientes, e caso alterada a gasometria arterial deve idealmente ser realizada. Outros exames podem ser realizados para diagnóstico de dispneia aguda, como marcadores de isquemia aguda como troponina e CK-MB, entre outros. Será comentado a seguir o uso de diversos exames para avaliação de dispneia e sua utilidade:

1. Asma: o diagnóstico de asma é realizado principalmente por meio de dados clínicos, principalmente em pacientes com dispneia aguda. Espirometria ou *peak flow* em unidades de emergência é importante, mas pouco utilizado, e o exame não foi apropriadamente avaliado em pacientes idosos no DE.
2. DPOC: o diagnóstico de DPOC é baseado na demonstração de obstrução de fluxo, e, embora possa ser realizado de maneira confiável com base em dados clínicos, é definido pela relação VEF1/CVF < 0,70 ou VEF1 < 80% do predito. Em unidades de emergência a prova de função pulmonar não tem papel definido, mas em pacientes internados por exacerbação aguda de DPOC recomenda-se a realização de uma prova de função pulmonar antes da alta hospitalar.
3. Doenças intersticiais pulmonares: os pacientes apresentam padrão restritivo em prova de função pulmonar, e exames de imagem, como radiografias de tórax e tomografia de tórax com cortes finos, apresentam diversos padrões de infiltrados intersticiais. A ausculta pulmonar mostra estertores em velcro, e a ultrassonografia pulmonar mostra linhas B similares às encontradas na IC, mas que costumam ser mais assimétricas que nesta última condição.
4. Doenças vasculares pulmonares: a hipertensão pulmonar primária e a doença tromboembólica pulmonar são causas de dispneia crônica. Ecocardiograma (ECG), cintilografia de ventilação/perfusão e tomografia helicoidal podem ajudar no diagnóstico.
5. Insuficiência cardíaca: a radiografia de tórax pode ser útil no diagnóstico da IC. Os pacientes podem apresentar congestão pulmonar e cardiomegalia. A presença de índice cardiotorácico maior que 0,5 é sensível para o diagnóstico, mas quando é maior que 0,6 a especificidade diagnóstica é maior. Com o uso da ultrassonografia pulmonar à beira do leito os achados de linhas B pulmonares simétricas, derrame pleural (principalmente se bilateral) e hipocontratilidade cardíaca ajudam no diagnóstico. O ECG é quase invaria-

velmente alterado em pacientes com IC, e caso seja normal outros diagnósticos devem ser considerados. Em pacientes com dispneia aguda no departamento de emergência, atualmente o uso de marcadores hormonais tem demonstrado utilidade para a avaliação. A concentração de peptídeo atrial natriurético e peptídeo natriurético cerebral (BNP) aumenta em formas mais avançadas ou crônicas de IC, e o uso em particular do BNP foi estudado para diferenciar quadros cardíacos de pulmonares em unidades de emergência. Deve-se lembrar que os valores considerados normais do BNP variam com a idade, por isso um BNP será considerado normal se inferior ao valor da idade do paciente multiplicado por 10. Quanto maiores os valores de BNP, maior a probabilidade do diagnóstico de IC.

Exames de primeira linha

Incluem ECG, radiografia de tórax, espirometria, oximetria de pulso, hemograma e perfil metabólico. Atualmente, o BNP é considerado exame de primeira linha em alguns centros com disponibilidade do método.

1. ECG: pode revelar arritmias cardíacas, distúrbios de condução, hipertrofia ventricular e alterações isquêmicas e doença pericárdica.
2. Radiografia de tórax: pode revelar alterações pulmonares, de parede torácica e cardíacas, auxiliando o diagnóstico.
3. Hemograma e perfil metabólico: anemia pode ser causa de dispneia, e policitemia pode ocorrer em pacientes com DPOC. Acidose respiratória pode ocorrer em DPOC e doenças neuromusculares, assim como acidose metabólica pode ocorrer em uremia, cetoacidose diabética e IC com baixo débito.
4. Espirometria: pode fazer diagnóstico de doença obstrutiva ou doença intersticial.
5. Oximetria de pulso: importante para avaliação da gravidade dos doentes; se anormal, pode ser útil a realização de gasometria arterial.

Exames de segunda linha

Caso necessário, devem ser feitos exames de segunda linha como prova de função pulmonar completa, ECG, peptídeo natriurético cerebral, gasometria arterial, tomografia computadorizada de tórax de alta resolução, Holter e estudos cintilográficos.

1. A prova de função pulmonar com mensuração da difusão de CO_2 é útil para doenças intersticiais e pulmonares parenquimatosas, sendo um parâmetro que se altera precocemente durante a evolução de doença. Estudos de cintilografia de ventilação e perfusão pulmonar podem ser úteis para avaliar embolia pulmonar crônica e cintilografia miocárdica para doenças isquêmicas.
2. Tomografia de tórax de alta resolução demonstra alterações pulmonares que às vezes não são aparentes em radiografia torácica. Outros exames, como Holter, podem identificar arritmias e episódios isquêmicos.

Pacientes cujo diagnóstico não é realizado apesar desses exames podem necessitar de avaliação conforme os achados dos exames anteriores. Esses exames incluem cateterismo cardíaco e broncoscopia, entre outros, com a decisão sendo tomada individualmente e considerando a proporcionalidade de sua utilização, morbidade associada e prognóstico do paciente.

TRATAMENTO

A princípio todos os pacientes idosos com dispneia aguda devem ser avaliados na sala de emergência. Na avaliação inicial, é necessário identificar fatores que indiquem o risco de uma parada cardiorrespiratória iminente como alteração do nível de consciência, inabilidade de manter o esforço respiratório e cianose significativa.

Todos os pacientes com dispneia devem ser encaminhados para a sala de emergência e receber oxigênio suplementar se necessário. Inicialmente, em pacientes criticamente doentes, o uso de oxigênio pode ser realizado com máscara não reinalante em fluxo de 15 litros/minuto, mas depois a oxigenoterapia deve ser titulada com alvo de saturação arterial de oxigênio entre 92 e 96% (diretrizes britânicas recomendam 94 a 98%), mas em pacientes com risco de hipoventilação ou acidose respiratória os alvos de saturação são de 88 a 92%, com esses alvos podendo ser revistos após a realização de gasometria arterial, caso o paciente apresente $PaCO_2 < 45$ mmHg. Deve-se lembrar que a oxigenioterapia não apresenta benefícios para a dispneia em pacientes sem hipoxemia, com um estudo mostrando efeitos similares ao uso de um ventilador de mão próximo ao rosto do paciente.

Pacientes com insuficiência respiratória significativa irão necessitar de suporte ventilatório frequente, sendo a ventilação não invasiva preferencial em pacientes com exacerbação aguda de DPOC, IC e imunodeprimidos com infecção respiratória.

O tratamento definitivo depende da etiologia da dispneia do paciente. Pacientes com asma e DPOC, por exemplo, têm como tratamento o uso de broncodilatadores, e IC é tratada com diuréticos e vasodilatadores. Deve-se ter cuidado com as doses das medicações em pacientes idosos, assim a dose de nebulização de albuterol para pacientes em crises de broncoespasmo nos idosos é de 10 gotas e não as 20 gotas habituais utilizadas em pacientes jovens. A Figura 1 sugere a abordagem da dispneia em diferentes situações clínicas.

Em pacientes com dispneia e doença em fase avançada ou em processo ativo de morte, a abordagem deve envolver toda a equipe multidisciplinar e, muitas vezes, um especialista em cuidados paliativos. Deve também ser realizada a busca ativa de diretivas antecipadas de vontade, caso o paciente tenha expresso seus desejos em relação a seu próprio tratamento em caso de doença grave. O tratamento sintomático de dispneia em pacientes com doença pulmonar ou maligna avançada é um desafio no qual a equipe médica conta com número limitado de opções terapêuticas. Em pacientes com doença pulmonar ou sistêmica avançada, a abordagem inicial consiste em buscar fatores desencadeantes ou agravantes da dispneia que podem ser revertidos. Exemplos desses fatores incluem derrame pleural neoplásico, infecções respiratórias, broncoespasmo, obstrução de vias aéreas por compressão extrínseca ou tumor endobrônquico. Quando tratadas adequadamente, essas condições são potencialmente reversíveis, e sua resolução leva a melhora da sintomatologia e do *status* funcional do paciente.

Assim como ocorre no tratamento de dor, as primeiras medidas para alívio da dispneia devem ser tomadas ainda durante o período de avaliação. Em pacientes que apresentam condições irreversíveis, não apresentaram resposta adequada às medidas iniciais ou possuem objetivo de cuidado focado predominantemente em conforto, a prioridade recai sobre medidas farmacológicas para controle de dispneia.

Durante os dias finais de vida, a ênfase do cuidado deve ser focalizada no conforto do paciente. Drogas que tratam a doença de base e têm eventos adversos indesejados ou que não aliviam os sintomas devem ser suspensas. A dose de morfina indicada para controle de dispneia é de 0,5-2 mg por via endovenosa ou subcutânea, administrados em bólus, que pode ser repetido a cada 15 minutos, até melhora. A dose necessária para alívio da dispneia deve ser administrada a cada 4 horas, com cautela em pacientes com insuficiência renal. Pa-

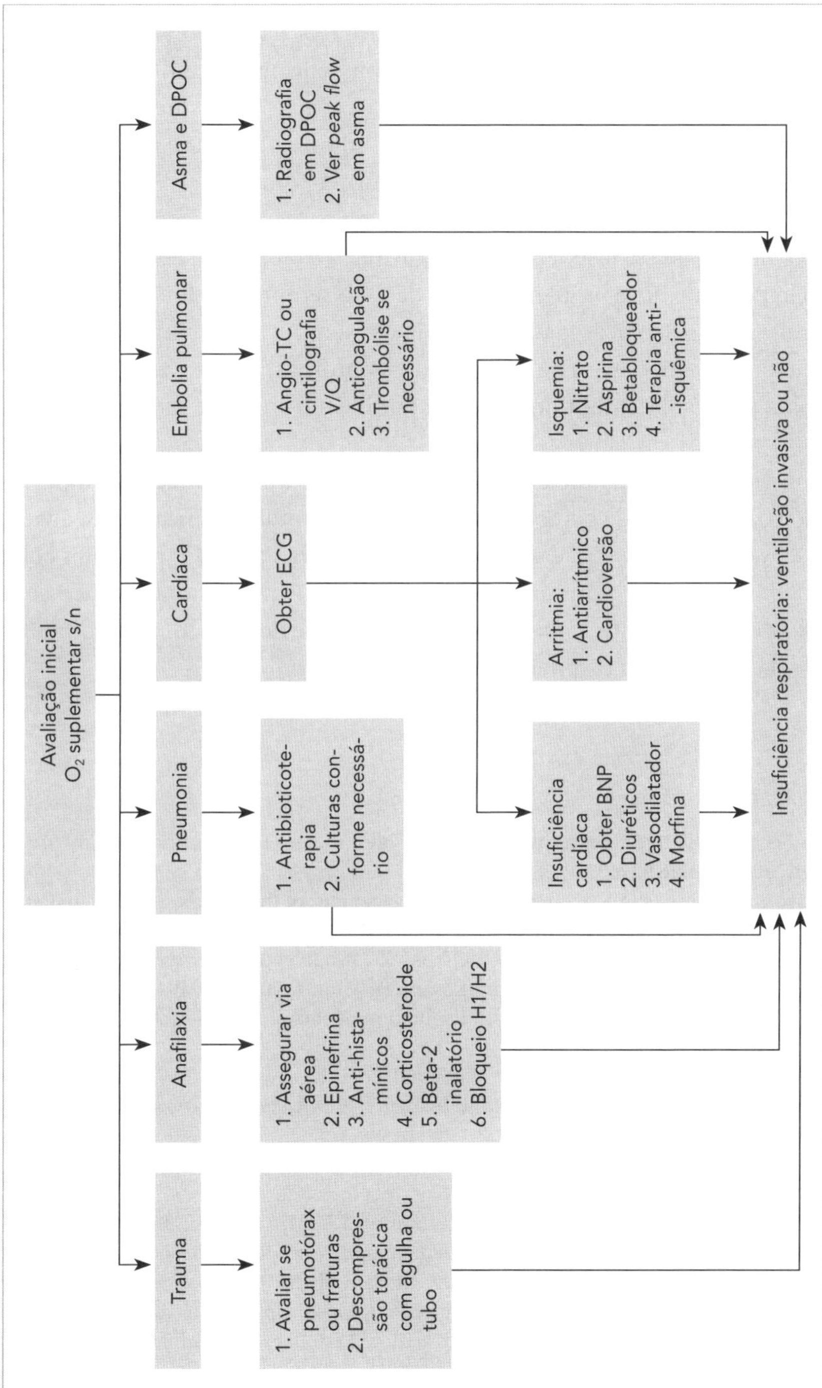

FIGURA 1 Avaliação do paciente com dispneia.
BNP: peptídeo natriurético tipo B; DPOC: doença pulmonar obstrutiva crônica; ECG: ecocardiograma; TC: tomografia computadorizada.

cientes já usuários de opioide devem receber 10-15% da dose diária de opioide como bólus. Pacientes idosos com demência ou delirium podem ser incapazes de verbalizar a sensação de dispneia, portanto a avaliação de sinais de desconforto respiratório para pacientes não verbais, como a *Respiratory Distress Observation Scale* (RDOS), deve ser aplicada de forma proativa e sistemática. Caso não haja controle adequado da dispneia com opioides, deve ser considerada a sedação paliativa. Nessa fase, a prioridade absoluta é o controle de sintomas. No entanto, o paciente deve participar dessa decisão sempre que for possível, pois pode preferir a preservação da consciência em seus últimos momentos, inclusive à custa de controle apenas parcial dos sintomas. Nesse caso, nenhuma medicação pode substituir a presença da família e o apoio de amigos e cuidadores.

Os pacientes com insuficiência respiratória com necessidade de suporte ventilatório, instabilidade hemodinâmica ou outra condição ameaçadora à vida devem ser internados em unidade de terapia intensiva (UTI). Os pacientes com dispneia devem ser seguidos ambulatorialmente até que seu diagnóstico seja realizado definitivamente. Caso já exista um diagnóstico, o acompanhamento depende da etiologia da dispneia.

Bibliografia

1. Hallnbeck J. Palliative care in the final days of life: "they were expecting it at any time". JAMA. 2005;293(18):226571.
2. Harrison A, Amundson S. Evaluation and management of the acutely dyspneic patient: the role of biomarkers. Am J Emerg Med. 2005;23(3):3718.
3. Jennings AL, Davies AN, Higgins JPT, Gibbs JSR, Broadley KE. A systematic review of the use of opioids in the management of dyspnea. Thorax. 2002;57:93944.
4. Karnani NG, Reisfeld GM, Wilson GR. Evaluation of chronic dyspnea. Am Fam Physic. 2005;71:152937.
5. Mueller C, Scholer A, LauleKilian K, Martina B, Schindler C, Buser P, et al. Use of Btype natriuretic peptide in the evaluation and management of acute dyspnea. N Engl J Med. 2004;350:647.
6. Nadler PL, Gonzales R. Common symptoms. In: Papadakis MA, McPhee SJ, Rabow MW, eds. Current Medical Diagnosis & Treatment. McGraw Hill; 2023.
7. Parshall MB, Schwartzstein RM, Adams L, Banzett RB, Manning HL, Bourbeau J, et al. An official American Thoracic Society statement: update on the mechanisms, assessment, and management of dyspnea. Am J Respir Crit Care Med. 2012;185:435.
8. Schwartztein RM. Approach to the patient with dyspnea. Up To Date. 2023.
9. Ribeiro S. Cuidados paliativos no paciente crítico. 2.ed. Barueri: Manole, 2022.

9

Choque

Silvia de Fátima Takahashi
Loren Suyane Oliveira de Andrade

INTRODUÇÃO

Indivíduos com 65 anos ou mais constituem parcela crescente da população que se encontra em risco aumentado para doenças graves e morte. Em razão das mudanças fisiológicas determinadas pelo envelhecimento, a apresentação de várias doenças graves nos pacientes idosos difere da população geral de adultos, assim como suas metas terapêuticas.[1]

Entre os agravos de saúde que determinam necessidade de suporte de terapia intensiva encontra-se o choque, que consiste em condição clínica grave caracterizada por falência circulatória e fornecimento inadequado de oxigênio aos tecidos, podendo levar a disfunção e morte celular.

Apesar da importância do tema demonstrada pelo grande número de indivíduos acometidos, bem como pelos recursos materiais e humanos despendidos para sua assistência, ainda são escassos os trabalhos e evidências disponíveis no que tange ao manejo do idoso com choque, ressaltando a necessidade de novos estudos na área.

A seguir, serão apresentadas a definição e a epidemiologia do choque, assim como sua classificação e etiologia, destacando as principais particularidades do choque no paciente idoso.

CONCEITO

Choque é a expressão clínica da falência circulatória que resulta da utilização celular inadequada de oxigênio.[2] Caracteriza-se por um estado de hipóxia celular e tecidual determinado por redução na oferta, aumento no consumo, prejuízo na utilização de oxigênio ou uma combinação desses fatores. Inicialmente, consiste em um processo reversível, sendo necessário seu pronto reconhecimento e diagnóstico, bem como a implementação de tratamento precoce e adequado, de modo a evitar a disfunção de múltiplos órgãos e morte.

EPIDEMIOLOGIA

O choque séptico, um tipo de choque distributivo, é a forma mais comum de choque entre pacientes em unidade de terapia intensiva (UTI), seguido pelo choque cardiogênico e choque hipovolêmico; o choque obstrutivo é relativamente raro.[2]

Avanços médicos no manejo de doenças crônicas e síndromes geriátricas melhoram em geral a independência, mobilidade e estilo de vida dos idosos. Ironicamente, no entanto, o aumento da atividade dos adultos mais velhos os coloca em risco significativo de ampla variedade de lesões. O trauma, por exemplo, tornou-se uma das principais causas de morbidade e mortalidade em idosos.[3] Assim, a forma de choque hipovolêmico derivado de trauma passa a ter relevância também entre os indivíduos idosos.

CLASSIFICAÇÃO E ETIOLOGIA

Existem quatro tipos de choque, e sua classificação se dá de acordo com a presença de seus mecanismos fisiopatológicos potenciais e não necessariamente exclusivos:

1. Choque distributivo.
2. Choque cardiogênico.
3. Choque hipovolêmico.
4. Choque obstrutivo.

Os mecanismos hipovolêmico, cardiogênico e obstrutivo são caracterizados por baixo débito cardíaco e, portanto, transporte inadequado de oxigênio. Por sua vez, no choque distributivo, o principal déficit recai sobre a periferia, com redução da resistência vascular sistêmica e extração de oxigênio alterada. Nesses casos, o débito cardíaco é aumentado, embora possa estar reduzido como resultado de depressão miocárdica associada (Quadro 1).[2]

QUADRO 1 Tipos de choque

Débito cardíaco reduzido	Débito cardíaco aumentado
Hipovolêmico Cardiogênico Obstrutivo	Distributivo

Vale ressaltar que é comum a ocorrência de uma combinação de mecanismos fisiopatológicos, determinando o que chamamos de choque multifatorial ou misto. Tal classificação etiológica não difere entre os adultos jovens e idosos; o que se mostra substancialmente diverso é o comportamento clínico dos indivíduos idosos diante da injúria orgânica determinada pelo choque, isso não apenas pelo contexto de senescência, mas também pela presença de multimorbidade, síndromes geriátricas e baixa reserva funcional.[3]

Senescência é o somatório de alterações orgânicas, funcionais e psicológicas próprias do envelhecimento normal.

Pela elevada incidência de doenças cardiovasculares no idoso, revela-se bastante desafiador reconhecer quais são as alterações decorrentes especificamente do processo de envelhecimento e seu impacto na resposta ao choque.

Em linhas gerais, as seguintes alterações podem ser atribuídas ao processo de senescência do sistema cardiovascular:

- Atenuação da resposta de elevação da frequência cardíaca ao esforço físico ou estresse agudo.
- Diminuição da complacência do ventrículo esquerdo, levando ao retardo no relaxamento ventricular, com elevação da pressão diastólica, determinando disfunção diastólica.
- Diminuição da complacência arterial e aumento da resistência periférica, determinando aumento da pressão sistólica e da pós-carga cardíaca, dificultando a ejeção ventricular.
- Diminuição da resposta cronotrópica e inotrópica às catecolaminas.
- Diminuição da resposta vascular ao reflexo barorreceptor, com maior susceptibilidade à hipotensão.[4]

Com o envelhecimento também ocorrem mudanças na função renal, principalmente pela perda glomerular a partir dos 50 anos, com maior incidência de doença renal crônica, assim como maior risco de lesão renal aguda e nefrotoxicidade associada a fármacos.

Os idosos também têm a mecânica pulmonar prejudicada em decorrência de cifose torácica, calcificações das costelas e atrofia dos músculos intercostais. A parede torácica também é relativamente menos complacente, o que reduz a capacidade ventilatória.[3] Soma-se a isso a redução da elasticidade pulmonar e a diminuição dos valores das pressões inspiratória e expiratória máximas, denotando menor reserva pulmonar.

Tais alterações são cruciais determinantes da resposta fisiológica ao estresse agudo e contribuem para as modificações na resposta clínica do idoso em face de uma doença aguda ou trauma, modificando de forma peculiar sua manifestação clínica e gravidade.[5]

São frequentes as chamadas manifestações atípicas na população idosa. Os exemplos mais representativos são síndromes coronarianas isquêmicas agudas sem dor torácica típica, *delirium* ou piora cognitiva nos quadros infecciosos agudos, retenção urinária aguda nos idosos com infecção de trato urinário, entre outros.

A seguir, são apresentados os tipos de choque e descritas as principais particularidades no indivíduo idoso.

Choque distributivo

Caracterizado por vasodilatação sistêmica derivada de uma resposta inflamatória sistêmica exacerbada. Tem como principal representante o choque séptico.

Choque séptico

Para a compreensão do choque séptico, é importante a apresentação do conceito de sepse.

Sepse é definida como a disfunção orgânica com risco de vida, causada por uma resposta desregulada do hospedeiro a uma infecção.[6]

Choque séptico por sua vez, consiste no principal tipo de choque distributivo e é definido como o quadro de sepse em que há necessidade de uso de vasopressores e presença de aumento nos níveis de lactato apesar de ressuscitação volêmica apropriada.

Sepse é uma condição grave, comum e associada a altos custos em saúde, e mais da metade dos casos ocorre em idosos. Nos EUA, sua incidência é de

5,3/1.000 indivíduos entre 60 e 64 anos, saltando para 26,2/1.000 indivíduos com idade igual ou superior a 85 anos; incremento significativo também se dá nas taxas de mortalidade, partindo de 10% entre as crianças para 38% nos indivíduos com 85 anos ou mais.[7]

Paradoxalmente, não existem diretrizes específicas para o manejo da sepse em idosos, embora estes estejam mais predispostos à sepse, bem como a morbidade e mortalidade a ela relacionadas.[8]

Dessa forma, a idade consiste em importante fator de risco não modificável para sepse, choque séptico e morte.[8,9] Contribuem para esse fato dois fatores:

1. Multimorbidade: o avanço da expectativa de vida em todo o mundo não significa necessariamente viver mais e melhor. Dados do *Centers for Disease Control and Prevention* dos EUA estima que 80% dos idosos sejam portadores de ao menos 1 doença crônica e que 50% deles tenham pelo menos 2 condições crônicas de saúde.[9]
2. Imunossenescência: complexas mudanças na estrutura e função imunológicas ocorrem, por exemplo, atrofia do timo, declínio da população de células T e redução da resposta das células T, que determinam maior suscetibilidade e gravidade a infecções, culminando em sepse e choque séptico.[9]

Ainda sobre manifestações atípicas nos idosos, estes podem não apresentar sinais clássicos de sepse, especialmente febre, devido ao comprometimento da imunidade humoral, e comumente as comorbidades determinam a apresentação clínica da sepse em idosos, por exemplo, a descompensação de uma doença crônica.[8]

Além do cenário de choque séptico em que há um processo infeccioso determinando uma resposta inflamatória exacerbada, é possível citar outras situações que levam à síndrome da resposta inflamatória sistêmica e potencialmente a choque distributivo, como pancreatite aguda, grandes queimados, embolia gordurosa, entre outras.

A síndrome da resposta inflamatória sistêmica é uma síndrome clínica caracterizada por inflamação sistêmica. Foi previamente definida como a presença de 2 ou mais alterações na temperatura, frequência cardíaca, respiração ou contagem de leucócitos[10] e não necessariamente está associada com infecção.[6]

Insuficiência adrenal, choque anafilático, reação transfusional e intoxicação por monóxido de carbono são outras causas menos frequentes de choque distributivo.

Choque cardiogênico

Resulta de falência da bomba cardíaca determinando redução de débito cardíaco por fator intracardíaco. Pode derivar de comprometimento do miocárdio, do ritmo cardíaco ou das válvulas cardíacas.

Mais da metade dos pacientes admitidos em um hospital por infarto agudo do miocárdio (IAM) tem 65 anos ou mais. Queixas de dor ou desconforto torácico são os sintomas mais frequentes, porém são comuns outras queixas decorrentes de isquemia coronariana aguda, como dispneia, edema pulmonar, mal-estar ou sintomas neurológicos como síncope ou confusão mental.

São exemplos de causas de choque cardiogênico IAM com envolvimento maior de 40% do miocárdio ventricular esquerdo, IAM associado a doença arterial coronariana extensa, descompensação de insuficiência cardíaca em portador de cardiomiopatia dilatada e miocardite.

Ainda sobre o choque cardiogênico, pode-se falar sobre as arritmias. Nessa categoria estão as taquiarritmias atriais ou ventriculares, bem como as bradiarritmias, que podem causar hipotensão, chegando ao choque nos casos de taquicardia ventricular sustentada ou bloqueios cardíacos avançados.

Também se pode citar as valvopatias como causas de choque cardiogênico. A insuficiência aórtica ou insuficiência mitral graves, a ruptura de músculo papilar ou de cordoalha tendínea e a dissecção de aorta ascendente com comprometimento de anel aórtico são as chamadas causas mecânicas de choque cardiogênico.

Estenose aórtica e mitral raramente determinam choque cardiogênico, porém comumente contribuem para hipotensão e choque de outras etiologias, por exemplo, choque séptico.

Choque hipovolêmico

Caracterizado pela redução do volume intravascular, determinando menor pré-carga e menor débito cardíaco. Pode ser chamado de hemorrágico com redução direta do volume intravascular por perda sanguínea, por exemplo, trauma penetrante ou hemorragia digestiva alta; e não hemorrágico, caracterizado por redução de volume intravascular por perda de outros fluidos: trato gastrointestinal (p. ex., diarreia), pele (p. ex., queimadura extensa, síndrome de Stevens-Johnson), excreção renal (p. ex., diurese excessiva por uso de drogas); ou perda de fluidos para o terceiro espaço e cavidades (p. ex., obstrução intestinal, cirrose), sendo tal distinção importante para o estabelecimento do tratamento específico mais apropriado a cada causa.

O trauma em pacientes idosos representa importante causa de choque hipovolêmico.

Dados nacionais dos EUA revelam que cerca de 1 a cada 3 pacientes atendidos por trauma tem 65 anos ou mais,[11] e a perspectiva é de aumento nesse número ao longo do tempo. Conforme mencionado, o aumento na expectativa e melhora da independência e qualidade de vida dos indivíduos idosos contribui também para maior exposição a situações de risco de traumas e acidentes. Quedas são a principal causa de trauma entre os idosos e relacionam-se a importante morbimortalidade.

Pacientes idosos têm desfechos inferiores após trauma quando comparados à população geral. O envelhecimento está associado a um declínio acentuado da reserva cardiopulmonar, o que é crítico no contexto de trauma. Há redução da função cardíaca e da sensibilidade adrenérgica. Como resultado, a resposta cardiovascular típica à hipovolemia pode ser mascarada, e esses pacientes podem não apresentar resposta compensatória com taquicardia, e aumento do débito cardíaco. Também ocorre aumento da rigidez vascular em todo o sistema arterial, que aumenta a pós-carga ventricular esquerda e a pressão arterial sistólica, podendo determinar níveis de pressão arterial e frequência cardíaca aparentemente normais.

Assim, apesar da presença de hipoperfusão tecidual, os sinais vitais de um paciente idoso vítima de trauma à admissão podem não ser preditivos de choque. Nesse mesmo cenário, a ressuscitação volêmica agressiva pode levar a sobrecarga hídrica e a acidose metabólica hiperclorêmica, ambas associadas a desfechos desfavoráveis e maiores taxas de mortalidade.[3]

Choque obstrutivo

Consiste no tipo menos frequente de choque e resulta de falência da bomba cardíaca por fator extracardíaco, geralmente determinando prejuízo do débito ventricular direito.

São exemplos desse tipo de choque: tromboembolismo pulmonar (TEP) maciço e hipertensão pulmonar grave.

Nessas condições, há falência do ventrículo direito em gerar pressão suficiente para transpor a resistência da vasculatura pulmonar elevada.

Pacientes idosos apresentam frequentemente um ou mais fatores de risco para eventos trombóticos como imobilidade, cirurgias, insuficiência venosa crônica, insuficiência cardíaca congestiva, câncer, infecções, entre outros. Vale ressaltar que a idade é um fator de risco não modificável para eventos tromboembólicos, como demonstrado por Anderson et al. em um estudo com pacientes hospitalizados, cuja incidência anual de trombose venosa profunda aumentou de 17/100.000 pessoas ao ano entre indivíduos de 40 a 49 anos para 232/100.000 pessoas ao ano naqueles com idade entre 70 e 79 anos.[12]

Tal cenário reforça a necessidade de estabelecimento de profilaxia farmacológica para pacientes idosos internados ou ambulatoriais de alto risco, por exemplo, pós-operatório de cirurgia ortopédica como artroplastia total de quadril, assim como o estímulo de medidas profiláticas não farmacológicas como deambulação precoce.

Também estão elencados nesse tipo de choque causas mecânicas de redução da pré-carga cardíaca, como pneumotórax hipertensivo, tamponamento cardíaco e pericardite constritiva.

MANEJO GERAL

O atendimento ao paciente idoso com choque deve ser conduzido com a mesma agilidade e intensidade que o preconizado aos pacientes adultos jovens e conforme os protocolos validados para emergências clínicas ou para o trauma.

As componentes gerais são:

- Suporte hemodinâmico.
- Suporte ventilatório.
- Ressuscitação volêmica e uso de drogas vasoativas.[2]

Recomenda-se a aferição seriada dos sinais vitais, especialmente em pacientes idosos, justamente devido a mudanças menos previsíveis nos sinais vitais diante da suspeita de choque, por exemplo, nível de pressão arterial normal e ausência de taquicardia, apesar de hipoperfusão tecidual.

> Vale reforçar a importância da coleta das informações durante o processo da anamnese de forma pormenorizada, o que, muitas vezes, só é possível por meio de dados coletados de um informante ou cuidador, seja por impossibilidade por parte do paciente em fornecê-las no momento do atendimento, por exemplo, por rebaixamento no nível de consciência, seja por incapacidade prévia por comprometimento cognitivo associado a demência.

Outro ponto decisivo do atendimento inicial do paciente idoso com choque é o questionamento de quais medicamentos estão em uso. É sabido que certas medicações podem atenuar ou prejudicar a resposta clínica ao estresse agudo. Os betabloqueadores podem manter os níveis de frequência cardíaca inalterados, mesmo na presença de hemorragia, por exemplo. Diuréticos podem determinar desidratação e intensificar a hipovolemia, além de precipitar lesão renal aguda por componente pré-renal, distúrbios eletrolíticos e, potencialmente, arritmias. Anti-inflamatórios não esteroidais são frequentemente utilizados em síndromes dolorosas de forma inadvertida e podem levar a sobrecarga volêmica e descompensação de insuficiência cardíaca, além de aumentar o risco de lesão gástrica e úlceras em trato gastrointestinal e hemorragia digestiva. Antidepressivos podem levar a alterações na condução cardíaca, como prolongamento de intervalo QT, por exemplo, no caso dos tricíclicos. Anticoagulantes também representam uma classe de medicamentos amplamente utilizada pela população idosa e que tem importância cardinal em situações em que se precisa estimar o risco de sangramento, em vigência de manifestações hemorrágicas ou necessidade de intervenção cirúrgica de urgência.

Também é de suma importância a reconciliação medicamentosa em pacientes com necessidade de internação hospitalar. São situações não infrequentes a abstinência associada ao uso crônico de benzodiazepínicos e a síndrome de retirada em pacientes em uso de antidepressivos duais.

Muito se questiona sobre as metas terapêuticas em pacientes idosos, e tal questionamento se mostra muito desafiador devido à heterogeneidade dessa população, não devendo se basear apenas no componente etário.[13] Estudos também evidenciam a menor adesão a protocolos durante o atendimento de pacientes idosos, culminando com desfechos clínicos piores, como aumento de mortalidade.[14]

Trabalhos indicam menor tempo de internação, menor taxa de admissão em UTI e menores recursos disponibilizados a pacientes de 85 anos ou mais, levantando o questionamento sobre proporcionalidade de cuidados e reforçando a importância de que eles não devem se pautar apenas no critério etário, levando sempre em consideração as preferências do indivíduo.[7]

A avaliação funcional do indivíduo idoso é imprescindível para o desenvolvimento do plano terapêutico proporcional e adequado a cada paciente.

Foi demonstrado que pacientes com fragilidade admitidos por trauma apresentaram maior risco de complicações intra-hospitalares (cardíacas, pulmonares, renais, hematológicas, infecciosas e cirúrgicas) e maior probabilidade de alta para unidade de transição de cuidados em vez de alta para o domicílio, refletindo declínio funcional e incapacidade para realizar atividades da vida diária. Pacientes frágeis também tiveram maior taxa de mortalidade após trauma.[3]

CONCLUSÃO

Os idosos compõem a parcela da população que mais é admitida em unidade de saúde por choque, especialmente choque séptico. A assistência ao indivíduo idoso com choque deve ser conduzida da mesma forma que a preconizada para um adulto jovem. Em paralelo, é de responsabilidade da equipe de saúde que o assiste coletar informações sobre sua funcionalidade previamente àquela admissão, bem como dados sobre suas crenças e valores, para o melhor estabelecimento do plano terapêutico e suas metas.

Inicialmente, objetiva-se estabilizar o paciente hemodinamicamente de modo a mantê-lo vivo. Em seguida busca-se o tratamento da causa do choque, seguindo com o manejo das complicações e o início do processo de reabilitação, com o intuito de promover a alta hospitalar em condições próximas às anteriores à admissão ou com perspectiva de recuperação funcional. A não adesão a protocolos e o estabelecimento de tratamento subótimo ao paciente idoso limitam suas chances de sobrevida e aumentam a chance de desfechos adversos como perda funcional e morte.

São inúmeros os questionamentos em relação aos cuidados agudos de um paciente idoso, especialmente no que tange à intensidade de cuidados, fato que alerta para a importante demanda por mais estudos e estratégias que possam auxiliar na tomada de decisão e no desenvolvimento de propostas terapêuticas mais custo-efetivas aplicadas à assistência ao paciente idoso.

Referências bibliográficas

1. Hu KM, Brown RM. Resuscitation of the critically ill older adult. Emerg Med Clin North Am. 2021;39:273-86.
2. Vincent JL, de Backer D. Circulatory shock. N Engl J Med. 2013;369(18):1726-34.
3. Joseph B, Scalea T. The consequences of aging on the response to injury and critical illness. Shock (Augusta, Ga.). NLM (Medline);2020;54:144-53.
4. Chiao YA, Rabinovitch PS. The aging heart. Cold Spring Harb Perspect Med. 2015;5(9).
5. Fayyaz J, Khursheed M, Mir MU, Khan U. Pattern of emergency department visits by elderly patients: study from a tertiary care hospital, Karachi. BMC Geriatr. 2013;13(1).
6. Singer M, Deutschman CS, Seymour C, Shankar-Hari M, Annane D, Bauer M, et al. The Third International Consensus Definitions for Sepsis and Septic Shock (Sepsis-3). JAMA. 2016;315:801-10.
7. Angus DC, Linde-Zwirble WT, Lidicker J, Clermont G, Carcillo J, Pinsky MR. Epidemiology of severe sepsis in the United States: analysis of incidence, outcome, and associated costs of care. Crit Care Med. 2001;29(7):1303-10.
8. Sehgal V, Bajwa SJS, Consalvo JA, Bajaj A. Clinical conundrums in management of sepsis in the elderly. J Transl Int Med. 2015;3(3):106-12.
9. Englert NC, Ross C. The older adult experiencing sepsis. Crit Care Nurs Q. 2015;38(2):175-81.
10. Levy MM, Fink MP, Marshall JC, Abraham E, Angus D, Cook D, et al. SCCM/ESICM/ACCP/ATS/SIS. 2001 SCCM/ESICM/ACCP/ATS/SIS International Sepsis Definitions Conference. Crit Care Med. 2003 Apr;31(4):1250-6.
11. Hranjec T, Sawyer RG, Young JS, Swenson BR, Calland JF. Mortality factors in geriatric blunt trauma patients: creation of a highly predictive statistical model for mortality using 50,765 consecutive elderly trauma admissions from the national sample project. Am Surg. 2012;78(12):1369-75.
12. Anderson FA, Wheeler HB, Goldberg RJ, Hosmer DW, Patwardhan NA, Jovanovic B, et al. A population-based perspective of the hospital incidence and case-fatality rates of deep vein thrombosis and pulmonary embolism. The Worcester DVT Study. Arch Intern Med. 1991 May;151(5):933-8.
13. Perera T, Cortijo-Brown A. Geriatric resuscitation. Emerg Med Clin North Am. 2016; 34(3):453-67.
14. Calland JF, Ingraham AM, Martin N, Marshall GT, Schulman CI, Stapleton T, et al. Evaluation and management of geriatric trauma: An eastern association for the surgery of trauma practice management guideline. J Trauma Acute Care Surg. 2012;73(5 Suppl 4).

SEÇÃO III

Urgências neurológicas

10

Acidente vascular cerebral

Ana Luisa Ito Baptista da Cruz
Caio Barretto Anunciação
Raif Restivo Simão

INTRODUÇÃO E EPIDEMIOLOGIA

O acidente vascular cerebral (AVC) engloba um grupo de doenças cerebrovasculares bastante distintas entre si. De maneira geral, é dividido em AVC isquêmico (correspondente a mais de 80% dos casos) ou hemorrágico. O AVC isquêmico é causado por obstrução ao fluxo sanguíneo cerebral, levando a um episódio agudo de disfunção encefálica com duração maior que 24 horas ou acompanhada de evidência radiológica de isquemia focal anatomicamente compatível. O AVC hemorrágico, por sua vez, consiste em sangramento decorrente da rotura de vasos sanguíneos do cérebro, do tronco cerebral ou das meninges. Há ainda uma entidade denominada ataque isquêmico transitório (AIT), definido quando a disfunção encefálica tem duração menor que 24 horas ou quando não há evidência de lesão isquêmica em neuroimagem.[1,2]

A doença cerebrovascular representa a segunda maior causa de óbito no Brasil[3] (Figura 1), tendo sido responsável por aproximadamente 100 mil mortes em 2020. Diversas comorbidades estão intimamente relacionadas aos danos vasculares que se acumulam ao longo dos anos, importantes na fisiopatologia do AVC, como hipertensão arterial sistêmica (HAS), *diabetes mellitus* (DM) e dislipidemia. É de conhecimento geral que a incidência e a prevalência de tais doenças aumentam ao longo da vida, razão pela qual a idade constitui um fator de risco importante para o desenvolvimento do AVC. Entretanto, diversos estudos e diretrizes de AVC não incluem em sua metodologia pacientes muito idosos, razão pela qual há ausência de evidência robusta para o acompanhamento de algumas diretrizes nessa subpopulação específica.

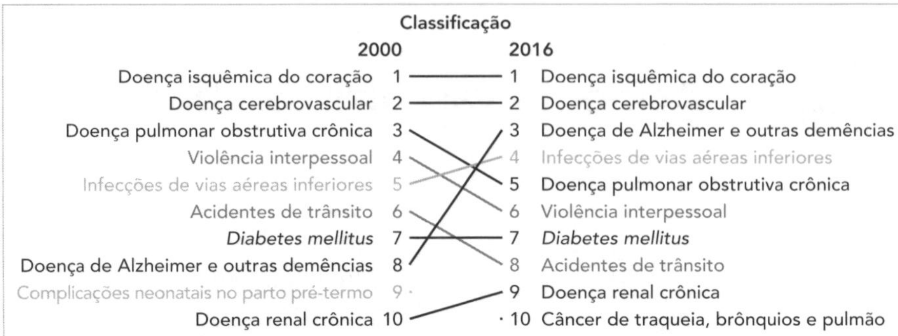

FIGURA 1 Principais causas de óbito no Brasil.
Fonte: dados obtidos do levantamento mais recente da Secretaria de Vigilância em Saúde (2023).[3]

FISIOPATOLOGIA

O AVC isquêmico (AVCi) decorre da oclusão de artérias que nutrem o tecido encefálico. Essa oclusão pode ser determinada pela formação de placas ateroscleróticas (no AVC aterotrombótico) e/ou por êmbolos (no AVC tromboembólico ou cardioembólico).

O mecanismo aterosclerótico consiste na formação de placas de gordura na parede das artérias, que passam a ter sua luz gradualmente reduzida. Por instabilidade da placa ou oclusão progressiva da luz do vaso, o fluxo sanguíneo eventualmente se interrompe por completo. O mecanismo embólico, por sua vez, é determinado pela formação de trombos nas câmaras cardíacas (principalmente) ou na própria aorta, que posteriormente se desprendem, formando êmbolos. Estes seguem o fluxo sanguíneo habitual e podem, então, entrar na circulação encefálica, gerando a oclusão de um vaso quando o calibre deste passa a ser menor que o diâmetro do êmbolo. Em ambos os mecanismos, o resultado final é a parada abrupta de irrigação arterial do tecido encefálico, gerando isquemia e, a depender do tempo, necrose desse tecido.

Em contrapartida, o AVC hemorrágico (AVCh) tem fisiopatologia distinta: há a rotura de artérias que irrigam o encéfalo ou as meninges, caracterizando, respectivamente, as hemorragias intraparenquimatosas e as subaracnóideas. O sangramento gera uma reação inflamatória no tecido encefálico e meninges que determina edema e prejuízo à adequada irrigação tecidual.

PREVENÇÃO PRIMÁRIA

A prevenção primária do AVC no idoso, assim como no adulto jovem, consiste principalmente no controle de comorbidades. A seguir serão discutidas as principais medidas, com comprovação de benefício e suas particularidades nos pacientes idosos.

Controle da hipertensão arterial sistêmica

A hipertensão é o fator de risco mais prevalente associado ao AVC. Vários estudos incluindo a população idosa mostram benefício da redução de pressão arterial (PA) na redução de eventos isquêmicos ou hemorrágicos, com maior nível de evidência em idosos robustos.[4] Em contrapartida, há uma preocupação maior com efeitos adversos relacionados à prescrição de anti-hipertensivos, principalmente no que diz respeito ao aumento de risco de quedas e à piora da função renal.

Não há um consenso sobre os alvos pressóricos entre as principais diretrizes analisadas. A diretriz da *American College of Cardiolology/American Heart Association* (ACC/AHA) de 2018 recomenda o alvo pressórico de 130 × 80 mmHg, enquanto a diretriz da *European Society of Cardiology* (ESC) do mesmo ano recomenda alvo abaixo de 140 × 90 mmHg, mas não menor que uma pressão arterial sistólica de 130 mmHg. A diretriz da Sociedade Brasileira de Cardiologia (SBC) de 2020 estabelece como alvo pressórico 130-139 × 70-79 mmHg para idosos hígidos e 140-149 × 70-79 mmHg para idosos frágeis.[5-7]

Todas as diretrizes apontam que demais comorbidades e polifarmácia, bem como grau de fragilidade e dependência, devem ser acessados, e que em pacientes mais frágeis provavelmente haveria benefício de alvos pressóricos mais elevados. O manejo recomendado inclui pesquisa de hipotensão postural e risco de quedas em todos os idosos em uso de anti-hipertensivos. A ACC/AHA e a SBC recomendam a aferição domiciliar de PA para monitorização do tratamento, por frequentemente serem encontrados valores mais baixos quando comparados aos aferidos durante consultas médicas.

Anticoagulação em pacientes com fibrilação atrial

A fibrilação atrial (FA) é a principal arritmia presente em idosos e constitui fator de risco importante para ocorrência e recorrência de AVC. A instituição de anticoagulação para pacientes com FA e alto risco tromboembólico está associada à redução do risco de eventos cerebrovasculares.[8]

Para indivíduos com FA, é recomendada a avaliação de risco de AVC – sendo a principal ferramenta o escore CHA(2)DS(2)-VASc[9] (Quadro 1), no qual dois ou mais pontos representam alto risco, indicando a prescrição de anticoagulação. É importante ressaltar que indivíduos idosos terão pelo menos um ponto nesse escore, dado pela idade.

QUADRO 1 Escore CHA(2)DS(2)-VASc para risco de AVC em pacientes com fibrilação atrial[9]

Congestive heart failure (insuficiência cardíaca)	1 ponto
Hypertension (hipertensão arterial sistêmica)	1 ponto
Age (idade ≥ 75 anos)	2 pontos
Diabetes mellitus	1 ponto
Stroke (AVC ou AIT prévios)	2 pontos
Vascular disease (IAM prévio, doença arterial periférica, aterosclerose em território aórtico)	1 ponto
Age (idade 65-74 anos)	1 ponto
Sexo feminino	1 ponto

AIT: acidente isquêmico transitório; AVC: acidente vascular cerebral; IAM: infarto agudo do miocárdio.

A principal preocupação quanto à prescrição de anticoagulantes é o aumento do risco de sangramento, principalmente de origem gastrointestinal e em sistema nervoso central. Para avaliação de risco de sangramento, pode-se utilizar o escore HASBLED[10] (Quadro 2), no qual maiores pontuações estão associadas a maior risco de sangramento.

QUADRO 2 Escore HASBLED para risco de sangramento[10]

Hipertensão não controlada	1 ponto
Alteração hepática ou renal	1 ponto cada
Stroke (AVC prévio)	1 ponto
Bleeding (sangramento prévio ou predisposição a sangramentos)	1 ponto
Labilidade de INR	1 ponto
Elderly (idade ≥ 65 anos)	1 ponto
Drogas que interfiram na varfarina ou uso de álcool	1 ponto cada

AVC: acidente vascular cerebral; INR: international normalized ratio.

Em pacientes frágeis, o benefício da instituição de anticoagulação na prevenção de eventos cerebrovasculares se mantém, ainda que o risco de sangramento seja maior nessa população.[11]

Para pacientes sem indicação formal de uso de inibidor de vitamina K, prefere-se a prescrição de anticoagulantes diretos (DOAC), que apresentam rápido início de ação, sem início de ação pró-coagulante, menos interações com alimentos ou outras drogas, menor tempo de meia-vida e ausência de necessidade de monitorização de nível sérico. As opções de doses de DOAC estão descritas na Tabela 1.[12]

TABELA 1 Doses de anticoagulantes para pacientes com fibrilação atrial e alto risco de acidente vascular encefálico[12]

	Apixabana	Edoxabana	Rivaroxabana	Dabigatrana
Dose usual	5 mg 2x/dia	60 mg 1x/dia	20 mg 1x/dia	150 mg 2x/dia
Dose reduzida	2,5 mg 2x/dia (2 ou mais fatores: idade > 80 anos, peso < 60 kg ou Cr > 1,28 mg/dL)	30 mg 1x/dia (ClCr < 50 mL/minuto, peso < 50 kg, inibidor forte de glicoproteína P)	15 mg 1x/dia (ClCr < 50 mL/minuto)	110 mg 2x/dia (> 80 anos, uso de verapamil; considerar se idade entre 75-80 anos, ClCr 30-50 mL/minuto, gastrite ou risco de sangramento elevado)

Fonte: elaborado pelos autores.

Recomenda-se evitar a prescrição de anticoagulantes apenas em pacientes com alto risco de sangramento ou com prognóstico reservado, com expectativa de vida menor que 6 meses.[13] Em pacientes com alto risco de quedas, é comum a não prescrição de anticoagulantes pelo aumento de risco de sangramento em sistema nervoso central. Entretanto, um estudo de 1999 estima que sejam necessárias aproximadamente 295 quedas para que um paciente não se beneficie de anticoagulação com varfarina – dessa forma, mantém-se a recomendação de anticoagulação, com a instituição adicional de medidas para prevenção de quedas.[14]

Controle de dislipidemia e *diabetes mellitus*

Há redução de risco de AVC fatal e não fatal com tratamento de dislipidemia, mesmo em indivíduos idosos. Em idosos acima de 75 anos, não é recomendado o tratamento inicial com estatinas de alta potência. As opções terapêuticas de estatinas de moderada potência estão descritas na Tabela 2.[15]

TABELA 2 Estatinas de moderada potência para tratamento inicial de dislipidemia em idosos

Droga	Dose
Sinvastatina	20-40 mg
Atorvastatina	10-20 mg
Rosuvastatina	5-10 mg
Pravastatina	40-80 mg
Lovastatina	40 mg

O controle de DM também está associado a menor incidência de eventos. Para a maioria dos pacientes idosos, o alvo recomendado pela ADA (American Diabetes Association) é de hemoglobina glicada (HbA1C) < 7%. O cuidado recomendado é a instituição de alvos diferenciados, mais elevados, para pacientes com múltiplas comorbidades, frágeis e com algum grau de comprometimento funcional.[15]

QUADRO CLÍNICO

Os sintomas relacionados ao AVCi têm correlação com a área anatomicamente afetada. No Quadro 3, encontram-se resumidas as principais manifestações relacionadas a cada um dos territórios vasculares.

QUADRO 3 Territórios arteriais e suas principais manifestações clínicas

Território arterial acometido	Principais sintomas
Artéria cerebral anterior	Redução de força e sensibilidade em hemicorpo contralateral (desproporcionada de predomínio crural), mutismo (abulia), incontinência urinária, paratonia e reflexo de preensão palmar contralaterais, afasia motora transcortical, apraxia da marcha.
Artéria cerebral média – segmento M1	Hemiparesia/hemiplegia contralateral, redução de sensibilidade contralateral, afasia de expressão (hemisfério esquerdo), distúrbios de percepção visual (hemisfério direito).
Artéria cerebral média – segmento M2	Hemianopsia homônima ou quadrantopsia superior, afasia sensorial (hemisfério esquerdo), heminegligência visual esquerda (hemisfério direito).
Sistema vertebrobasilar	▪ Acometimento de nervos cranianos, vertigem, disartria, disfagia, diplopia, parestesia facial, hemiparesia ou tetraparesia, ataxia, redução de sensibilidade em hemicorpo ou bilateral. ▪ Cerebelo: dissinergia, dismetria, tremor de intenção, disdiadococinesia, nistagmo, disartria cerebelar.
Artéria cerebral posterior	Hemianopsia homônima, perda de memória, perda sensitiva, alexia sem agrafia.

No AVCh, as apresentações clínicas mais comuns são cefaleia, afasia, hemiparesia e paralisia facial. A apresentação da cefaleia geralmente é aguda e progressiva, associada a vômitos, rigidez de nuca, aumento de níveis pressóricos e rápido desenvolvimento de déficits neurológicos.

TRATAMENTO DO EVENTO AGUDO

O tratamento do evento agudo do AVCi consiste em terapia de reperfusão, que engloba trombólise com trombolítico intravenoso (alteplase ou rtPA, ativador de plasminogênio tecidual recombinante) e trombectomia mecânica.

Trombólise

Segundo as diretrizes da AHA,[16] são elegíveis à realização de trombólise com rtPA os pacientes que preenchem os seguintes critérios:

- Idade ≥ 18 anos.
- Déficit neurológico focal súbito.
- *Ictus* (tempo de instalação do déficit) ≤ 4 horas e 30 minutos.
- Glicemia entre 60 e 400.
- Ausência de sangramento na tomografia de crânio.
- Ausência de contraindicações à medicação.

A AHA determina como contraindicações à trombólise:
Contraindicações absolutas:

- < 18 anos.
- Sintomas compatíveis com hemorragia subaracnóidea (HSA).
- Presença de endocardite bacteriana.
- Presença de dissecção de aorta.
- Independentemente da data de ocorrência ou diagnóstico: sangramento intracraniano prévio, neoplasia intra-axial do sistema nervoso central, coagulopatia, neoplasia do trato gastrointestinal.
- Nos últimos 21 dias: sangramento do trato gastrointestinal.
- Nos últimos 3 meses: AVCi, neurocirurgia, trauma cranioencefálico grave.

- Uso de anticoagulantes: uso de varfarina com INR ≥ 1,7, última dose de heparina plena há < 24 horas, última dose de DOAC há < 48 horas com função renal normal.

Contraindicações relativas:

- Independentemente do intervalo de tempo: sangramento do trato geniturinário, malformação arteriovenosa intracraniana.
- História atual de: menstruação com menorragia, gestação, câncer, crise convulsiva.
- Nos últimos 7 dias: punção arterial em sítio não compressível, punção lombar.
- Nos últimos 14 dias: cirurgia de grande porte, trauma grave (não cranioencefálico).
- Nos últimos 3 meses: infarto agudo do miocárdio.
- Sangramento do trato gastrointestinal há mais de 21 dias.

Algumas controvérsias permeiam a discussão acerca da trombólise em pacientes idosos. O estudo *NINDS* (1995)[17] evidenciou benefício na realização de trombólise no AVCi com < 3 horas desde o início de sintomas. Contudo, poucos indivíduos idosos foram incluídos na amostra. O estudo *ECASS III* (2008),[18] por sua vez, aumentou o tempo para infusão do trombolítico para até 4,5 horas desde o início dos sintomas, porém excluiu indivíduos > 80 anos.

Um estudo observacional (Sylaja, 2006) comparou pacientes maiores e menores de 80 anos e verificou que o uso da alteplase não foi associado a maior risco de sangramento em pacientes mais idosos. Desfechos piores foram associados à severidade do AVC e às disfunções preexistentes.[19]

Além disso, Bluhmki (2020) avaliou os desfechos da trombólise em pacientes > 80 anos e concluiu que a trombólise foi associada a melhor funcionalidade, sem diferença na mortalidade, após 90 dias. Assim, entende-se que a idade não deve ser um critério para excluir pacientes da possibilidade de trombólise.[20]

Antes do início da terapia trombolítica, a pressão arterial deve ser ≤ 185 × 110 mmHg, devendo ser mantida em níveis menores que 180 × 105 mmHg por pelo menos 24 horas após o tratamento trombolítico.

Trombectomia mecânica intra-arterial

Pacientes com funcionalidade prévia preservada e com tempo de início dos sintomas < 6 horas, sem contraindicações clínicas ou imagenológicas, com oclusão proximal de circulação anterior, devem ser submetidos a trombectomia mecânica.

Os maiores estudos sobre o tema, *MR Clean*[21] e *Escape*,[22] não encontraram diferença de benefício da trombectomia entre pacientes < 80 anos e > 80 anos em suas análises de subgrupos. Estudos mais atuais levantam controvérsias: Meyer et al.[23] trazem evidência de benefício da trombectomia em nonagenários, enquanto Jiao et. al.[24] sugerem que a trombectomia em pacientes > 80 anos pode estar associada a piores desfechos em funcionalidade, menor chance de recanalização e maior mortalidade por todas as causas, independentemente da terapia utilizada.

Manejo hospitalar

O início de terapia antiplaquetária precocemente e a internação em unidade de AVC são medidas que demonstraram os melhores desfechos.

Nos pacientes com AVE ou AIT, o uso de ácido acetilsalicílico (AAS) na dose de 160 a 300 mg deve ser iniciado o mais precocemente possível (dentro das primeiras 48 horas) pela redução do risco de recorrência do evento,[25] podendo ser realizado antes mesmo da conclusão da investigação da etiologia do AVC.

Em revisão da Cochrane de 2013, ressalta-se que a internação em unidade com cuidados multidisciplinares voltados ao paciente com AVC está associada a menores taxas de mortalidade, dependência e institucionalização quando comparada com internações em unidades de cuidados gerais.[26]

PREVENÇÃO SECUNDÁRIA

O controle de fatores de risco modificáveis (HAS, DM, dislipidemia, tabagismo, sedentarismo) é parte essencial da prevenção secundária, somada a medidas como terapia antitrombótica para AVCi, abordagem para correção de estenose carotídea sintomática, avaliação de disfagia e profilaxia de tromboembolismo venoso (TEV).

Terapia antitrombótica

O uso de antiagregantes plaquetários ou anticoagulantes é um grande pilar do tratamento de AVC e AIT.

Em casos de AVC não cardioembólico e AIT, recomenda-se o uso de AAS 81 a 325 mg ou clopidogrel 75 mg em monoterapia, sendo ambas alternativas equivalentes para o tratamento.

Em casos de AVC cardioembólico, porém, a anticoagulação com varfarina ou DOAC deve ser instituída conforme discutido previamente na indicação de profilaxia primária para fibrilação atrial. A recomendação clássica é de início 14 dias após o evento isquêmico, para evitar aumentar o risco de transformação hemorrágica.

Controle pressórico

Em pacientes com AVCi não submetidos a trombólise, a pressão arterial elevada ("hipertensão permissiva") durante as primeiras 24 a 48 horas é tolerada, até valores máximos de 220 × 120 mmHg.

Após esse período, anti-hipertensivos podem ser iniciados ou reintroduzidos em pacientes neurologicamente estáveis. A redução da PA deve ser lenta, em torno de 15 mmHg por dia. As diretrizes da *American Heart Association/American Stroke Association* (AHA/ASA) de 2021 sugerem um alvo pressórico de 130 × 80 mmHg.[16]

Dislipidemia

O estudo *SPARCL*[27] mostrou benefício do uso de atorvastatina 80 mg/dia para redução do risco de recorrência do AVC, tanto em jovens quanto em idosos. Uma análise *post hoc* desse estudo revelou que níveis de LDL-c < 70 mg/dL relacionam-se à redução de 28% no risco de AVC e que pacientes com diminuição de 50% do LDL-c têm o risco de AVC reduzido em 35%.

Estenose carotídea sintomática

Endarterectomia de carótida é o tratamento de escolha para pacientes idosos com AVC ipsilateral à estenose grave (70 a 99%) do segmento extracraniano da artéria carótida interna. Em pacientes com estenose, de 50 a 69% devem ser considerados fatores específicos, como gênero, controle dos fatores de risco, estilo de vida, expectativa de vida e risco operatório. O maior benefício é observado em pacientes abordados em até 2 semanas após o AVC ou AIT.[28]

Tromboembolismo venoso

Trombose venosa profunda (TVP) e tromboembolismo pulmonar (TEP) são complicações comuns, sendo o TEP importante causa de mortalidade pós-AVC. Heparina não fracionada e heparina de baixo peso molecular são terapias comprovadamente eficientes para profilaxia de TEV, podendo ser iniciadas 48 horas após o AVC ou AIT.[29,30] Mobilização precoce e compressão pneumática intermitente são outras medidas comprovadamente eficazes para prevenção de TEV.[16,31,32]

Disfagia

Complicação comum após o AVC, a disfagia está associada a maior risco de pneumonia aspirativa e consequente aumento da morbimortalidade em pacientes com AVC. É um preditor independente de perda de funcionalidade e morte em 90 dias nesses pacientes.[33] Exercícios fonoaudiológicos para disfagia se mostraram eficientes na reabilitação.[34] A gastrostomia percutânea, porém, não tem evidência de melhores desfechos e pode estar associada a maiores complicações nesses pacientes.[35] É necessário avaliação pormenorizada e detalhada de cada caso para que seja tomada a melhor decisão.

INVESTIGAÇÃO ETIOLÓGICA

Após o diagnóstico de um AVC, é fundamental investigar sua etiologia, a fim de permitir medidas de prevenção secundária adequadas. Para tanto, utilizamos uma série de exames complementares.

Deve ser realizada imagem (ressonância magnética de encéfalo ou tomografia computadorizada de crânio) ao menos 24 horas após o início dos sintomas. Com esse exame, é possível avaliar características morfológicas, número e localização das áreas de isquemia, o que permite inferir o prognóstico do paciente.

Considerando doença aterosclerótica, é fundamental o estudo dos vasos intra e extracranianos, que pode ser feito por angiotomografia computadorizada, angiorressonância magnética ou pelo somatório de ultrassonografia com Doppler transcraniano e das artérias carótidas e vertebrais.[16]

O mecanismo cardioembólico deve ser investigado com ecocardiograma, pesquisando trombos intracavitários e alterações estruturais cardíacas, e com monitoramento cardíaco de pelo menos 24 horas (Holter de 24 horas), buscando eventuais alterações de ritmo cardíaco que predisponham à formação de trombos intracavitários. O ecocardiograma transtorácico deve ser feito para todos os pacientes com AVC, enquanto o transesofágico deve ser considerado para aqueles com AVC de etiologia indeterminada após a realização dos demais exames complementares, uma vez que eleva a possibilidade de detecção de trombos atriais esquerdos, vegetações valvares, ateroma do arco aórtico e forame oval patente.[36]

A avaliação laboratorial de pacientes com AVC deve incluir a pesquisa de DM (glicemia de jejum, hemoglobina glicada e/ou, menos frequentemente, teste de tolerância oral à glicose), perfil lipídico, hemograma, ureia, creatinina, enzimas hepáticas (aspartato aminotransferase e alanina aminotransferase) e exames de função hepática (bilirrubinas totais e frações, albumina e tempo de protrombina).

O tabagismo (ativo ou passivo) deve ser avaliado, e, caso presente, o aconselhamento para cessação do tabagismo deve ser realizado.

Por fim, exames adicionais podem ser necessários para avaliar outras causas menos comuns de AVC em idosos, que incluem estados de hipercoagulabilidade ou pró-trombóticos associados à malignidade, arterite de células gigantes, embolia paradoxal relacionada à TVP e forame oval patente, sífilis ou vasculites.[37]

Em casos de AVCh, o principal exame é a angioressonância ou angiotomografia das artérias intracranianas, com o intuito de determinar a presença de eventuais alterações anatômicas vasculares.

CONCLUSÃO

O AVC é uma condição de extrema importância para pacientes idosos, por estar relacionado não somente com óbito, mas também com alta morbidade associada a piora de funcionalidade, maior grau de dependência e outras complicações. Apesar de ser uma entidade de ocorrência aguda, tem sua fisiopatogênese desenvolvida ao longo de muitos anos, razão pela qual é fundamental uma abordagem profilática de fatores de risco.

Os profissionais da área da saúde devem estar a par das possíveis complicações determinadas por esse evento, a fim de tentar minimizar sua ocorrência. É de suma importância, também, a investigação etiológica do AVC, de modo a corrigir fatores causais e, assim, minimizar a ocorrência de novos eventos que poderiam aumentar muito a morbimortalidade.

Ademais, ao longo dos últimos anos, diversos estudos vêm embasando o emprego de terapias com bons resultados no tratamento do AVC. Muitos desses estudos, entretanto, têm a idade avançada como critério de exclusão, o que reduz muito a gama de evidências efetivamente aplicáveis aos pacientes idosos. Alguns estudos já mostram benefícios de intervenções praticadas em adultos jovens quando aplicadas em pacientes idosos – e provavelmente nos próximos anos haverá estudos que levarão ao esclarecimento do benefício das medidas ainda não estudadas especificamente nessa população.

Referências bibliográficas

1. Easton JD, Saver JL, Albers GW, Alberts MJ, Chaturvedi S, Feldmann E, et al. Definition and evaluation of transient ischemic attack: a scientific statement for healthcare professionals from the American Heart Association/American Stroke Association Stroke Council; Council on Cardiovascular Surgery and Anesthesia; Council on Cardiovascular Radiology and Intervention; Council on Cardiovascular Nursing; and the Interdisciplinary Council on Peripheral Vascular Disease. Stroke. 2009;40(6):2276-93.
2. Amarenco P. Transient ischemic attack. N Engl J Med. 2020;382(20):1993-41.
3. Secretaria de Vigilância em Saúde. Departamento de Análise Epidemiológica e Vigilância de Doenças Não Trasmissíveis. Available: https://svs.aids.gov.br/daent/centrais-de-conteudos/paineis-de-monitoramento/saude-brasil/mortalidade-geral/ (acesso 16 fev 2023).
4. Wajngarten M, Silva GS. Hypertension and stroke: update on treatment. Eur Cardiol. 2019;14(2):111-5.
5. Barroso WKS, Rodrigues CIS, Bortolotto LA, Mota-Gomes MA, Brandão AA, Feitosa ADM, et al. Diretrizes Brasileiras de Hipertensão Arterial – 2020. Arq Bras Cardiol. 2021;116(3):516-658.
6. Whelton PK, Carey RM, Aronow WS, Casey DE Jr, Collins KJ, Dennison Himmelfarb C, et al. 2017 ACC/AHA/AAPA/ABC/ACPM/AGS/APhA/ASH/ASPC/NMA/PCNA Guideline for the prevention, detection, evaluation, and management of high blood pressure in adults: executive summary – a report of the American College of Cardiology/American Heart Association Task Force on Clinical Practice Guidelines. Hypertension. 2018;71(6):1269-324.
7. Williams B, Mancia G, Spiering W, Agabiti Rosei E, Azizi M, Burnier M et al.; ESC Scientific Document Group. 2018 ESC/ESH guidelines for the management of arterial hypertension. Eur Heart J. 2018;39(33):3021-104. doi:10.1093/eurheartj/ehy339. Erratum in: Eur Heart J. 2019;40(5):475.

8. Hart RG, Pearce LA, Aguilar MI. Meta-analysis: antithrombotic therapy to prevent stroke in patients who have nonvalvular atrial fibrillation. Ann Intern Med. 2007;146:857-67.
9. Lip GY, Nieuwlaat R, Pisters R, Lane DA, Crijns HJ. Refining clinical risk stratification for predicting stroke and thromboembolism in atrial fibrillation using a novel risk factor-based approach: the Euro Heart Survey on Atrial Fibrillation. Chest. 2010;137(2):263-72.
10. Pisters R, Lane DA, Nieuwlaat R, de Vos CB, Crijns HJ, Lip GY. A novel user-friendly score (HAS-BLED) to assess 1-year risk of major bleeding in patients with atrial fibrillation: the Euro Heart Survey. Chest 2010;138(5):1093-100.
11. Wilkinson C, Wu J, Clegg A, Nadarajah R, Rockwood K, Todd O, et al. Impact of oral anticoagulation on the association between frailty and clinical outcomes in people with atrial fibrillation: nationwide primary care records on treatment analysis. Europace. 2022;24(7):1065-75.
12. Best JG, Bell R, Haque M, Chandratheva A, Werring DJ. Atrial fibrillation and stroke: a practical guide. Pract Neurol. 2019;19(3):208-24.
13. Hori H, Fukuchi T, Sugawara H. Anticoagulant therapy for frail patients with atrial fibrillation. Intern Med. 2021;60(4):495-506.
14. Man-Son-Hing M, Nichol G, Lau A, Laupacis A. Choosing antithrombotic therapy for elderly patients with atrial fibrillation who are at risk for falls. Arch Intern Med. 1999;159:677-85.
15. Sharrief A, Grotta JC. Stroke in the elderly. Handb Clin Neurol. 2019;167:393-418.
16. Powers WJ, Rabinstein AA, Ackerson T, Adeoye OM, Bambakidis NC, Becker K, et al. Guidelines for the early management of patients with acute ischemic stroke: 2019 update to the 2018 guidelines for the early management of acute ischemic stroke: a guideline for healthcare professionals from the American Heart Association/American Stroke Association. Stroke. 2019;50(12):e344-e418.
17. National Institute of Neurological Disorders and Stroke rt-PA Stroke Study Group. Tissue plasminogen activator for acute ischemic stroke. N Engl J Med. 1995;333(24):1581-7.
18. Hacke W, Kaste M, Bluhmki E, Brozman M, Dávalos A, Guidetti D, et al.; ECASS Investigators. Thrombolysis with alteplase 3 to 4.5 hours after acute ischemic stroke. N Engl J Med. 2008;359(13):1317-29.
19. Sylaja PN, Cote R, Buchan AM, Hill MD; Canadian Alteplase for Stroke Effectiveness Study (Cases) Investigators. Thrombolysis in patients older than 80 years with acute ischaemic stroke: Canadian Alteplase for Stroke Effectiveness Study. J Neurol Neurosurg Psychiatry. 2006;77(7):826-9.
20. Bluhmki E, Danays T, Biegert G, Hacke W, Lees KR. Alteplase for acute ischemic stroke in patients aged > 80 years: pooled analyses of individual patient data. Stroke. 2020;51(8):2322-31.
21. Berkhemer OA, Fransen PS, Beumer D, van den Berg LA, Lingsma HF, Yoo AJ, et al.; MR Clean Investigators. A randomized trial of intraarterial treatment for acute ischemic stroke. N Engl J Med. 2015;372(1):11-20.
22. Goyal M, Demchuk AM, Menon BK, Eesa M, Rempel JL, Thornton J et al.; Escape Trial Investigators. Randomized assessment of rapid endovascular treatment of ischemic stroke. N Engl J Med. 2015;372(11):1019-30.
23. Meyer L, Alexandrou M, Flottmann F, Deb-Chatterji M, Abdullayev N, Maus V et al.; German Stroke Registry – Endovascular Treatment (GSR-ET). Endovascular treatment of very elderly patients aged ≥ 90 with acute ischemic stroke. J Am Heart Assoc. 2020;9(5):e014447.

24. Jiao J, Liu S, Cui C, Cao Y, Jia Z, Liu H, et al. Endovascular thrombectomy for acute ischemic stroke in elderly patients with atrial fibrillation. BMC Neurol. 2022;22(1):100.
25. Rothwell PM, Algra A, Chen Z, Diener HC, Norrving B, Mehta Z. Effects of aspirin on risk and severity of early recurrent stroke after transient ischaemic attack and ischaemic stroke: time-course analysis of randomised trials. Lancet. 2016;388(10042):365-75.
26. Stroke Unit Trialists' Collaboration. Organised inpatient (stroke unit) care for stroke. Cochrane Database Syst Rev. 2013;2013(9):CD000197.
27. Amarenco P, Bogousslavsky J, Callahan A 3rd, Goldstein LB, Hennerici M, Rudolph AE, et al.; Stroke Prevention by Aggressive Reduction in Cholesterol Levels (SPARCL) Investigators. High-dose atorvastatin after stroke or transient ischemic attack. N Engl J Med. 2006;355(6):549-59.
28. Rothwell PM, Eliasziw M, Gutnikov SA, Warlow CP, Barnett HJ; Carotid Endarterectomy Trialists Collaboration. Endarterectomy for symptomatic carotid stenosis in relation to clinical subgroups and timing of surgery. Lancet. 2004;363(9413):915-24.
29. Paciaroni M, Agnelli G, Venti M, Alberti A, Acciarresi M, Caso V. Efficacy and safety of anticoagulants in the prevention of venous thromboembolism in patients with acute cerebral hemorrhage: a meta-analysis of controlled studies. J Thromb Haemost. 2011;9(5):893-8.
30. Sandercock PA, Counsell C, Kane EJ. Anticoagulants for acute ischaemic stroke. Cochrane Database Syst Rev. 2015;2015(3):CD000024.
31. Dennis M, Sandercock P, Graham C, Forbes J; CLOTS (Clots in Legs Or sTockings after Stroke) Trials Collaboration; Smith J. The Clots in Legs Or sTockings after Stroke (CLOTS) 3 trial: a randomised controlled trial to determine whether or not intermittent pneumatic compression reduces the risk of post-stroke deep vein thrombosis and to estimate its cost-effectiveness. Health Technol Assess. 2015;19(76):1-90.
32. Field TS, Hill MD. Prevention of deep vein thrombosis and pulmonary embolism in patients with stroke. Clin Appl Thromb Hemost. 2012;18(1):5-19.
33. Paciaroni M, Mazzotta G, Corea F, Caso V, Venti M, Milia P et al. Dysphagia following Stroke. Eur Neurol 2004;51(3):162-7.
34. Carnaby G, Hankey GJ, Pizzi J. Behavioural intervention for dysphagia in acute stroke: a randomised controlled trial. Lancet Neurol. 2006;5(1):31-7.
35. Lee SP, Lee KN, Lee OY, Lee HL, Jun DW, Yoon BC, et al. Risk factors for complications of percutaneous endoscopic gastrostomy. Dig Dis Sci. 2014;59(1):117-25.
36. Morris JG, Duffis EJ, Fisher M. Cardiac workup of ischemic stroke: can we improve our diagnostic yield? Stroke. 2009;40(8):2893-8.
37. Nouh A, Hussain M, Mehta T, Yaghi S. Embolic strokes of unknown source and cryptogenic stroke: implications in clinical practice. Front Neurol. 2016;7:37.

11

Crise epiléptica

Cláudio Sérgio Cabral Paiva
Marcelo Houat de Brito

INTRODUÇÃO

Aproximadamente 50% das crises epilépticas ocorrem em pessoas com mais de 65 anos.[1] Além disso, a apresentação clínica diferente em relação àquela classicamente descrita em pacientes mais jovens, bem como as particularidades de seu tratamento, pelo maior número de comorbidades, pela polifarmácia e pelo maior risco de efeitos colaterais das medicações tradicionalmente utilizadas durante essa ocorrência, torna necessário conhecer as nuances do diagnóstico e tratamento da síndrome epiléptica na população idosa.

CONCEITOS BÁSICOS

Antes de seguir adiante com as especificidades das crises epilépticas no idoso e seu manejo, é fundamental que o leitor esteja familiarizado com alguns conceitos em epilepsia:

- Crise epiléptica: ocorrência transitória de sinais e/ou sintomas decorrente de atividade neuronal síncrona ou excessiva no cérebro.
- Crise convulsiva: crise epiléptica que tenha componente motor.
- Crise sintomática aguda: crise relacionada a insulto sistêmico ou cerebral novo; costuma não recorrer após resolvido o insulto.
- Crise não provocada: crise relacionada a lesão cerebral preexistente ou a doença neurológica progressiva, com grande risco de recorrer no futuro.

- Epilepsia: presença de duas crises epilépticas não provocadas com intervalo menor que 24 horas, ou presença de uma crise não provocada isolada, mas que tenha uma chance acima de 60% de recorrência, ou ainda presença de uma crise isolada, porém dentro do contexto de uma síndrome eletroclínica clássica (p. ex., crise mioclônica e eletroencefalograma típico para epilepsia mioclônica juvenil). O diagnóstico de epilepsia costuma indicar tratamento com fármaco anticrise a médio/longo prazo.

Também é importante conhecer a classificação mais recente das crises epilépticas pela *International League Against Epilepsy* (*ILAE*), que está em sua versão resumida no Quadro 1.[2] Essa classificação se baseia principalmente na avaliação da semiologia da crise e no padrão eletroencefalográfico. A escolha do fármaco para tratamento da epilepsia se baseia no tipo de crise apresentada pelo paciente.

QUADRO 1 Classificação dos tipos de crises epilépticas (ILAE 2017)

1. Início focal	2. Início generalizado	3. Início desconhecido	4. Não classificada
Perceptivas ou disperceptivas	Motor: ▪ Tônico-clônica. ▪ Clônica. ▪ Tônica. ▪ Mioclônica. ▪ Miotônico-tônico-clônica. ▪ Mioclônico-atônica. ▪ Espasmos epilépticos.	Motor: ▪ Tônico-clônica. ▪ Espasmos epilépticos.	
Início motor: ▪ Automatismos. ▪ Atônica. ▪ Clônica. ▪ Espasmos epilépticos. ▪ Hipercinética. ▪ Mioclônica. ▪ Tônica. Início não motor: ▪ Autonômica. ▪ Parada comportamental. ▪ Cognitiva. ▪ Emocional. ▪ Sensorial.	Não motor (ausências): ▪ Típica. ▪ Atípica. ▪ Mioclônica. ▪ Mioclonia palpebral.	Não motor: Parada comportamental.	
Focal evoluindo para tônico-clônica bilateral.			

ILAE: International League Against Epilepsy.
Fonte: Fisher et al. (2010).

EPIDEMIOLOGIA

A partir dos 30 anos, a prevalência das crises epilépticas cresce a cada década, chegando a acontecer em 0,5 a 1 paciente em cada mil acima de 60 anos, com um pico de incidência próximo aos 75 anos.[1,3]

A Tabela 1 apresenta as principais causas de crises epilépticas sintomáticas agudas nos idosos de acordo com a incidência.[4]

TABELA 1 Causas de crises epilépticas sintomáticas agudas em pessoas acima de 65 anos de acordo com a incidência

Causas de crises epilépticas	Incidência
AVC (hemorrágico ou isquêmico)	50%
Encefalopatia metabólica	6-30%
Drogas ou álcool	10%
Outras causas (TCE, infecções de SNC, encefalopatia hipóxico-isquêmica, hipertensão intracraniana)	5-20%

AVC: acidente vascular cerebral; SNC: sistema nervoso central; TCE: traumatismo cranioencefálico.

Quando pensamos no diagnóstico de epilepsia, ou seja, crises epilépticas não provocadas e recorrentes, as principais etiologias são acidente vascular cerebral (AVC), traumatismo cranioencefálico (TCE) e doenças neurodegenerativas.

APRESENTAÇÃO CLÍNICA

As crises epilépticas nos idosos costumam se apresentar de maneira diferente dos adultos jovens, em que comumente surgem com crises tônico-clônicas bilaterais. Na terceira idade, as crises epilépticas são de difícil diagnóstico pelo fato de geralmente não apresentarem sintomas prodrômicos, de terem menos sintomas motores e de existirem comorbidades que confundem o examinador, como síndrome demencial ou *delirium*. É comum que os idosos apresentem crises se manifestando com confusão mental, mudanças comportamentais, arresponsividade, movimentos estereotipados de membros, lábios ou quedas e, menos comumente, as crises tônico-clônicas.[3,5,6]

Aproximadamente 30% dos idosos com crises epilépticas[6] irão evoluir para estado de mal epiléptico, que pode ser convulsivo ou não convulsivo, sendo este um diagnóstico desafiador para o médico e não sendo rara a necessidade de realizar um eletroencefalograma para essa finalidade, em razão da apresentação clínica inespecífica, como citado anteriormente. O estado de mal epiléptico é uma emergência médica caracterizada pela presença de duas ou mais crises epilépticas sem a completa recuperação da consciência entre elas ou uma crise com duração maior que 30 minutos. No entanto, crises com duração maior que 5 minutos têm baixa probabilidade de cessarem espontaneamente e são, na prática, tratadas como estado de mal epiléptico, considerando que crises não controladas predispõem o cérebro a crises de mais difícil controle.

INVESTIGAÇÃO DIAGNÓSTICA

Para ser capaz de diagnosticar corretamente uma crise epiléptica em um idoso e sua causa, o médico precisa de uma história clínica detalhada sobre o evento, exames laboratoriais, incluindo um painel metabólico, um exame de neuroimagem e, sempre que possível, um exame de eletroencefalograma. Veremos detalhes acerca de cada um desses pontos a seguir.

Na anamnese, é imprescindível um relato bastante detalhado sobre o evento, colhendo informações sobre o estado do paciente antes, durante e após o episódio. Conforme já comentado, os sintomas prodrômicos são raros nas crises convulsivas no idoso, mas alguns dados são importantes e podem direcionar o diagnóstico, como quedas, traumatismos cranianos, atividades que o paciente estava realizando antes do evento e se houve recorrência dos sintomas. Já as informações sobre o estado de consciência, comportamento e movimentos anormais de alguma parte do corpo (como membros, lábios ou língua) durante o evento são fundamentais para caracterizar a crise.

Atenção especial deve ser dada ao estado de consciência do paciente após o evento, já que é muito comum que o período pós-ictal se apresente com sonolência e confusão mental que se estende por horas ou até mesmo dias, dificultando o diagnóstico.[7] Outro dado de extrema importância é o histórico de comorbidades e medicações de uso contínuo. Além de as causas cerebrovasculares e metabólicas estarem entre as principais etiologias, algumas medicações podem diminuir o limiar convulsivo e predispor a crises, como cefepima e bupropiona, ou a retirada abrupta de outras medicações pode causar esse efeito, como os benzodiazepínicos. Por fim, outro dado relevante a ser coletado na história é a possibilidade do uso ou abuso de álcool e outras drogas, sempre lembrando de perguntar explicitamente sobre o uso de drogas ilícitas.

Para adicionar dados à história clínica e aumentar a chance do diagnóstico, deve-se lançar mão de alguns exames laboratoriais. À admissão, já deve ser coletada uma glicemia capilar, exame que pode ser feito à beira-leito, já que hipoglicemia pode ser comum em idosos que usam medicações hipoglicemiantes e podem se apresentar com crises convulsivas. Além disso, hemograma, função renal, eletrólitos, gasometria arterial, perfil lipídico, enzimas hepáticas e dosagem de concentração sérica de alguma medicação, caso a história do paciente aponte para esse fator de risco, devem ser coletados.[7,8]

Para completar a avaliação, um exame de neuroimagem deve ser solicitado para todos os idosos que apresentem uma crise convulsiva inédita, dando-se preferência à ressonância magnética (RM) de crânio em vez da tomografia computadorizada (TC) de crânio, por ser mais sensível às principais etiologias. Com esse exame, podemos investigar possíveis etiologias, como acidentes vasculares cerebrais, tumores de sistema nervoso central (SNC), abscessos ou sinais de hipertensão intracraniana.[8]

Já o eletroencefalograma, dentre outras indicações, pode ser particularmente útil em um paciente que se apresenta com alteração do estado de consciência sem causa definida, já que esse exame pode flagrar atividade epileptiforme e ajudar a diagnosticar uma crise epiléptica ou mesmo um estado de mal epiléptico não convulsivo.[9]

Mesmo com todas as ferramentas elencadas até aqui, o diagnóstico de crise convulsiva no idoso é um desafio, principalmente quando se precisa excluir alguns dos principais diagnósticos diferenciais, que não podem deixar de ser considerados, como síncope, *delirium*, alteração comportamental de uma síndrome demencial, ataque isquêmico transitório, AVC, amnésia global transitória e transtorno comportamental do sono *rapid eye movement* (REM).[8]

TRATAMENTO

Antes de abordar o tratamento farmacológico da crise convulsiva no idoso, é preciso tecer algumas considerações iniciais. O uso de fármacos anticrise epiléptica nessa população precisa ser bastante ponderado, pois o número de efeitos colaterais, como aumento da sonolência, do risco de queda e piora cognitiva, é bastante expressivo.[11-13]

Antes de iniciar a medicação, deve-se ter clareza de que o benefício irá superar o risco de seu uso. E não é incomum que, em casos de dúvida do diagnóstico, por uma crise não presenciada, por exemplo, o tratamento seja adiado até que o caso seja mais bem elucidado, com os estudos mais atuais mostrando que o atraso no início do tratamento, nessa condição, não traz risco para o paciente.[12]

De início, como em toda emergência médica, será realizada a abordagem inicial garantindo via aérea pérvia com oxigenação adequada e monitorização hemodinâmica. Se o paciente se apresenta na emergência em vigência de uma crise convulsiva com duração maior que 5 minutos (diagnóstico operacional de estado de mal epiléptico), o tratamento seguirá o mesmo fluxograma de tratamento do adulto jovem, apresentado na Figura 1.

Caso o paciente se apresente após crise epiléptica cessada, em geral não é necessária a realização de nenhuma dose de benzodiazepínico ou dose de ataque endovenosa de fármacos anticrise. Para definir como se evitará a recorrência

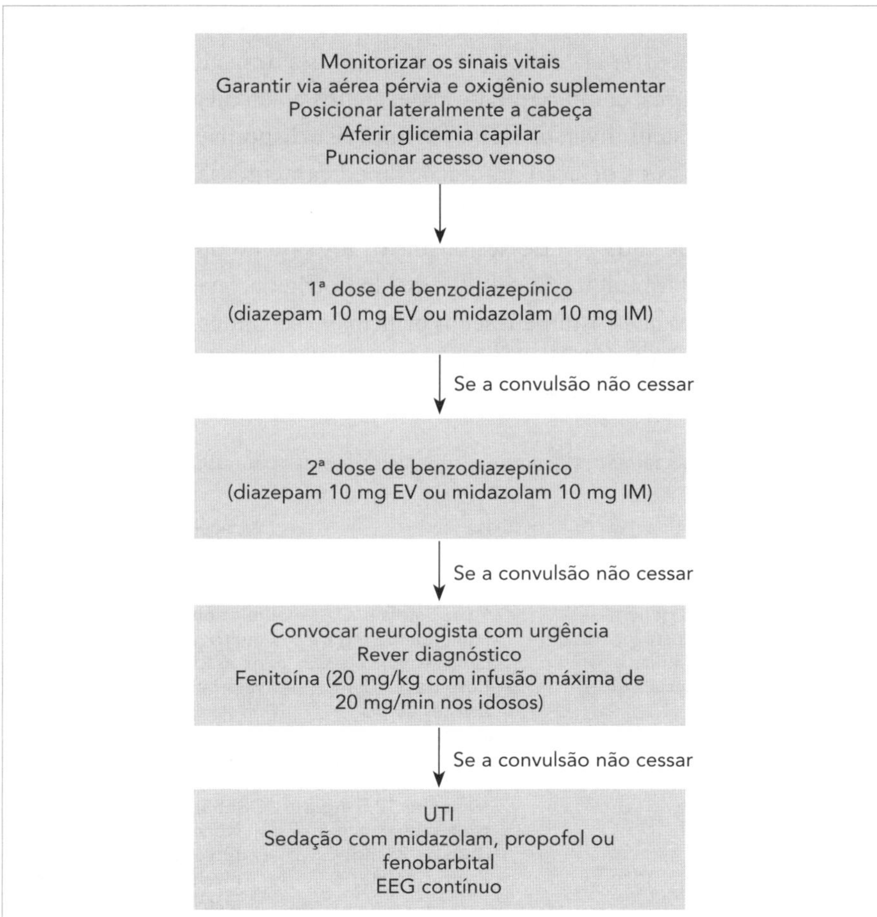

FIGURA 1 Tratamento do *status* epiléptico.
EEG: eletroencefalograma; EV: endovenoso; IM: intramuscular; UTI: unidade de terapia intensiva.

das crises, primeiro é preciso definir se a crise que paciente teve foi provocada, já que nesse caso o tratamento será feito com reversão da causa de base, como distúrbios metabólicos, e não com a administração de fármacos anticrise. No caso de a crise não ter uma causa secundária, o próximo passo é definir se o paciente já tinha diagnóstico de epilepsia. Se esta já for uma comorbidade conhecida do paciente, é preciso verificar a aderência ao tratamento ou o ajuste de dose de suas medicações antes de pensar no início de algum novo fármaco anticrise, pois fornecer as doses "perdidas" ou aumentar a dosagem normalmente já é suficiente para o controle de crises nessas situações.[8]

Se o paciente não tinha o diagnóstico de epilepsia, porém o quadro atual preenche critérios para isso, o tratamento com fármaco anticrise está indicado pela alta taxa de recorrência das crises nos idosos, e a droga de escolha dependerá de alguns fatores, como o tipo de crise, efeitos colaterais e interações medicamentosas. Existem diversos fármacos anticrise disponíveis no Brasil, com diferentes mecanismos de ação, interações medicamentosas, perfil de efeitos colaterais e espectro de ação dentro dos tipos de crises epilépticas. A discussão dos pormenores de cada um desses fármacos foge do escopo deste capítulo, porém o Quadro 2 traz alguns detalhes sobre lamotrigina, levetiracetam e lacosamida, medicações que costumam ser as principais escolhidas para a população idosa, tendo em vista perfil de eficácia, menor chance de efeitos colaterais cognitivos e menor risco de interação medicamentosa.

QUADRO 2 Principais fármacos anticrise disponíveis no Brasil para uso na população idosa

Fármaco	Tipo de crise	Dosagem	Particularidades
Lamotrigina	Crises de início focal e algumas crises de início generalizado (resposta incerta em mioclonias e ausência).	< 85 anos: ▪ Iniciar com 25 mg 1 vez ao dia e aumentar 25 mg a cada semana até a dose de 50-75 mg 2 vezes ao dia. > 85 anos: ▪ Iniciar com 12,5 mg 1 vez ao dia e aumentar 12,5 mg a cada semana até a dose de 25 mg 2 vezes ao dia.	Risco de *rash* cutâneo (~7%), maioria é leve e relacionada à introdução muito rápida do fármaco ou associação com valproato (que aumenta o nível sérico de lamotrigina), mas existem casos graves (p. ex., síndrome de Stevens-Johnson e DRESS). ▪ Necessidade de titulação lenta para níveis protetores pode fazer com que seja preterida em caso de crises muito frequentes.

(continua)

QUADRO 2 Principais fármacos anticrise disponíveis no Brasil para uso na população idosa *(continuação)*

Fármaco	Tipo de crise	Dosagem	Particularidades
Levetiracetam	Crises de início focal e crises de início generalizado (amplo espectro).	< 85 anos: ▪ Iniciar com 250 mg 2 vezes ao dia e aumentar até 500 mg 2 vezes ao dia, a cada semana. > 85 anos: ▪ Iniciar com 125 mg 1 vez ao dia e aumentar 125 mg a cada semana até a dose de 250 mg 2 vezes ao dia.	▪ Risco de alterações comportamentais (7-13% dos adultos). ▪ Sem metabolização hepática significativa, maior parte excretada inalterada pelos rins (atenção para correção de dose em insuficiência renal).
Lacosamida	Crises de início focal.	Iniciar com 50 mg 2 vezes ao dia, podendo ser aumentado para 100 mg 2 vezes ao dia em 1 semana.	▪ Formulação endovenosa disponível no Brasil. ▪ Não disponível no SUS.

DRESS: drug reaction with eosinofilia and systemic symptoms; SUS: Sistema Único de Saúde.

É importante ressaltar que qualquer fármaco anticrise, mesmo os com melhor perfil, traz riscos aos idosos de efeitos colaterais potencialmente graves, como sonolência, quedas, piora cognitiva, alterações comportamentais e perda de massa óssea.[11-13] Por isso é preciso estar mais atento à retirada da medicação, quando possível. Isso pode ser tentado depois que o paciente se apresentar sem crises convulsivas por 2 ou 3 anos e com causa etiológica de baixo risco de recorrência esclarecida.

PROGNÓSTICO

Apesar de os idosos terem boa resposta ao tratamento medicamentoso, a crise epiléptica é uma condição clínica que traz grande morbimortalidade para o paciente. Além dos efeitos colaterais das medicações em si, que já foram comentados, os idosos que apresentam crises epilépticas têm declínio cognitivo mais acelerado, maior risco de desenvolver depressão e um importante aumento da mortalidade, especialmente naqueles acometidos por estado de mal epiléptico.[14]

CONCLUSÃO

Diante do exposto neste capítulo, fica clara a importância de um maior conhecimento sobre as crises epilépticas no paciente idoso. A apresentação clínica diferente do habitual no adulto jovem, as comorbidades que acompanham esse paciente e que podem dificultar ainda mais o diagnóstico, as particularidades do uso dos fármacos anticrise epiléptica nessa população e os desfechos que uma crise epiléptica podem trazer para esses pacientes são os fatores que particularizam essa entidade clínica no paciente geriátrico e que devem ser esclarecidos para os médicos que os atendem.

Referências bibliográficas

1. Ramsay RE, Rowan AJ, Pryor FM. Special considerations in treating the elderly patient with epilepsy. Neurology. 2004;62(5 Suppl 2):S24-9.
2. Fisher RS, Cross JH, D'Souza C, French JA, Haut SR, Higurashi N, et al. Instruction manual for the Ilae 2017 operational classification of seizure types. Epilepsia. 2017;58(4):531-42.
3. Tchalla AE, Marin B, Mignard C, Bhalla D, Tabailloux E, Mignard D, et al. Newly diagnosed epileptic seizures: focus on an elderly population on the French island of Réunion in the Southern Indian Ocean. Epilepsia. 2011;52(12):2203-8.
4. Loiseau J, Loiseau P, Duché B, Guyot M, Dartigues JF, Aublet B. A survey of epileptic disorders in southwest France: seizures in elderly patients. Ann Neurol. 1990;27:232-7.
5. Sen A, Jette N, Husain M, Sander JW. Epilepsy in older people. Lancet. 2020;395(10225):735-48.
6. Vu LC, Piccenna L, Kwan P, O'Brien TJ. New-onset epilepsy in the elderly. Br J Clin Pharmacol. 2018;84(10):2208-17.
7. Fisher RS, Acevedo C, Arzimanoglou A, Bogacz A, Cross JH, Elger CE, et al. Ilae official report: a practical clinical definition of epilepsy. Epilepsia. 2014;55(4):475-82.
8. Castro LH, Martins HS. Medicina de emergência: abordagem prática. 11.ed. São Paulo: Manole; 2016. p.721-34.
9. Lawn N, Kelly A, Dunne J, Lee J, Wesseldine A. First seizure in the older patient: clinical features and prognosis. Epilepsy Res. 2013;107(1-2):109-14.
10. Hauser WA. Seizure disorders: the changes with age. Epilepsia. 1992;33(Suppl 4):S6-14.
11. Lezaic N, Gore G, Josephson CB, Wiebe S, Jetté N, Keezer MR. The medical treatment of epilepsy in the elderly: a systematic review and meta-analysis. Epilepsia. 2019;60:1325.
12. Lühdorf K, Jensen LK, Plesner AM. Epilepsy in the elderly: incidence, social function, and disability. Epilepsia. 1986;27(2):135-41.
13. Cameron H, Macphee GJ. Anticonvulsant therapy in the elderly – a need for placebo controlled trials. Epilepsy Res. 1995;21(2):149-57.
14. Pugh MJ, Berlowitz DR, Montouris G, Bokhour B, Cramer JA, Bohm V, et al. What constitutes high quality of care for adults with epilepsy? Neurology. 2007;69(21):2020-7.
15. Faught E, Richman J, Martin R, Funkhouser E, Foushee R, Kratt P, et al. Incidence and prevalence of epilepsy among older U.S. Medicare beneficiaries. Neurology. 2012;78(7):448-53.

12

Tonturas

Danilo Martin Real

INTRODUÇÃO E DEFINIÇÕES

A presença de tontura no paciente idoso é um sintoma bastante limitante, pois leva à incapacidade funcional e aumento de dependência. Os pacientes com queixa de tontura e vertigem representam aproximadamente 4% das consultas no pronto atendimento geral e 20% do pronto atendimento da neurologia.[1]

Doenças vestibulares comuns como neurite vestibular e vertigem posicional paroxística benigna (VPPB) frequentemente não são diagnosticadas durante a avaliação médica inicial.[2] É importante salientar que o diagnóstico etiológico na tontura é realizado primariamente por meio da somatória de história e exame físico. Sem um diagnóstico etiológico como causa do sintoma, não é possível a escolha correta da indicação terapêutica.

A maioria dos pacientes com tontura que buscam atendimento na urgência sofre de doenças vestibulares benignas, no entanto em até 25% dos casos se pode encontrar doença aguda cerebrovascular, cardiovascular, inflamatória ou tóxica. Cerca de 10% dos pacientes que se apresentam com quadro de vertigem aguda apresentam acidente vascular cerebral como causa da tontura.[2]

O relato do tipo de tontura que o paciente traz em consulta deve auxiliar no raciocínio diagnóstico. A tontura pode ser definida como qualquer tipo de desorientação espacial sentida pelo paciente. É interessante notar que tontura e vertigem não são sinônimos. A vertigem é definida como a sensação de movimento na ausência deste. Entre os diversos tipos de tontura que o paciente pode relatar estão: vertigem rotatória, vertigem não rotatória, instabilidade, balanço, sensação de estar em um barco, desequilíbrio, cabeça vazia ou pesada, sensação de embriaguez, escurecimento visual e pré-síncope.

A anamnese deve ser orientada não só pelo tipo de tontura, mas também por meio das características temporais de frequência e duração dos sintomas, fatores desencadeantes, fatores de melhora ou piora. Sintomas associados, como náusea, zumbido e cefaleia concomitante a tontura, também devem ser questionados e auxiliam no raciocínio clínico. O Quadro 1 agrupa os principais diagnósticos etiológicos em tontura de acordo com as características temporais e associação com fatores desencadeantes. Para cada um dos subgrupos do quadro, existe uma recomendação de direcionamento na anamnese e exame clínico com o intuito de auxiliar a realização do diagnóstico etiológico.

QUADRO 1 Principais diagnósticos etiológicos de tontura classificados de acordo com suas características temporais e fatores desencadeantes

Temporalidade e desencadeantes	Diagnósticos diferenciais	Direcionamento do exame clínico
Episódica e posicional	▪ Hipotensão ortostática. ▪ VPPB. ▪ Vertigem posicional central.	▪ Checar hipotensão postural. ▪ Manobra de Dix-Hallpike. ▪ Teste do *Head Roll*.
Episódica e espontânea	▪ Migrânea e Menière. ▪ Hipoglicemia. ▪ Acidente isquêmico transitório. ▪ Arritmia cardíaca.	▪ História: frequência, duração e sintomas associados. ▪ Dextro e eletrocardiograma.
Aguda/contínua e provocada	▪ Intoxicação medicamentosa. ▪ Trauma e pós-operatório. ▪ Intoxicação por CO e Wernicke.	▪ História (exposição a drogas ou tóxicos). ▪ Examinar mastoides e o crânio.
Aguda/contínua e espontânea	▪ Neurite vestibular. ▪ Acidente vascular cerebral. ▪ Encefalite.	▪ HINTS. ▪ Marcha, coordenação, exame dos pares cranianos e equilíbrio estático.

CO: monóxido de carbono; HINTS: head-impulse – nystagmus – test-of-skew; VPPB: vertigem posicional paroxística benigna.

Este capítulo busca aprofundar os conhecimentos em relação ao quadro clínico e o tratamento das principais doenças mencionadas no Quadro 1.

HIPOTENSÃO ORTOSTÁTICA

Tontura que surge após o paciente se levantar é frequentemente causada por hipotensão ortostática. Esses episódios podem levar a sérias consequências e causam síncope em até 19% dos casos, assim como aumento no risco de quedas e fraturas. A hipotensão ortostática é diagnosticada quando ocorre uma queda sintomática de 20 mmHg da pressão sistólica ou 10 mmHg da pressão diastólica após o paciente assumir a ortostase por 2 a 5 minutos. Os sintomas clássicos da hipotensão são tontura tipo cabeça leve ou vazia, escurecimento visual, zumbido novo ou piora do zumbido de base, sensação de desmaio ou pré-síncope.

É importante buscar na história e no exame clínico fatores causais de hipotensão, como desidratação, uso de anti-hipertensivos, vasodilatadores, diuréticos ou antidepressivos tricíclicos. O tratamento se baseia em orientações quanto à realização de mudanças posturais mais lentamente, manter boa hidratação e uso de meias elásticas. Caso os sintomas de hipotensão persistam mesmo com o tratamento não medicamentoso, pode-se introduzir a fludrocortisona via oral em dose inicial de 0,1 mg e aumento gradativo da dose em 0,1 mg por semana até o máximo de 1 mg por dia.[3]

VERTIGEM POSICIONAL PAROXÍSTICA BENIGNA

A VPPB é a causa mais frequente de vertigem episódica desencadeada por mudanças posturais, e sua fisiopatologia decorre do desprendimento de otólitos do utrículo em direção aos canais semicirculares. Em cerca de 90% dos pacientes o canal acometido é o posterior, localizado na posição mais inferior do labirinto; a ação da gravidade favorece o acúmulo dos otólitos nessa topografia. A maior parte dos casos de VPPB apresenta etiologia idiopática, mas é bem estabelecido que o avançar da idade é um dos principais fatores de risco para o surgimento dessa doença. A prevalência de VPPB em pacientes acima de 60 anos é 7 vezes maior em relação a pacientes adultos jovens.

O quadro clínico da VPPB se apresenta como episódios de vertigem com curta duração e que são primariamente desencadeados por mudanças na posição da cabeça, como virar na cama, se levantar, olhar para cima ou para baixo. É comum o paciente se queixar de tontura ao levantar a cabeça para estender roupa no varal ou ao se abaixar para amarrar os sapatos. A náusea pode ou não estar associada ao quadro, assim como sensação de instabilidade constante.

O diagnóstico da VPPB é clínico e pode ser realizado durante a consulta por meio da manobra de Dix-Hallpike, conforme ilustrado pela Figura 1.

Quando o paciente apresenta VPPB do canal posterior, a manobra diagnóstica de Dix Hallpike evidencia nistagmo torcional e vertical com a componente rápida batendo em direção à orelha testada e para cima. O nistagmo pode apresentar latência de alguns segundos para se iniciar e dura aproximadamente de 5 a 30 segundos. Antes de iniciar a manobra, é importante explicar ao pa-

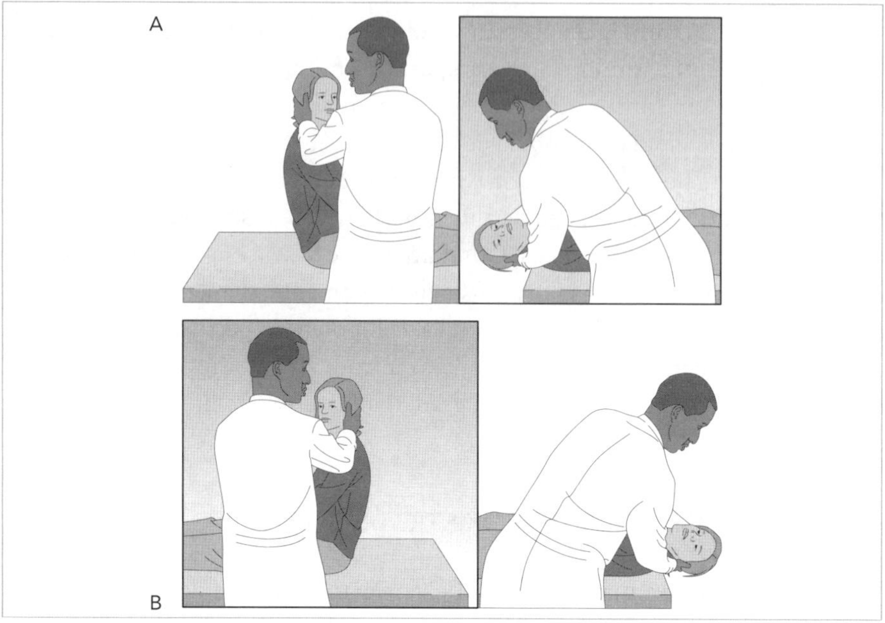

FIGURA 1 Manobra de Dix-Hallpike para a direita (A) e para a esquerda (B).
Fonte: Fife (2012).[4]

ciente que ele pode sentir tontura durante o teste e é interessante que ele tente manter os olhos abertos durante o procedimento, pois a direção e a duração do nistagmo auxiliam o diagnóstico.

Quando a manobra diagnóstica de Dix-Hallpike evidencia nistagmo característico de VPPB, está indicada a manobra de Epley para tratamento da doença. A Figura 2 ilustra a manobra de Epley para tratamento de VPPB do canal semicircular posterior direito. As posições 2, 3 e 4 devem ser mantidas por 30 segundos cada uma ou até que o paciente não apresente mais tontura e/ou nistagmo. A manobra de Epley tem alta eficácia, e cerca de 60% dos pacientes apresentam melhora das queixas vestibulares após uma única realização. Caso o paciente não apresente náusea significativa após a primeira manobra, é interessante repeti-la durante a consulta. Recomenda-se reavaliação clínica entre 3 e 10 dias para nova manobra de Dix-Hallpike; caso o paciente ainda apresente nistagmo e/ou vertigem, repetir a manobra de Epley.

Um dos diagnósticos diferenciais mais importantes da VPPB é a vertigem posicional central. Nessa doença, a história e o exame clínico muitas vezes são semelhantes aos de VPPB, no entanto o paciente não apresenta resposta tera-

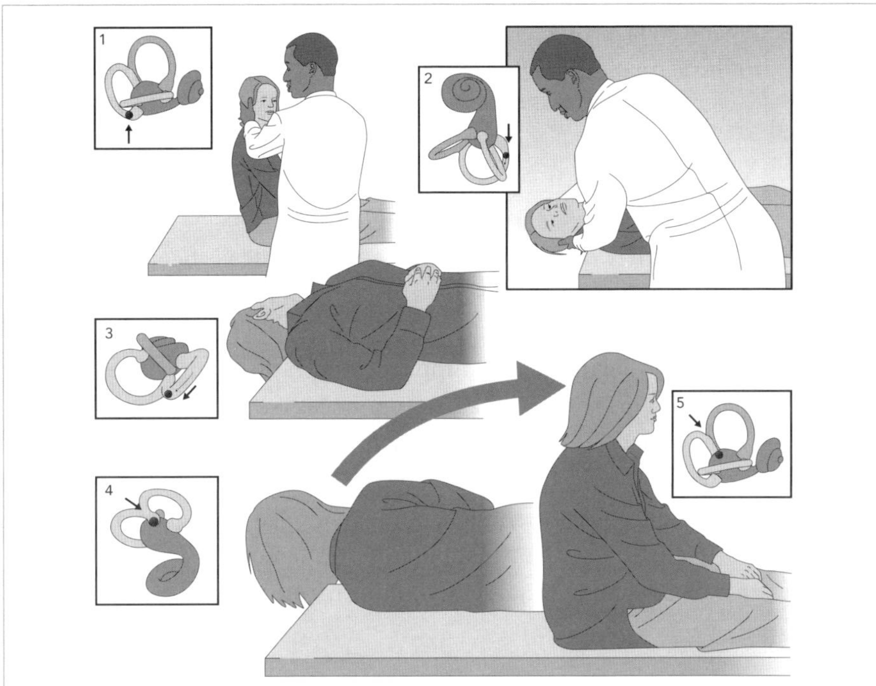

FIGURA 2 Manobra de Epley para tratamento de VPPB do canal semicircular posterior direito.
VPPB: vertigem posicional paroxística benigna.
Fonte: Fife (2012).[4]

pêutica satisfatória após múltiplas manobras de reposicionamento. Nesse caso é recomendável encaminhamento para avaliação com especialista neurologista.

MIGRÂNEA VESTIBULAR

A migrânea vestibular ou enxaqueca vestibular é a causa mais comum de vertigem episódica espontânea. O quadro clínico se apresenta por episódios recorrentes de tontura que duram de 5 minutos a 72 horas com presença de sintomas de enxaqueca na maioria dos eventos. Esses sintomas podem ser fotofobia e fonofobia, cefaleia com características migranosas ou aura visual.

A enxaqueca vestibular é mais frequente em pacientes do sexo feminino e geralmente se inicia após os 40 anos. A maior parte dos indivíduos já apresenta diagnóstico prévio de migrânea.[5] Durante a fase aguda da enxaqueca vestibular, está indicado o uso de sedativos vestibulares como dimenidrinato ou meclizina, assim como a metoclopramida ou ondansetrona para redução da náusea. A depender da frequência das agudizações, deve-se considerar a introdução de profilaxia medicamentosa como betabloqueadores, anticonvulsivantes ou antidepressivos.

DOENÇA DE MENIÈRE

A doença de Menière se apresenta como episódios de vertigem espontânea que duram de 20 minutos a 12 horas e se associam a sintomas auditivos durante a agudização.[6] Esses sintomas podem ser zumbido novo ou piora do zumbido de base, plenitude auricular e/ou hipoacusia. Um dos pontos que auxiliam no diagnóstico diferencial entre essas duas doenças é o acometimento audiométrico nas frequências graves de caráter flutuante nos primeiros anos da doença de Menière.

Assim como na enxaqueca vestibular, o tratamento na fase aguda do Menière é realizado por meio de sedativos vestibulares e antieméticos. O uso da betaistina pode ser indicado como tratamento medicamentoso profilático na doença de Menière.

NEURITE VESTIBULAR

A neurite vestibular é a segunda doença vestibular periférica mais comum depois da vertigem posicional paroxística benigna.[7] Cerca de metade dos pacientes com neurite vestibular refere quadro recente de infecção das vias aéreas. Infecção viral é a causa mais provável da doença, e alguns estudos *post mortem* evidenciaram alterações pós-inflamatórias no nervo vestibular.

O diagnóstico da neurite vestibular é clínico. A tontura se apresenta como episódio de vertigem espontânea com duração maior que 24 horas associada a náuseas e vômitos. Assim como na maioria das doenças vestibulares, existe uma piora da tontura durante a realização de qualquer tipo de movimento cefálico. O paciente se apresenta com dificuldade para deambular, mas costuma conseguir permanecer sentado sem ajuda de outros e possui uma tendência a desviar a marcha para o lado da orelha acometida.

A neurite vestibular se enquadra como diagnóstico etiológico dentro da síndrome vestibular aguda, e seu principal diagnóstico diferencial é o acidente vascular cerebral (AVC) de fossa posterior. A história somada ao exame físico HINTS são as principais ferramentas diagnósticas para diferenciar doença vestibular periférica da central. Na anamnese da neurite vestibular, deve-se excluir a presença de sintomas que sugerem lesões centrais como disartria, diplopia, disfagia, dismetria, disfonia, cervicalgia e cefaleia de padrão novo.

O acrônimo HINTS é a estratégia clínica utilizada para diferenciar eventos vestibulares agudos periféricos de centrais, e sua sensibilidade é maior que a ressonância magnética nas primeiras 48 horas do quadro. O HINTS é composto por três exames clínicos:

1. *Head Impulse* (HI): também conhecido como teste do impulso cefálico, esse exame de fácil realização visa avaliar a integridade do reflexo vestíbulo-ocular. O examinador pede para o paciente fixar a visão nos seus olhos e realiza movimentos cefálicos rápidos e breves com amplitude lateral de 20 graus. A hipofunção vestibular periférica causada pela neurite vestibular impede que o paciente mantenha a fixação visual no examinador, e se encontra desvio do olhar durante o teste para o lado afetado. Em seguida, o paciente realiza uma sacada compensatória corretiva para retornar os olhos ao examinador, conforme evidenciado na Figura 3.
2. Nistagmo (N): a avaliação do nistagmo é de fundamental importância na neurite vestibular. Nessa doença, o paciente apresenta nistagmo horizontal unidirecional com a fase rápida "batendo" para a orelha sadia. Portanto, na hipofunção vestibular periférica, a fase rápida do nistagmo sempre se direciona para o lado sadio. Uma segunda característica importante do nistagmo vestibular periférico é chamada de lei de Alexander: a intensidade do nistagmo aumenta quando o paciente olha em direção ao lado sadio e reduz de intensidade quando o paciente olha para o lado acometido.

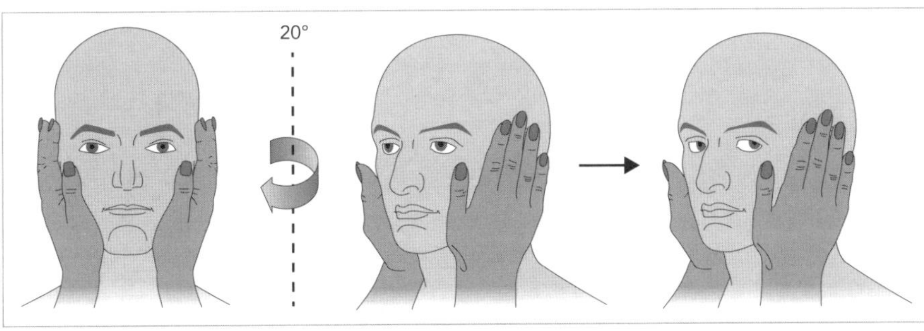

FIGURA 3 Teste do impulso cefálico alterado para a direita. Quando a cabeça é virada rapidamente para a direita, os olhos desviam concomitantemente com o movimento cefálico e perdem a fixação visual no examinador. Em seguida, ocorre uma sacada compensatória de refixação que sugere alteração da função vestibular periférica à direita.
Fonte: Lempert et al. (2012).[5]

3. Teste do *Skew* (TS): também conhecido como teste do *cover eye*, esse exame clínico visa avaliar o alinhamento vertical do olhar por meio da oclusão alternada dos olhos. No caso da neurite vestibular, encontra-se preservação do alinhamento vertical do olhar.

A Figura 4 evidencia as etapas do exame clínico a serem percorridas para diagnosticar a neurite vestibular durante a consulta.

O tratamento da neurite vestibular deve ser realizado com o uso de sedativos vestibulares como dimenidrinato ou meclizina nos primeiros dias da doença. Pode haver necessidade de internação hospitalar no caso de náusea e vômitos que não respondem às medicações via oral. Os sedativos vestibulares devem ser suspensos precocemente sempre que possível, pois seu uso prolongado piora o mecanismo de compensação vestibular central e, portanto, interfere na recuperação do equilíbrio. A ondansetrona pode ser utilizada na redução de náusea, e o uso de corticosteroides orais parece reduzir o tempo dos sintomas vestibulares, apesar de resultados controversos na literatura.[9] A reabilitação vestibular precoce deve ser recomendada assim que o paciente tiver condições clínicas favoráveis. O uso da betaistina pode ser associado a reabilitação vestibular, pois parece otimizar a compensação vestibular.

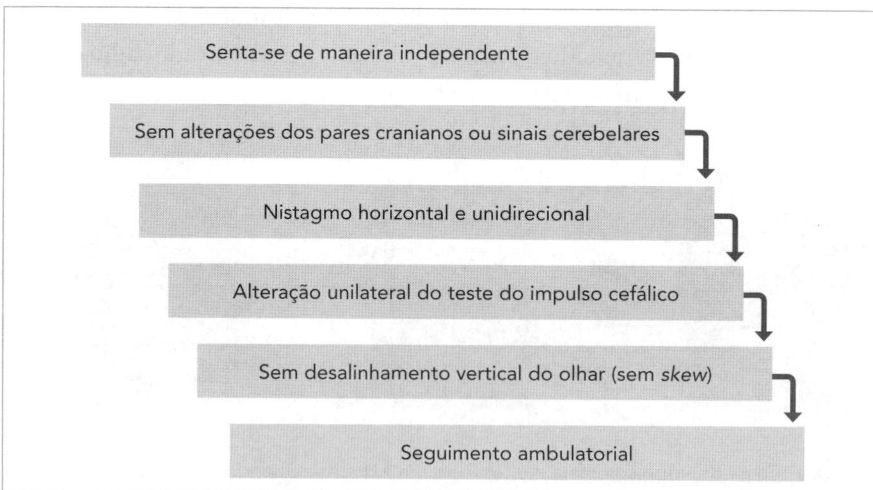

FIGURA 4 Exame clínico na neurite vestibular: avaliação do equilíbrio estático e HINTS na neurite vestibular.
Fonte: Bronstein (2018).[7]

ACIDENTE VASCULAR CEREBRAL

Aproximadamente 10% dos acidentes vasculares cerebrais (AVC) não são diagnosticados na consulta do pronto atendimento.[10] O AVC de fossa posterior raramente se manifesta como vertigem isolada, e na maior parte dos episódios estão presentes outros sintomas sugestivos de doença central. Portanto, vale reforçar novamente a importância da anamnese direcionada e exame clínico HINTS como principal ferramenta inicial para diferenciar a neurite vestibular do AVC de território posterior.[11]

Achados dos HINTS no AVC de fossa posterior:

- *Head Impulse* (HI): o paciente mantém o olhar centrado no examinador durante os impulsos cefálicos, conforme evidenciado na Figura 5. Portanto, deve-se suspeitar de AVC do território posterior em pacientes com síndrome vestibular aguda sem alterações no teste do impulso cefálico.
- Nistagmo (N): deve-se suspeitar de vestibulopatia central em pacientes que se apresentam com nistagmo vertical, torsional puro ou em mais de uma direção.
- Teste do *Skew* (TS): presença de desalinhamento vertical do olhar no teste do *skew* sugere vestibulopatia central e é um dos achados mais específicos de AVC do território posterior.

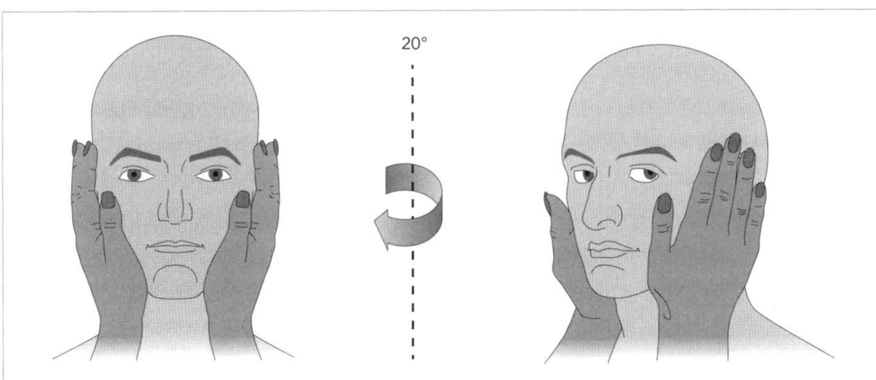

FIGURA 5 Teste do impulso cefálico normal para a direita sugere integridade da função vestibular periférica ipsilateral. Neste teste, a cabeça foi girada rapidamente para a direita e o reflexo vestíbulo-ocular manteve a fixação visual no examinador.
Fonte: Edlow et al. (2008).[8]

Quando qualquer um dos três testes no HINTS indicar doença central, recomenda-se internação hospitalar do paciente e avaliação pela equipe da neurologia.

CONCLUSÃO

A tontura é um sintoma muito comum nos atendimentos de urgência e tem um elevado número de possíveis diagnósticos etiológicos. Desse modo, destaca-se a importância das características temporais dos sintomas, assim como os fatores desencadeantes, como principais direcionadores do raciocínio clínico inicial. Além disso, vale ressaltar a relevância da ferramenta HINTS como estratégia para diferenciar a neurite vestibular do AVS de fossa posterior nos pacientes que se apresentam com síndrome vestibular aguda.

Referências bibliográficas

1. Newman-Toker DE, Hsieh YH, Camargo CA Jr, Pelletier AJ, Butchy GT, Edlow JA. Spectrum of dizziness visits to US emergency departments: cross-sectional analysis from a nationally representative sample. Mayo Clin Proc. 2008;83:765-75.
2. Royl G, Ploner CJ, Leithner C. Dizziness in the emergency room: diagnoses and misdiagnoses. Eur Neurol. 2011;66(05):256-63.
3. Gupta V, Lipsitz LA. Orthostatic hypotension in the elderly: diagnosis and treatment. Am J Med. 2007;120(10):841-7.
4. Fife TD. Positional dizziness. Continuum (Minneap Minn). 2012;18(5):1060-85.
5. Lempert T, Olesen J, Furman J, Waterston J, Seemungal B, Carey J, et al. Vestibular migraine: diagnostic criteria. J Vestib Res. 2012;22(4):167-72.
6. Lopez-Escamez JA, Carey J, Chung WH, Goebel JA, Magnusson M, Mandalà M, et al. Diagnostic criteria for Menière's disease. J Vestib Res. 2015;25(1):1-7.
7. Bronstein A. Tonturas: diagnóstico e tratamento-uma abordagem prática. Rio de Janeiro: Thieme Revinter; 2018.
8. Edlow JA, Newman-Toker DE, Savitz SI. Diagnosis and initial management of cerebellar infarction. Lancet Neurol. 2008;7(10):951-64.
9. Ismail EI, Morgan AE, Abdel Rahman AM. Corticosteroids versus vestibular rehabilitation in long-term outcomes in vestibular neuritis. J Vestib Res. 2018;28(5-6):417-24.
10. Tarnutzer AA, Lee SH, Robinson KA, Wang Z, Edlow JA, Newman-Toker DE. ED misdiagnosis of cerebrovascular events in the era of modern neuroimaging: a meta-analysis. Neurology. 2017;88(15):1468-77.
11. Edlow JA, Gurley KL, Newman-Toker DE. A new diagnostic approach to the adult patient with acute dizziness. J Emerg Med. 2018;54(4):469-83.

13

Cefaleia

Beatriz Laja da Cruz Costa
Leonardo Trovo Zilotti
Vitor Alonso Fontelles

INTRODUÇÃO

Na população geral, a cefaleia é o sintoma neurológico mais prevalente, sendo responsável por até 4% das visitas ao pronto-socorro. Isso continua sendo um fato na população idosa. Durante o intervalo de 1 ano, um a cada dois idosos apresentará crise cefaloálgica, e, dentre os maiores de 65 anos, 35% têm mais de uma crise por mês. No pronto-socorro, o profissional que aborda o idoso com tal queixa tem dois principais deveres: aliviar o sofrimento e entender quais são as características e apresentações que ensejam a necessidade de, para além disso, realizar investigação adicional.

As cefaleias primárias persistem sendo as mais comuns em pacientes idosos. Dentre elas, destacam-se a cefaleia tensional (44%), a migrânea (8,5-11%), a cefaleia em salva (0 a 4%) e outras menos comuns, como a hípnica e a primária em facadas.

CEFALEIA DE INÍCIO TARDIO

Quando se trata de uma cefaleia de início tardio, as primárias são as que mais comumente apresentam o primeiro episódio após os 65 anos, sendo cefaleia tensional (CT) em 56 a 80% e migrânea em 4 a 13%. Outra cefaleia primária que, após ajuste recente nos critérios diagnósticos, demonstra relevância nessa população é a primária em facadas, com alguns estudos recentes indicando que sua incidência supera a de quadros migranosos nos idosos. Também mostram surgimento aparentemente mais comum após os 50 anos a cefaleia hípnica e a relacionada à tosse.

Existem, portanto, cefaleias primárias que incidem em faixa etária tardia. Todavia, a cefaleia de início recente oferece uma preocupação extra nos idosos. Enquanto apenas 1,6% dos jovens/adultos com cefaleia nova apresentam um diagnóstico secundário, até 19,7% dos idosos terão um diagnóstico secundário. Portanto, o simples fato de a cefaleia ser nova ou apresentar características novas já deve alertar o examinador.

AVALIAÇÃO CLÍNICA

Primária ou secundária... eis a questão!

A investigação clínica da cefaleia no departamento de emergência deve ter como principal objetivo a avaliação de sinais de alarme e tratamento precoce de doenças potencialmente graves. A obtenção de uma história clínica bem detalhada, ressaltando a busca por sinais e sintomas de alto risco, seguidas de um exame físico e neurológico direcionado, devem ser o guia da avaliação de um paciente com cefaleia. Essa condução não difere quando a cefaleia acomete a população idosa, principalmente porque é nessa faixa etária que o risco de doenças secundárias associadas à cefaleia está mais presente. Uma anamnese completa deve incluir:

- Idade de início.
- Frequência, intensidade, característica e duração da dor.
- Presença de aura ou pródromos.
- Sintomas associados.
- Fatores precipitantes e de alívio.
- Medicamentos em uso e comorbidades.
- Alteração visual.
- Trauma recente.
- Alterações de sono, exercício ou dieta.
- Associação com fatores ambientais e exposições.
- Tratamentos prévios para cefaleia.

Pela *The International Classification of Headache Disorders, Third Edition*, a cefaleia pode ser classificada em causas primárias e causas secundárias. A cefaleia primária é definida quando não há alteração orgânica conhecida que justifique a dor de cabeça. As etiologias primárias, por exemplo, migrânea, CT, cefaleia autonômica do trigêmeo, são definidas por critérios clínicos, que muitas vezes não estão claros na avaliação inicial, principalmente se esse for o primeiro episódio clínico. Por isso, o fechamento do diagnóstico de cefaleia primária, especialmente em um cenário agudo, só ocorrerá após exclusão de causas secundárias.

Já a cefaleia secundária logo é definida quando há uma suspeita etiológica que justifique o quadro, ou seja, a cefaleia está presente como consequência de outra condição clínica. Nesses casos, seja a cefaleia de causa vascular, traumática, neoplásica, autoimune ou infecciosa, dentre outras, o correto diagnóstico e abordagem do acometido podem salvar sua vida ou poupá-lo de perdas funcionais relevantes. Portanto, a diferenciação desses dois cenários (primário × secundário) se faz imprescindível para a população idosa.

Apesar da classificação bem categorizada e de sua importância para o manejo clínico, distinguir a cefaleia entre causa primária e secundária pode ser difícil, e nem sempre o diagnóstico será claro. Isso ocorre porque os idosos vivenciam situações particulares, como polifarmácia, síndromes álgicas, multimorbidades e maior sensibilidade a efeitos adversos medicamentosos, que podem, por sua vez, sobrepor-se ou ser causa direta dos sintomas, dificultando o processo de investigação. Além disso, mesmo que a cefaleia primária seja a mais comum nos idosos (assim como nas demais faixas etárias), o risco de cefaleia secundária é crescente com o passar da idade. Por isso, é importante ter em mente sinais e sintomas que devem levantar suspeitas de gravidade. Esse grupo de sinais é denominado *red flags* e ajuda a diferenciar entre causas primárias e secundárias.

Nos próximos parágrafos, perceba: mesmo com os incrementos tecnológicos disponíveis atualmente (sejam estes radiológicos ou nucleares), a lista das *red flags* não inclui nenhum achado de exame complementar. Ressalta-se, mais uma vez, que um exame físico cauteloso e uma anamnese detalhada ainda são as mais importantes ferramentas que o médico possui para distinguir as etiologias primárias das que oferecem grande risco. Uma história bem coletada deve trazer mais tranquilidade que uma tomografia inocente.

Diagnóstico diferencial da cefaleia secundária

Para auxiliar na memorização de sinais e sintomas de alto risco (as *red flags*) e proporcionar uma avaliação direcionada no pronto-socorro, foi publicado um mnemônico que pode ser aplicado em todas as idades – incluindo os idosos – denominado SNOOP4 (Quadro 1). Caso qualquer achado de alto risco esteja presente, esse recurso guiará os próximos passos da investigação, seja com exames bioquímicos ou imagenológicos.

QUADRO 1 *Red flags* – SNOOP4

S sintomas Sistêmicos: febre, calafrios, mialgia, perda de peso
N sintomas Neurológicos: sinais focais
O *Older*: início da cefaleia em idade tardia (> 50 anos)
O *Onset sudden* – início súbito: cefaleia em trovoada
P1 Papiledema
P2 Postural: piora dos sintomas de acordo com o posicionamento
P3 Precipitado por manobra de Valsalva ou esforço
P4 Cefaleia progressiva ou mudança substancial do padrão

Fonte: Starling (2018).

Avaliação detalhada de cada elemento do mnemônico SNOOP4:

- Sintomas sistêmicos: é preciso questionar sobre febre, calafrios, sudorese noturna, mialgia e perda de peso, que direcionam para as causas infecciosas, neoplásicas e inflamatórias (como arterite de células gigantes), história de neoplasia, imunocomprometimento e vírus da imunodeficiência humana – HIV – (que apontariam para etiologias metastáticas e doenças oportunistas do sistema nervoso central).
- Sinais neurológicos: é necessário ter atenção para mudanças comportamentais, diplopia, escurecimento visual transitório e zumbido pulsátil (principalmente em paciente obeso – hipertensão intracraniana idiopática).
- *Older age:* a idade acima dos 50 anos é um sinal de alerta por si só, já que, a partir daí, a possibilidade de se tratar de uma cefaleia secundária cresce exponencialmente.
- *Onset:* a cefaleia recebe a denominação "em trovoada" (*thunderclap*) quando atinge intensidade de zero a 10 (de assintomático para pior dor da vida) em segundos, não devendo ultrapassar 60 segundos do surgimento até o momento de maior carga sintomática. É importante exemplificar o questionamento sobre a velocidade de instalação, como "o tempo de bater a palma da mão", já que as palavras "súbita" ou "rapidamente" podem ser subjetivas para o doente. Diante de uma apresentação em trovoada, diagnósticos diferenciais vascula-

res ganham força, como acidente vascular cerebral (AVC), hemorragia subaracnóidea, trombose venosa central ou dissecção arterial.

- Papiledema, posicional, piora com Valsalva: diagnósticos como malformação de Chiari, lesões estruturais que obstruem fluxo do liquor ou fluxo cefalorraquidiano fraco podem propiciar piora da cefaleia pela manobra de Valsalva. A presença de papiledema ao exame físico é indicativo de hipertensão intracraniana.
- Piora do padrão: é prudente lembrar que mesmo os pacientes com diagnósticos prévios de cefaleia primária não estão isentos das apresentações por causas secundárias. É importante ficar alerta quanto a alguns eventos que indiquem a necessidade de descartar causas orgânicas neste subgrupo. Quando uma cefaleia primária preexistente apresenta mudança do padrão (seja de intensidade ou característica) ou se manifesta junto a um sinal de alerta, deve-se considerar a possibilidade de causas secundárias e prosseguir com a investigação.

Exame físico

O exame físico em um paciente com cefaleia deve ser guiado no intuito de excluir causas secundárias e de identificar fatores que direcionem o tratamento. Sempre devem ser avaliados os sinais vitais e o estado geral do paciente, além de avaliar alteração de pulso, presença de sopro carotídeo, artérias temporais, músculos da coluna e pescoço e otoscopia.

Na avaliação neurológica, devem ser palpados: base do crânio, articulações temporomandibulares, artérias temporais, músculos pericranianos e seios paranasais. Além disso, não se deve deixar de avaliar o estado mental, a marcha, a função dos nervos cranianos, a força dos membros e os reflexos tendinosos e plantares.

Exames complementares

Em pacientes com indicação de investigação adicional, os exames laboratoriais a serem solicitados são hemograma, função renal, hepática, tireoidiana, velocidade de hemossedimentação (VHS), PCR, HIV, glicemia e coagulograma.

Pacientes considerados de alto risco, seja pela presença de *red flags* ou outros sintomas suspeitos, necessitam de avaliação adicional com exames de imagem. Para a maioria das causas secundárias, a ressonância magnética de crânio seria o exame de escolha (em razão da ausência de radiação do método e da maior sensibilidade para grande parte das etiologias secundárias). No entanto, em situações de emergência, a tomografia de crânio é o melhor exame inicial pelas seguintes vantagens: tem maior disponibilidade, demanda menos tempo para realização, consegue detectar com facilidade grande parte dos diagnósticos perigosos e, principalmente, excluir causas hemorrágicas. No pronto-socorro, a ressonância magnética como exame inicial geralmente é reservada para cefaleia nova com edema do disco óptico, dor trigeminal e gravidez.

A punção lombar é outro procedimento que pode ser realizado para investigação adicional, principalmente na suspeita de hipertensão intracraniana, meningite ou encefalite, hemorragia subaracnóidea e carcinomatose meníngea. A coleta de liquor deve ser precedida de tomografia de crânio em alguns casos específicos, como imunossupressão (p. ex., infecção por HIV, uso de imunossupressores ou transplante de órgãos sólidos ou célula-tronco hematopoiéticas); acidente vascular agudo; lesão ou abscesso com efeito de massa intracraniana; papiledema; rebaixamento de nível de consciência; presença de déficit neurológico focal ou nova crise convulsiva.

A medida da pressão intraocular também pode ser necessária na suspeita de glaucoma de ângulo fechado, especialmente se cefaleia associada a dor periorbital, redução de acuidade visual, córnea edematosa e hiperemia ocular com rubor ciliar.

Cefaleia pós-traumatismo cranioencefálico

O histórico de trauma sempre deve ser ativamente questionado pelo entrevistador. Quando o histórico é positivo, basta avaliar se o indivíduo se enquadra nos critérios da *Canadian CT Head Rule*, para definir se a tomografia computadorizada deve ser realizada em traumatismos classificados como leves (escala de coma de Glasgow de 13 a 15). Para a população contemplada neste livro, essa coorte prospectiva canadense sugere a realização de tomografia computadorizada para todas as pessoas com traumatismo cranioencefálico leve com idade superior a 65 anos. Os outros fatores que indicam a realização de tomografia estão expostos no Quadro 2.

QUADRO 2 Estratificação de risco do paciente com traumatismo cranioencefálico

Condição	Risco atribuído
Escala de coma de Glasgow < 15 duas horas após o traumatismo	Alto risco
Fratura ou depressão da calota craniana	Alto risco
Sinais de fratura de base de crânio (p. ex., hemotímpano, olhos de "guaxinim", otorreia ou rinorrena liquórica e sinal de Battle)	Alto risco
Dois ou mais episódios eméticos	Alto risco
Amnésia de 30 minutos antes do impacto	Médio risco
Mecanismo perigoso (p. ex., ejeção do automóvel, atropelamento, quedas de altura > 1 metro ou 5 degraus de escada)	Médio risco

Fonte: adaptado de Stiel et al. (2001).

CEFALEIA SECUNDÁRIA

Após a compreensão da avaliação clínica e a construção de um raciocínio diagnóstico diante de um idoso com cefaleia no departamento de urgência, abordam-se as possíveis etiologias e seu manejo inicial.

O Quadro 3 relata as principais causas de cefaleia secundária em idosos.

QUADRO 3 Causas secundárias de cefaleia em idosos

▪ Acidente vascular isquêmico	▪ Abscesso cerebral, meningite ou encefalite
▪ Arterite de células gigantes	▪ Hipertensão intracraniana idiopática
▪ Dissecção de artérias cervicais	▪ Glaucoma de ângulo fechado
▪ Cefaleia cardíaca	▪ Cefaleia pós-punção lombar
▪ Tumor cerebral	▪ Metástase cerebral
▪ Trauma cerebral	▪ Hipotensão intracraniana espontânea
▪ Hemorragia intracerebral	▪ Malformação de Chiari tipo 1
▪ Trombose venosa cerebral	▪ Hematoma subdural
▪ Neurite óptica	▪ Fístula carotídea cavernosa
▪ Hipotireoidismo	▪ Apneia obstrutiva do sono
▪ Cefaleia cervicogênica	▪ Hipertensão descontrolada
▪ Cefaleia por uso excessivo de medicamentos	▪ Neuralgia do trigêmeo
▪ Excesso de álcool	▪ Excesso e abstinência de cafeína

Fonte: Berk et al. (2018).

Arterite de células gigantes

A arterite de células gigantes, também denominada arterite temporal, é uma inflamação crônica de artérias de médio e grande calibre. Atinge quase exclusivamente idosos e tem na cefaleia o seu principal sintoma.

Caracterizada como inespecífica e de intensidade variável, tende a se localizar na região temporal, mas em 25% dos casos pode ocorrer em região frontal ou occipital. Outros sintomas associados são febre, claudicação de mandíbula, perda de peso, fadiga, aumento da sensibilidade em região temporal e, de forma mais rara mas muito específica, necrose de língua. É essencial questionar sobre a presença de distúrbios visuais como escotomas cintilantes, diplopia e principalmente amaurose fugaz secundária a isquemia do nervo óptico. A perda visual em geral inicia unilateralmente e pode progredir para ambos os olhos em 1 a 2 semanas.

A polimialgia reumática, caracterizada por rigidez matinal e dor em pescoço, ombros e quadris, está fortemente associada a arterite de células gigantes e acompanha aproximadamente 50% desses casos.

O diagnóstico, segundo o Colégio Americano de Reumatologia, necessita de 3 de 5 critérios:

1. Idade acima de 50 anos.
2. Cefaleia nova.
3. Anormalidade na artéria temporal ao exame.
4. Velocidade de hemossedimentação maior que 50 mm/hora.
5. Biópsia de artéria temporal demonstrando vasculite predominante mononuclear ou inflamação granulomatosa (exame padrão-ouro).

Uma ultrassonografia com Doppler identificando o "sinal do halo" ou "sinal da compressão" pode sugerir a doença, servindo como procedimento diagnóstico alternativo. Fundoscopia deve ser solicitada para completa avaliação oftalmológica.

O tratamento com corticoides deve ser iniciado imediatamente após a suspeita, com a intenção de prevenir a cegueira. A prednisona, na dose de 40 a 80 mg, é a base da terapia, mantida por pelo menos 1 mês e com desmame de no mínimo 6 meses. Se distúrbios visuais ou eventos cerebrovasculares (como AVC ou ataque isquêmico transitório) estiverem presentes, deve ser realizada pulsoterapia com metilprednisolona 500 mg a 1 g por 3 dias com consequente corticoterapia via oral.

A biópsia da artéria temporal deve ser realizada preferencialmente dentro de 24 a 48 horas do início dos esteroides, mas pode ser atrasada por até 2 semanas.

Meningite

Na presença de febre, rebaixamento de nível de consciência, rigidez de nuca e erupção petequial ou purpúrica, infecção de sistema nervoso central deve ser considerada, com indicação de coleta de liquor e de hemoculturas. Na suspeita de meningite bacteriana, a terapia antimicrobiana deve ser instituída prontamente, particularmente com cobertura para *Listeria* por sua alta prevalência em idosos. Além da antibioticoterapia, o isolamento respiratório deve ser instaurado na suspeita (ou impossibilidade de descartar) infecção por meningococo ou *Haemophilus*. A corticoterapia antes ou durante a aplicação dos antibióticos é indicada nos casos em que a bactéria ainda não foi identificada, para prevenção de sequelas neurológicas e surdez, e deve ser continuada apenas nos casos de infecção por *Streptococcus pneumoniae* confirmada. Na suspeita de meningite herpética, o tratamento com aciclovir endovenoso por 14 a 21 dias é a terapia de escolha.

Dissecção de artéria vertebral

A dissecção de artéria vertebral deve ser suspeitada quando há combinação de cefaleia com dor cervical aguda ipsilateral, síndrome de Horner e déficit neurológico. Geralmente resulta em AVC isquêmico (AVCi) ou ataque isquêmico transitório. A síndrome de Horner, caracterizada por ptose palpebral, anidrose e miose, ocorre em aproximadamente metade dos pacientes.

Tanto a dissecção intracraniana quanto a extracraniana devem ser tratadas com agentes antiplaquetários ou anticoagulação por uma duração de 3 a 6 meses.

Acidente vascular isquêmico

Está associado à cefaleia em 25% dos casos, sendo mais comum nos infartos maiores e localizados em regiões corticais. A dor tende a ser ipsilateral ao lado do infarto, em pressão contínua, sendo mais intensa em AVC de circulação posterior. A conduta na emergência é baseada na realização imediata de tomografia de crânio para excluir hemorragia e avaliar a possibilidade de trombólise ou trombectomia mecânica a partir das indicações e contraindicações específicas. Além disso, é tolerada uma hipertensão até 220 × 120 mmHg na ausência de trombólise e até 185 × 110 mmHg na presença do procedimento nas primeiras 24 horas após a ocorrência.

Além do tratamento, é importante buscar a etiologia da isquemia, podendo ser embólica, aterotrombótica, oclusão de pequenos vasos ou criptogênica. Os principais exames solicitados na emergência para identificação da causa são eletrocardiograma, ecocardiograma, angiotomografia e ultrassonografia de carótidas e vertebrais.

Acidente vascular hemorrágico

Cefaleia ocorre em 60% dos pacientes com AVC hemorrágico, sendo mais intensa que no AVCi na maioria dos casos. Geralmente é acompanhada de outros sintomas neurológicos, como sonolência, confusão, disartria, déficits focais e alterações de marcha.

Na hemorragia intraparenquimatosa, a cefaleia está presente em 34 a 58% dos pacientes, tendo característica variável. Quando unilateral, pode indicar hemorragia supratentorial, enquanto a infratentorial tende a ser mais difusa e a incluir características de migrânea precedendo o déficit focal. Além disso, é mais propensa a causar náuseas e vômitos em comparação com outras doenças cerebrovasculares. O tratamento na maioria dos casos é de suporte, com controle de pressão arterial e glicemia, mas é necessário solicitar avaliação da equipe de neurocirurgia para considerar tratamento cirúrgico em casos específicos.

A cefaleia da hemorragia subaracnóidea é classicamente descrita como "a pior dor de cabeça da vida", com característica em trovoada (súbita e com intensidade máxima dentro de menos de 1 minuto desde o início do quadro). Pode ser acompanhada de rigidez de nuca, náuseas, vômitos e rebaixamento do nível de consciência. Uma tomografia de crânio sem contraste deve ser realizada prontamente, visto que possui alta sensibilidade na detecção de hemorragia cerebral. No caso de exame normal com manutenção da suspeita, deve ser realizada punção lombar para análise liquórica. Comumente o tratamento é de suporte (assim como na hemorragia intraparenquimatosa), mas sempre deve ser avaliado pela neurocirurgia pela possibilidade de clipagem do aneurisma rompido ou embolização.

Hematoma subdural

Os hematomas subdurais são mais propensos a ocorrer em idosos pela atrofia cortical relacionada ao envelhecimento, com maior exposição das veias durais em ponte. Em situações de traumas ou quedas, esses vasos podem ser cisalhados, provocando a hemorragia. A cefaleia é insidiosa e caracterizada como inespecífica, leve a moderada, intermitente e em geral acompanhada de confusão mental, comprometimento cognitivo, tontura e crises convulsivas. O tratamento geralmente é cirúrgico, com drenagem do hematoma pela neurocirurgia.

Hipertensão intracraniana

A cefaleia é o principal sintoma na hipertensão intracraniana. Esta deve ser suspeitada quando a intensidade piora na posição de decúbito, quando acompanhada de papiledema bilateral, náuseas e vômitos recorrentes, déficit focal e rebaixamento do nível de consciência.

Pode ser secundária a alguma anormalidade estrutural, infecções, hidrocefalia ou sangramento. O diagnóstico é confirmado pela aferição da pressão de abertura durante a coleta de liquor, e o tratamento específico consiste na abordagem da etiologia de base. Em casos graves que ofereçam risco de herniação cerebral, o paciente deve ser encaminhado para a unidade de terapia intensiva (UTI) para monitorização contínua da pressão intracraniana e a instituição de medidas gerais, tais como cabeceira elevada, tolerar leve hipertensão arterial sistêmica e, eventualmente, até mesmo sedação profunda, manitol ou soro fisiológico (3%) e hiperventilação (manter pressão parcial de CO_2 de 30 a 35 mmHg).

Neoplasia

Apesar de ser uma causa menos frequente de cefaleia, sempre deve ser considerada em pacientes com déficits focais, papiledema, convulsões ou sinais de hipertensão intracraniana. Em pacientes com neoplasia já diagnosticada, a cefaleia nova pode indicar metástase cerebral e deve ser investigada. Nesses pacientes, a ideia de que um tumor cerebral pode ser a causa da cefaleia gera ansiedade significativa, muitas vezes ocasionando busca por atendimento.

A cefaleia secundária a neoplasia pode simular qualquer uma das cefaleias primárias, sendo sua apresentação clínica bastante variável. O tratamento inicial é analgesia com analgésicos simples, anti-inflamatórios ou opioides. A corticoterapia deve ser associada nos casos de edema ou hidrocefalia.

A neurocirurgia deve ser convocada para avaliar a possibilidade de biópsia do tumor e consequentemente o tratamento cirúrgico, associado ou não a radioterapia e quimioterapia. Mesmo após a terapia curativa, a cefaleia pode persistir em cerca de 10% dos pacientes.

Neuralgia do trigêmeo

A neuralgia do trigêmeo consiste em ataques lancinantes, súbitos, breves e recorrentes, geralmente unilaterais, na região inervada por esse nervo. A dor pode ser espontânea ou desencadeada por estímulo cutâneo. O exame de escolha é a ressonância magnética, que consegue avaliar com maior precisão a compressão do nervo por vasos adjacentes ou outras estruturas.

A terapia de primeira linha é baseada no uso de carbamazepina ou oxcarbazepina, nas doses iniciais para idosos de 100 a 150 mg, respectivamente. É importante monitorizar efeitos colaterais das medicações, muito presentes em idosos, como tontura, sonolência, ataxia, hiponatremia, alteração de enzimas hepáticas, trombocitopenia, osteoporose e deficiência de folato. Como terapias de segunda linha e com pouca evidência científica, são incluídos o baclofeno, a lamotrigina e a gabapentina. Na ausência de melhora com dois fármacos, a descompressão microvascular da fossa posterior é o procedimento cirúrgico mais eficaz e recomendado.

Cefaleia por excesso de medicamentos

Trata-se de uma causa muito comum em idosos em decorrência da polifarmácia. A prevalência na população geral está entre 1 e 1,7%. Esse diagnóstico requisita que o paciente tenha uma cefaleia preexistente, que ocorre 15 dias por mês, e que abuse, obrigatoriamente, de drogas sintomáticas. O uso é considerado excessivo se presente em mais de 15 dias por mês por mais de 3 meses para analgésicos comuns e anti-inflamatórios, e mais de 10 dias por mês por mais de 3 meses para triptanos, ergotaminas, opioides, barbitúricos e combinações de analgésicos.

Em relação ao tratamento, o aconselhamento é suficiente para melhora dos sintomas e redução do uso excessivo de medicações na maioria dos pacientes. Tratamentos profiláticos para cefaleias primárias podem ser estabelecidos.

Herpes-zóster e neuropatia pós-herpética

Acometem principalmente idosos e resultam da reativação da infecção endógena latente pelo vírus varicela-zóster nos gânglios sensoriais. Frequentemente envolvem nervos cervicais e trigêmeos. A dor é o sintoma mais comum, acompanhada de erupção vesicular dolorosa e unilateral, que geralmente respeita uma distribuição dermatomal.

O tratamento do zóster é indicado sempre nas primeiras 72 horas do início dos sintomas, podendo ser introduzido após esse período se novas lesões ainda estiverem surgindo ou se pacientes imunossuprimidos estiverem em tratamento. Os fármacos utilizados são aciclovir 800 mg 5 vezes ao dia; famciclovir 500 mg 3 vezes ao dia; valaciclovir 1.000 mg 3 vezes ao dia; todos durante 7 dias. Já o tratamento da neuralgia consiste no uso de gabapentinoides em doses tituladas que controlem os sintomas.

Trombose venosa cerebral

Cefaleia é o principal sintoma de trombose venosa cerebral, podendo estar presente em até 90% dos casos. Pode ser de característica migranosa ou tensional e tende a piorar com esforço, decúbito dorsal ou manobra de Valsalva. O diagnóstico é confirmado por venografia mediante ressonância magnética ou tomografia computadorizada de crânio. O tratamento de escolha é a anticoagulação, mesmo em casos com hemorragia subaracnóidea associada, por no mínimo 3 a 6 meses.

Cefaleia cervicogênica

Nesses casos, a dor tende a ser occipital, mas, dependendo da região cervical afetada, pode se localizar em região suboccipital, frontal, ocular ou periauricular. Inicialmente é relatada uma cervicalgia que irradia anteriormente, podendo ser desencadeada com movimentos do pescoço e muitas vezes envolvendo o ombro ou o braço ipsilateral. O diagnóstico requer evidências clínicas ou de imagem de um distúrbio de qualquer componente da coluna cervical conhecido por causar cefaleia, sendo a topografia entre C2 e C3 a mais acometida.

O tratamento inicial envolve analgésicos simples e relaxantes musculares. Se houver refratariedade, podem ser associados tricíclicos, gabapentinoides e bloqueios nervosos. O alívio da cefaleia após a realização de um bloqueio fortalece o diagnóstico.

CEFALEIA PRIMÁRIA

Após descartar diagnósticos secundários, é possível avaliar as causas mais prevalentes: as primárias. O diagnóstico da cefaleia primária deve ser baseado nas características da dor de cabeça, duração, sintomas associados e a frequência com que ocorre o quadro.

Geralmente os motivos que levam o paciente com cefaleia primária a procurar o serviço de urgência são a intensidade da dor, a refratariedade do tratamento em casa e o estado migranoso.

Dentre as causas primárias, a CT é a mais comum, com prevalência de mais de 35% na população idosa, contudo a menos frequente no pronto-socorro, dadas as características de intensidade leve a moderada da cefaleia nessa etiologia.

A CM é a segunda causa mais prevalente nos idosos, porém tende a gerar mais buscas ao pronto-socorro, pela incapacidade que seus sintomas geram.

Outras causas de cefaleia primária estão citadas no Quadro 4.

QUADRO 4 Tipos de cefaleias primárias mais comuns na população idosa

▪ Cefaleia tensional	▪ Migrânea com ou sem aura
▪ Cefaleia autonômica do trigêmeo	▪ Cefaleia hípnica
▪ Cefaleia primária da tosse	▪ Hemicrania contínua
▪ Cefaleia nova diária e persistente	

Fonte: Berk et al. (2018).

Etiologias da cefaleia primária

Cefaleia migranosa

A cefaleia migranosa (CM) clássica é usualmente caracterizada por cefaleia pulsátil, unilateral, que pode ser agravada por esforço físico e pode ser acompanhada de náusea, vômito, fotofobia e fonofobia.

Essas características podem sofrer algumas variações nos idosos. Os sintomas nessa faixa etária podem ser de menor intensidade e, com menor frequência, tendem a ocorrer mais bilateralmente e com uma experiência de dor global. Outros sintomas podem estar associados nessa população, como boca seca, palidez e anorexia. O aparecimento de aura é mais frequente com o avançar da idade (principalmente como distúrbios visuais, do sensório ou da fala).

É possível que ocorram sintomas prodrômicos horas ou dias antes da cefaleia, que se manifestam como fadiga, dificuldade de concentração, sensibilidade à luz ou ao som, visão turva, bocejos e palidez.

Cefaleia tensional

A CT é caracterizada por dor de leve a moderada intensidade, bilateral ou distribuída em banda. Geralmente a dor é não pulsátil, não piora com esforço físico e não causa incapacidade para as atividades diárias.

A cefaleia pode vir acompanhada de sensibilidade no couro cabeludo e dor ou tensão nos músculos pericranianos ou cervicais.

O diagnóstico de CT é de exclusão, portanto toda cefaleia que preencha as características dessa etiologia, porém que se inicia depois dos 50 anos, deve ser investigada, e devem ser descartadas causas secundárias.

Cefaleias autonômicas do trigêmeo

A cefaleia autonômica do trigêmeo é um grupo de cefaleias primárias caracterizada por ataques curtos de cefaleia unilateral na distribuição do ramo oftálmico do nervo trigêmeo. Geralmente o quadro vem associado a sintomas autonômicos ipsilaterais.

Paciente idosos que apresentam esse perfil de sintomas devem ser submetidos a exames de imagem para descartar etiologias secundárias.

A cefaleia em salva é a etiologia mais comum entre o grupo. Ela é caracterizada por crises de dor intensa, unilateral, periorbital ou temporal, que podem ocorrer até 8 vezes por dia, com duração entre 15 e 180 minutos.

Nesse grupo também está presente a hemicrania contínua, que se caracteriza por cefaleia unilateral persistente (mais de 3 meses) com sintomas autonômicos ipsilaterais intermitentes, como lacrimação, hiperemia conjuntival e agitação. A principal característica para o diagnóstico é a resposta completa dos sintomas com indometacina. Outras etiologias mais raras são a hemicrania paroxística e SUNCT/Suna (cefaleia neuralgiforme unilateral de curta duração com hiperemia conjuntival e lacrimejamento).

TRATAMENTO GERAL DA CEFALEIA PRIMÁRIA

O tratamento da cefaleia primária no departamento de urgência, apesar de ser prática comum por muitos médicos, não está baseado em um protocolo bem definido universalmente. O principal objetivo do tratamento agudo, dentre todas as etiologias primárias, é garantir o alívio da dor do modo mais rápido e eficaz possível.

Não há uma regra clara quanto às escolhas medicamentosas para o tratamento agudo da cefaleia. A escolha medicamentosa deve ser baseada nos sintomas associados à cefaleia, comorbidades presentes, prováveis efeitos adversos e interações medicamentosas, principalmente em idosos, que compõem faixa etária mais suscetível a essas situações.

Analgésicos simples e anti-inflamatórios não esteroidais

A escolha de anti-inflamatórios não esteroidais (AINE) e de analgésicos simples para tratamento inespecífico da cefaleia primária normalmente é eficaz, de baixo custo e apresenta menor efeito vasoconstritor quando comparado a alguns tratamentos específicos (como os triptanos e ergotamina). Essa informação tem relevância principalmente nos idosos, que apresentam maior prevalência de coronariopatia e AVCi.

Os analgésicos simples (dipirona e paracetamol) ocasionam poucos efeitos colaterais e podem ser suficientes no tratamento de cefaleias mais simples, como a CT. Portanto, são boas primeiras escolhas.

Os AINE também são eficazes para o tratamento da cefaleia de moderada a forte intensidade. Essa classe é preferível aos opioides, mas deve ser evitada nos pacientes com maior risco de sangramento e com risco de lesão renal.

Opioides e barbitúricos

Os opioides e barbitúricos são um dos medicamentos mais utilizados no manejo agudo das cefaleias no departamento de emergência, mesmo que essa prática seja constantemente desencorajada pelas diretrizes globais, reservando essas drogas para situações específicas, uma vez que há opções mais eficazes e com menor efeito colateral no mercado.

O uso precoce e sem indicação dos opioides e barbitúricos está associado ao retorno do paciente com cefaleia à emergência e ao aumento do tempo de permanência no departamento. Seu uso também é limitado pelo risco de dependência. Em pacientes idosos, também há maior risco de sedação, alteração cognitiva e aumento do risco de quedas.

Os opioides devem ser reservados para o tratamento de resgate, quando há falha das primeiras linhas de tratamento, ou quando há contraindicação destas.

Cafeína

A cafeína tem efeito analgésico e pode ser utilizada como monoterapia no tratamento da cefaleia ou como adjuvante associado ao analgésico simples ou AINE, potencializando seus efeitos em até 40%.

Neurolépticos e antieméticos

Medicações antidopaminérgicas, como metoclopramida, prometazina e clorpromazina, têm propriedades antieméticas e analgésicas que podem ser eficazes para o tratamento adjuvante, principalmente na migrânea aguda.

É importante ressaltar que os idosos podem desenvolver efeitos colaterais importantes, como parkinsonismo medicamentoso.

Corticosteroides

Ainda não há estudos robustos que comprovem a clara eficácia dos corticosteroides no tratamento da cefaleia aguda, porém eles podem ser administrados como tratamento adjuvante nas cefaleias autonômicas do trigêmeo e na migrânea como prevenção de novos episódios migranosos.

Sumatriptano

O sumatriptano é a primeira linha de tratamento agudo da migrânea na forma subcutânea.

Esse medicamento é contraindicado em indivíduos com histórico de coronariopatias e acidente vascular isquêmico dado seu efeito vasoconstritor. Como a prevalência dessas condições é maior nos idosos, seu uso deve ser racional e cauteloso.

Ergotamina

Também é um medicamento que pode ser usado na migrânea aguda. Não há evidência de que a ergotamina seja superior em relação ao sumatriptano. É importante ter os mesmos cuidados observados na classe dos triptanos quanto aos efeitos colaterais.

Oxigênio

A oferta de oxigênio é amplamente utilizada para alívio da cefaleia em salvas. Deve ser administrado um fluxo de pelo menos 7 litros/minuto, em máscara não reinalante, por pelo menos 15 a 30 minutos.

Essa conduta deve ser evitada em idosos com doença pulmonar obstrutiva crônica, pelo risco de retenção de gás carbônico e seus potenciais efeitos.

Após o controle sintomático da cefaleia primária, os pacientes devem ser encaminhados ambulatorialmente para acompanhamento e início de tratamento profilático, uma vez que a profilaxia é a principal forma de evitar as agudizações.

Bibliografia

1. Albrecht MA. Treatment of herpes zoster in the immunocompetent host. Up To Date. 2020 Mar 11. Available: https://www.uptodate.com/contents/treatment-of-herpes-zoster-in-the-immunocompetent-host. (Acesso em: maio de 2023.)
2. Berk T, Ashina S, Martin V, Newman L, Vij B. Diagnosis and treatment of primary headache disorders in older adults. J Am Geriatr Soc. 2018;66(12):2408-16.
3. Cutrer FM, Wippold II FJ, Edlow JA. Evaluation of the adult with nontraumatic headache in the emergency department. Up To Date. 2021. Available: https://www.uptodate.com/contents/evaluation-of-the-adult-with-nontraumatic-headache-in-the-emergency-department?search=cefaleia%20idosos&source=search_result&selectedTitle=2~150&usage_type=default&display_rank=2. (Acesso em: maio de 2023.)
4. Dodick D. Pearls: headache. Seminars in Neurology. 2010;30(01):74-81.
5. Godwin SA, Cherkas DS, Panagos PD, Shih RD, Byyny R, Wolf SJ, et al. Clinical policy: critical issues in the evaluation and management of adult patients presenting to the emergency department with acute headache. Annals of Emergency Medicine. 2019;74(4): e41-e74.
6. Headache Classification Committee of the International Headache Society (IHS). The International Classification of Headache Disorders, 3rd edition. Cephalalgia. 2018;38(1):1-211.
7. Filler L, Nimlos P, Akhter M. Evaluation and management of the emergency department headache. Seminars in Neurology. 2019;39(01):020-6.

8. Guryildirim M, Kontzialis M, Ozen M, Kocak M. Acute headache in the emergency setting. Radiographics. 2019;39(6):1739-59.
9. Kaniecki RG, Levin AD. Headache in the elderly. Handb Clin Neurol. 2019;167:511-28.
10. Prencipe M, Casini A, Ferretti C, Santini M, Pezzella F, Scaldaferri N, et al. Prevalence of headache in an elderly population: attack frequency, disability, and use of medication. J Neurol Neurosurg Psychiatry. 2001;70(3):377-81.
11. Robbins MS, Lipton RB. Management of headache in the elderly. Drugs Aging. 2010;27(5):377-98.
12. Robblee J, Singh RH. Headache in the older population: causes, diagnoses, and treatments. Curr Pain Headache Rep. 2020;24(7):34.
13. Sexton DJ. Dexamethasone to prevent neurologic complications of bacterial meningitis in adults. Up To Date. 2021 May 19. Available: https://www.uptodate.com/contents/dexamethasone-to-prevent-neurologic-complications-of-bacterial-meningitis-in-adults?search=meningite%20bacteriana&topicRef=1283&source=see_link#H11. (Acesso em: maio de 2023.)
14. Sharma TL. Common primary and secondary causes of headache in the elderly. Headache. 2018;58(3):479-84.
15. Song T, Kim YJ, Kim BK, Kim BS, Kim JM, Kim SK, et. al. Characteristics of elderly-onset (≥ 65 years) headache diagnosed using the International Classification of Headache Disorders, Third Edition Beta Version. J Clin Neurol. 2016;12(4):419-25.
16. Starling AJ. Diagnosis and management of headache in older adults. Mayo Clin Proc. 2018;93(2):252-62.
17. Stiel IG, Wells GA, Vandemheen K, Clement C, Lesiuk H, Laupacis A, et al. The Canadian CT Head Rule for patients with minor head injury. Lancet. 2001;357(9266): 1391-6.
18. Swanson JW, Goddeau JR, Richard P. Evaluation of headache in adults. Uptodate. 2021. Available: https://www.uptodate.com/contents/evaluation=-of-headache-in-adults?search-cefaleia%20idosos&source=search_result&selectedTitle=1~150&usage_type=default&display_rank=1. (Acesso em: maio de 2023.)

SEÇÃO IV

Urgências cardiopulmonares

14

Síndrome coronariana aguda

Thiago Luis Scudeler

INTRODUÇÃO

A doença arterial coronariana (DAC) continua a ser a principal causa de morte no mundo desenvolvido. A idade avançada é o fator de risco mais forte para DAC e preditor independente para desfechos ruins após uma síndrome coronariana aguda (SCA). As sociedades profissionais estabeleceram diretrizes para cuidados contemporâneos de pacientes com SCA.[1-6] A implementação de terapias baseadas em evidências diminuiu significativamente a mortalidade e a morbidade da SCA.[3,7,8] No entanto, esses avanços no manejo da SCA não melhoraram igualmente os resultados para idosos. Pacientes idosos vulneráveis continuam a ter alto risco de desfechos ruins, são menos propensos a receber cuidados baseados em evidências e têm altas taxas de mortalidade, independentemente dos tratamentos administrados.[9,10] Essas disparidades e desafios no cuidado de SCA em idosos são bem reconhecidas.[11-13]

EPIDEMIOLOGIA

A prevalência exata e a taxa de incidência de SCA entre adultos mais velhos ($\geq$ 75 anos) não são conhecidas. Cerca de 60% das internações por SCA são de pacientes com mais de 65 anos, e aproximadamente 85% dos óbitos por SCA ocorrem nessa faixa etária. Grandes registros mostraram que 32 a 43% das admissões por SCA sem supra de ST[11,14] e cerca de 24 a 28% das admissões por SCA com supra de ST envolveram pacientes com idade $\geq$ 75 anos.[12]

Pacientes idosos com SCA sem supra de ST têm sido sub-representados em ensaios clínicos nos quais indivíduos com mais de 75 anos representam menos de 10%, e com mais de 85 anos, menos de 2%.[15] Tanto na SCA com supra de ST quanto na SCA sem supra de ST, a idade avançada associa-se independentemente do aumento da mortalidade. A mortalidade é pelo menos três vezes maior em pacientes com mais de 85 anos em comparação com a faixa etária com menos de 65 anos. O tempo médio de sobrevida após um primeiro infarto do miocárdio (IM) é de 3,2 anos para homens e mulheres com idade ≥ 75 anos, enquanto é de 9,3 anos para homens e de 8,8 anos para mulheres com idade entre 65 e 74 anos; 17 anos para homens e 13,3 anos para mulheres de 55 a 64 anos, respectivamente.[8] Cada aumento de 10 anos na idade resulta em um aumento de 75% na mortalidade hospitalar em pacientes com SCA.

Tanto o Registro Global de Eventos Coronarianos Agudos (GRACE) quanto o banco de dados do Projeto de Auditoria Nacional de Isquemia Miocárdica do Reino Unido revelaram que idosos são mais propensos a apresentar SCA sem supra de ST em vez de SCA com supra de ST, e são mais propensos a ser mulheres, brancos e ter menor índices de massa corporal, maior prevalência de comorbidades como hipertensão, insuficiência cardíaca (IC), fibrilação atrial, ataque isquêmico transitório (AIT)/acidente vascular cerebral (AVC), anemia e insuficiência renal.[16,17]

Como resultado da melhoria da prevenção e do tratamento, há uma tendência de declínio da taxa de mortalidade por doenças cardiovasculares nos EUA e em outros países. Paradoxalmente, espera-se que a carga de SCA em idosos aumente por: (1) expansão da população com idade ≥ 65 anos à medida que a sociedade envelhece; (2) aumento da expectativa de vida; e (3) aumento da população de idosos com história de DAC decorrente de terapias aprimoradas. Isso também significa que a SCA é uma apresentação cada vez mais comum nas últimas fases da vida.

Tome nota

Tem sido demonstrado que os idosos que chegam ao pronto-socorro com SCA e queixa principal que não a dor torácica têm piores resultados:

- Maior mortalidade hospitalar.
- Maior taxa de erro diagnóstico.
- Maior chance de tratamento inadequado.

FISIOPATOLOGIA

A DAC é resultado de processos de várias décadas que se entrelaçam com mecanismos gerais de envelhecimento.[18] O processo de aterogênese inclui lesão endotelial; deposição de partículas lipídicas (formação de estrias gordurosas); e resposta celular e inflamatória local (formação precoce de ateroma) seguida de progressão do ateroma com a formação e expansão de núcleo necrótico, capa fibrosa, acúmulo de matriz e vários graus de instabilidade da placa, entrelaçados com vários graus de formação de trombos. A marca registrada da SCA é o súbito desequilíbrio entre o consumo e a demanda miocárdica de oxigênio. Isso pode ser decorrente de trombose aguda e ruptura da placa, ou de aumento da oferta e demanda por meio de taquicardia, hipotensão ou anemia, por exemplo. Em adultos mais velhos, a aterosclerose caracteriza-se por lesões coronarianas mais extensas, maior prodomínio de envolvimento do tronco da coronária esquerda e mais extensas calcificações.[19]

APRESENTAÇÃO CLÍNICA E DIAGNÓSTICO

Sintomas

Pacientes idosos com SCA são menos propensos a apresentar dor torácica isquêmica típica em comparação com pacientes mais jovens. Os sintomas típicos de angina preditivos de IM em pacientes mais jovens foram menos úteis na previsão de IM na população idosa.[20] Sintomas autonômicos como dispneia, sudorese, náuseas e vômitos, pré-síncope ou síncope são mais comuns do que desconforto torácico em pacientes idosos com SCA. Os sintomas também podem ser menos prováveis de serem induzidos pelo esforço físico; em vez disso, eles são frequentemente precipitados por estressores hemodinâmicos, como infecção ou desidratação.[21] Outras comorbidades, como estado mental alterado, episódios de sangramento, histórico de quedas, atividades da vida diária prejudicadas e habilidades de comunicação prejudicadas também são características importantes na orientação do cuidado de pacientes com SCA.[22,23] Alto índice de suspeita de SCA, juntamente com a valorização doe seu contexto, deve ser mantido na avaliação do paciente idoso para obter o diagnóstico correto e o tratamento adequado.

Tome nota

1. Mais de 50% dos idosos com SCA esperam de 2 horas a 2,5 dias antes de procurar atendimento médico. Apenas 10 a 14% dos idosos com SCA chegam ao pronto-socorro dentro de 1 hora do início dos sintomas.
2. O reconhecimento de que a SCA também pode ocorrer no contexto de outras doenças agudas é importante.

Exame físico

Um exame físico cuidadoso com foco no estado mental, sinais vitais, sopros cardíacos, sinais de insuficiência cardíaca e doença arterial periférica é fundamental para um diagnóstico preciso. A aparência geral do paciente idoso também pode fornecer informações sobre o estado nutricional e a fragilidade. O aumento do número de comorbidades pode tornar o paciente idoso com SCA menos cooperativo e mais suscetível à instabilidade hemodinâmica.

Testes diagnósticos

ECG

A aquisição e a interpretação precoce do ECG de 12 derivações, com traçados seriados (p. ex., em intervalos de 15 a 30 minutos durante a hora inicial de avaliação ou recorrência dos sintomas), são fundamentais para o diagnóstico precoce de SCA na pessoa idosa. As alterações dinâmicas do segmento ST e da onda T fornecem alta sensibilidade para detectar isquemia. A interpretação do ECG pode ser desafiadora por alterações preexistentes, presença de marca-passo e atrasos de condução.

O ECG é menos propenso a demonstrar desvio acentuado do segmento ST. Pacientes idosos apresentam mais frequentemente SCA sem supra de ST do que SCA com supra de ST. Em virtude do aumento da prevalência de bloqueio de ramo esquerdo (BRE) com a idade, os idosos com BRE apresentam desafios únicos.[11]

Tome nota

1. Apresentações atípicas, ausência de dor torácica e ECG não diagnósticos são comuns em idosos com SCA sem supra de ST, portanto um alto índice de suspeita se justifica.
2. Em idosos acima de 75 anos há predominância das síndromes coronarianas sem supradesnivelamento do segmento ST sobre as síndromes coronarianas com supradesnivelamento do segmento ST.

Biomarcadores cardíacos seriados

As enzimas cardíacas são sensíveis e específicas para o diagnóstico da SCA. Indivíduos idosos têm altos níveis de troponinas (cTn) basais (20% de idosos residentes na comunidade com ≥ 70 anos têm nível de cTn acima de 99% como linha de base). A avaliação clínica cuidadosa é essencial para diferenciar SCA de uma variedade de condições agudas e crônicas que também levam à necrose miocárdica (IM tipo 2).[24] Maior proporção da população idosa com SCA apresenta níveis elevados de peptídeo natriurético tipo (BNP). BNP elevado na SCA prediz pior desfecho.[25,26] Portanto, a medida do BNP pode fornecer informações prognósticas sobre insuficiência cardíaca com SCA em idosos e seu risco de mortalidade.

> **Tome nota**
> É comum a presença de níveis basais elevados de troponina em pacientes idosos na ausência de SCA.

Outros testes

A avaliação precoce da estrutura e função cardíaca pela ecocardiografia agrega valor diagnóstico e prognóstico e orienta a terapia. Uma causa cardiovascular não isquêmica de dor torácica (taquiarritmias, como fibrilação atrial) é comum em idosos que apresentam sintomas de SCA. Causas não cardíacas de dor torácica e biomarcadores cardíacos anormais também ocorrer em pacientes com anemia, insuficiência renal, desidratação, distúrbios metabólicos e eletrolíticos e infecções.

Para obter um diagnóstico preciso são necessários história e exame físico adequados, exames laboratoriais e estudos de imagem apropriados.

ESTRATIFICAÇÃO DE RISCO

Em geral, os pacientes de maior risco isquêmico com SCA necessitam de estratégias mais agressivas, em particular estratégias antitrombóticas, anticoagulantes e de revascularização, para reduzir o risco de desfecho clínico adverso importante (óbito, isquemia recorrente/IM) e muitas vezes obter o maior benefício desses tratamentos. Fatores prognósticos que predizem maior risco isquêmico em sistemas de pontuação validados para SCA, como escore de risco TIMI, escore Grace e índice de risco TIMI, também auxiliam na predição de risco de sangramento ao receber terapias agressivas (Quadro 1).

A idade é um dos mais importantes preditores de risco na SCA sem supra de ST. Pacientes com idade ≥ 75 anos têm pelo menos o dobro da taxa de mortalidade daqueles ≤ 75 anos. Conforme previsto, todos os idosos com SCA (com ou sem supra de ST) com cTn elevada com ou sem alterações do segmento ST no ECG são de alto risco e poderiam se beneficiar de terapia agressiva. Todavia, esses pacientes também têm um risco aumentado de sangramento.[27,28]

A fragilidade que denota vulnerabilidade aumentada e reserva fisiológica diminuída na população idosa é um preditor forte e independente de aumento da mortalidade, maior tempo de internação e aumento do risco de sangramento e morbidade em pacientes idosos com SCA.[29,30] Declínio funcional basal em pacientes idosos com SCA[29,30] também é preditivo de desfecho adverso nesses pacientes.[31] Um estudo recente descobriu que um *status* positivo sugerido pelo escore *Gold Standards Framework* (GSF), que incorporou critérios de doenças em estágio terminal e critérios cardiovasculares do escore Grace, prediz independentemente eventos não cardiovasculares em pacientes com SCA, enquanto o escore Grace prevê eventos cardiovasculares nessa população.[32]

QUADRO 1 Fatores de risco incluídos nos principais sistemas de pontuação de risco para prever desfechos isquêmicos e hemorrágicos na SCA

Fatores clínicos	Preditor de risco CV	Preditor de risco de sangramento	Preditor de sobrevida a longo prazo
Idade avançada	↑↑	↑↑	↓
Diabetes mellitus	↑	↑	?
Sexo masculino	↑	↓	?
Insuficiência renal	↑	↑↑	↓↓
Anemia	↑	↑↑	?
DAC, AVC ou DAP prévia	↑	↑	
Classe Killip	↑	?	↓↓
Desvio do segmento ST	↑	?	?
Biomarcadores cardíacos elevados	↑	?	↓
Fragilidade/declínio funcional	↑	?	↓↓

AVC: acidente vascular cerebral; CV: cardiovascular: DAC: doença arterial coronariana; DAP: doença arterial periférica; SCA: síndrome coronariana aguda.

A anatomia coronariana também difere entre pacientes idosos e mais jovens, com maior número de lesões coronarianas presente nos pacientes mais idosos, como se vê na Tabela 1.

TABELA 1 Porcentagem de lesões coronarianas com o aumento da idade

Porcentagem de lesões coronarianas de acordo com as faixas etárias		
Lesões coronarianas	< 75 anos (%)	≥ 75 anos (%)
Uniarterial	45,9	29,8
Biarterial	30,8	36
Triarterial	23,3	34,2

Fonte: Mehta et al. (2010).[33]

TRATAMENTO

O manejo de pacientes idosos com SCA deve ser individualizado e equilibrado com base nos riscos isquêmicos, riscos de complicações, expectativa de vida estimada, comorbidades, qualidade de vida, desejos do paciente e os riscos e benefícios estimados da revascularização.[11,12]

A fragilidade tem demonstrado estar associada a risco aumentado de mortalidade, maior permanência hospitalar, maior uso de recursos e maior risco de *delirium*. Mulheres idosas frágeis são um grupo particularmente de alto risco, pois o sexo feminino tem se mostrado um preditor independente de fragilidade em pacientes idosos com SCA, e tem se mostrado associado a maior mortalidade.

Tome nota

1. Diversos estudos excluíram os extremos de idade, ou pacientes com presença de comorbidades ou outras doenças sistêmicas graves. A maior parte das evidências para o tratamento da SCA em idosos baseia-se em registros da prática clínica ou na subanálise de estudos clínicos e não em ensaios clínicos randomizados.
2. A fragilidade está associada a risco aumentado de mortalidade, maior permanência hospitalar, maior uso de recursos e maior risco de *delirium*.
3. Escores de estratificação de risco de fragilidade, como a Escala de Fragilidade Clínica, têm mostrado serem preditores independentes de mortalidade após IAM com supra de ST; assim, seu uso para a estratificação de risco desses pacientes pode melhorar os resultados clínicos.
4. Há uma necessidade não atendida de ensaios clínicos randomizados para orientar a aplicação da avaliação da fragilidade em idosos com doença cardíaca.

Farmacoterapia

O padrão de atendimento para pacientes com SCA em geral se aplica a idosos, com os objetivos comuns de obter alívio imediato da isquemia, prevenir maiores danos miocárdicos e evitar complicações e morte. No entanto, os efeitos colaterais dos medicamentos são geralmente mais comuns em pacientes idosos com SCA; portanto, atenção especial é necessária para monitorar e reduzir os efeitos colaterais, principalmente no cenário de polifarmácia.

Terapias antiplaquetárias e/ou anticoagulantes adjuvantes são indicadas (Quadro 2). A bivalirudina pode proporcionar benefícios na redução do sangramento em comparação com heparina não fracionada (HNF) mais inibidor de glicoproteína (GP) IIb/IIIa para apoiar a revascularização. A combinação de inibidores da GP IIb/IIIa e medicamentos fibrinolíticos de dose total está associada a altas taxas de sangramento e hemorragia intracraniana (HIC) em idosos. Suporte de oxigênio para pacientes hipoxêmicos, terapias antianginosa, antiplaquetária e anticoagulante também são geralmente indicadas com cautela especial para pacientes idosos com SCA (Quadro 2).

O uso do escore Precise-Dapt é recomendado para orientar a duração da terapia antiplaquetária dupla após uma SCA, sugerindo uma abordagem antitrombótica mais conservadora em pacientes com escore ≥ 25.[34] Vale ressaltar que uma idade de 75 anos ou mais dá 12 pontos na escala. Portanto, a maioria dos pacientes idosos terá valores Precise-Dapt ≥ 25, ou seja, são classificados como de alto risco hemorrágico apenas pela idade.

Alguns estudos sugerem que esse ponto de corte pode não ser a abordagem mais ideal em pessoas de idade avançada, ainda mais considerando seu risco trombótico mais alto usual (maior prevalência de diabetes, doença vascular periférica, doença arterial coronariana extensa etc.).[35] O uso de limiares ajustados no paciente mais velho provavelmente pode ser uma abordagem mais racional para prever o risco de sangramento.

QUADRO 2 Farmacoterapia para SCA em idosos

Agentes	Comentários em pacientes idosos
Antiplaquetários orais	
Aspirina	Benéfico: indicado, bem tolerado.
Inibidores do receptor P2Y12	
Clopidogrel	Benéfico: indicado, bem tolerado.
Prasugrel	Contraindicação relativa em idade ≥ 75 anos; peso corporal < 60 kg; e história de AVC/AIT.
Ticagrelor	Mais potente que o clopidogrel, pode ter melhor resultado, sem aumento do risco de sangramento; duas vezes ao dia e o custo pode ser problemático para adultos mais velhos.
Inibidor de GP IIb/IIIa	Benéfico em conjunto com ICP e heparina em idosos com risco aumentado de sangramento que requer transfusão.

(continua)

QUADRO 2 Farmacoterapia para SCA em idosos *(continuação)*

Agentes	Comentários em pacientes idosos
Anticoagulantes	
HNF	Benéfico: pode adicionar inibidor GP com ICP.
Enoxaparina	Pode ser usado antes da ICP; sem *bolus* com dosagem reduzida para ≥ 75 anos de idade; aumento do risco de sangramento.
Fondaparinux	Não recomendado como anticoagulante único para ICP em razão de trombose de cateter; aumento do risco de sangramento em idosos.
Bivalirudina	Monoagente para ICP, tem eficácia comparável a HNF+inibidor GP, mas reduz o risco de sangramento comparado com HNF+inibidor GP em idosos com SCA.
Inibidores do fator Xa	Rivaroxabana e apixabana (somente rivaroxabana aprovada para prevenção secundária).
Fibrinolíticos	Apenas para IAM com supra de ST quando se espera um atraso > 120 min no tempo porta-balão; a idade avançada aumenta o risco de hemorragia intracraniana; meia dose para ≥ 75 anos; agentes fibrino-específicos têm menor risco de sangramento em idosos.
Nitroglicerina	Melhora os sintomas, reduz a pré-carga do VE, aumenta o fluxo coronariano. Cuidado com a hipotensão.
Betabloqueadores	Betabloqueadores orais beneficiam mais idosos do que adultos jovens. Betabloqueadores IV são prejudiciais na SCA com apresentação de insuficiência cardíaca.
iECA/BRA	Benéfico com FEVE reduzida – cuidado na presença de DRC.
Estatinas	Maior benefício em idosos do que em adultos mais jovens. Os efeitos colaterais são mais comuns também, intensidade moderada talvez tão boa quanto estatina de alta intensidade.

AIT: ataque isquêmico transitório; AVC: acidente vascular cerebral; BRA: bloqueadores do receptor de angiotensina; DRC: doença renal crônica; FEVE: fração de ejeção do ventrículo esquerdo; GP: glicoproteína IIb/IIIa; HNF: heparina não fracionada; ICP: intervenção coronariana percutânea; iECA: inibidores da enzima conversora de angiotensina; IV: intravenoso; SCA: síndrome coronariana aguda; VE: ventrículo esquerdo.

Tome nota

1. Dada a ocorrência comum de disfunção renal e de fatores que alteram o metabolismo do fármaco, a atenção à dosagem terapêutica é crucial. A depuração de creatinina deve ser calculada para todos os pacientes idosos (≥ 75 anos) no momento do atendimento.
2. Dada a alta prevalência de fibrilação atrial (FA) nos idosos, a necessidade de anticoagulação por longo prazo é comum neste grupo. Todavia, há limitação de dados sobre o uso concomitante de dupla antiagregação plaquetária e anticoagulação. Enquanto não existe nenhuma diretriz sobre o assunto, alguns cardiologistas usam tripla terapia por curto prazo (2-4 semanas), com interrupção da aspirina e manutenção do inibidor P2Y12 (preferencialmente clopidogrel, por até 12 meses) e uso de um anticoagulante oral direto.

Revascularização coronariana

Em geral, os pacientes idosos com SCA de alto risco se beneficiam da terapia de revascularização, não apenas em termos de sobrevida, mas também melhorando a qualidade de vida e a capacidade funcional. As diretrizes de revascularização para SCA com e sem supra de ST são geralmente aplicáveis aos adultos mais velhos (Quadro 3). A angiografia e a intervenção coronariana percutânea (ICP) são geralmente seguras, com altas taxas de sucesso. No entanto, os riscos aumentados de AVC e sangramento associados à revascularização requerem consideração cuidadosa e equilíbrio entre benefícios e riscos.[36-38] No entanto, os dados para orientar essa estratificação de risco invasiva em idosos são limitados, de modo que a decisão do tratamento permanece no domínio do julgamento clínico.

Sabe-se que pacientes idosos são menos submetidos a estratégia invasiva para SCA sem supra de ST. No entanto, análises de diversos ensaios clínicos sugerem um benefício da estratégia invasiva principalmente em pacientes com > 65 anos (Figura 1).

Tome nota

1. Estudos sugerem que *stents* farmacológicos são pereferíveis aos *stents* convencionais se a curta duração da dupla antiagregação plaquetária é desejada por razões específicas, como risco de sangramento.
2. Em pacientes idosos, a abordagem transradial para ICP tem maior taxa de sucesso técnico, apesar das características anatômicas muitas vezes complexas e da menor taxa de complicações em comparação com a abordagem transfemoral.
3. A abordagem invasiva precoce é uma estratégia de tratamento segura na maioria dos pacientes idosos com SCA sem supra de ST, resultando em resultados clínicos positivos, como menores taxas de morte e IM.

SCA com supra de ST

A reperfusão oportuna é a pedra angular no cuidado de pacientes com IM com supra de ST e é aplicável à população de pacientes idosos. Mesmo os pacientes muito idosos com IM com supra de ST têm resultados pós-IM razoáveis quando tratados agressivamente com terapia de reperfusão. Em todas as faixas etárias, a ICP primária com colocação de *stent* é a estratégia preferida em relação à trombólise, quando a ICP primária é viável e oportuna. Em pacientes idosos com IM com supra de ST de alto risco, a ICP primária geralmente também é segura. Isso resulta em um benefício de sobrevida ainda maior para os mais velhos em comparação com os mais jovens, reduz o risco de reinfarto e a revascularização do vaso-alvo e está associado a menor taxa de hemorragia intracraniana.

QUADRO 3 Recomendações das principais diretrizes para o manejo da SCA em idosos

SCA	Recomendações	Classe, nível de evidência	*Guidelines*
SCA com supra de ST	Um alto índice de suspeita de IAM deve ser mantido em mulheres, diabéticos e pacientes idosos com sintomas atípicos.	I, B	2011 ESC guidelines para IAM com supra de ST
	Atenção especial deve ser dada à dosagem adequada de antitrombóticos em idosos e pacientes com insuficiência renal.	I, B	
SCA sem supra de ST	Pela apresentação atípica frequente, pacientes idosos (> 75 anos) devem ser investigados para SCA sem supra de ST com baixo nível de suspeição.	I, C	2011 ESC guidelines para SCA sem supra de ST
	As decisões de tratamento em idosos (> 75 anos) devem ser tomadas no contexto da expectativa de vida estimada, comorbidades, qualidade de vida e desejos e preferências do paciente.	I, C	
	A escolha e a dosagem de drogas antitrombóticas devem ser adaptadas em pacientes idosos para evitar a ocorrência de efeitos adversos.	I, C	
	Pacientes idosos devem ser considerados para uma estratégia invasiva precoce com a opção de possível revascularização, após cuidadosa ponderação dos riscos e benefícios.	IIa, B	2014 AHA/ ACC guideline para SCA sem supra de ST
	Pacientes idosos com SCA sem supra de ST devem ser tratados com terapia otimizada, uma estratégia invasiva precoce e revascularização conforme apropriado.	I, A	
	A farmacoterapia em pacientes idosos com SCA sem supra de ST deve ser individualizada, e a dose ajustada por peso e/ou CrCl para reduzir eventos adversos causados por alterações relacionadas à idade na farmacocinética/dinâmica, volume de distribuição, comorbidades, interações medicamentosas e aumento da sensibilidade aos medicamentos.	I, A	
	As decisões de manejo para pacientes idosos com SCA sem supra de ST devem ser centradas no paciente e considerar as preferências/objetivos do paciente, comorbidades, estado funcional e cognitivo e expectativa de vida.	I, B	

(continua)

QUADRO 3 Recomendações das principais diretrizes para o manejo da SCA em idosos *(continuação)*

SCA	Recomendações	Classe, nível de evidência	*Guidelines*
	A bivalirudina, em vez de um inibidor de GPIIb/IIIa mais HNF, é razoável em pacientes mais velhos com SCA sem supra de ST, tanto inicialmente quanto na ICP, dada a eficácia semelhante e o menor risco de sangramento.	IIa, B	
	É razoável escolher CRM em vez de ICP em pacientes idosos com SCA sem supra de ST que são candidatos apropriados, particularmente aqueles com *diabetes mellitus* ou DAC complexa de 3 vasos (p. ex., pontuação Syntax > 22), com ou sem envolvimento da artéria DA proximal, com o objetivo de reduzir eventos CV, readmissão e melhorar a sobrevida.	IIa, B	

CrCl: depuração de creatinina; CRM: cirurgia de revascularização do miocárdio; CV: cardiovascular; DA: descendente anterior esquerda; GP: glicoproteína; HNF: heparina não fracionada; ICP: intervenção coronariana percutânea; SCA: síndrome coronariana aguda.

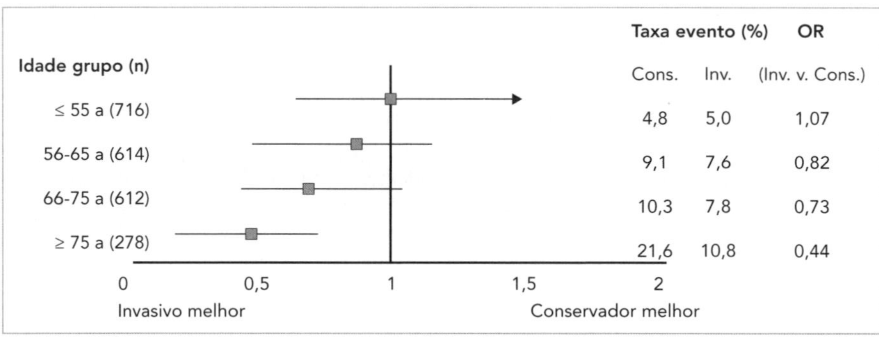

FIGURA 1 Maior benefício do tratamento invasivo em pacientes idosos com SCA.
Fonte: Fox et al. (2010).[39]

A ICP primária também pode proporcionar benefício de sobrevida em idosos com IM com supra de ST com choque cardiogênico.[40] Em comparação com placebo, a terapia fibrinolítica reduz a mortalidade por IAM com supra de ST em idosos até a idade de 85 anos.[41] Atualmente, em pacientes idosos com IM com supra de ST, a terapia fibrinolítica deve ser usada apenas se o infarto está confirmado, apresentando ≤ 12 horas após o início dos sintomas e com atraso de ≥ 120 minutos do tempo porta-balão e sem contraindicações.[36,37,42,43]

Pacientes idosos com IM com supra de ST recebendo terapia fibrinolítica devem ser imediatamente transferidos para um centro com hemodinâmica para angiografia e revascularização precoces.[44,45] Em adultos mais velhos, a cirurgia de revascularização do miocárdio (CRM) tem um papel limitado na fase aguda do IM com supra de ST com risco de mortalidade excessivo, a menos que em situações de falha de ICP, anatomia coronariana não passível de ICP ou que exijam reparo cirúrgico de complicações mecânicas (defeito do septo ventricular, ruptura de músculo papilar, ruptura de parede livre).

SCA sem supra de ST

Os adultos mais velhos com SCA sem supra de ST têm geralmente risco isquêmico mais elevado do que os grupos mais jovens. Uma estratégia invasiva precoce em comparação com uma estratégia guiada por isquemia mostra ter mais benefícios em idosos do que em pacientes mais jovens, a menos que haja comorbidades extensas e proibitivas (p. ex., insuficiência hepática, renal, pulmonar, câncer etc.).[36,46,47] O avanço do equipamento e da técnica tornou a ICP mais segura para pacientes muito idosos (≥ 90 anos), com altas taxas de sucesso e diminuição do risco de sangramento maior.

Embora a maior redução do risco de morte/IM com uma estratégia invasiva precoce tenha ocorrido naqueles ≥ 75 anos, essa estratégia foi associada a aumento significativo do risco de sangramento. Pacientes idosos com SCA sem supra de ST e *diabetes mellitus* têm maior vantagem de sobrevida com a CRM como modalidade de revascularização. No entanto, as taxas de mortalidade operatória e o risco de complicações (ou seja, acidente vascular cerebral) para CRM em pacientes idosos são substanciais (até 8% em ≥ 80 anos de idade). A hospitalização prolongada e a recuperação pós-cirúrgica em idosos também são significativas.

CUIDADOS PÓS-SCA NO IDOSO

Os adultos mais velhos são mais suscetíveis a complicações da SCA. Na fase aguda, essas complicações incluem, mas não estão limitadas a:

1. Complicações relacionadas à isquemia [insuficiência cardíaca; pericardite pós-IM; arritmia (arritmia ventricular e atrial, mau funcionamento do sistema de condução); complicações mecânicas de isquemia, ou seja, ruptura do músculo papilar, defeito do septo ventricular, ruptura de parede livre].

2. Complicações do procedimento (sangramento no local de acesso/hematoma, sangramento retroperitoneal, AVC, derrame pericárdico).
3. Sangramento decorrente de terapia antiplaquetária e anemia.
4. Insuficiência renal.
5. Hipotensão por excesso de medicamentos.
6. Efeitos adversos de novos medicamentos.

Pós-SCA, os pacientes idosos apresentam alto risco de reinternação e óbito tanto de etiologia cardiovascular quanto não cardiovascular. Há aumento de 50% no risco de mortalidade para cada aumento de 10 anos na idade a partir dos 65 anos.[48]

Reabilitação cardíaca e exercícios

Programas abrangentes de reabilitação cardíaca fornecem educação ao paciente, identificam e monitoram fatores de risco, abordam a modificação do estilo de vida, fornecem suporte psicossocial e aprimoram o treinamento físico para pacientes com SCA.[49] Esses programas foram testados de forma robusta e comprovadamente são benéficos para todas as faixas etárias de pacientes com SCA.

A terapia com exercícios melhora a capacidade funcional, a aptidão cardiorrespiratória e a percepção de bem-estar, além de reduzir a taxa de eventos cardíacos. Cada aumento na capacidade máxima de exercício está associado a redução no risco de mortalidade por todas as causas em todas as faixas etárias, incluindo pacientes idosos. Pacientes idosos com SCA devem ser incentivados a participar de reabilitação cardíaca. No entanto, o índice de encaminhamento e participação em programas de reabilitação cardíaca por idosos ainda é muito baixo.

COEXISTÊNCIA DE DAC GRAVE COM ESTENOSE AÓRTICA GRAVE: OPÇÕES DE TRATAMENTO

A DAC é a comorbidade mais comum que influencia os resultados após a substituição da valva aórtica.[50-53] De fato, em pacientes que apresentam estenose aórtica (EAo) grave, a DAC é frequentemente encontrada incidentalmente com implicações de sobrevida subestimadas. Em comparação com os pacientes com EAo isolada, aqueles com DAC concomitante são mais propensos a serem sintomáticos, hipertensos, com fração de ejeção menor e maior carga aterosclerótica. Em ambos os grupos, pacientes idosos e mais sintomáticos tendem a apresentar piores desfechos. Esses achados sugerem que pacientes idosos com EAo e fatores de risco para DAC devem ser investigados para aterosclerose antes da avaliação para substituição da valva aórtica.

As diretrizes atuais recomendam tratar as estenoses coronarianas significativas no momento da substituição cirúrgica da valva aórtica.[54] Aqueles com comorbidades avançadas e/ou fragilidade podem se benificiar apenas do tratamento clínico da DAC.[55] A opção que está se tornando mais comum no tratamento da EAo grave é a substituição transcateter da válvula aórtica (TAVR, em inglês).

Ao avaliar pacientes idosos com DAC para TAVR, o seguinte deve ser considerado: alterações hemodinâmicas durante TAVR na presença de DAC significativa não revascularizada especificamente durante estimulação ventricular rápida e insuflação do balão durante TAVR, grau de necessidade de revascularização com base na gravidade e complexidade da DAC e evidência de isquemia, as opções viáveis de revascularização (ICP ou cirúrgica), a segurança de realizar ICP em pacientes com EAo grave, o momento da ICP em relação à TAVR e o tipo de *stent* e regime antiplaquetário.[54]

Tome nota

1. Nos casos de DAC e EAo grave concomitante, embora grandes estudos ainda estejam em andamento, os estudos disponíveis até o momento mostraram melhor sucesso nos resultados com uma abordagem de ICP antes da TAVR nesses pacientes em comparação com a terapia médica isolada ou ICP e TAVR simultâneos.
2. A substituição percutânea da valva aórtica, a angiografia coronariana e o implante de *stent* têm sido realizados em octogenários com baixas taxas de complicações e resultados razoavelmente bons com o uso de cateteres e técnicas angiográficas-padrão.
3. A oclusão do apêndice atrial esquerdo tem sido realizada em pacientes com fibrilação atrial que apresentam contraindicação aos anticoagulantes orais ou risco de sangramento elevado, o que também pode ser considerado em pacientes submetidos à TAVR.

Referências bibliográficas

1. O'Gara PT, Kushner FG, Ascheim DD, Casey Jr DE, Chung MK, Lemos JA, et al. 2013 ACCF/AHA guideline for the management of ST-elevation myocardial infarction: executive summary: a report of the American College of Cardiology Foundation / American Heart Association Task Force on Practice Guidelines. J Am Coll Cardiol. 2013;61:485-510.
2. Amsterdam EA, Wenger NK, Brindis RG, Casey Jr DE, Ganiats TG, Holmes Jr DR, et al. 2014 AHA/ACC guideline for the management of patients with non-ST-elevation acute coronary syndromes: a report of the American College of Cardiology/American Heart Association Task Force on Practice Guidelines. J Am Coll Cardiol. 64:e139-e228.
3. Steg PG, James SK, Atar D, Badano LP, Blömstrom-Lundqvist C, Borger MA, et al. ESC guidelines for the management of acute myocardial infarction in patients presenting with ST-segment elevation. Eur Heart J. 2012;33:2569-619.
4. Hamm CW, Bassand JP, Agewall S, Bax J, Boersma E, Bueno E, et al. ESC guidelines for the management of acute coronary syndromes in patients presenting without persistent ST-segment elevation: The Task Force for the management of acute coronary syndromes (ACS) in patients presenting without persistent ST-segment elevation of the European Society of Cardiology (ESC) Eur Heart J. 2011;32:2999-3054.
5. The National Institute for Health and Care Excellence Myocardial infarction with ST-segment elevation: acute management, 2013. The National Institute for Health and Care Excellence website. Available: https://www.nice.org.uk/guidance/cg167/resources/myocardial-infarction-with-stsegment-elevation-acute-management-35109696806341.
6. The National Institute for Health and Care Excellence Unstable angina and NSTEMI: early management, 2010. The National Institute for Health and Care Excellence website. Available: https://www.nice.org.uk/guidance/cg94/resources/unstable-angina-and-nstemi-early-management-975749355205.
7. Fox KA, Steg PG, Eagle KA, Goodman SG, Anderson Jr FA, Granger CB, et al. Decline in rates of death and heart failure in acute coronary syndromes, 1999-2006. JAMA. 2007;297:1892-900.
8. Mozaffarian D, Benjamin EJ, Go AS, Arnett DK, Blaha MJ, Cushman M, et al. Heart disease and stroke statistics-2015 update: a report from the American Heart Association. Circulation. 2015;131:e29-e322.
9. Alexander KP, Roe MT, Chen AY, Lytle BL, Pollack Jr CV, Foody JM, et al. Evolution in cardiovascular care for elderly patients with non-ST-segment elevation acute coronary syndromes: results from the Crusade National Quality Improvement Initiative. J Am Coll Cardiol. 2005;46:1479-87.
10. Zaman MJ, Stirling S, Shepstone L, Ryding A, Flather M, Bachmann M, et al. The association between older age and receipt of care and outcomes in patients with acute coronary syndromes: a cohort study of the Myocardial Ischaemia National Audit Project (MINAP) Eur Heart J. 2014;35:1551-8.
11. Alexander KP, Newby LK, Cannon CP, Armstrong PW, Gibler WB, Rich MW, et al. Acute coronary care in the elderly, part I: non-ST-segment-elevation acute coronary syndromes: a scientific statement for healthcare professionals from the American Heart Association Council on Clinical Cardiology: in collaboration with the Society of Geriatric Cardiology. Circulation. 2007;115:2549-69.
12. Alexander KP, Newby LK, Armstrong PW, Cannon CP, Gibler WB, Rich MW, et al. Acute coronary care in the elderly, part II: ST-segment-elevation myocardial infarction:

a scientific statement for healthcare professionals from the American Heart Association Council on Clinical Cardiology: in collaboration with the Society of Geriatric Cardiology. Circulation. 2007;115:2570-89.

13. Saunderson CE, Brogan RA, Simms AD, Sutton G, Batin PD, Gale CP. Acute coronary syndrome management in older adults: guidelines, temporal changes and challenges. Age Ageing. 2014;43:450-5.
14. De Luca L, Olivari Z, Bolognese L, Lucci D, Gonzini L, Di Chiara A, et al. A decade of changes in clinical characteristics and management of elderly patients with non-ST elevation myocardial infarction admitted in Italian cardiac care units. Open Heart. 2014;1:e000148.
15. Lee PY, Alexander KP, Hammill BG, Pasquali SK, Peterson ED. Representation of elderly persons and women in published randomized trials of acute coronary syndromes. JAMA. 2001;286:708-13.
16. Avezum A, Makdisse M, Spencer F, Gore JM, Fox KAA, Montalescot G, et al. Impact of age on management and outcome of acute coronary syndrome: observations from the Global Registry of Acute Coronary Events (Grace) Am Heart J. 2005;149:67-73.
17. Veerasamy M, Edwards R, Ford G, Kirkwood T, Newton J, Jones D, et al. Acute coronary syndrome among older patients: a review. Cardiol Rev. 2015;23:26-32.
18. Hazzard WR. Atherosclerosis and aging: a scenario in flux. Am J Cardiol. 1989;63:20H-24H.
19. Wang TY, Gutierrez A, Peterson ED. Percutaneous coronary intervention in the elderly. Nat Rev Cardiol. 2011;8:79-90.
20. Solomon CG, Lee TH, Cook EF, Weisberg MC, Brand DA, Rouan GW, et al. Comparison of clinical presentation of acute myocardial infarction in patients older than 65 years of age to younger patients: the Multicenter Chest Pain Study experience. Am J Cardiol. 1989;63:772-6.
21. Thygesen K, Alpert JS, Jaffe AS, Simoons ML, Chaitman BR, White HD, et al. Third universal definition of myocardial infarction. J Am Coll Cardiol. 2012;60:1581-98.
22. Brieger D, Eagle KA, Goodman SG, Steg PG, Budaj A, White K, et al. Acute coronary syndromes without chest pain, an underdiagnosed and undertreated high-risk group: insights from the Global Registry of Acute Coronary Events. Chest. 2004;126:461-9.
23. Grosmaitre P, Le Vavasseur O, Yachouh E, Courtial Y, Jacob X, Meyran S, et al. Significance of atypical symptoms for the diagnosis and management of myocardial infarction in elderly patients admitted to emergency departments. Arch Cardiovasc Dis. 2013;106:586-92.
24. Alpert JS, Thygesen KA, White HD, Jaffe AS. Diagnostic and therapeutic implications of type 2 myocardial infarction: review and commentary. Am J Med. 2014;127:105-8.
25. Morrow DA, de Lemos JA, Sabatine MS, Murphy SA, Demopoulos LA, DiBapttiste PM, et al. Evaluation of B-type natriuretic peptide for risk assessment in unstable angina/non-ST-elevation myocardial infarction: B-type natriuretic peptide and prognosis in TACTICS-TIMI 18. J Am Coll Cardiol. 2003;41:1264-72.
26. Scirica BM, Kadakia MB, de Lemos JA, Roe MT, Morrow DA, Li S, et al. Association between natriuretic peptides and mortality among patients admitted with myocardial infarction: a report from the Action Registry(R)-GWTG. Clin Chem. 2013;59:1205-14.
27. Angeli F, Cavallini C, Verdecchia P, Morici N, Del Pinto M, Petronio AS, et al. A risk score for predicting 1-year mortality in patients >/=75 years of age presenting with non-ST-elevation acute coronary syndrome. Am J Cardiol. 2015;116:208-13.

28. Roe MT, Chen AY, Thomas L, Wang TY, Alexander KP, Hammill BG, et al. Predicting long-term mortality in older patients after non-ST-segment elevation myocardial infarction: the Crusade long-term mortality model and risk score. Am Heart J. 2011;162:875-83.
29. Ekerstad N, Swahn E, Janzon M, Alfredsson J, Löfmark R, Linderberger M, et al. Frailty is independently associated with short-term outcomes for elderly patients with non-ST-segment elevation myocardial infarction. Circulation. 2011;124:2397-404.
30. Ariza-Sole A, Formiga F, Lorente V, Sánchez-Salado JC, Sánchez-Elvira G, Roura G, et al. Efficacy of bleeding risk scores in elderly patients with acute coronary syndromes. Rev Esp Cardiol (Engl Ed). 2014;67:463-70.
31. Decourcelle V, Marechaux S, Pinçon C, Barrailler S, Le Jemtel TH, Ennezat PV. Impact of functional decline on outcome in elderly patients with acute coronary syndromes. Am J Crit Care. 2013;22:e1-e11.
32. Moretti C, Quadri G, D'Ascenzo F, Bertaina M, Giusto F, Marra S, et al. The Storm (acute coronary Syndrome in paTients end Of life and Risk assesMent) study. Emerg Med J. 2016;33:10-6.
33. Mehta RH, Rathore SS, Radford MJ, Wang Y, Wang Y, Krumholz HM. Acute myocardial infarction in the elderly: differences by age. J Am Coll Cardiol. 2001;38(3):736-41.
34. Costa F, van Klaveren D, James S, Heg D, Räber L, Feres F, et al. Derivation and validation of the predicting bleeding complications in patients undergoing stent implantation and subsequent dual antiplatelet therapy (Precise-Dapt) score: a pooled analysis of individual-patient datasets from clinical trials. Lancet. 2017;389:1025-34.
35. Guerrero C, Ariza-Solé A, Formiga F, Martínez-Sellés M, Vidán M, Aboal J. Applicability of the Precise-Dapt score in elderly patients with myocardial infarction. J Geriatr Cardiol. 2018;15:713.
36. Bach RG, Cannon CP, Weintraub WS, DiBapttiste PM, Demopoulos LA, Anderson HV, et al. The effect of routine, early invasive management on outcome for elderly patients with non-ST-segment elevation acute coronary syndromes. Ann Intern Med. 2004;141:186-95.
37. Rosengren A, Wallentin L, Gittl AK, Behar S, Battler A, Hasdlai D. Sex, age, and clinical presentation of acute coronary syndromes. Eur Heart J. 2004;25:663-70.
38. Rosengren A, Wallentin L, Simoons M, Gittl AK, Behar S, Battler A, et al. Age, clinical presentation, and outcome of acute coronary syndromes in the Euroheart acute coronary syndrome survey. Eur Heart J. 2006;27:789-95.
39. Fox KA, Clayton TC, Damman P, Pocock SJ, de Winter RJ, Tijssen JGP, et al. Long-term outcome of a routine versus selective invasive strategy in patients with non-ST-segment elevation acute coronary syndrome a meta-analysis of individual patient data. J Am Coll Cardiol. 2010;55:2435-45.
40. Dzavik V, Sleeper LA, Cocke TP, Moscucci M, Saucedo J, Hosat S, et al. Early revascularization is associated with improved survival in elderly patients with acute myocardial infarction complicated by cardiogenic shock: a report from the Shock Trial Registry. Eur Heart J. 2003;24:828-37.
41. White HD, Barbash GI, Califf RM, Simmes RJ, Granger CB, Weaver WB, et al. Age and outcome with contemporary thrombolytic therapy: results from the Gusto-I trial. Global Utilization of streptokinase and TPA for occluded coronary arteries trial. Circulation. 1996;94:1826-33.

42. White HD. Debate: should the elderly receive thrombolytic therapy or primary angioplasty? Curr Control Trials Cardiovasc Med. 2000;1:150-4.
43. White HD. Thrombolytic therapy in the elderly. Lancet. 2000;356:2028-30.
44. Cantor WJ, Fitchett D, Borgundvaag B, Ducas J, Heffernan M, Cohen EA, et al. Routine early angioplasty after fibrinolysis for acute myocardial infarction. N Engl J Med. 2009;360:2705-'18.
45. Borgia F, Goodman SG, Halvorsen S, Cantor WJ, Piscione F, Le May MR, et al. Early routine percutaneous coronary intervention after fibrinolysis vs. standard therapy in ST-segment elevation myocardial infarction: a meta-analysis. Eur Heart J. 2010;31:2156-69.
46. Damman P, Clayton T, Wallentin L, Lagerqvist B, Fox KAA, Hirsch A, et al. Effects of age on long-term outcomes after a routine invasive or selective invasive strategy in patients presenting with non-ST segment elevation acute coronary syndromes: a collaborative analysis of individual data from the FRISC II – ICTUS – RITA-3 (FIR) trials. Heart. 2012;98:207-13.
47. Bauer T, Koeth O, Junger C, Heer T, Wienberger H, Gitt A, et al. Effect of an invasive strategy on in-hospital outcome in elderly patients with non-ST-elevation myocardial infarction. Eur Heart J. 2007;28:2873-8.
48. Lopes RD, Gharacholou SM, Holmes DN, Thomas L, Wang TY, Roe MT, et al. Cumulative incidence of death and rehospitalization among the elderly in the first year after NSTEMI. Am J Med. 2015;128:582-90.
49. Pasquali SK, Alexander KP, Peterson ED. Cardiac rehabilitation in the elderly. Am Heart J. 2001;142:748-55.
50. de Waard GA, Jansen EK, de Mulder M, Vonk AB, Umans VA. Long-term outcomes of isolated aortic valve replacement and concomitant AVR and coronary artery bypass grafting. Neth Heart J. 2012;20:110-7.
51. Alsoufi B, Karamlou T, Slater M, Shen I, Ungerleider R, Ravichandran P. Results of concomitant aortic valve replacement and coronary artery bypass grafting in the VA population. J Heart Valve Dis. 2006;15:12-8.
52. Roberts WC, Roberts CC, Vowels TJ, Ko JM, Filardo G, Hamman BL, et al. Effect of coronary bypass and valve structure on outcome in isolated valve replacement for aortic stenosis. Am J Cardiol. 2012;109:1334-40.
53. Perez S, Thielhelm TP, Cohen MG. To revascularize or not before transcatheter aortic valve implantation? J Thorac Dis. 2018;10:S3578-S3587.
54. Bonow RO, Carabello BA, Chatterjee K, et al; 2006 Writing Committee Members; American College of Cardiology/American Heart Association Task Force. 2008 Focused update incorporated into the ACC/AHA 2006 guidelines for the management of patients with valvular heart disease: a report of the American College of Cardiology/American Heart Association Task Force on Practice Guidelines (Writing Committee to revise the 1998 guidelines for the management of patients with valvular heart disease): endorsed by the Society of Cardiovascular Anesthesiologists, Society for Cardiovascular Angiography and Interventions, and Society of Thoracic Surgeons. Circulation. 2008;118:e523-e661.
55. Beach JM, Mihaljevic T, Svensson LG, Rajeswaran J, Marwick T, Griffin B, et al. Coronary artery disease and outcomes of aortic valve replacement for severe aortic stenosis. J Am Coll Cardiol. 2013;61:837-48.

15

Urgências e emergências hipertensivas

Loren Suyane Oliveira de Andrade
Silvia de Fátima Takahashi

CASO CLÍNICO

Este capítulo tem início com um caso clínico muito comum no pronto-socorro, posteriormente destrincha-se o manejo clínico das urgências e emergências hipertensivas. Ao final do capítulo, o caso clínico é retomado para definição da estratégia terapêutica.

Senhor Antônio, 67 anos, hipertenso de longa data, sempre com controle pressórico inadequado. Faz uso de anlodipino 5 mg 2 vezes ao dia, mas está há 5 dias sem usá-lo porque esqueceu de comprar.
Hoje, procura o pronto-socorro, porque verificou a pressão em casa e estava 200 × 120 mmHg. Você realiza a aferição da pressão arterial (PA) no PS e confirma esse valor.
Com exceção da PA elevada, o exame físico é normal.
Antônio nega queixas clínicas, mas está muito ansioso e com medo de infartar devido a essa pressão tão alta.

Qual a sua conduta nesse momento?

Imagina-se que 100% dos leitores deste capítulo já trabalharam em pronto-socorro e se depararam com a mesma situação do caso do Senhor Antônio. E acredita-se que, diante dessa situação, são feitos alguns questionamentos:

1. Será que se trata de uma urgência ou emergência hipertensiva?
2. Devo solicitar algum exame complementar para esse paciente agora?

3. Devo reduzir essa pressão rapidamente com anti-hipertensivo parenteral?
4. Devo administrar um anti-hipertensivo via oral agora?
5. Posso dar alta para o paciente ser avaliado no ambulatório?

O capítulo tem como objetivo responder a esses questionamentos.

INTRODUÇÃO

Na prática, muitas vezes são confundidos os termos urgência e emergência hipertensivas. É de fundamental importância entender a diferença entre essas duas condições, visto que o manejo é completamente diferente.

Ambas são mais comuns em idosos, negros, indivíduos sem seguro de saúde ou que vivem em áreas de baixa renda.[1,2]

A principal diferença entre essas condições é a existência ou não de lesão em órgão-alvo.

Tanto o nível absoluto de pressão arterial quanto a velocidade da elevação determinam o risco de ocorrer lesão de órgãos-alvo mediada pela hipertensão aguda. Muitos pacientes com hipertensão crônica têm elevações graves da pressão arterial por meses ou anos sem efeitos aparentes,[3] enquanto aumentos súbitos mais modestos (p. ex., para um nível de 160/100 mmHg), em um paciente previamente normotenso, podem causar lesões graves, particularmente para a vasculatura cerebral.[3]

Essa diferença ocorre em razão da autorregulação do fluxo sanguíneo.

EXEMPLO PRÁTICO PARA MELHOR COMPREENSÃO

A hipertensão crônica mal controlada desloca a curva de autorregulação do fluxo sanguíneo cerebral para a direita (ou seja, para níveis mais elevados da pressão arterial).[3]

O paciente está "habituado" a viver com níveis mais elevados de pressão e, portanto, pode não apresentar sintomas ou lesão de órgão-alvo mesmo com níveis muito altos de pressão.

Em contrapartida, essa situação pode conferir uma predisposição à hipoperfusão cerebral caso os níveis pressóricos sejam reduzidos muito rapidamente.

Esse princípio orienta o ritmo de redução da pressão arterial na hipertensão.[3]

Essa situação está ilustrada na Figura 1.

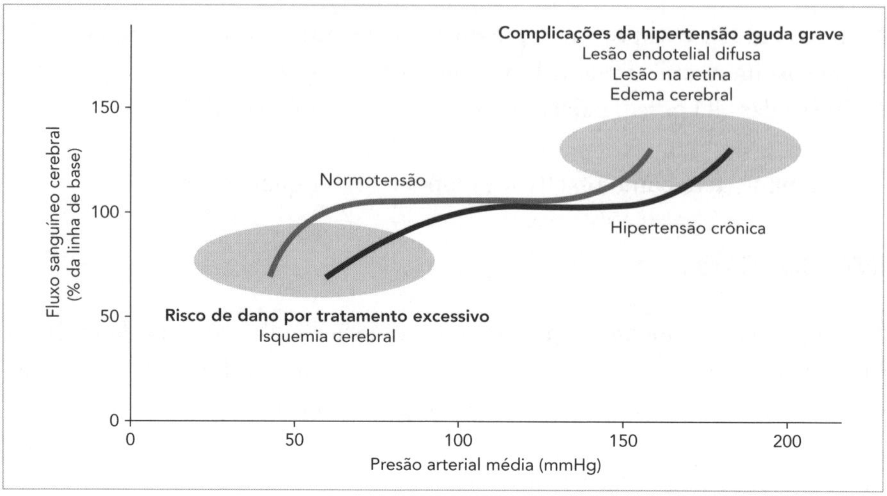

FIGURA 1 Autorregulação do fluxo sanguíneo cerebral e implicações no tratamento das emergências hipertensivas.
Fonte: Peixoto (2019).[3]

DEFINIÇÕES

Emergência hipertensiva: situação na qual o paciente se apresenta com hipertensão grave (PA sistólica > 180 mmHg e PAD > 110 mmHg), com evidência de lesão aguda de órgão-alvo. Emergências hipertensivas podem ser fatais e requerem tratamento imediato, com anti-hipertensivos parenterais em ambiente monitorizado.[4]

Nas emergências hipertensivas, pode haver lesão nos seguintes órgãos: cerebral, cardiovascular, grandes vasos, rins, microcirculação.

As emergências são bem menos comuns que as urgências.

As principais emergências hipertensivas são:

- Dissecção aguda de aorta.
- Acidente vascular cerebral (isquêmico e hemorrágico).
- Edema agudo de pulmão.
- Infarto agudo do miocárdio.
- Encefalopatia hipertensiva.
- Síndrome de leucoencefalopatia posterior reversível (PRES).
- Feocromocitoma.
- HAS acelerada maligna.

- Lesão renal aguda.
- Microangiopatia trombótica

Urgência hipertensiva

Situação na qual o paciente se apresenta com hipertensão grave (PA sistólica > 180 mmHg e PAD > 110 mmHg), mas está assintomático ou com sintomas leves e não apresenta danos agudos aos órgãos-alvo. Nesse caso, não há benefício comprovado da redução rápida da pressão arterial.[4]

A urgência hipertensiva é comum na prática clínica, principalmente entre os pacientes idosos, com hipertensão de longa data, em especial nos que não aderem totalmente a suas medicações.

No paciente idoso, em particular, precisamos lembrar de duas condições extremamente comuns, que podem aumentar o valor da pressão aferida de maneira não invasiva: a pseudo-hipertensão e o efeito do jaleco branco.

A pseudo-hipertensão consiste em uma condição clínica na qual existe grande discrepância entre a pressão arterial medida indiretamente pelo método auscultatório e a pressão intra-arterial, com a medida indireta não invasiva elevada e a intra-arterial, medida simultaneamente, normal. Isso acontece devido à maior rigidez e calcificação arterial que ocorre com o envelhecimento e pode ser identificada por meio da manobra de Osler positiva.

No caso do efeito do jaleco branco, o paciente hipertenso pode se encontrar mais ansioso durante a consulta e apresentar uma elevação dos níveis pressóricos por esse motivo. Essa condição pode ser confirmada pela realização de uma monitorização residencial da pressão arterial (MRPA).

AVALIAÇÃO CLÍNICA

Vamos agora falar do passo a passo da avaliação clínica e do manejo do paciente que comparece com elevação grave de pressão arterial (PA > 180 × 110 mmHg).

As principais etapas da avaliação e manejo desse paciente são as seguintes:

1. Confirmação do valor da PA com técnica adequada.
2. Identificação de fatores precipitantes ou agravantes.
3. Avaliação de sintomas e identificação da presença de lesão em órgão-alvo.
4. Tratamento.

Aferição da pressão arterial

É de fundamental importância aferir a PA seguindo a técnica correta, com manguito de tamanho adequado e nos quatro membros (superiores e inferiores).

Caso o paciente esteja assintomático, é importante pensar na possibilidade de pseudo-hipertensão e efeito do jaleco branco, como descrevemos anteriormente, como fatores que podem estar elevando ainda mais o valor da PA (podem não ser os únicos fatores).

A maioria dos hospitais usa dispositivos que dependem de medições oscilométricas. Dois grandes estudos comparando medidas oscilométricas e intra-arteriais em pacientes críticos mostraram que dispositivos oscilométricos subestimam os níveis de pressão arterial em até 50/30 mmHg quando os níveis intra-arteriais registrados estão acima de 180/100 mmHg.[5]

Por esse motivo, na presença de lesão em órgão-alvo, quando o manejo é feito com anti-hipertensivos parenterais e as medidas de PA devem ser aferidas com muita precisão, é necessária a medida invasiva de PA.

Identificação de fatores precipitantes ou agravantes

A má adesão medicamentosa aos anti-hipertensivos prescritos, como o ocorrido no nosso caso clínico do Senhor Antônio, é o fator precipitante mais comum.[6]

No paciente idoso, que comumente faz uso de polifarmácia, devemos sempre ter em mente a possibilidade de medicamentos prescritos que podem elevar a pressão. Como exemplo, citamos medicações de uso comum: antidepressivos, anti-inflamatórios, mirabegron (beta-3-agonista utilizado para incontinência urinária), corticosteroides.

Outros fatores precipitantes comuns para hipertensão grave: ingesta excessiva de sódio na dieta, drogas (p. ex., cocaína, anfetaminas), ansiedade ou crise de pânico).[3]

Entre os hospitalizados, podemos destacar como fatores desencadeantes: a infusão intravenosa de líquidos, a não conciliação dos anti-hipertensivos que usava em domicílio, dor e retenção urinária.

É importante sempre pensar na possibilidade de dor como fator agravante no idoso, em particular no paciente com síndrome demencial que não conseguir relatar suas queixas.

Avaliação de sintomas e identificação da presença de lesão em órgão-alvo

A parte mais importante da avaliação inicial de um paciente com hipertensão grave é a determinação da presença de lesão aguda de órgão-alvo, pois é isso que vai definir a estratégia terapêutica.

Nesse cenário, o primeiro passo é identificar se há sinais e sintomas que direcionem para a hipótese de uma determinada emergência hipertensiva.

Durante a anamnese, devemos estar atentos para identificar sinais e sintomas que vão nos direcionar para determinadas hipóteses.

Queixa de dor torácica e dispneia nos levam às hipóteses de infarto agudo do miocárdio, edema agudo de pulmão, insuficiência cardíaca aguda descompensada (IC) e dissecção aguda de aorta. Nesse caso, precisamos destrinchar melhor as características da dor para refinar nossa hipótese.

Por exemplo, na dissecção, geralmente o paciente se queixa de uma dor lancinante, a pior dos da vida, comumente com irradiação para o dorso. Na IC, a dispneia e os sinais de congestão são os comemorativos mais evidentes no quadro.

A presença de sinais neurológicos focais, confusão mental e alterações na fala deve nos direcionar para a hipótese de AVC.

Com uma hipótese formulada, podemos direcionar a investigação complementar com exames específicos.

No paciente com hipertensão grave, é fundamental a realização do exame de fundo de olho, pois a retina comumente sofre danos em decorrência da elevação da pressão. A presença de exsudatos algodonosos e papiledema sugerem hipertensão maligna acelerada. Entretanto, o fundo de olho normal não descarta tal condição.

Na ausência de sintomas que orientem a avaliação, há dados limitados sobre a indicação de exames complementares. Entretanto, sabe-se que um percentual desses pacientes (cerca de 7%) pode apresentar lesão renal aguda (LRA), mesmo na ausência de sintomas.[7]

Dessa forma, apesar de não haver uma recomendação bem estabelecida, em geral são solicitados exames laboratoriais, com um painel metabólico básico para avaliar função renal e eletrólitos (visando investigar LRA), um hemograma (rastrear microangiopatia e hemólise), sumário de urina (para identificar proteinúria ou hematúria), um eletrocardiograma e níveis de troponina (para descartar isquemia miocárdica assintomática).[3]

Podem-se destacar também outras vantagens na solicitação desses exames complementares. Primeiramente, eles auxiliam na escolha dos anti-hipertensivos que introduziremos antes da alta, visto que algumas classes, como os diuréticos tiazídicos e inibidores da enzima conversora de angiotensina (iECA) ou bloqueadores dos receptores de angiotensina (BRA) podem ser contraindicados na presença de alguns distúrbios eletrolíticos. Ademais, podemos identificar evidências de lesões crônicas de órgãos-alvo, o que pode sensibilizar o paciente e torná-lo mais aderente ao tratamento.

Pacientes sem lesão de órgão-alvo geralmente são assintomáticos, mas podem apresentar alguns sintomas, como cefaleia, dor torácica atípica, dispneia, tonturas, vertigens e epistaxe.

TRATAMENTO

Como dito anteriormente, a determinação da presença ou não de lesão em órgão-alvo, ou seja, o estabelecimento do diagnóstico de urgência ou emergência hipertensiva, vai nortear a estratégia terapêutica.

Tratamento da urgência hipertensiva

Caso o paciente não apresente sintomas, não necessariamente vai precisar receber anti-hipertensivo no pronto-socorro.

É importante identificar se há um fator precipitante que pode ser resolvido de imediato. Por exemplo, se o paciente está com dor, deverá ser medicado com analgésico; se está em crise de ansiedade, pode ser prescrito um ansiolítico de ação imediata. Nesse caso, o paciente deverá ser reavaliado e sua pressão aferida novamente após 30 a 60 minutos.

Idealmente, esse paciente deve ser colocado em um ambiente tranquilo e silencioso. Pode parecer uma medida simples, mas que tem um importante impacto.

Em um estudo envolvendo mais de 500 pacientes atendidos em um pronto-socorro com hipertensão grave, a pressão arterial caiu para menos de 180 × 110 mmHg após 30 minutos de silêncio e repouso em aproximadamente um terço dos pacientes.[8]

Se, após essas medidas, o paciente permanecer com PA > 180 × 110 mmHg, um anti-hipertensivo oral de ação rápida pode ser administrado. As medicações intravenosas não estão indicadas nesse contexto.

Já no cenário do paciente que apresenta sintomas que presumidamente estão relacionados à hipertensão, mas não são indicativos de dano a órgão-alvo (p. ex., cefaleia ou epistaxe), já está indicado um anti-hipertensivo oral com início de ação mais rápido logo de início.

Nesse caso, temos como opções: clonidina (0,1 a 0,3 mg), captopril (25 a 50 mg) e prazosina (5 a 10 mg).[3]

A nifedipina (administrada por via oral ou sublingual) deve ser evitada devido à imprevisibilidade do efeito na redução da pressão arterial, o que pode resultar em eventos cardiovasculares.[9]

Os medicamentos podem ser repetidos após 30 minutos. Aqui o alvo da pressão arterial a ser atingido é PA < 180 × 110 mmHg, quando então esse paciente pode receber alta, com prescrição e/ou ajuste do esquema de anti-hipertensivos que vai usar em domicílio.

O objetivo é resolver a urgência hipertensiva, mas não normalizar a pressão e atingir a meta preconizada para aquele paciente. Isso deve ser realizado ambulatorialmente, e o paciente deve ser avaliado em no máximo 7 dias.

Inclusive, reduções rápidas e proeminentes da pressão arterial podem ser deletérias, por causarem hipofluxo cerebral.[10]

Tratamento das emergências hipertensivas

O paciente com emergência hipertensiva deve ser manejado em ambiente de terapia intensiva, com monitoramento da pressão arterial invasiva.

Nesse contexto, os pacientes devem ser tratados com anti-hipertensivos endovenosos. Isso porque a medicação parenteral tem início de ação imediata; cessação imediata do efeito quando pausada a infusão; além de ter sua dosagem titulada com facilidade, o que permite melhor controle do efeito anti-hipertensivo.

O objetivo aqui é reduzir a pressão arterial em torno de 20 a 25% durante a primeira hora e, depois, para 160 × 100 a 110 mmHg durante as 2 a 6 horas seguintes.[11] Em seguida, a normotensão pode ser atingida em 24 a 48 horas.

Essas metas de redução da PA são um pouco diferentes em dois cenários: acidente vascular cerebral e dissecção aguda de aorta.

Na dissecção aguda de aorta, deve ser feito um controle rigoroso do duplo produto (PA e frequência cardíaca), e, nesse caso, o objetivo é reduzir a PAS para menos que 120 e frequência cardíaca para menos de 60 bpm.

No AVC hemorrágico, o tratamento anti-hipertensivo tem como objetivo reduzir a PAS para menos de 160 mmHg. No AVC isquêmico, a meta é PA < 220 × 110 mmHg em pacientes sem indicação de fibrinólise ou PA < 185 × 110 mmHg se há indicação de fibrinólise.[10] Nesse cenário, reduções muito proeminentes da PA podem piorar a perfusão cerebral e a isquemia da área de penumbra, agravando a repercussão clínica e as sequelas do AVC.

A medicações mais utilizadas nas emergências hipertensivas são: nitroprusseto de sódio, esmolol e metoprolol. Nos casos de síndrome coronariana aguda, a nitroglicerina é preferível.

Se ocorrer redução excessiva da pressão arterial, o anti-hipertensivo deve ser descontinuado imediatamente, e em alguns casos pode ser indicado uso temporário de vasopressores, fluidos intravenosos ou ambos.

Os agentes orais podem ser iniciados 6 a 12 após o início da administração da terapia endovenosa.

Além da redução da pressão arterial, há uma série de medidas terapêuticas específicas que estarão indicadas nas emergências hipertensivas, entretanto esse tópico foge ao escopo de abordagem do capítulo.

Para finalizar, é importante retomar o caso clínico do Senhor Antônio.

O paciente está com a PA gravemente elevada (200 × 120 mmHg), mas não tem sintomas nem evidência de lesão em órgão-alvo. É hipertenso com controle ruim da PA e está sem tomar as medicações há alguns dias.

Nesse momento, é preciso tranquilizar o paciente, colocá-lo em um ambiente tranquilo e podemos considerar administrar um ansiolítico de ação rápida.

Pode-se considerar solicitação de exames laboratoriais para avaliar a função renal, principalmente. Deve-se realizar fundoscopia.

Após 30 a 60 minutos, reavaliar o paciente e aferir a PA novamente. Estando sem sintomas e com PA < 180 × 110 mmHg, pode-se dar alta, com seus anti-hipertensivos ajustados e encaminhamento para consulta ambulatorial em no máximo 7 dias. Lembrando que o paciente é hipertenso estágio 3, e nesse caso já está indicada a associação de duas classes de anti-hipertensivos, idealmente combinados em um mesmo comprimido para melhorar sua adesão ao tratamento.

Referências bibliográficas

1. Janke AT, McNaughton CD, Brody AM, Welch RD, Levy PD. Trends in the incidence of hypertensive emergencies in US emergency departments from 2006 to 2013. J Am Heart Assoc. 2016;5(12):e004511.

2. Deshmukh A, Kumar G, Kumar N, Nanchal R, Global F, Sakhuja A, et al. Effect of Joint National Committee VII report on hospitalizations for hypertensive emergencies in the United States. Am J Cardiol. 2011;108:1277-82.
3. Peixoto AJ. Acute severe hypertension. N Engl J Med. 2019;381:1843-52.
4. Elliot WJ, Varon J. Evaluation and treatment of hypertensive emergencies in adults. UpToDate. Available: https://www.uptodate.com/contents/evaluation-and-treatment-o-f-hypertensive-emergencies-in-adults?search=crise%20hipertensiva&topicRef=3852&-source=see_link.
5. Lehman LW, Saeed M, Talmor D, Mark R, Malhotra A. Methods of blood pressure measurement in the ICU. Crit Care Med. 2013;41:34-40.
6. Saguner AM, Dür S, Perrig M, Schiemann U, Stuck AE, Bürgi U, et al. Risk factors promoting hypertensive crises: evidence from a longitudinal study. Am J Hypertens. 2010;23:775-80.
7. Nishijima DK, Paladino L, Sinert R. Routine testing in patients with asymptomatic elevated blood pressure in the ED. Am J Emerg Med. 2010;28:235-42.
8. Grassi D, O'Flaherty M, Pellizzari M, Bendersky M, Rodriguez P, Turri D, et al. Hypertensive urgencies in the emergency department: evaluating blood pressure response to rest and to antihypertensive drugs with different profiles. J Clin Hypertens (Greenwich). 2008;10:662-7.
9. Grossman E, Messerli FH, Grodzicki T, Kowey P. Should a moratorium be placed on sublingual nifedipine capsules given for hypertensive emergencies and pseudoemergencies? JAMA 1996;276:1328-31.
10. Miller J, McNaughton C, Joyce K, Binz S, Levy P. Hypertension management in emergency departments. American Journal of Hypertension. 2020;33(10):927-34.
11. Whelton PK, Carey RM, Aronow WS, Casey Jr DE, Collins KJ, Dennison C, et al. 2017 ACC/AHA/AAPA/ABC/ACPM/AGS/APhA/ASH/ASPC/NMA/PCNA guideline for the prevention, detection, evaluation, and management of high blood pressure in adults: a report of the American College of Cardiology/American Heart Association Task Force on Clinical Practice Guidelines. Hypertension. 2018;71(6):e13-e115.

16

Síncope

Ana Carolina Esteves Cattony

INTRODUÇÃO

Síncope é definida como perda transitória da consciência (TLOC, na sigla em inglês) decorrente de hipoperfusão cerebral global, caracterizada por início rápido, curta duração e recuperação espontânea completa.[1] O termo pré-síncope tem sido utilizado para indicar sinais e sintomas que podem ocorrer antes dessa perda transitória de consciência, mas também descreve estado que se assemelha ao pródromo de síncope sem ser seguido de TLOC.

A síncope é uma condição frequente em atendimentos em prontos-socorros e salas de emergências, e sua etiologia subjacente pode variar de condições relativamente benignas a potencialmente graves. A prevalência de síncope aumenta com a faixa etária, com aumento acentuado a partir dos 70 anos (Tabela 1).[2]

TABELA 1 Incidência de síncope por faixa etária

Faixa etária	Eventos por 1.000 pessoas/ano
60-69 anos	5,4
70-79 anos	11,1
80 anos ou mais	19,5

Nos idosos, está associada a maiores taxas de apresentações atípicas, especialmente como *drop attacks*, e de complicações, como quedas, traumatismo cranioencefálico e fraturas.[3]

Dessa forma, é necessário que a equipe do ambiente de urgência e emergência esteja apta para realizar a primeira abordagem e investigação, na tentativa de classificar melhor o evento e determinar aquele paciente em maior risco de desfecho adverso, bem como escolher o melhor local para investigação (regime de internação hospitalar × avaliação ambulatorial).

ETIOLOGIA E FISIOPATOLOGIA

A fisiopatologia da síncope advém de uma queda na pressão arterial sistêmica que leva à hipoperfusão cerebral global, que é a via comum das principais etiologias. A interrupção súbita de fluxo cerebral de 6 a 8 segundos pode causar completa perda de consciência, bem como a queda de pressão sistólica em torno de 50 a 60 mmHg, medida no nível do coração.

Dessa forma, tanto a redução de débito cardíaco quanto a da resistência periférica podem causar síncope, e, com frequência, os dois mecanismos agem em conjunto nessa situação.

Existem três grandes grupos de classificação do mecanismo/etiologia da síncope:

1. Síncope reflexa: refere-se a um grupo heterogêneo de condições nas quais os reflexos cardiovasculares que normalmente controlam o tônus vascular se tornam transitoriamente inapropriados, em resposta a um gatilho, resultando em vasodilatação e/ou bradicardia.
2. Síncope por hipotensão ortostática: há falência autonômica com prejuízo da atividade simpática eferente, de modo que a vasoconstrição se torna deficiente. Assim, em ortostase, há uma queda anormal da pressão arterial e a síncope acontece.
3. Síncope cardíaca: é decorrente da redução do débito cardíaco seja por arritmia, obstrução do fluxo ou outras condições.

O Quadro 1 resume as principais causas de síncope, dentro da classificação fisiopatológica.

QUADRO 1 Classificação da síncope

Síncope reflexa (neuralmente mediada)
▪ Vasovagal: – Ortostática: posição em pé ou sentado (menos comum). – Emocional: medo, dor (somática ou visceral), fobia de sangue. ▪ Situacional: – Miccional. – Estimulação gastrointestinal (deglutição ou defecação). – Tosse, espirro. – Pós-exercício. – Outros: risada, instrumentos de sopro. ▪ Síndrome do seio carotídeo. ▪ Formas não clássicas.
Síncope por hipotensão ortostática
▪ Induzida por drogas/medicamentos: – Vasodilatadores, diuréticos, antidepressivos. ▪ Hipovolemia/depleção de volume: – Hemorragia, diarreia, vômitos. ▪ Insuficiência autonômica primária: – Insuficiência autonômica pura, atrofia de múltiplos sistemas, doença de Parkinson, outros parkinsonismos. ▪ Insuficiência autonômica secundária: – Diabetes, amiloidose, lesões medulares, neuropatia autonômica autoimune ou paraneoplásica.
Síncope cardíaca
▪ Arritmias: – Bradicardia: • Disfunção do nó sinusal. • Doença do sistema de condução atrioventricular. – Taquicardia: • Supraventricular ou ventricular. ▪ Doença estrutural cardíaca: – Estenose aórtica, infarto agudo do miocárdio, cardiomiopatia hipertrófica, massas cardíacas, tamponamento pericárdico, disfunção de prótese valvar. ▪ Outros: embolia pulmonar, dissecção aguda de aorta, hipertensão pulmonar.

Fonte: Brignole et al.[1]

DIAGNÓSTICOS DIFERENCIAIS

Há uma gama de condições que podem causar perda transitória da consciência sem poderem ser caracterizadas como síncope, o que pode causar confusão nas avaliações iniciais.[4]

- Condições com perda da consciência sem hipoperfusão cerebral global:
  - Epilepsia/crise convulsiva.
  - Distúrbios metabólicos: hipoglicemia, hipóxia.
  - Intoxicações.

  - Ataque isquêmico transitório (AIT) de território vertebrobasilar (levando à disfunção do sistema reticular ativador ascendente).
- Distúrbios sem prejuízo da consciência:
  - Pseudossíncope psicogênica.
  - Cataplexia (narcolepsia).
  - Quedas.
  - AIT de território carotídeo.

AVALIAÇÃO INICIAL

Para identificar o evento como TLOC e, posteriormente, como síncope, é importante recolher informações do paciente e das pessoas que testemunharam o evento. Para caracterizar TLOC, é preciso entender se houve um evento de curta duração, com controle motor anormal, perda de responsividade e amnésia do período da perda de consciência (Figura 1).

Caso a resposta seja positiva, a síncope passa a ser uma das suspeitas diagnósticas, sendo essencial a realização de anamnese e exame físicos cuidadosos

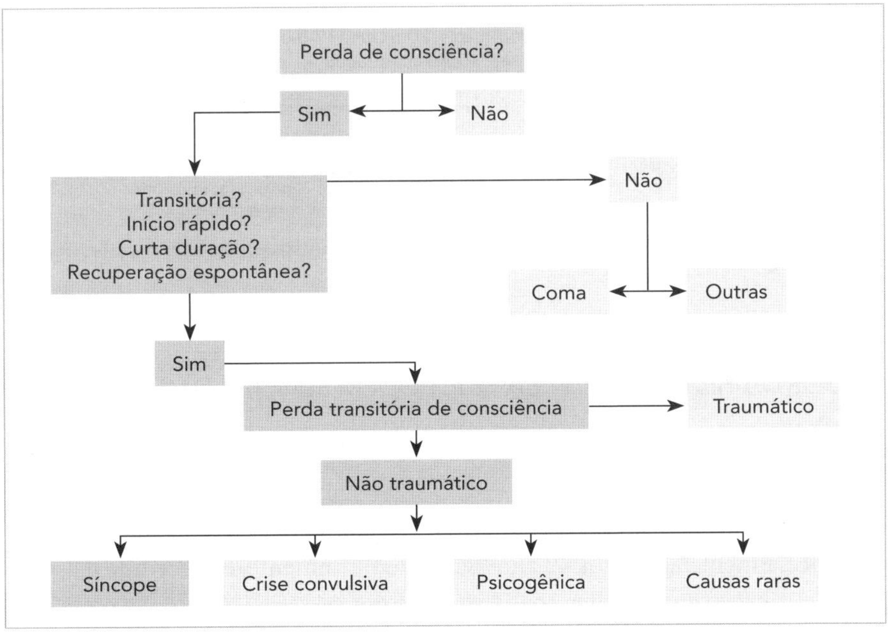

FIGURA 1 Caracterização da síncope.
Fonte: adaptada de Brignole et al.[1]

para caracterização do episódio e para tentar identificar a etiologia/causa subjacente. Em aproximadamente 14% dos casos, a história clínica tem capacidade de determinar o diagnóstico etiológico da síncope; quando com auxílio de um eletrocardiograma (ECG), em mais 10% dos casos (Quadro 2).[5]

QUADRO 2 Informações importantes na avaliação inicial

Anamnese
▪ Circunstâncias nas quais a síncope ocorreu: – Atividade física? Em ortostase? Alguma outra situação? – Fatores predisponentes? ▪ Descrição do evento: – Queda? Duração? Movimentos/abalos musculares? ▪ Presença de sintomas prodrômicos? – Desconforto abdominal, palidez, náuseas, vômitos. – Palpitações. – Dor torácica. – Sem sintomas. ▪ Antecedentes: – Primeiro episódio ou recorrente? – Medicações em uso. – Cardiopatia? Outras comorbidades? – História familiar de morte súbita ou cardiopatia?
Exame físico
▪ Frequência cardíaca e ritmo. ▪ PA posição supina e em ortostase após 3 minutos: – Hipotensão ortostática clássica: redução ≥ 20 mmHg PAS e/ou 10 mmHg PAD. ▪ Estase de jugulares, ausculta cardíaca – sopros cardíacos. ▪ Avaliação da cavidade oral – língua. ▪ Evidência de sangramentos – melena, hemorragia digestiva alta. ▪ Compressão do seio carotídeo.*

* Indicado para pacientes acima de 40 anos e etiologia não definida, sendo realizada a compressão por 5-10 segundos. Contraindicações: passado de AIT ou AVC nos últimos 3 meses, sopro carotídeo. Hipersensibilidade do seio carotídeo: pausa ventricular > 3 segundos e/ou queda na PA > 50 mmHg. Síndrome do seio carotídeo: se associada à síncope.
AIT: ataque isquêmico transitório; AVC: acidente vascular cerebral; PA: pressão arterial; PAD: pressão arterial diastólica; PAS: pressão arterial sistólica.

DADOS DA HISTÓRIA CLÍNICA QUE PODEM SUGERIR O DIAGNÓSTICO

Síncope reflexa

Geralmente há história de recorrência, com os primeiros episódios ocorrendo especialmente antes dos 40 anos. Caracteristicamente, é precedida de sintomas de ativação autonômica (palidez, sudorese, náuseas/vômitos) e pode estar relacionada a situações específicas, como tempo prolongado de ortostase, em ambientes quentes ou lotados. Pode ocorrer após defecação, micção ou outros estímulos gastrointestinais.

Na síncope da síndrome do seio carotídeo, pode haver relato de manipulação da região cervical (p. ex., movimentos rotatórios ou uso de gravatas).

Síncope por hipotensão ortostática

Ocorre em ortostase ou logo após assumir essa posição. Pode ocorrer também após exercício ou alimentação (hipotensão pós-prandial) e pode estar temporalmente relacionada a início ou mudança de dose de diuréticos ou medicações vasopressoras. É comum em pessoas com história de doença de Parkinson, outros parkinsonismos ou com diagnóstico de neuropatias autonômicas.

Síncope cardíaca

Na maioria das vezes, ocorre sem sintomas prodrômicos, podendo ser precedida de palpitações, especialmente nas etiologias arrítmicas. É importante suspeitar de causa cardíaca quando ocorre durante exercício ou em posição supina.

A presença de história de doenças cardíacas estruturais, uso de marca-passo ou cardioversor desfibrilador implantável (CDI), coronariopatias ou história familiar de morte súbita em jovens também pode indicar etiologia cardíaca.

O Quadro 3 relaciona alterações no ECG podem sugerir a causa cardíaca da síncope.

QUADRO 3 Alterações no ECG que indicam alta probabilidade de síncope cardíaca

Bradicardia persistente < 40 bpm ou pausas sinusais > 3 segundos.
Bloqueio atrioventricular 2° ou 3° grau.
Alternância de bloqueio de ramo direito e esquerdo.
Taquicardia ventricular ou taquicardia paroxística supraventricular.
Episódios de TV polimórfica e intervalo QT longo ou curto.
Mau funcionamento de marca-passo ou CDI com pausas cardíacas.

CDI: cardioversor desfibrilador implantável; ECG: eletrocardiograma; TV: taquicardia ventricular.
Fonte: Brignole et al.;[1] Shen et al.[6]

EXAMES COMPLEMENTARES

Além do ECG, a solicitação de exames complementares deve ser guiada pela suspeita clínica de forma racional. Por exemplo, hemograma pode ser necessário no paciente com síncope por hipotensão ortostática, com história ou sinais de sangramentos, bem como seriar enzimas cardíacas naqueles que se apresentem com dor torácica ou dosagem de NT-pró-BNP naqueles com sinais de insuficiência cardíaca.

Exames de neuroimagem não são recomendados de forma rotineira, exceto em casos de traumatismo cranioencefálico ou quando a TLOC sugerir causa neurogênica (p. ex., crise convulsiva).

ABORDAGEM NO PRONTO-SOCORRO/EMERGÊNCIA

A causa subjacente é que, frequentemente, determina desfechos adversos em curto prazo, mais do que a própria síncope. Assim, o objetivo principal da avaliação clínica de emergência é detectar aquele paciente com risco aumentado de morte ou outras complicações, que mereçam investigação imediata, podendo necessitar, inclusive, de internação hospitalar.

Para tanto, sugere-se que, nessa avaliação, sejam respondidas algumas questões:

1. Há uma causa séria que possa ser identificada?
2. Qual o risco de um desfecho grave?
3. Esse paciente deve ser avaliado em ambiente hospitalar?

Na maioria das vezes, a síncope é identificada com facilidade, no entanto a etiologia de base nem sempre é de fácil determinação. Um estudo clássico com o objetivo de avaliar a incidência de prognóstico de síncope entre os participantes do *Framingham Heart Study*, já em 2002, descreveu diferença significativa de sobrevida entre pacientes de síncopes de causas benignas (vasovagal e outras) em relação àqueles com síncope de origem cardíaca, mostrando desde então a importância da determinação da causa do evento.[2]

Dessa forma, é importante que seja realizada a avaliação de risco com base na história clínica, exame físico e antecedentes (Quadro 4), além da avaliação de exames complementares, em especial o ECG.

QUADRO 4 Características clínicas de alto risco em pacientes com síncope

<table>
<tr><th colspan="2">História clínica</th></tr>
<tr><td colspan="2">■ Maiores:
– Surgimento de nova dor torácica, dispneia, dor abdominal ou cefaleia.
– Síncope durante exercício.
– Palpitação súbita precedendo o evento.
■ Menores (alto risco se associado com doença cardíaca estrutural ou ECG anormal):
– Sem sinais de alarme ou pródromos curtos (< 10 segundos).
– História familiar de morte súbita cardíaca em idade jovem.
– Síncope sentado.</td></tr>
<tr><th colspan="2">Antecedentes</th></tr>
<tr><td colspan="2">Doença cardíaca estrutural ou doença arterial coronariana prévias.</td></tr>
<tr><th colspan="2">Exame físico</th></tr>
<tr><td colspan="2">■ PAS < 90 mmHg inexplicada à admissão.
■ Presença de sinais sugestivos de sangramento gastrointestinal à avaliação retal.
■ Bradicardia persistente (< 40 bpm) durante vigília na ausência de treino físico.
■ Novo sopro sistólico.</td></tr>
<tr><th colspan="2">Achados no ECG</th></tr>
<tr><th>Maiores</th><th>Menores</th></tr>
<tr><td>■ Alterações no ECG sugestivas de isquemia aguda.
■ BAV 3° grau ou BAV 2° grau Mobitz II.
■ Bradicardia sinusal persistente (< 40 bpm) ou bloqueios sinoatriais repetitivos ou pausas sinusais > 3 segundos em vigília e na ausência de treinamento físico.
■ Bloqueio de ramo, distúrbio da condução intraventricular, hipertrofia ventricular ou ondas Q consistentes com doença cardíaca isquêmica ou cardiomiopatia.
■ Taquicardia ventricular sustentada ou não sustentada.
■ Disfunção de dispositivo implantável (CDI ou marca-passo).
■ Padrão de Brugada tipo 1.
■ QTc > 460 ms em ECG de 12 derivações seriado, indicando síndrome de QT longo.</td><td>■ BAV 1° grau com PR marcadamente prolongado ou BAV 2° grau Mobitz I.
■ Bradicardia sinusal assintomática e inapropriada (40-50 bpm).
■ Taquicardia supraventricular paroxística ou fibrilação atrial.
■ Pré-excitação do complexo QRS.
■ Intervalo QT curto (< 340 ms).
■ Padrão atípico de Brugada.
■ Ondas T negativas em derivações precordiais, ondas épsilon sugestivas de cardiomiopatia ventricular direita arritmogênica.</td></tr>
</table>

BAV: bloqueio atrioventricular; CDI: cardioversor desfibrilador implantável; ECG: eletrocardiograma; PAS: pressão arterial sistólica; TV: taquicardia ventricular.
Fonte: Brignole et al.;[1] Shen et al.[6]

Quando o paciente avaliado tem características clínicas de alto risco, sugere-se que seja admitido em hospital para investigação e/ou tratamento imediatos (Figura 2). Caso os dados não ajudem a determinar o risco ou a causa, é possível fazer uso de instrumentos/calculadoras para auxiliar na tomada de decisão, que não devem substituir o julgamento clínico.

Ao longo dos anos, foram desenvolvidas várias ferramentas na tentativa de melhor classificar o paciente com risco de desfechos adversos. A maioria delas tem bom valor preditivo negativo, no entanto nenhuma tem melhor desempenho

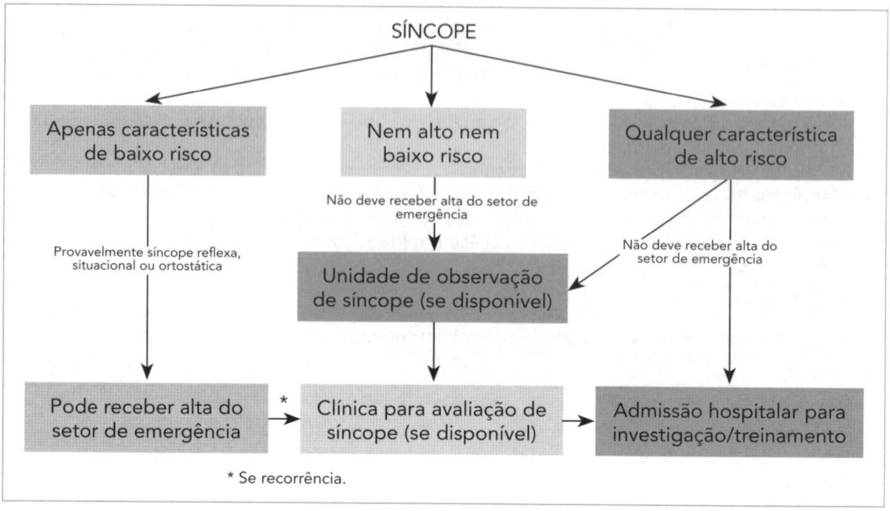
SÍNCOPE
Apenas características de baixo risco
Nem alto nem baixo risco
Qualquer característica de alto risco
Provavelmente síncope reflexa, situacional ou ortostática
Não deve receber alta do setor de emergência
Não deve receber alta do setor de emergência
Unidade de observação de síncope (se disponível)
Pode receber alta do setor de emergência
*
Clínica para avaliação de síncope (se disponível)
Admissão hospitalar para investigação/treinamento
* Se recorrência.

FIGURA 2 Decisão do ambiente de investigação da síncope.
Fonte: adaptada de Brignole et al.[1]

que o julgamento clínico, nem reduziu o número de internações desnecessárias. Podem, porém, auxiliar na tomada de decisão quando a história clínica não é suficiente. Não há evidências suficientes que recomendem o uso dessas ferramentas, isoladamente, para avaliação de risco em ambiente de emergência (Quadro 5).[7]

QUADRO 5 Instrumentos de avaliação de risco

▪ OESIL – 2003:[8] – Desfecho: morte em 1 ano. – Preditores: ECG anormal, história de doença cardiovascular, idade > 65 anos, síncope sem pródromos.
▪ *San Francisco Syncope Rules* – 2004:[9] ▪ Desfecho: evento adverso em 7 e 30 dias (morte, arritmia, embolia pulmonar, AVC, hemorragia ou readmissão). ▪ Preditores: IC descompensada, ECG anormal, hematócrito < 30%, dispneia, PAS < 90 mmHg.
▪ *Short-Term Prognosis of Syncope* (STePS) – 2008:[10] – Desfecho: eventos adversos em 10 dias (morte, procedimento terapêutico maior ou readmissão). – Preditores: ECG anormal, história de doença cardíaca, ausência de pródromos e trauma concomitante.
▪ *Canadian Syncope Risk Score* (CSRS) – 2016:[11] – Desfecho: eventos adversos em 30 dias. – Preditores: ECG anormal, doença cardíaca, ausência de etiologia vasovagal, troponina elevada, PAS < 90 mmHg ou > 180 mmHg.

(continua)

QUADRO 5 Instrumentos de avaliação de risco *(continuação)*

- *FAINT Score* – 2020:[12]
  - Desfecho: morte por todas as causas ou eventos cardíacos sérios* em 30 dias para idosos ≥ 60 anos com síncope de etiologia indefinida.*
  - Preditores: história de IC, história de arritmia, ECG anormal, pró-BNP elevado, troponina T elevada.

AVC: acidente vascular cerebral; ECG: eletrocardiograma; IC: insuficiência cardíaca; PAS: pressão arterial sistólica.
* Arritmia significante, infarto agudo do miocárdio, novo diagnóstico de doença cardíaca estrutural ou intervenção cardíaca.

PARTICULARIDADES NOS IDOSOS

- Apresentações atípicas: é importante pensar em síncope no atendimento do idoso com queda, especialmente quando não há uma causa clara identificável da queda, ausência de reflexos de proteção ou de lembrança do evento. É frequente também que, naqueles com alterações cognitivas, a história do evento não fique muito clara, dificultando o raciocínio diagnóstico.[3,13]
- Etiologia: com o aumento do número de comorbidades e do uso de medicações, muitas vezes é possível que o paciente idoso apresente mais de uma causa de síncope, além disso, há aumento na incidência de síncope por hipotensão ortostática e de causa cardíaca.
- Recorrência: em pacientes jovens, a síncope reflexa é a principal causa de episódios recorrentes, enquanto nos idosos as causas cardíacas passam a ter importante papel. Idosos com distúrbio cognitivo ou frágeis apresentam maior tendência a síncope recorrente.[14]

AVALIAÇÃO ADICIONAL

Recomenda-se prosseguir a investigação, para além dos pacientes com características de alto risco, naqueles com episódios recorrentes ou de etiologia indeterminada, orientando os esforços na direção da suspeita.

- Avaliação cardíaca: ECG, ecocardiograma, monitorização cardíaca durante internação, monitorização cardíaca externa (Holter 24 horas, gravadores de registro).
- Testes autonômicos básicos: manobra de Valsalva, teste de respiração profunda (a ausência de variação sugere disfunção parassimpática), outros testes (proporção 30:15, *cold pressure test*, teste de *handgrip* sustentado), MAPA (monitorização ambulatorial de pressão arterial) 24 horas.

- *Tilt table test*: indicado para pacientes com suspeita de síncope reflexa, hipotensão ortostática, síndrome de taquicardia postural ortostática ou pseudossíncope psicogênica. Pode ser considerado para educação, reconhecimento dos sintomas e orientação de manobras físicas.

TRATAMENTO

No ambiente de urgência/emergência, o tratamento e o manejo inicial devem seguir a abordagem inicial de todo paciente grave/potencialmente grave, podendo ser necessários inclusive procedimentos imediatos como cardioversão (taquiarritmias) ou implante de marca-passo (bradiarritmias), por exemplo.

Passada a fase inicial, em pacientes estáveis e com etiologia definida, direciona-se o tratamento para a causa de base, por exemplo, corrigir a hidratação de um paciente com síncope por hipotensão postural que se apresente desidratado ou transfusão de concentrado de hemácias naquele que apresentou sangramento com indicação do hemocomponente. Nas síncopes de origem cardíaca, torna-se fundamental a avaliação com equipe cardiológica especializada.

Além disso, em todos os casos, é sempre importante a educação para a doença com orientação de possíveis fatores de risco, fatores predisponentes, como evitá-los e medidas protetoras, quando possível.

Referências bibliográficas

1. Brignole M, Moya A, De Lange FJ, Deharo JC, Elliott PM, Fanciulli A, et al. 2018 ESC guidelines for the diagnosis and management of syncope. Eur Heart J. 2018;39(21):1883-948.
2. Soteriades ES, Evans JC, Larson MG, Chen MH, Chen L, Benjamin EJ, et al. Incidence and prognosis of syncope. N Engl J Med. 2002;347(12):878-85.
3. Wong CW. Complexity of syncope in elderly people: a comprehensive geriatric approach. Hong Kong Med J. 2018;24(2):182-90.
4. Moya A, Sutton R, Ammirati F, Blanc JJ, Brignole M, Dahm JB, et al. Guidelines for the diagnosis and management of syncope (version 2009). Eur Heart J. 2009;30:2631-71.
5. Alboni P, Brignole M, Menozzi C, Raviele A, Rosso A Del, Dinelli M, et al. Diagnostic value of history in patients with syncope with or without heart disease. J Am Coll Cardiol. 2001;37(7):1921:8.
6. Shen WK, Sheldon RS, Benditt DG, Cohen MI, Forman DE, Goldberger ZD, et al. 2017 ACC/AHA/HRS guideline for the evaluation and management of patients with syncope: executive summary: a report of the American College of Cardiology / American Heart Association Task Force on Clinical Practice Guidelines and the Heart Rhythm Society. Circulation. 2017;136: e25-59.

7. Voigt RD, Alsayed M, Bellolio F, Campbell RL, Mullan A, Colleti JE, et al. Prognostic accuracy of syncope clinical prediction rules in older adults in the emergency department. J Am Coll Emerg Physicians Open. 2022;3(5).
8. Colivicchi F, Ammirati F, Melina D, Guido V, Imperoli G, Santini M. Development and prospective validation of a risk stratification system for patients with syncope in the emergency department: The OESIL Risk Score. Eur Heart J. 2003;24(9):811-9.
9. Quinn JV, Ian Stiell MG, McDermott DA, Sellers KL, Michael Kohn RA, George Wells MA, et al. Derivation of the San Francisco syncope rule to predict patients with short-term serious outcomes. Ann Emerg Med. 2004;43:224-32.
10. Costantino G, Perego F, Dipaola F, Borella M, Galli A, Cantoni G, et al. Short- and long-term prognosis of syncope, risk factors, and role of hospital admission: results from the STePS (Short-term prognosis of syncope) study. J Am Coll Cardiol. 2008;51(3):276-83.
11. Thiruganasambandamoorthy V, Kwong K, Wells GA, Sivilotti MLA, Mukarram M, Rowe BH, et al. Development of the Canadian Syncope Risk Score to predict serious adverse events after emergency department assessment of syncope. CMAJ. 2016;188(12):E289-98.
12. Probst MA, Gibson T, Weiss RE, Yagapen AN, Malveau SE, Adler DH, et al. Risk stratification of older adults who present to the emergency department with syncope: the FAINT Score. Ann Emerg Med. 2020;75(2):147-58.
13. Ungar A, Mussi C, Ceccofiglio A, Bellelli G, Nicosia F, Bo M, et al. Etiology of syncope and unexplained falls in elderly adults with dementia: Syncope and dementia (SYD) study. J Am Geriatr Soc. 2016;64(8):1567-73.
14. Bandhu K, Rao A, Nehra A, Dwivedi SN, Chakrawarty A, Dey AB. Recurrent syncope in long survivors and its association with geriatric syndromes. Aging Med (Milton). 2023;6(1):49-55.

17

Insuficiência cardíaca

Marcelo Eidi Ochiai

INTRODUÇÃO

A insuficiência cardíaca (IC) é uma doença comum no idoso, e frequentemente o paciente procura o setor de pronto atendimento por piora dos sintomas e sinais clínicos, situação denominada descompensação.

A descompensação da IC requer uma abordagem específica diferente das condutas adotadas quando a doença está estável no consultório. O tratamento da IC descompensada deve ter como meta a melhora dos sintomas, o que passa pela melhora hemodinâmica. Nesse momento, a redução de mortalidade torna-se secundária.

PARTICULARIDADES DA INSUFICIÊNCIA CARDÍACA NO IDOSO

A prevalência de IC aumenta progressivamente com a idade, e cerca de metade desses casos apresenta fração de ejeção (FE) preservada (ICFEp: FE > 50%).[1] O quadro clínico é semelhante à IC de FE reduzida (ICFEr), entretanto as medicações testadas em ensaios clínicos randomizados não resultaram em melhor evolução. A IC de FE levemente reduzida (ICFElr – FE 40 a 49%) é uma situação de transição entre a ICFEp e ICFEr e apresenta similaridades entre ambas em termos de tratamento. A ICFElr, também muito comum no idoso, apresenta níveis de biomarcadores peptídeo natriurético tipo B (BNP) menores que a ICFEr e melhor evolução clínica, principalmente com o uso de betabloqueadores.[2]

A insuficiência renal crônica ocorre frequentemente na IC e geralmente piora na descompensação, em particular nos idosos, nos quais a função renal decai progressivamente com a idade.[3] A desnutrição da IC, conhecida com caquexia cardíaca em grau mais avançado, é causada por alterações neuro-hormonais, por menor absorção dos nutrientes e redução do apetite. Desnutrição, sarcopenia e transtorno cognitivo são situações tipicamente geriátricas presentes na IC, e melhoram com o tratamento cardiológico. A associação entre fragilidade e IC em pacientes idosos é uma área de estudos e de preocupação médica recentes.[4]

DIURÉTICOS

A congestão pulmonar e sistêmica é uma das características da descompensação da insuficiência cardíaca, tanto para ICFEr como para ICFElr e ICFEp. O alívio dessa congestão usando diurético torna-se muito importante. O uso crônico de diurético leva a um fenômeno de resistência pelo aumento da reabsorção causado pelo aumento da carga distal de sódio no túbulo renal.[5]

Para os pacientes mais graves, frequentemente é necessária uma estratégia diferente para lidar com essa situação. A conduta-padrão é o uso de diurético de alça, geralmente a furosemida, por via endovenosa, que é a mais eficiente em pacientes com anasarca e edema de mucosa do trato gastrointestinal, situação essa que reduz a absorção por via oral. A administração é realizada em bolo a cada 6 ou 8 horas. Caso a diurese fique abaixo da necessária para melhora da congestão, a infusão contínua de furosemida aumenta 23 a 39% do volume de urina em relação à administração em bolo.[6,7]

A infusão contínua de furosemida deve ser feita com bomba de infusão e com equipo específico para drogas fotossensíveis, devendo a solução ser trocada a cada 8 horas. Caso o paciente ainda precise de mais alívio da congestão, ao diurético de alça pode ser adicionado um diurético tiazídico, o que aumenta o volume de urina em 56%.[8]

Uma grande preocupação é o uso excessivo de diurético, e a consequente ocorrência de insuficiência renal. Para minimizar esse efeito adverso, foi desenvolvida uma estratégia diurética baseada no peso com resultados muito satisfatórios.[9]

ESTRATÉGIAS DE MANUSEIO PARA DESCOMPENSAÇÃO DA ICFER

Durante a descompensação de IC, ocorre a ativação do sistema neuro-hormonal, resultando em aumento da resistência vascular periférica. Consequentemente, ocorre aumento das pressões de enchimento ventricular (pressão capilar pulmonar) e redução do débito cardíaco. Níveis circulantes de substâncias como catecolaminas, angiotensina II, endotelinas, fator de necrose tumoral alfa (TNF-alfa) e interleucinas aumentam durante a descompensação e contribuem para o aumento da resistência periférica.[10] De fato, estudos hemodinâmicos durante a descompensação demonstram que a resistência vascular periférica está aumentada.

Particularmente, o esquema de vasodilatação ganha uma importância maior quando ocorre dificuldade para a compensação, frequentemente havendo dependência de suporte inotrópico endovenoso. Nessa situação, que podemos chamar de baixo débito cardíaco crônico, a combinação de múltiplos vasodilatadores pode ser benéfica.

Os vasodilatadores que agem por meio da redução da ativação neuro-hormonal melhoram a condição hemodinâmica, e a médio e longo prazo reduzem a mortalidade, provavelmente por seu efeito sobre o remodelamento. Entretanto, as vias hormonais são redundantes, o que pode levar a um fenômeno de escape da ação de vasodilatadores.

Os vasodilatadores diretos têm a vantagem de agir na via final comum, que produz o aumento da resistência, ou seja, os próprios vasos periféricos. Seu benefício hemodinâmico é consistente, entretanto seus resultados sobre a mortalidade a médio e longo prazo são diferentes entre si, provavelmente por não intervir diretamente sobre a ativação neuro-hormonal. Os vasodilatadores diretos, como a nifedipina, que deprimem o miocárdio ou causam uma redução da pressão arterial muito intensa, podem ser mais deletérios que benéficos.

O nitroprusseto de sódio foi uma das primeiras drogas vasodilatadoras utilizadas para insuficiência cardíaca. Seu efeito vasodilatador provavelmente é mediado pelo óxido nítrico. Um estudo hemodinâmico demonstrou aumento de 33% no índice cardíaco e redução de 48% da pressão capilar pulmonar, 26% da pressão arterial média e de 46% da resistência vascular periférica.[11] Ocorre aumento da circulação intestinal e redução da congestão hepática, efeitos muito desejáveis em pacientes descompensados. O uso prolongado é limitado pela possibilidade de intoxicação de tiocianeto.

A hidralazina apresenta resposta hemodinâmica favorável para a compensação da insuficiência cardíaca, com aumento do débito cardíaco em 63%, redução da pressão capilar pulmonar em 38% e da resistência vascular sistêmica em 38%, com efeito moderado sobre a pressão arterial (queda de 9%), e redução da frequência cardíaca.[12] A função renal, avaliada pelo ritmo de filtração glomerular, melhora com o uso de hidralazina. Em médio e longo prazos, a hidralazina reduz a mortalidade em combinação com dinitrato de isossorbida.[13]

Os inibidores da enzima de conversão de angiotensina (iECA) apresentam resposta hemodinâmica favorável para a compensação da insuficiência cardíaca, com aumento do débito cardíaco em 38%, redução da pressão capilar pulmonar em 42% e da resistência vascular sistêmica em 39%, com efeito moderado sobre a pressão arterial (queda de 18%) e redução da frequência cardíaca.[12] Esse grupo de medicamentos tem reconhecida atuação sobre a melhora de sobrevida a médio e longo prazo na insuficiência cardíaca.

A losartana reduz em 20% a resistência vascular periférica, em 26% a pressão capilar pulmonar, e aumenta em 25% o índice cardíaco.[14] A dose utilizada com maior benefício foi de 25 mg, e após 12 horas ocorre o início da perda desses efeitos. Dessa forma pode-se recomendar que a dose de losartana seja de 25 mg a cada 12 horas. Os efeitos sobre a mortalidade a médio e longo prazo são benéficos e equivalentes aos do iECA.[15]

O nesiritide é uma molécula idêntica ao BNP humano, produzida de forma recombinante, e consequentemente provoca vasodilatação arterial, venosa e coronariana. O nesiritide causa redução da pressão capilar pulmonar (até 34%), da resistência vascular periférica (até 20%) e aumento do débito cardíaco (até 21%). Esses efeitos são atingidos com uma redução da pressão arterial sistólica de pequena intensidade (7,8%).[16] Retrospectivamente, o estudo *Adhere* mostrou que, dentre os pacientes com descompensação que necessitaram de droga vasoativa, a nesiritida foi uma escolha frequente (34%), em comparação com a dobutamina (27,7%) e a milrinona (13%). Também foi demonstrado que a nesiritida está associado a menor mortalidade em relação à milrinona e à dobutamina.[17] Em uma metanálise, comparado com placebo, dobutamina e nitroglicerina, a neseretida não foi associado a pior mortalidade ou evolução, com a ocorrência maior de bradicardia e hipotensão.[18]

O sistema renina-angiotensina-aldosterona (SRAA) apresenta grande ativação em quadros de insuficiência cardíaca. A partir de angiotensinogênio, a renina produz angiotensina I (Ang I), e a enzima de conversão a transforma em angiotensina II (Ang II). Esse peptídeo liga-se a seu receptor tipo AT1, e produz vasoconstrição, e efeito proliferativo no miocárdio. Dessa forma, a ativação do SRAA traz grande malefício para a evolução da insuficiência cardíaca, tanto na situação hemodinâmica quanto no processo de remodelamento cardíaco. O SRAA é tanto mais ativado quanto mais avançada for a insuficiência cardíaca, e principalmente na fase descompensada. A transformação de Ang I em Ang II não é realizada exclusivamente pela enzima de conversão. De fato, a enzima de conversão produz somente 11% da Ang II; o restante é produzido por outras enzimas com a chimase e a catepsina. Dessa forma, mesmo quando a dose do iECA é a máxima recomendada, existe uma resposta vascular à infusão de Ang I, caracterizando um escape do SRAA à inibição.[19]

O uso de BRA poderia contornar esse problema, pois, atuando na via final, inibiria o efeito da Ang II produzida tanto pela enzima de conversão quanto por outras vias. Existem 4 tipos de receptores de Ang II descritos. O receptor AT1 é o que está associado aos efeitos deletérios na insuficiência cardíaca. O receptor AT2 desaparece após o período fetal e aumenta sua expressão em situações específicas como insuficiência cardíaca e isquemia miocárdica. A função dos receptores AT3 e AT4 permanece desconhecida. Os bloqueadores do receptor de angiotensina II especificamente atuam sobre o tipo 1. A estimulação do receptor AT1 produz um *feedback* negativo sobre a produção de renina, e consequentemente redução da produção de Ang I e Ang II. Dessa forma, quando do uso de bloqueador do receptor de angiotensina II, ocorre um aumento da Ang II. Níveis elevados de Ang II produzem uma estimulação dos receptores AT2, cujo efeito é do tipo proliferativo sobre o miocárdio.[20]

A adição de BRA ao iECA produz uma redução extra da pressão capilar pulmonar, bem com a diminuição da resistência vascular periférica. Em um estudo realizado em nosso serviço, a adição de BRA ao iECA aumenta a probabilidade de retirada de dobutamina em pacientes descompensados dependentes de inotrópico endovenoso (*odds ratio* = 10).[21] Em relação à evolução a médio e longo prazo, a associação BRA-iECA reduz a incidência de hospitalização por insuficiência cardíaca e mortalidade cardiovascular.[22,23]

Dessa forma, acreditamos que o uso de doses mais baixas em combinação com outros vasodilatadores é mais eficaz em pacientes com a descompensação de IC avançada. Preferimos a associação inicial de adição de BRA ao iECA. Caso não haja resposta satisfatória, a adição de hidralazina deve ser eficaz. A combinação de múltiplos vasodilatadores é limitada pela queda da pressão arterial sistêmica, por isso a preferência por doses menores de cada medicação.

A combinação fixa de sacubitril/valsartana reduz a morbimortalidade em pacientes com ICFEr, inclusive nos mais idosos.[24] O uso de sacubitril/valsartana durante a descompensação da IC reduz os níveis de NT-pró-BNP sem aumentar hipotensão e piora da função em comparação com enalapril.[25] Para ICFEp sacubitril/valsartana não altera mortalidade e hospitalizações mas melhora a qualidade de vida de forma significativa.[26]

A digoxina é uma droga inotrópica positiva e cronotrópica negativa que tem seu uso limitado em pacientes estáveis, pois o estudo *Dig trial* mostrou efeito neutro sobre a mortalidade.[27] Além do mais, o risco de intoxicação em idosos e em pacientes com insuficiência renal limita seu uso. Diferentemente durante a descompensação a digoxina pode ser muito útil, pois pode ser utilizada somente durante a internação hospitalar, o que minimiza o risco de intoxicação. Assim a digoxina ajuda no baixo débito cardíaco e no controle da frequência ventricular especialmente se o ritmo cardíaco for fibrilação atrial.

Como regra, o betabloqueador deve ser mantido durante a descompensação da IC. Em caso de bradicardia ou hipotensão a dose deve ser reduzida à metade, evitando a suspensão total para não haver taquicardia rebote.[28] Em tese de doutorado da USP, o incremento rápido da dose de carvedilol ainda durante a internação hospitalar foi bem tolerado e reduziu a ocorrência de reinternação.[29]

Inibidores da SGLT-2 (*sodium-glucose cotransporter 2*) desenvolvidos para tratamento do *diabetes mellitus* têm mostrado efeito cardiovascular benéfico, inclusive em não diabéticos. O uso de inibidores da SGLT-2 durante a descompensação está associado a melhor evolução da insuficiência cardíaca.[30]

CONCLUSÃO

A descompensação da IC em idosos apresenta fração de ejeção não muito deprimida, por vezes preservada. Desnutrição, sarcopenia e transtorno cognitivo geralmente melhoram com a melhora do quadro de IC. A terapia medicamentosa exige dinamismo em sua condução, mudando a cada dia de avaliação médica e com combinações de táticas.

Referências bibliográficas

1. de Boer AR, Vaartjes I, Gohar A, Valk MJM, Brugts JJ, Boonman-de Winter LJM, et al. Heart failure with preserved, mid-range, and reduced ejection fraction across health care settings: an observational study. ESC Heart Fail. 2022;9:363-72.

2. Cleland JGF, Bunting KV, Flather MD, Altman DG, Holmes J, Coats AJS, et al. Beta-blockers for heart failure with reduced, mid-range, and preserved ejection fraction: an individual patient-level analysis of double-blind randomized trials. Eur Heart J. 2018;39: 6-35.
3. Dobre D, Rossignol P, Metra M, Zannad F. Can we prevent or treat renal dysfunction in chronic heart failure? Heart Fail Rev. 2012;17:283-90.
4. Matsue Y, Kamiya K, Saito H, Saito K, Ogasahara Y, Maekawa E, et al. Prevalence and prognostic impact of the coexistence of multiple frailty domains in elderly patients with heart failure: the Fragile-HF cohort study. Eur J Heart Fail. 2020;22:2112-9.
5. Valente MAE, Voors AA, Damman K, Van Veldhuisen DJ, Massie BM, O'Connor CM, et al. Diuretic response in acute heart failure: clinical characteristics and prognostic significance. Eur Heart J. 2014;35:1284-93.
6. Zheng Z, Jiang X, Chen J, He D, Xie X, Lu Y, et al. Continuous versus intermittent use of furosemide in patients with heart failure and moderate chronic renal dysfunction. ESC Heart Fail. 2021;8:2070-8.
7. Thomson MR, Nappi JM, Dunn SP, Hollis IB, Rodgers JE, Van Bakel AB. Continuous versus intermittent infusion of furosemide in acute decompensated heart failure. J Card Fail. 2010;16:188-93.
8. Dormans TPJ, Gerlag PGG. Combination of high-dose furosemide and hydrochlorothiazide in the treatment of refractory congestive heart failure. Eur Heart J. 1996;17:1867-74.
9. Cardoso JN, Ochiai ME, Oliveira MT, Reis CM, Curiati M, Vieira KR, et al. Diuretic titration based on weight change in decompensated congestive heart failure: a randomized trial. Int J Cardiol. 2013;168:3020-1.
10. Johnson W, Omland T, Hall C, Lucas C, Myking OL, Collins C, et al. Neurohormonal activation rapidly decreases after intravenous therapy with diuretics and vasodilators for class IV heart failure. J Am Coll Cardiol. 2002;39:1623-9.
11. Risöe C, Simonsen S, Rootwelt K, Sire S, Smiseth OA. Nitroprusside and regional vascular capacitance in patients with severe congestive heart failure. Circulation. 1992;85:997-1002.
12. Fonarow GC, Chelimsky-Fallick C, Stevenson LW, Luu M, Hamilton MA, Moriguchi JD, et al. Effect of direct vasodilation with hydralazine versus angiotensin-converting enzyme inhibition with captopril on mortality in advanced heart failure: the Hy-C trial. J Am Coll Cardiol. 1992;19: 842-50.
13. Cohn JN, Archibald DG, Ziesche S, Franciosa JA, Harston WE, Tristani FE, et al. Effect of vasodilator therapy on mortality in chronic congestive heart failure: results of a Veterans Administration Cooperative Study. N Engl J Med. 1986;314:1547-52.
14. Crozier I, Ikram H, Awan N, Franciosa JA, Harston WE, Tristani FE, et al. Losartan in heart failure. Hemodynamic effects and tolerability. Losartan Hemodynamic Study Group. Circulation. 1995;91:691-7.
15. Pitt B, Poole-Wilson PA, Segal R, Martinez FA, Dickstein K, Camm AJ, et al. Effect of losartan compared with captopril on mortality in patients with symptomatic heart failure: randomised trial: the Losartan Heart Failure Survival Study Elite II. Lancet. 2000;355:1582-7.
16. Colucci WS, Elkayam U, Horton DP, Abraham HT, Bourge RC, Johnson AD, et al. Intravenous nesiritide, a natriuretic peptide, in the treatment of decompensated congestive heart failure. N Engl J Med. 2000;343:246-53.

17. Abraham WT, Adams KF, Fonarow GC, Costanzo MR, Berkowitz RL, LeJemtel TH, et al. In-hospital mortality in patients with acute decompensated heart failure requiring intravenous vasoactive medications: an analysis from the Acute Decompensated Heart Failure National Registry (Adhere). J Am Coll Cardiol. 2005;46: 57-64.
18. Gong B, Wu Z, Li Z. Efficacy and safety of nesiritide in patients with decompensated heart failure: a meta-analysis of randomised trials. BMJ Open. 2016;6:e008545.
19. Andersen NH, Mogensen CE. Review: Inhibition of the renin-angiotensin system, with particular reference to dual blockade treatment. J Renin Angiotensin Aldosterone Syst. 2001;2:46-52.
20. de Gasparo M, Catt KJ, Inagami T, Wright JW, Unger T. International union of pharmacology. XXIII. The angiotensin II receptors. Pharmacol Rev. 2000;52:415-72.
21. Ochiai ME, Brancalhão EC, Puig RS, Vieira KRN, Cardoso JN, Oliveira-Jr MT, et al. Short-term add-on therapy with angiotensin receptor blocker for end-stage inotrope-dependent heart failure patients: B-type natriuretic peptide reduction in a randomized clinical trial. Clinics (Sao Paulo). 2014;69:308-13.
22. McMurray JJ, Ostergren J, Swedberg K, Granger CB, Held P, Michelson EL, et al. Effects of candesartan in patients with chronic heart failure and reduced left-ventricular systolic function taking angiotensin-converting-enzyme inhibitors: the Charm-Added trial. Lancet. 2003;362:767-71.
23. Cohn JN, Tognoni G. A randomized trial of the angiotensin-receptor blocker valsartan in chronic heart failure. N Engl J Med. 2001;345:1667-75.
24. Bhatt AS, Vaduganathan M, Solomon SD, Schneeweis S, Lauftenburger JC, Desai RJ. Sacubitril/valsartan use patterns among older adults with heart failure in clinical practice: a population-based cohort study of > 25 000 Medicare beneficiaries. Eur J Heart Fail. 2022;24(9):1506-15.
25. Velazquez EJ, Morrow DA, DeVore AD, Duffy CI, Ambrosy AP, McCague K, et al. Angiotensin-neprilysin inhibition in acute decompensated heart failure. N Engl J Med. 2019;380:539-48.
26. Solomon SD, Mcmurray JJV, Anand IS, Phil D, Ge J, Lam CSP, et al. Angiotensin-neprilysin inhibition in heart failure with preserved ejection fraction. N Engl J Med. 2019;381:1609-20.
27. Digitalis Investigation Group. The Effect of digoxin on mortality and morbidity in patients with heart failure. N Engl J Med. 1997;336:525-33.
28. Rohde LEP, Montera MW, Bocchi EA, Clausell N, Albuquerque DA, Rassi S. Diretriz brasileira de insuficiência cardíaca crônica e aguda. Arq Bras Cardiol. 2018;111(3):436-539.
29. Melo DSBd, Barretto ACP. Impacto do uso rápido dos betabloqueadores sobre a mortalidade e remodelamento ventricular na insuficiência cardíaca avançada [dissertação]. São Paulo: Universidade de São Paulo; University, 2011.
30. Voors AA, Angermann CE, Teerlink JR, Collins SP, Kosiborod M, Biegus J, et al. The SGLT2 inhibitor empagliflozin in patients hospitalized for acute heart failure: a multinational randomized trial. Nat Med. 2022;28:568-74.

18

Arritmias

Vívian Masutti Jonke

INTRODUÇÃO

Com o envelhecimento da população, algumas curvas de projeção nos mostram que provavelmente o número de idosos acima de 65 anos dobrará até 2030.[1]

E com o aumento de doenças crônicas não transmissíveis, como hipertensão, diabetes, obesidade, doença coronariana e apneia do sono, entre outros, aumentam as chances de remodelamento cardíaco e de arritmias.[2]

FISIOPATOLOGIA

Segundo Curtis et al., com o aumento de octogenários e pacientes ainda mais idosos, há novo nicho de pacientes, em que a idade avançada é claro fator de risco (Quadro 1).

QUADRO 1 Principais fatores para o aumento de arritmias em pacientes idosos[2]

Remodelamento estrutural e elétrico do tecido cardíaco.
Aumento de comorbidades concomitantes.
Aumento de citocinas inflamatórias.
Mudanças nas correntes de sódio e cálcio nos cardiomiócitos.
Fibrose (cicatrizes) no miocárdio, levando a arritmias ventriculares por mecanismo de reentrada.

Fonte: Curtis et al. (2018).[2]

Com o envelhecimento, ocorre aumento da ativação de células inflamatórias, atividade de fibroblastos e atividade de fatores de deposição de matriz extracelular, além de fator de crescimento transformador beta (TGF-beta). A elevação de citocinas inflamatórias, como interleucina (IL) 1, IL-6, fator de necrose tumoral (TNF) e a deposição de matriz extracelular, levam à fibrose miocárdica. Somado a mudanças iônicas nas correntes do potencial de ação dos cardiomiócitos, com mudanças principalmente nas correntes de sódio e cálcio, leva a aumento em arritmias atriais e ventriculares, além de perda de função ventricular progressiva.[2]

Com a apoptose de cardiomiócitos, fibrose e anormalidades na repolarização, ocorrem também mudanças degenerativas no sistema de condução. Surgem "ilhas" com condução com baixa voltagem, aumentando a chance de bradiarritmias e bloqueios atrioventriculares (Quadro 2).

QUADRO 2 Mudanças patológicas e mecanismos de aumento de arritmias

Mudanças patológicas	Mecanismo de aumento de arritmia
Dano celular oxidativo	▪ Corrente de cálcio tipo L aumentada. ▪ Aumento de mecanismos pós-potenciais precoces (ocorre nas fases 2 e 3 do potencial de ação).
Resposta de citocinas inflamatórias	▪ Surgimento de marca-passos ectópicos. ▪ Pós-potenciais tardios (após o término da repolarização).
Apoptose de cardiomiócitos	▪ Aumento da excitabilidade e automaticidade das células em apoptose. ▪ Acoplamento eletromecânico anormal.
Fibrose e expansão da matriz extracelular	▪ Remodelamento elétrico. ▪ Reentradas.
Aumento da pós-carga e hipertrofia ventricular esquerda	▪ Aumento de estresse de parede e isquemia. ▪ Anormalidades de repolarização.
Mudanças degenerativas no sistema de condução	▪ Condução com baixa voltagem. ▪ Incompetência cronotrópica. ▪ Bradicardia e bloqueios atrioventriculares.

Fonte: adaptado de Curtis et al. (2018).[2]

O manejo terapêutico torna-se um desafio, pois esse perfil de pacientes pode apresentar reações diferentes às terapêuticas habituais, sendo necessário acrescentar à equação do tratamento o risco de queda e a fragilidade desses pacientes.

APRESENTAÇÃO CLÍNICA E TRATAMENTO

Para uma abordagem prática, este tópico será dividido em taquiarritmias e bradiarritmias.

Taquiarritmias

Fibrilação atrial

Dentro das taquiarritmias, a mais prevalente e com maior importância epidemiológica é a fibrilação atrial. A prevalência da fibrilação atrial aumenta com a idade e com o número de comorbidades associadas. É uma doença dinâmica, e podemos dividi-la em fases (Figura 1).

Em pacientes com a doença em fase subclínica, temos fatores de risco e remodelamento atrial, com aumento de fibrose e deposição de matriz extracelular. O paciente pode ter episódios de fibrilação atrial, em muitos casos assintomáticos. Atualmente, cada vez mais se preconiza[3] o controle dos fatores de risco e a monitorização periódica em pacientes de risco, para detecção precoce de fibrilação atrial.

O controle dos fatores de risco inclui:[3]

- Controle pressórico adequado.
- Controle glicêmico adequado.
- Metas lipídicas adequadas.
- Combate ao sedentarismo e estímulo à atividade física.
- Dieta pobre em sal e pobre em gorduras saturadas (dietas do Mediterrâneo e DASH).

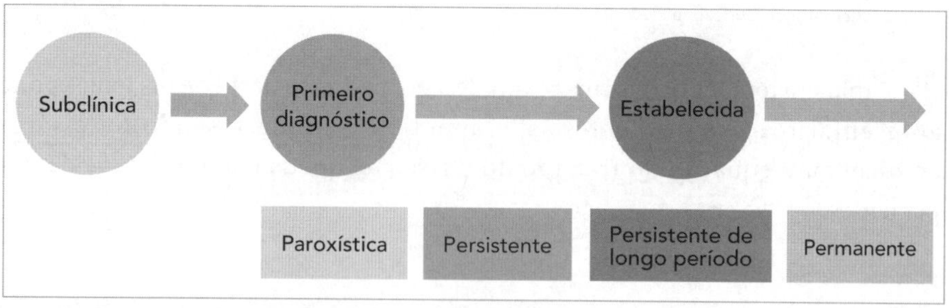

FIGURA 1 Fases clínicas da fibrilação atrial.
Fonte: adaptado de Camm et al. (2022).[4]

- Cessação de tabagismo.
- Redução do consumo de álcool.

O grande desafio nessa fase é conseguir o engajamento do paciente. Mas cabe ao profissional de saúde inspirar seu paciente e familiares, explicando de maneira clara os benefícios do tratamento adequado e os riscos da doença.

Após o primeiro diagnóstico, inicia-se uma abordagem prática chamada CC para o ABC (Figura 2).[3]

Para o diagnóstico, utilizam-se traçados de eletrocardiograma de pelo menos 30 segundos de duração, que podem ser gerados pelo eletrocardiograma de repouso, Holter de 24 horas ou mesmo por meio de dispositivos digitais portáteis com técnica de eletrocardiograma.[3]

Na abordagem ABC, utilizam-se os escores CHA_2DS_2VASc para acessar o risco de acidente vascular cerebral (AVC) isquêmico e o escore HASBLED para acessar risco de sangramento nesses pacientes com fibrilação atrial (Quadros 3 e 4).

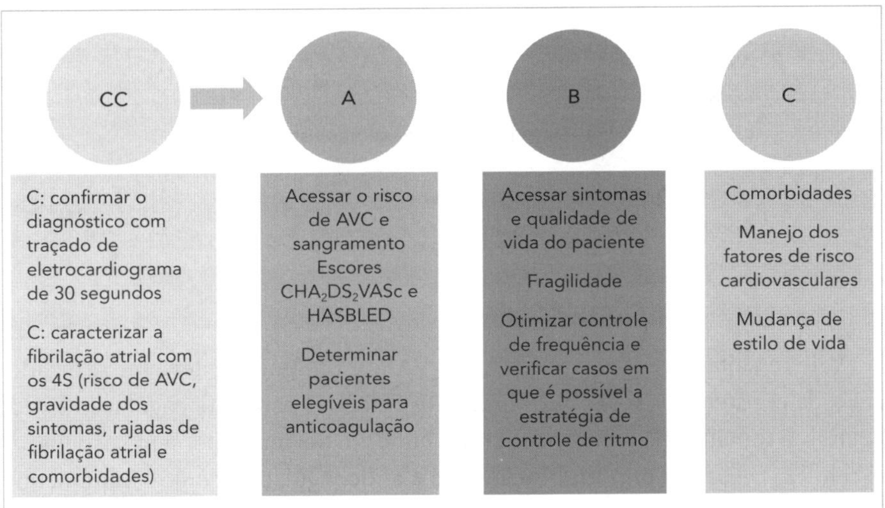

FIGURA 2 Abordagem CC para o ABC.
AVC: acidente vascular cerebral; ECG: eletrocardiograma; FA: fibrilação atrial.
Fonte: adaptada de Hindricks et al. (2020).[3]

QUADRO 3 Escore de risco CHA_2DS_2VASc, utilizado para estratificar o risco de AVC isquêmico em pacientes com fibrilação atrial e determinar pacientes com benefício de estratégia de anticoagulação

Inicial	Fator de risco	Pontuação
C	Insuficiência cardíaca	1
H	Hipertensão arterial	1
A	Idade ≥ 75 anos	2
D	*Diabetes mellitus*	1
S	AVC isquêmico prévio ou acidente isquêmico transitório prévio	2
V	Doença vascular associada	1
A	Idade entre 65-75 anos	1
Sc	Sexo feminino	1

AVC: acidente vascular cerebral; INR: International Normalized Ratio.
Devem ser anticoagulados os pacientes: sexo masculino: escore ≥ 2; sexo feminino: escore ≥ 3.
Fonte: Hindricks et al. (2020).[3]

QUADRO 4 Escore de risco de sangramento HASBLED para pacientes com fibrilação atrial

Inicial	Fator de risco	Pontuação
H	Hipertensão arterial descontrolada	1
A	Alteração hepática ou renal	1
S	AVC prévio	1
B	Sangramento prévio	1
L	Labilidade INR (pacientes já em uso de antagonistas da vitamina K)	1
E	Idade ≥ 65 anos	1
D	Abuso de álcool ou outras drogas	1

AVC: acidente vascular cerebral.
Fonte: Hindricks et al. (2020).[3]

Vale ressaltar que o escore CHA_2DS_2VASc é dinâmico e deve ser realizado em toda consulta. Uma vez que o paciente é elegível para anticoagulação e essa decisão é tomada, ela permanece como conduta permanente, sem suspensão, exceto em casos de contraindicação para a anticoagulação, como sangramento importante.

Um escore de sangramento HASBLED elevado não contraindica a anticoagulação, apenas alerta para monitoramento mais frequente dos fatores de risco.

Ainda na abordagem ABC, o controle de frequência cardíaca e o controle de ritmo ainda são discutidos arduamente. Trabalhos recentes como o EAST-AFNET 4[4] trouxeram mais evidências de que o controle de ritmo consegue reduzir a mortalidade e melhorar a qualidade de vida, e deve ser considerado mesmo nos pacientes mais idosos, levando em conta outros fatores, como fragilidade e declínio cognitivo. O controle de ritmo pode ser realizado com medicamentos antiarrítmicos e ablação por cateter por radiofrequência, de acordo com a preferência do paciente ou se falha terapêutica com o controle medicamentoso (Quadro 5).

QUADRO 5 Medicações antiarrítmicas mais utilizadas

Antiarrítmico	Posologia	Evento adverso	Recomendação
Amiodarona	200 mg 3x/dia	▪ Hipo ou hipertireoidismo. ▪ Fotossensibilidade. ▪ Fibrose pulmonar.	▪ Monitorização da função tireoidiana. ▪ Radiografia de tórax a cada 6 meses. ▪ Uso de protetor solar.
Propafenona	150-300 mg 3x/dia	▪ Paladar metálico. ▪ Indução de *flutter* 1:1.	Cuidado em pacientes coronarianos.

Para o controle de frequência cardíaca, as medicações mais utilizadas são os betabloqueadores, digitálicos e bloqueadores de canal de cálcio.

Em relação aos pacientes elegíveis para anticoagulação, é fundamental realizar orientações em relação à prevenção de queda durante a consulta, e oferecer as opções de anticoagulação com antagonistas de vitamina K ou DOAC (anticoagulantes diretos orais), de acordo com o perfil e a condição socioeconômica do paciente (Quadro 6).

Nos casos em que o paciente tenha contraindicações para o uso de anticoagulantes, como alto risco de sangramento, sangramento prévio, acidente vascular cerebral isquêmico na vigência de anticoagulação ou acidente vascular cerebral hemorrágico prévio, considerar oclusão do apêndice atrial.[3]

A decisão deve ser compartilhada com o paciente, garantindo melhor engajamento e adesão ao tratamento.

Outras taquicardias supraventriculares

A conduta na emergência para taquicardias supraventricular com intervalo R-R regular é semelhante à de pacientes mais jovens, incluindo:

- Encaminhar o paciente para a sala de emergência.
- Monitorização.
- Realização de eletrocardiograma.
- Determinar sinais de instabilidade (dispneia, dor torácica, diminuição da pressão arterial, diminuição do nível de consciência e desmaio).

QUADRO 6 Anticoagulantes e posologias na fibrilação atrial

Anticoagulante	Classificação	Posologia	Ajuste de dose	Recomendação
Varfarina	Antagonista de vitamina K	2,5-5 mg 1x/dia	De acordo com o INR.	▪ Evitar alimentos ricos em vitamina K. ▪ Dosagem de INR periódico.
Rivaroxabana	DOAC	15-20 mg 1x/dia	Se *clearance* de creatinina 15-50 mL/min, usar dose de 15 mg 1x/dia.	Ingestão com alimentos.
Apixabana	DOAC	2,5-5 mg 2 x/dia	Se 2 dos critérios: ▪ idade ≥ 80 anos; ▪ peso ≤ 60 kg; ▪ creatinina ≥ 1,5 mg/dL. Usar dose de 2,5 mg 2 x/dia.	Atenção à posologia.
Edoxabana	DOAC	30-60 mg 1 x/dia	Se 1 dos critérios: ▪ *clearance* de creatinina 15-50 mL/min; ▪ peso ≤ 60 kg; ▪ utilização concomitante de inibidores da glicoproteína-P. Usar dose de 30 mg 1 x/dia.	Ingestão com ou sem alimentos.
Dabigatrana	DOAC	110-150 mg 2 x/dia	Se *clearance* de creatinina 30-49 mL/min, usar 110 mg 2 x/dia.	Atenção à posologia.

DOAC: anticoagulante direto oral; INR: International Normalized Ratio.
Fonte: Steffel et al. (2021).[5]

Atenção para a realização de manobras contravagais: evitar a realização de compressão carotídea em pacientes idosos, pelo aumento de risco de placas ateromatosas na artéria carótida e risco de acidente vascular cerebral isquêmico.

Taquicardias ventriculares

Pacientes com antecedente de infarto do miocárdio prévio, miocardite ou hipertrofia ventricular importante podem evoluir com fibrose e aumentar a chance de arritmias ventriculares, principalmente por atividade deflagrada.[3] A droga mais utilizada nesses casos é a amiodarona.

A abordagem na emergência inclui a detecção do padrão de taquicardia ventricular no eletrocardiograma, e é fundamental determinar sinais de instabilidade, para a conduta de cardioversão química ou elétrica.

Os pacientes devem ser acompanhados ambulatorialmente com periodicidade, e investigados com ressonância cardíaca com pesquisa de fibrose e monitorizados com Holter 24 horas. Em alguns casos, refratários ao tratamento clínico, é indicada a ablação.[3]

Bradiarritmias

Neste tópico, as principais bradiarritmias são a bradicardia sinusal e os bloqueios atrioventriculares.

Revisando de maneira prática:[6]

- A bradicardia sinusal apresenta onda P, com relação P/QRS 1:1 (ou seja, 1 onda P para cada QRS), e o intervalo R-R é regular.
- Os bloqueios atrioventriculares (BAV) são divididos em: BAV 1º grau, BAV 2º grau Mobitz I, BAV 2º grau Mobitz II e BAV total.
- BAV 1º grau: aumento do intervalo PR, mas mantém a relação P/QRS 1:1, com intervalo PR fixo.
- BAV 2º grau Mobitz I: aumento progressivo do intervalo PR, até que acontece uma onda P bloqueada. Há um padrão nesse aumento do intervalo PR.
- BAV 2º grau Mobitz II: o intervalo PR é fixo, e ocorrem ondas P bloqueadas subitamente. É possível definir uma relação entre as ondas P seguidas de complexo QRS, e as ondas P bloqueadas (2:1, 3:1).
- BAV total: não há relação entre onda P e complexo QRS. Nesse caso, a contração atrial ocorre de maneira independente da contração ventricular, e é comum encontrar ritmo de escape ventricular com baixas frequências.

O BAV 1º grau e BAV 2º grau Mobitz I em geral são associados a condições benignas, mais comuns de serem encontrados na prática clínica, e requerem apenas acompanhamento com eletrocardiograma periódico, Holter 24 horas em alguns casos e anamnese detalhada com alerta para novos sintomas.

Porém, no BAV 2º grau e BAV total, os pacientes devem ser encaminhados para a unidade de emergência, se detecção ambulatorial, pelo risco de morte súbita.

O quadro clínico pode ser desde tontura, fadiga até síncope. Na síncope, é fundamental diferenciar síncope neuromediada de síncope cardíaca (Quadro 7).

QUADRO 7 Síncope neuromediada e cardíaca: como diferenciar

História	Síncope neuromediada	Síncope cardíaca
Pródromos	Tontura, calor, náusea, sudorese	Nenhum, desconforto torácico, dor, palpitações
Número de episódios	Múltiplos	Poucos ou nenhum
Situações	Emoções, posição ortostática, após exercício, calor	▪ Durante exercício. ▪ Postura indiferente.
Após perda de consciência	Frequentemente cansaço, sudorese, palidez	Geralmente nada
Lesão/trauma	Rara	Frequente
Cardiopatia associada	Rara	Frequente
História de morte súbita familiar	Ausente	Presente

É importante ressaltar o uso de escores na emergência para determinar o risco de morte súbita nesses pacientes com síncope como manifestação de entrada. O escore de risco OESIL[7] traz preditores de risco chave para determinar a necessidade de internação em pacientes com síncope na unidade de emergência (Tabela 1).

TABELA 1 Preditores de risco do escore de OESIL para determinar risco de morte súbita em pacientes com síncope na emergência e necessidade de internação para investigação

Preditores de risco	Pontuação
Idade > 65 anos	1
História de cardiopatia preexistente	1
Síncope sem sintomas premonitórios	1
Eletrocardiograma anormal	1

Fonte: Steffel et al. (2021).[5]

Em pacientes com até 1 ponto, a mortalidade é baixa (em 1 ano, 0,6%), e a investigação pode ser realizada de maneira ambulatorial. Porém, pacientes com pontuação de 2 a 4 devem ser investigados em regime de internação, pelo elevado risco de morte súbita (em 1 ano, 14 a 53%).[8]

Nos pacientes com quadro de bradicardia e bloqueios atrioventriculares, é fundamental a anamnese com pesquisa de drogas cronotrópicas negativas. Se presentes, devem ser suspensas, e o paciente deve ser mantido em monitorização para se observar se ocorrerá reversão para ritmo sinusal. Nos casos persistentes ou sem associação de droga, pode-se indicar estudo eletrofisiológico com estudo dos intervalos, para determinar se há doença da via de condução.

Para casos com doença da via de condução, a indicação é de implante de marca-passo definitivo. Até o procedimento, o paciente deve ser mantido em unidade de terapia intensiva e monitorizado. Em casos em que a frequência ventricular é muito baixa, está indicada a passagem de marca-passo transvenoso, que deve ser mantido até o procedimento do implante do marca-passo definitivo.

PERSPECTIVAS

Atualmente, há diversas possibilidades de monitorização para detecção precoce de fibrilação atrial. Incluem desde a palpação de pulso durante o exame físico até dispositivos digitais portáteis.

De acordo com o último *guideline* prático[9] sobre dispositivos digitais, há dispositivos com técnica baseada em pletismografia e técnica baseada em eletrocardiograma. Estes últimos têm maior acurácia, e, se detectada fibrilação atrial, seu traçado pode ser diagnóstico.

Ainda há gargalos nos estudos já realizados sobre os benefícios da detecção precoce da fibrilação atrial. Estudos em andamento, como o *Safer*, com pacientes acima de 70 anos e com fatores de risco para fibrilação atrial, talvez mostrem benefícios mais claros na detecção precoce da fibrilação atrial.

Referências bibliográficas

1. IBGE 2021. Disponível em: https://www.paho.org/pt/decada-do-envelhecimento-saudavel-nas-americas-2021-2030. (Acesso junh 2023.)
2. Curtis AB, Karki R, Hattoum A, Sharma UC. Arrhytmias in patients ≥ 80 years of age. Journal fo the American College of Cardiology. 2018;71(18):2041-57.
3. Hindricks G, Potpara T, Dagres N, Arbelo E, Bax JJ, Blomström-Lundqvist C, Boriani G, et al.; ESC Scientific Document Group. 2020 ESC Guidelines for the diagnosis and management of atrial fibrillation developed in collaboration with the European Association for Cardio-Thoracic Surgery (EACTS): The Task Force for the diagnosis and management of atrial fibrillation of the European Society of Cardiology (ESC) Developed with the special contribution of the European Heart Rhythm Association (EHRA) of the ESC. Eur Heart J. 2021;42(5):373-498.
4. Camm J, Naccarelli GV, Mittal S, Crijns HJGM, Hohnloser, SH Ma CS, et al. The increasing role of rhythm controle in pacients with atrial fibrillation: JACC state-oh-the-art review. J AM Coll Cardiol. 2022 May;79(19):1932-48.
5. Steffel J, Collins R, Antz M, Cornu P, Desteghe L, Haeusler KG, et al. 2021 European Heart Rhythm Association practical guide on the use of non-vitamin k antagonist oral anticoagulants in patients with atrial fibrillation. EP Europace. 2021;23(10):1612-76.

6. Pastore CA, Pinho JA, Pinho C, Samesima N, Pereira Filho HG, Kruse JC, et al. III Diretrizes da sociedade brasileira de cardiologia sobre análise e emissão de laudos eletrocardiográficos. Arq Bras Cardiol. 2016;106(4 Suppl 1):1-23.
7. Colivicchi F, Ammirati F, Melina D, Guido V, Imperoli G, Santini M. Development and prospective validation os a risk stratification system for patients with syncope in the emergency department: the OESIL risk score. European Heart Journal. 2003;24:811-9.
8. Shen WK, Sheldon RS, Benditt DG, Cohen MI, Forman DE, Goldberger ZE, et al. 2017 ACC/AHA/HRS guideline for the evaluation and management of patients with syncope: a report of the American College of Cardiology/American Heart Association Task Force on Clinical Practice Guidelines and the Heart Rhythm Society. Heart Rhythm. 2017;(17).
9. Svennberg E, Tjong F, Goette A, Akoum N, Di Biaise L, Bordachar P, et al. How to use digital devices to detect and manage arrhytmias: an EHRA practical guide. Europace. 2022;(00):1-27.

19

Oclusão arterial aguda

Helena Teixeira Araújo da Silva
Raphael do Prado Soares

INTRODUÇÃO

A oclusão arterial aguda (OAA) é uma emergência vascular comum na população geriátrica. É definida como a súbita redução no fluxo sanguíneo arterial, o que causa risco à viabilidade do membro acometido, por um tempo menor que 2 semanas. Caracteriza-se por dor, palidez, paresia, parestesia, ausência de pulsos e poiquilotermia no membro acometido. Sua apresentação variará de acordo com o tempo de oclusão e o local de instalação.

Essa emergência vascular pode ser desencadeada pela presença de um êmbolo ou de um trombo. Por muitos anos, houve maior incidência na etiologia embólica; no entanto, com o envelhecimento populacional, tem-se observado aumento da incidência de doença aterosclerótica, implicando maiores taxas da etiologia trombótica.

Na população geriátrica, a OAA causa grande impacto na morbimortalidade, na qualidade de vida e na funcionalidade, estando associada a altas taxas de amputação de membros ou morte. Além disso, muitos desses pacientes apresentam múltiplas comorbidades, o que torna complexa a condução desses casos.

Por isso, o conhecimento sobre o correto manejo desses pacientes, tanto clínico quanto cirúrgico, além da atuação na prevenção e promoção de saúde (p. ex., redução de risco cardiovascular), é essencial para o controle sintomático e a diminuição do risco de complicações além da manutenção da qualidade de vida dos idosos.

EPIDEMIOLOGIA

A doença arterial periférica apresenta alta incidência no mundo, cerca de 1,5 caso por 10 mil pessoas por ano. É uma das doenças cardiovasculares mais comuns, afetando 8,5 milhões de americanos acima dos 40 anos. Estima-se que mais de 202 milhões de pessoas no mundo são afetadas por essa doença.

Na Europa, casos de oclusão arterial aguda são responsáveis por 12 a 15% das mortes, e algumas pesquisas sugerem incidência mundial de 140 milhões de casos por ano. Nos idosos, principalmente os portadores de alto risco cardiovascular e múltiplas comorbidades, as taxas de mortalidade são altas: 37% em 1 ano, 49% em 2 anos, chegando a 85% em 4 anos.

ETIOLOGIA

O conhecimento da etiologia direciona a indicação do melhor tratamento. As principais causas (Quadro 1) são embolia (70%) e trombose (30%), porém, nas últimas décadas, tem se observado uma redução na diferença dessas taxas. De um lado, houve redução no número de casos de etiologia embólica, em razão dos avanços no tratamento de doenças valvares e do melhor manejo das arritmias cardíacas, por exemplo, a fibrilação atrial, que é a arritmia mais frequente na população geriátrica.

Em contrapartida, em decorrência do envelhecimento populacional, evidencia-se um aumento nos casos de complicações da doença aterosclerótica. A OAA decorrente da doença arterial obstrutiva periférica (DAOP) caracteriza-se por ser o estágio final das manifestações sistêmicas da doença aterosclerótica, que está na gênese de diversas outras doenças cardiovasculares, como acidente vascular cerebral (AVC) e infarto agudo do miocárdio (IAM), doenças com as quais partilha dos mesmos fatores de risco cardiovascular, por exemplo, dislipidemia, obesidade, hipertensão arterial sistêmica, tabagismo, *diabetes mellitus* (DM) e sedentarismo.

Outras causas trombóticas não relacionadas a doença aterosclerótica podem ser traumas, tromboangeíte obliterante; trombose aguda de aneurismas; síndrome do aprisionamento da poplítea, trombofilias (síndrome do anticorpo-antifosfolípide, deficiência de antitrombina III, deficiência de proteínas C e S, elevação de fator VIII, hiper-homocisteinemia), policitemia vera, degeneração cística da adventícia, arteriodisplasias ou compressão extrínseca.

QUADRO 1 Principais etiologias de oclusão arterial aguda

▪ Embolismo
▪ Doença aterosclerótica
▪ Arterioembolismo
▪ Trauma
▪ Compressão extrínseca
▪ Tromboangeíte obliterante
▪ Trombose aguda de aneurisma
▪ Trombofilias
▪ Síndrome do aprisionamento da artéria poplítea
▪ Policitemia vera
▪ Arteriodisplasia
▪ Degeneração cística da adventícia

MANIFESTAÇÕES CLÍNICAS E CLASSIFICAÇÃO

O reconhecimento de uma oclusão arterial aguda como a etiologia de um membro isquêmico, frio e doloroso é crucial para um tratamento adequado. Uma abordagem emergencial é necessária em virtude do tempo em que o músculo esquelético tolera a isquemia, o que geralmente equivale a 4 a 6 horas.

No exame físico, os achados podem ser classicamente denominados “6 Ps” (palidez, pulsos ausentes, poiquilotermia, parestesia, paralisia e *pain* – do inglês, dor). Entretanto, raramente todos os sinais são encontrados concomitantemente, e tanto os sinais quanto a probabilidade de encontrá-los dependem do mecanismo da isquemia e da presença de circulação colateral do membro. O exame clínico deve incluir também o exame de todos os outros pulsos periféricos e pesquisas de sinais de isquemia visceral, como dor abdominal. Pacientes com déficits neurológicos ou trombose venosa profunda podem também apresentar sinais clínicos parecidos com a OAA.

A duração dos sintomas, intensidade da dor e déficits motores e de sensibilidade são importantes para determinar a viabilidade do membro. A avaliação à beira do leito deve incluir o cálculo do índice tornozelo-braquial (ITB). O ITB é preditor de desfecho, e seu valor < 0,7 é considerado crítico.

Com base no exame clínico e em achados do Doppler arteriovenoso, podemos classificar um membro com suspeita de isquemia em três categorias principais, de acordo com Rutherford (Quadro 2).

QUADRO 2 Classificação de Rutherford para oclusão arterial aguda

Categoria I
Membro viável e sem ameaça imediata.
Categoria IIa
Membro moderadamente ameaçado e recuperável se prontamente tratado. Ausência de déficit motor e déficit sensitivo ausente ou mínimo.
Categoria IIb
Membro com ameaça imediata com necessidade de tratamento emergencial. Presença de déficit sensitivo e motor.
Categoria III
Membro com dano irreversível.

AVALIAÇÃO DIAGNÓSTICA

Durante a avaliação do paciente, além de tentar identificar uma possível história de doença arterial periférica, a anamnese deve incluir evidências de outras possíveis condições que levaram à oclusão arterial aguda por meio de mecanismos trombóticos ou embólicos.

Geralmente um início súbito de sintomas de oclusão arterial aguda é típico de embolismo arterial, enquanto eventos trombóticos costumam se apresentar como agravação gradual dos sintomas, uma vez que pacientes com doença arterial periférica costumam apresentar circulação colateral. A história clínica deve identificar infarto miocárdio pregresso, sintomas e sinais de disfunção ventricular caracterizando insuficiência cardíaca, ou possivelmente endocardite. Além disso, deve-se considerar a possibilidade de trombose venosa profunda (TVP) com embolia arterial paradoxal (por forame oval patente) e história familiar de estado de hipercoagulabilidade.

É importante ressaltar que o tratamento da oclusão arterial aguda não deve ser retardado para investigação da etiologia subjacente da isquemia do membro, uma vez que o atraso na revascularização é o maior determinante do desfecho. O cirurgião vascular deve ser sempre consultado diante da suspeita diagnóstica.

Caso não haja história de doença arterial periférica, a investigação de etiologia cardíaca é indicada. Essa avaliação inclui eletrocardiograma ou Holter e ecocardiograma para pesquisar sinais de tromboembolismo como vegetações, trombos cavitários ou *shunt* intracardíaco.

Na avaliação inicial, devem-se solicitar exames laboratoriais incluindo hemograma, coagulograma, creatinofosfoquinase, função renal, eletrólitos, transaminases, gasometria venosa e lactato. Demais exames podem ser acrescentados conforme a necessidade do paciente.

Exames complementares

O tempo para obter uma imagem deve ser ponderado em relação à urgência de revascularização, principalmente se um método não invasivo for escolhido.

Ultrassonografia Doppler

A lesão pode ser localizada pela ultrassonografia (US) com Doppler. O grau da estenose é estimado pela análise da forma da onda do Doppler e a velocidade de pico sistólico. Nesse método pode haver dificuldade na análise das artérias ilíacas pela possível interferência gasosa e pela presença de panículo adiposo em obesos. Dados relativos à sua acurácia no contexto agudo ainda são escassos, e é um método cuja precisão depende da habilidade do operador. Desse modo, não deve ser utilizado sozinho para descartar uma oclusão arterial.

Arteriografia

É considerada padrão ouro no diagnóstico, capaz de fornecer uma visualização da anatomia arterial, localizar a lesão e distinguir entre uma etiologia trombótica ou embólica. Fornece informações importantes para a decisão terapêutica e permite o tratamento durante a realização do exame. Entre suas desvantagens está o fato de ser um procedimento invasivo com uso de radiação e contraste iodado. Em pacientes portadores de alteração de função renal, existe a possibilidade de substituir o contraste convencional por CO_2.

Angiotomografia computadorizada

A angiotomografia computadorizada (angio-TC) fornece imagens com alta resolução de maneira não invasiva e produz resultados acurados, segundo metanálises. Uma vantagem da angio-TC é a avaliação da aorta torácica e abdominal para complementar pesquisa de possível fonte embólica. Outra vantagem é obter um mapa vascular capaz de guiar a conduta. Achados extravasculares também podem ser encontrados e podem estar relacionados à etiologia do evento. Como desvantagem, uma possível complicação é a nefropatia por contraste.

Angiorressonância magnética

A angiorressonância magnética (angio-RM) também é capaz de fornecer imagens com alta resolução e possui vantagens semelhantes às da angio-TC. Entretanto, a angio-RM possui aplicação limitada quando há presença de marca-passo, implantes metálicos ou ainda claustrofobia. Além disso, é limitada pelo tempo necessário para obter as imagens e pela disponibilidade nos serviços de saúde. Ademais, o contraste de gadolínio não pode ser usado quando houver doença renal grave.

TRATAMENTO

Na ausência de contraindicações, anticoagulação deve ser administrada em todos os pacientes com suspeita de oclusão arterial aguda. Geralmente se deve iniciar terapia com heparina não fracionada (HNF) na dose de ataque 5.000 UI ou 70-100 UI/kg seguido de infusão contínua com dose ajustada pela resposta do paciente e pelo monitoramento do tempo de tromboplastina parcialmente ativado (TTPA).

A anticoagulação pode interromper a propagação do trombo e prover um efeito anti-inflamatório que reduz a isquemia. Em caso de trombocitopenia induzida por heparina, deve-se preferir inibidor direto da trombina.

Além disso, é importante fornecer analgesia, normalmente com necessidade da utilização de opioides, e manter o membro afetado aquecido.

Revascularização

A revascularização pode ser realizada por meio de abordagem endovascular ou cirúrgica. A decisão da estratégia dependerá de recursos locais, da experiência da equipe cirúrgica e de fatores específicos relacionados ao paciente.

No caso de membros moderadamente ameaçados ou de ameaça imediata (categorias IIa e IIb), a revascularização deve ser realizada em caráter emergencial (dentro de 6 horas). No caso de membros viáveis (categoria I), deve ser realizada dentro de 6 a 24 horas.

Darwood et al. compararam, em revisão realizada pela Cochrane em 2018, os desfechos entre abordagens iniciais endovasculares ou cirúrgicas e não encontraram diferenças significativas nas taxas de preservação do membro, amputação ou morte em 30 dias, 6 meses ou 1 ano. A qualidade da evidência para os desfechos foi classificada como baixa, baixa e moderada, respectivamente, pela falta de cegamento e heterogeneidade dos estudos avaliados na metanálise. Entretanto, complicações como hemorragia e embolização distal foram mais comuns no grupo da intervenção percutânea, também com qualidade de evidência classificada como baixa.

Em contrapartida, em comparação a pacientes submetidos à revascularização cirúrgica, Kolte et al. observaram, em uma metanálise publicada na *Circulation* em 2020, redução de mortalidade intra-hospitalar, menores taxas de alta para casas de repouso, menor tempo de internação e maiores gastos intra-hospitalares para abordagem endovascular, todavia com aumento de complicações vasculares no grupo intervencionista. Não observaram diferenças entre as taxas de amputação.

Trombólise guiada por cateter

A trombólise guiada por cateter é um procedimento efetivo para pacientes com oclusão arterial aguda e membro viável. Seu benefício em relação a cirurgia está associado ao menor risco perioperatório relativo a múltiplas comorbidades que esses pacientes geralmente apresentam. A trombectomia mecânica percutânea e a aspiração do trombo podem ser úteis como terapias adjuntas à trombólise.

Em contrapartida, pelo risco de sangramento, a trombólise é contraindicada em pacientes com sangramento ativo, acidente vascular encefálico nos últimos 2 meses ou procedimento neurocirúrgico nos últimos 3 meses. Outras contraindicações à trombólise estão listadas no Quadro 3.

QUADRO 3 Contraindicações ao tratamento trombolítico

Absolutas
Evento cerebrovascular (incluindo ataque isquêmico transitório) nos últimos 2 meses.
Sangramento ativo.
Sangramento gastrointestinal nos últimos 10 dias.
Neurocirurgia (intracraniana, medula espinal) nos últimos 3 meses.
Trauma cranioencefálico nos últimos 3 meses.
Maiores relativas
Ressuscitação cardiopulmonar nos últimos 10 dias.
Cirurgia maior não vascular ou trauma nos últimos 10 dias.
Hipertensão arterial não controlada: > 180 mmHg de sistólica ou > 110 mmHg de diastólica.
Punção de veia não compressível.
Tumor intracraniano.
Cirurgia oftalmológica recente.

(continua)

QUADRO 3 Contraindicações ao tratamento trombolítico *(continuação)*

Menores relativas
Insuficiência hepática, principalmente se com coagulopatia.
Endocardite bacteriana.
Gravidez.
Retinopatia diabética hemorrágica.

Nos últimos anos, sua indicação para pacientes com isquemia classe I, isto é, membro viável e não imediatamente ameaçado, vem sendo questionada. Apesar de altas taxas de recanalização, que chegam a 80%, uma metanálise publicada em 2023 evidenciou taxas de mortalidade e amputação ainda preocupantes, ainda que esses pacientes tenham importantes comorbidades associadas. Além disso, algumas pequenas séries de casos citados demonstram pacientes com classe I tratados apenas com anticoagulação, sem necessidade de abordagem. Apesar de poucos participantes, esses estudos demonstram que o tratamento conservador pode vir a ser uma opção, necessitando de mais estudos para provar a validade dessa hipótese.

Tromboembolectomia cirúrgica

Pacientes com embolia arterial e pulso ipsilateral ao membro isquêmico ausente podem ser tratados com a exposição da artéria do membro afetado e tromboembolectomia guiada por cateter. Esses pacientes beneficiam-se de fibrinolíticos intraoperatórios em adjuvância ao procedimento. Nos casos em que a tromboembolectomia não restaura o fluxo, o *bypass* cirúrgico pode ser realizado. Após o procedimento, recomenda-se angiografia de conclusão para documentar a revascularização e a presença de trombo residual.

Bypass cirúrgico

O *bypass* cirúrgico pode ser o tratamento primário ou vir a ser utilizado caso a recanalização intravascular não seja alcançada. Geralmente, é indicado nos casos de isquemia crônica agudizada. Pode ser utilizado enxerto venoso para o procedimento, mas um enxerto prostético pode ser considerado em paciente com isquemia grave (categoria IIb), no qual revascularização emergencial é necessária.

Tratamento híbrido

Após uma tromboembolectomia incompleta, técnicas endovasculares como trombólise intra-arterial ou aspiração do trombo/trombectomia mecânica podem ser utilizadas para remoção do trombo restante. Quando a angiografia de conclusão do procedimento revelar estenose crônica, angioplastia com balão ou colocação de *stent* pode ser feita. Após um procedimento endovascular, cirurgia aberta como tromboembolectomia ou fasciotomia também podem ser realizadas para complementação. Com a terapia híbrida, a patência primária foi relatada em 87,1% em 5 anos, comparado com 66,3% com a tromboembolectomia isolada, e a ausência de necessidade de reintervenção foi 89% comparado com 74%, respectivamente.

Amputação

A amputação deve ser o primeiro procedimento em pacientes com membros não viáveis (categoria III). Os riscos associados à reconstrução superam o potencial benefício em um membro sem sensibilidade ou movimentação em razão da isquemia prolongada. Além disso, em pacientes nesse cenário a reperfusão pode levar a circulação de metabólitos isquêmicos que acarretar a falência de múltiplos órgãos e colapso cardiovascular. Entretanto, se a dor for controlada e não houver evidência de infecção, a amputação pode ser postergada até compensação clínica.

COMPLICAÇÕES

Síndrome compartimental

A reperfusão em músculos isquêmicos pode levar a edema celular e, consequentemente, a aumento da pressão compartimental. Caso a pressão compartimental seja > 30 mmHg, há compressão dos capilares arteriais e venosos, o que leva a má perfusão do músculo. A fasciotomia é indicada quando ocorre o desenvolvimento de dor, tensão muscular ou lesão nervosa, consequências do aumento da pressão compartimental. O risco de sua ocorrência é maior nos pacientes com ausência de circulação colateral e nos pacientes com isquemia prolongada antes da revascularização. Além disso, a fasciotomia deve ser considerada para pacientes da categoria IIb com tempo de revascularização > 4 horas.

Rabdomiólise

Pacientes com OAA prolongada (normalmente > 6 horas) apresentam risco de lesão renal aguda (LRA) pela necrose tubular secundária à recirculação de mioglobina do músculo lesado. Oliguria e urina avermelhada ou rosada devem levar a suspeição dessa complicação, que deve ter o tratamento de suporte prontamente instituído, consistindo em hidratação venosa e alcalinização da urina.

Nefropatia por contraste

A Sociedade Europeia de Radiologia Urogenital define nefropatia induzida por contraste como elevação na creatinina sérica ≥ 0,3 mg/dL ou 50% do basal ocorrendo em 3 dias após injeção do contraste. Trata-se de complicação comum, podendo ocorrer em até 10% das intervenções vasculares periféricas. Sua ocorrência está associada a aumento da mortalidade comparado com pacientes que não apresentam piora da função renal.

Entre os fatores de risco para o desenvolvimento de LRA estão histórico pessoal de hipertensão arterial sistêmica, *diabetes mellitus*, doença renal crônica e doença arterial coronariana ou insuficiência cardíaca prévia. Além disso, a ocorrência de LRA foi mais provável em procedimentos em pacientes com OAA em comparação com um procedimento eletivo.

Como estratégias para redução do risco, é recomendada a descontinuação de substâncias nefrotóxicas nas 24 horas anteriores e hidratação venosa com soro fisiológico 0,9% 6 horas antes e após o procedimento.

ACOMPANHAMENTO

O acompanhamento deve incluir definição da etiologia para instituição de tratamento adequado com objetivo de reduzir recorrência, reduzir risco cardiovascular e otimizar *status* funcional do paciente. Os pacientes devem ser orientados a cessar o tabagismo e, quando houver indicação, encaminhados para a revascularização.

Nos pacientes com etiologia embólica secundária a fibrilação atrial ou trombo intracardíaco, a anticoagulação a longo prazo é recomendada. Nos pacientes em que a etiologia consiste em uma trombose nativa arterial, trombose de aneurisma poplíteo ou falha prévia na revascularização, terapia antiplaquetária ou anticoagulação associadas a estatina são recomendados, com objetivo de reduzir eventos cardiovasculares após a revascularização.

Em uma subanálise do estudo *Compass* que incluiu 6.391 pacientes com doença arterial periférica nos membros inferiores, os pacientes que evoluíram para OAA e tiveram necessidade de abordagem de urgência ou emergência apresentaram incidência de 61,7% para hospitalização, 22,9% de amputação e 8,7% de morte em 1 ano. Nesse estudo, o uso de rivaroxabana 2,5 mg 2 vezes ao dia em combinação com aspirina 100 mg ao dia demonstrou benefício nos pacientes com doença arterial periférica estável, e um pequeno subgrupo com OAA teve marcada redução em taxas de amputação e mortalidade.

Outro estudo relevante foi o *Voyager Pad*, que também evidenciou redução de isquemia periférica e eventos cardiovasculares em pacientes com DAOP que foram submetidos à revascularização com o uso da combinação de rivaroxabana e aspirina. Uma análise secundária do estudo avaliou a segurança e eficácia desse esquema em pacientes idosos acima de 75 anos, com achado de benefício na redução de isquemia periférica aguda, ainda maior do que nos pacientes menores de 75 anos, e, apesar de maior número absoluto de sangramentos, não aumentou o risco de sangramentos intracranianos ou fatais em comparação com o placebo.

Bibliografia

1. Acar RD, Sahin M, Kirma C. One of the most urgent vascular circumstances: acute limb ischemia. SAGE Open Med. 2013;1:2050312113516111.
2. Anand SS, Caron F, Eikelboom JW, Bosch J, Dyal L, Aboyans V, et al. Major adverse limb events and mortality in patients with peripheral artery disease. J Am Coll Cardiol. 2018;71:2306-15.
3. Björck M, Earnshaw JJ, Acosta S, Bastos Gonçalves F, Cochennec F, Debus ES, et al. Editor's Choice – European Society for Vascular Surgery (ESVS) 2020 clinical practice guidelines on the management of acute limb ischaemia. Eur J Vasc Endovasc Surg. 2020;59:173-218.
4. Blecha MJ. Critical limb ischemia. Surgical Clinics of North America. 2013;93:789-812.
5. Burihan MC, Campos Júnior W, editors. Consenso e atualização no tratamento da doença arterial obstrutiva periférica. Rio de Janeiro: Guanabara-Koogan; 2019.
6. Creager MA, Kaufman JA, Conte MS. Acute limb ischemia. N Engl J Med. 2012;366:2198-206.
7. Darwood R, Berridge DC, Kessel DO, Robertson I, Forster R. Surgery versus thrombolysis for initial management of acute limb ischaemia. Cochrane Database Syst Rev. 2018;2018.

8. de Donato G, Setacci F, Sirignano P, Galzerano G, Massaroni R, Setacci C. The combination of surgical embolectomy and endovascular techniques may improve outcomes of patients with acute lower limb ischemia. J Vasc Surg. 2014;59:729-36.
9. de Leur K, van Zeeland MLP, Ho GH, de Groot HGW, Veen EJ, van der Laan L. Treatment for critical lower limb ischemia in elderly patients. World J Surg. 2012;36:2937-43.
10. Doelare SAN, Koedam TWA, Ebben HP, Tournoij E, Hoksbergen AWJ, Yeung KK, et al. Catheter directed thrombolysis for not immediately threatened acute limb ischaemia: a systematic review and meta-analysis. Eur J Vasc Endovasc Surg. 2023.
11. Falluji N, Mukherjee D. Critical and acute limb ischemia. Angiology. 2012;65:137-46.
12. Gerhard-Herman MD, Gornik HL, Barrett C, Barshes NR, Corriere MA, Drachman DE, et al. 2016 AHA/ACC guideline on the management of patients with lower extremity peripheral artery disease: executive summary: a report of the American College of Cardiology/American Heart Association Task Force on Clinical Practice Guidelines. Circulation. 2017;135.
13. Go AS, Hylek EM, Phillips KA, Chang Y, Henault LE, Selby JV, et al. Prevalence of diagnosed atrial fibrillation in adults. JAMA. 2001;285:2370.
14. Klaphake S, de Leur K, Mulder PG, Ho G, de Groot HG, Veen E, et al. Mortality after major amputation in elderly patients with critical limb ischemia. CIA. 2017;12:1985-92.
15. King EG, Farber A. What is the best treatment for acute limb ischemia? Adv Surg. 2022;56:287-304.
16. Kolte D, Kennedy KF, Shishehbor MH, Mamdani ST, Stangenberg L, Hyder ON, et al. Endovascular versus surgical revascularization for acute limb ischemia. Circ Cardiovasc Interv. 2020;13.
17. Krantz MJ, Debus SE, Hsia J, Patel MR, Anand SS, Nehler MR, et al. Low-dose rivaroxaban plus aspirin in older patients with peripheral artery disease undergoing acute limb revascularization: insights from the Voyager Pad trial. Eur Heart J. 2021;42:4040-8.
18. Letsas K, Karamichalakis N, Vlachos K, Georgopoulos S, Bakalakos A, Efremidis M, et al. Managing atrial fibrillation in the very elderly patient: challenges and solutions. VHRM. 2015:555.
19. McClure GR, Chan N, Kaplovitch E, Bhagirath V, Anand SS. Prevention and management of urgent/emergent limb ischemia. Curr Cardiol Rep. 2021;23.
20. Mitchell ME, Carpenter JP. Clinical features and diagnosis of acute lower extremity ischemia. Waltham, MA: UpToDate; 2023 Jan.
21. Moreira M, Lima P, Correia M, Pereira B, Rodrigues R, Marinho A, et al. Acute lower limb ischemia: 7 years of thromboembolectomies in the elderly. Angiol Cir Vasc. 2018;14(2).
22. Norgren L, Hiatt WR, Dormandy JA, Nehler MR, Harris KA, Fowkes FGR. Inter-Society Consensus for the Management of Peripheral Arterial Disease (TASC II). J Vasc Surg. 2007;45:S5-67.
23. Olinic D-M, Spinu M, Olinic M, Homorodean C, Tataru D-A, Liew A, et al. Epidemiology of peripheral artery disease in Europe: VAS Educational Paper. Int Angiol. 2018;37.
24. Olinic D-M, Stanek A, Tătaru D-A, Homorodean C, Olinic M. Acute limb ischemia: an update on diagnosis and management. JCM. 2019;8:1215.
25. Prasad A, Hughston H, Michalek J, Trevino A, Gupta K, Martinez JP, et al. Acute kidney injury in patients undergoing endovascular therapy for critical limb ischemia. Catheter Cardiovasc Interv. 2019;94:636-41.

26. Safley DM, Salisbury AC, Tsai TT, Secemsky EA, Kennedy KF, Rogers RK, et al. Acute kidney injury following in-patient lower extremity vascular intervention. JACC: Cardiovasc Interv. 2021;14:333-41.
27. Schumann R, Rieger J, Ludwig M. Akute periphere arterielle Verschlusskrankheit. Med Klin. 2007;102:457-71.
28. von Ristow A, Massière BV, Vescovi A, Leal D. Oclusões artieriais crônicas infrainguinais: tratamento cirúrgico. In: Brito CJ, Murilo R, Loureiro E. Cirurgia vascular: cirurgia endovascular – angiologia. 4. ed. Rio de Janeiro: Thieme Revinter; 2020.
29. Weiss CR, Azene EM, Majdalany BS, AbuRahma AF, Collins JD, Francois CJ, et al. ACR Appropriateness Criteria® Sudden Onset of Cold, Painful Leg. J Am Coll Radiol. 2017;14:S307-13.

20

Tromboembolismo venoso

Juliana de Toledo Pierri Ribeiro Sampaio
Maria Amélia Santilli
Viviane Regina Hernandez Nunes

INTRODUÇÃO

O tromboembolismo venoso (TEV) é uma entidade clínica composta por duas principais manifestações: a trombose venosa profunda (TVP) e a sua possível consequência, o tromboembolismo pulmonar (TEP). Essas condições podem ocorrer como consequência do desbalanço entre fatores pró-coagulantes e anticoagulantes do sistema hemostático.

EPIDEMIOLOGIA

Grandes estudos populacionais mostram que a taxa de incidência de TEV, na população geral, é de 1 a 2 eventos por mil ao ano, enquanto o risco individual absoluto de apresentar esse quadro durante a vida é de cerca de 11%.

O TEV é incomum antes dos 20 anos, mas, após os 40, sua incidência dobra a cada década. A idade média de casos na comunidade é de 62 anos.

A taxa de incidência global ajustada por idade é muito similar entre homens e mulheres (razão de 1,2:1), podendo ocorrer alteração transitória durante a idade fértil das mulheres. Isso ocorre, possivelmente, pelo uso de anticoncepcionais hormonais e períodos de gestação.

Nas populações de risco, vislumbra-se prevalência muito maior desses eventos, como em pacientes com neoplasia maligna ativa, pacientes imobilizados, hospitalizados ou institucionalizados, vítimas de traumas e fraturas e, mais recentemente, acometidos pelo SARS-CoV-2. Deve-se atentar para o fato de que a maior parcela dessas populações de risco é composta por indivíduos idosos, fato que deve sensibilizar ainda mais para a suspeição clínica desse evento.

O TEV acomete cerca de 15% dos pacientes portadores de neoplasias malignas ativas; entre as vítimas de trauma, os trombos são detectados em até 58% dos pacientes com grandes traumatismos cranianos, 61% dos pacientes com fratura pélvica, 77% dos pacientes com fratura de tíbia e 80% daqueles com fratura de fêmur; os pacientes acometidos pela forma grave da Covid-19 internados em unidades de terapia intensiva (UTI) apresentaram incidência geral de TEV variando de 28,3 a 38% no início da pandemia; e estudo com subgrupos de pacientes hospitalizados mostrou que 37% de todos os casos de TEV que ocorreram em uma região geográfica delimitada foram em pacientes que estavam hospitalizados ou em casas de repouso.

Além disso, uma frequência estimada de TEP sintomático de 1 a 2% nas duas semanas seguintes a uma cirurgia de grande porte em pacientes que não receberam profilaxia sugere que uma combinação de cirurgia, hospitalização e doenças associadas aumenta o risco de TEP em 200 vezes nesse período comparado com o risco na população normal.

É difícil obter uma estimativa atual confiável para a frequência de TEV sintomática após artroplastia de quadril e joelho na ausência de profilaxia. Estudos mostram frequência de TEV sintomática e de embolia pulmonar fatal de 3,3 e 0,11%, respectivamente, durante os 3 meses seguintes.

Por fim, sabemos que 10% dos episódios de TEP são rapidamente fatais. Dos pacientes diagnosticados com TEP, menos de um quarto apresentam sintomas prévios de TVP, e, como os sintomas de TEP são inespecíficos, o diagnóstico frequentemente não é realizado quando os pacientes comparecem a um serviço médico.

FISIOPATOLOGIA

Em 1856, a patogênese da trombose venosa foi proposta por Rudolf Virchow. De acordo com sua tríade, a trombose ocorre como resultado de alterações no fluxo sanguíneo (estase), injúria vascular endotelial e alterações na constituição do sangue (hipercoagulabilidade herdada ou adquirida).

Assim, a formação do trombo decorre de um desequilíbrio entre os fatores trombolíticos e trombogênicos da circulação, envolvendo os elementos dessa tríade. Na maioria dos casos, dois ou mais desses fatores atuam em conjunto para determinar a formação do trombo venoso.

No caso da lesão endotelial, o subendotélio é exposto, assim como o fator tecidual, ocorrendo a ativação da cascata da coagulação.

A estase, como resultado, por exemplo, de imobilização e repouso prolongado no leito, também pode atuar como um importante fator predisponente. Nesse caso, os principais mecanismos propostos são a alteração do fluxo laminar e o acúmulo de sangue em dilatações e válvulas venosas; depósito de hemácias, leucócitos e plaquetas nesses locais; aumento de fatores de coagulação ativados localmente; aumento local de adenosina difosfato (ADP) liberado por hemácias e leucócitos; inibição da chegada de fatores anticoagulantes ao local; e hipóxia do endotélio.

As alterações do sistema de coagulação que induzem a um estado de hipercoagulabilidade (fisiológicos, patológicos ou terapêuticos) geram aumento dos fatores de coagulação ou diminuição dos fatores trombolíticos.

Assim, o núcleo do trombo é formado e consiste, principalmente, na deposição de filamentos de fibrina, glóbulos vermelhos e plaquetas. A maioria dos trombos se dissolve completamente sem intervenção terapêutica.

Em pacientes com TVP dos membros inferiores, a formação do trombo inicia-se preferencialmente na região das válvulas venosas da panturrilha e posteriormente se estende para as veias proximais. Uma vez formado, as principais consequências podem ser duas: permanecer fixo no lúmen da veia da perna ou se desprender e percorrer o sistema venoso (embolia) para se alojar nas artérias pulmonares, com consequências possivelmente fatais.

A embolia pulmonar aguda interfere tanto na circulação quanto na troca gasosa. A falência ventricular direita pela sobrecarga pressórica aguda é considerada a causa primária de mortalidade na embolia pulmonar grave.

FATORES DE RISCO

O TEV é considerado uma consequência da interação entre fatores de risco relacionados ao paciente – geralmente permanentes – e fatores de risco relacionados ao ambiente – geralmente temporários.

Os principais fatores de risco hereditários incluem a mutação do fator V de Leiden, a mutação do gene de protrombina *G20210A* e deficiência das proteínas C, S e antitrombina.

Entre os fatores de risco adquiridos mais comuns estão malignidade, hospitalização, cirurgia, trauma com ou sem fraturas, imobilização, terapia com estrogênio, gestação, anticorpo antifosfolípide, doenças crônicas, medicamentos, obesidade e idade.

O risco de recorrência do evento trombótico pode variar de acordo com a classificação do TEV em evento provocado (associado a um fator de risco identificado) ou não provocado (ocorreu na ausência de qualquer fator de risco identificado) e depender da resolução ou não dos fatores causais.

Para pacientes com TEV provocado, o risco anual de recorrência, após ser completado um curso de terapia com anticoagulante, é estimado entre 4 e 9%, variando conforme a manutenção do fator de risco associado ao evento. Já a recorrência de um TEV não provocado, após o término da terapia anticoagulante, é de 7% no primeiro ano e de 40% em 10 anos.

Indivíduos com alterações genéticas, geralmente, apresentam evento trombótico venoso em idade mais jovem, principalmente quando associados fatores de risco ambientais, como o uso de contraceptivo oral, imobilização ou trauma.

A associação entre neoplasia e TEV é bem conhecida. Alguns estudos mostraram uma relação significativa entre uma trombose venosa primária e o diagnóstico subsequente de câncer. Essa relação parece particularmente importante em pacientes com TVP recorrente. Ainda assim, o *screening* extenso para neoplasia em pacientes com tromboembolismo venoso sem causa evidente não parece ser custo-efetivo, além de poder causar desconforto e estresse psicológico ao paciente. A recomendação atual é de usar métodos simples para investigação apenas naqueles pacientes com sinais e sintomas sugestivos de doença neoplásica maligna (p. ex., síndrome consumptiva, alteração hábito intestinal, entre outros). As principais neoplasias malignas associadas a eventos trombóticos são pulmão, pâncreas, colorretal, rim e próstata.

A maioria dos pacientes hospitalizados, particularmente aqueles submetidos a cirurgia, possui múltiplos fatores de risco para TEV, e a prevalência deles aumenta com a idade. Além disso, o próprio tempo cirúrgico, a extensão e a topografia da abordagem, associados ao tempo prolongado de imobilização (> 48 horas), influenciam em sua ocorrência.

Uma última associação, muito discutida recentemente, é a de pacientes com diagnóstico de Covid-19 e o desenvolvimento de tromboembolismo venoso. A patogênese da hipercoagulabilidade, nesses casos, ainda não é completamente compreendida, porém aparenta estar relacionada a múltiplos fatores, como aumento de fibrinogênio, fator VIII e circulação de partículas protrombóticas.

Entretanto, os três componentes da tríade de Virchow para a formação de coágulos se aplicam à infecção grave por Covid-19. Em relação à lesão endotelial, há evidências de invasão direta de células endoteliais pelo vírus SARS-CoV-2, potencialmente levando à lesão celular. Além disso, esses pacientes, principalmente quando hospitalizados e gravemente doentes, permanecem em repouso, imobilizados, o que leva a estase do fluxo sanguíneo.

APRESENTAÇÃO CLÍNICA

É importante ressaltar que, para essas duas entidades clínicas (TVP e TEP), não há sinais ou sintomas patognomônicos e que, além disso, elas podem ser complicações de seus possíveis diagnósticos diferenciais (p. ex., TVP sobreposta a uma perna acometida por celulite).

> Ao se compreender a potencial gravidade associada ao tratamento incorreto dessas entidades clínicas (TEP fatal ou sangramento maior), compreende-se a importância de seu pronto diagnóstico e adequado manejo clínico terapêutico.

Manifestações clínicas da trombose venosa profunda

Muitas vezes, a manifestação clínica desse evento pode ser inespecífica ou ausente, cabendo ao médico atentar aos fatores de risco de cada indivíduo, avaliar sua probabilidade pré-teste e saber conduzir a investigação diante da suspeita diagnóstica.

Um estudo de 1984, publicado no *The Lancet*, mostrou achados em relação às principais manifestações clínicas da TVP (Tabela 1).

TABELA 1 Manifestações clínicas da TVP

Manifestações	Sensibilidade (%)	Especificidade (%)	Acurácia (%)
Dor	86	19	58
Edema	97	33	70
Diferença de temperatura	72	48	62

TVP: trombose venosa profunda.

Dessa forma, fica evidente que apenas os achados clínicos são insuficientes para confirmar o diagnóstico e guiar o planejamento terapêutico. O que mais se deve considerar, então?

É importante a realização de anamnese pormenorizada, buscando fatores de risco, histórico pessoal ou familiar prévio de eventos trombóticos e plausibilidade clínica.

O exame físico também é crucial no auxílio da investigação na suspeita da TVP. Mesmo que por vezes possa ser inocente, pode colaborar com o aumento da suspeição clínica quando presentes os seguintes achados: edema assimétrico dos membros inferiores, com dilatação venosa superficial, associado a calor, dor e rubor ipsilaterais.

Alguns achados possíveis no exame físico:

- Sinal de Homans: dor ou desconforto na topografia da musculatura da panturrilha à dorsiflexão passiva do membro.
- Sinal da bandeira: menor mobilidade da panturrilha quando comparada com o membro contralateral;
- Sinal de Bancroft: dor ao comprimir a panturrilha contra a estrutura óssea do membro.

Como auxílio na determinação dos próximos passos investigativos, podemos lançar mão do uso de escores que estimam a probabilidade pré-teste de TVP. Entre eles, o mais conhecido e utilizado é o escore de Wells (Tabela 2).

TABELA 2 Escore de Wells – modificado para predição de probabilidade pré-teste da TVP

Característica clínica	Pontos
Neoplasia maligna ativa (em tratamento ou tratada nos últimos 6 meses, ou paliativo)	1
Paralisia, paresia ou imobilização gessada dos membros inferiores	1
Recentemente acamado (≥ 3 dias) ou cirurgia maior nas últimas 12 semanas com anestesia geral ou local	1
Sensibilidade em topografia de distribuição do sistema venoso profundo	1
Inchaço de todo o membro inferior	1
Inchaço assimétrico (diferença ≥ 3 cm de um membro para o outro)	1
Edema depressível no membro sintomático	1
Presença de veias colaterais superficiais não varicosas	1
Histórico pessoal prévio de TVP documentada	1
Diagnóstico alternativo, pelo menos, tão provável quanto TVP	–2
Probabilidade pré-teste	Soma total
Baixa	< 1
Intermediária	1-2
Alta	≥ 2

TVP: trombose venosa profunda.

Manifestações clínicas do tromboembolismo pulmonar

A clínica do TEP também permeia uma gama de possibilidades, desde pacientes assintomáticos ou com discreta hipoxemia até choque obstrutivo ou morte súbita, que vão variar conforme o tamanho do coágulo impactado, local de acometimento pulmonar, presença de morbidades cardiopulmonares prévias, entre outros.

Assim, é de suma importância elevarmos nosso índice de suspeição clínica, baseando-nos em anamnese, antecedentes pessoais e familiares, presença de fatores de risco, plausibilidade clínica e avaliação de diagnósticos diferenciais.

Entre os sintomas mais frequentemente referidos, conforme estudo publicado na *Chest* em 1991, estão: falta de ar (73%), dor torácica do tipo pleurítica (66%) e tosse (37%). E alguns achados possíveis no exame físico são, entre outros:

- Taquipneia.
- Taquicardia.
- Hipoxemia.
- Sinais de TVP em membros inferiores.
- Redução do murmúrio vesicular pulmonar.
- Febre.

Na suspeita de TEP, também devemos lançar mão do uso de ferramentas para avaliar a probabilidade pré-teste e nos ajudar a definir os próximos passos da investigação, por exemplo, o escore de Wells para TEP (Quadro 1) ou o escore de Geneva modificado (Quadro 2).

CONFIRMAÇÃO DIAGNÓSTICA (PROPEDÊUTICA COMPLEMENTAR)

O diagnóstico de TVP e de TEP requer a confirmação mediante exames complementares que evidenciarão a presença de trombose em determinado leito vascular. No geral, são exames pouco invasivos e que não geram malefícios ao paciente, exceto pela angiotomografia pulmonar, para diagnóstico de TEP, que necessita da administração de contraste endovenoso.

Entre os exames complementares que podemos usar, existem os que nos auxiliam na exclusão do diagnóstico (no geral, de alta sensibilidade e baixa especificidade), por exemplo, o D-dímero, e aqueles que confirmam o diagnós-

QUADRO 1 Escore de Wells para predição de probabilidade pré-teste do TEP

	Variáveis	Pontos
Fatores de risco	TVP ou TEP prévio	+1,5
	Cirurgia ou imobilização recente	+1,5
	Câncer	+1
Sintomas	Hemoptise	+1
Sinais	FC > 100 bpm	+1,5
	Sinais clínicos de TVP	+3
Avaliação clínica	Diagnóstico alternativo menos provável que TEP	+3
Probabilidade clínica (3 níveis)		Soma total
Baixa		0-1
Intermediária		2-6
Alta		≥ 7
Probabilidade clínica (2 níveis)		Soma total
TEP não provável		0-4
TEP provável		> 4

TEP: tromboembolismo pulmonar; TVP: trombose venosa profunda.

QUADRO 2 Escore de Geneva – modificado para predição de probabilidade pré-teste do TEP

	Variáveis	Pontos
Fatores de risco	Idade > 65 anos	1
	TVP ou TEP prévios	3
	Cirurgia sob anestesia geral ou fratura de quadril no último mês	2
	Câncer (sólido ou hematológico; em tratamento ou curado no último ano)	2
Sintomas	Dor em membro inferior unilateral	3
	Hemoptise	2
Sinais	FC 75-94 bpm	3
	FC > 95 bpm	5
	Dor à palpação de topografia do sistema venoso e edema, no membro inferior, unilateralmente	4
Probabilidade pré-teste		Soma total
Baixa		0-3
Intermediária		4-10
Alta		≥11

FC: frequência cardíaca; TEP: tromboembolismo pulmonar; TVP: trombose venosa profunda.

tico (comumente de alta especificidade, mas de menor sensibilidade), por exemplo, ultrassonografia (USG) Doppler de membros inferiores e angiotomografia pulmonar.

Possíveis fluxogramas diagnósticos são descritos a seguir.

Investigação na suspeita de trombose venosa profunda

- D-dímero:
  - Produto de degradação da fibrina.
  - Não é específico para TEV.
  - Contribui por seu alto valor preditivo-negativo (valores normais têm alto poder para exclusão do diagnóstico).
- USG Doppler de membros inferiores (MMII):
  - Boa disponibilidade, custo reduzido e baixo risco de complicações para o paciente.
  - Para TVP proximal, apresenta sensibilidade > 90% e especificidade > 95%.
  - O diagnóstico é feito pela ausência de compressibilidade completa no trajeto venoso.

Paciente com baixa ou intermediária probabilidade pré-teste (escore de Wells): solicitar D-dímero

- D-dímero normal (< 500 ng/mL): TVP descartada; investigar outras causas.
- D-dímero positivo (> 500 ng/mL): solicitar USG Doppler de MMII.
  - USG negativo: TVP descartada; investigar outras causas.
  - USG positivo: programar tratamento (mais à frente).

Paciente com alta probabilidade pré-teste: prosseguir diretamente para USG Doppler de MMII

- USG positivo: programar tratamento (mais à frente).
- USG: não diagnóstico e suspeita persiste, realizar novo USG em 24 horas ou venografia por tomografia computadorizada (TC).

Obs.: embora alguns estudos apontem que o ajuste do *cutoff* do D-dímero pela idade aumente a *performance* do teste entre os idosos, ainda não há um consenso muito claro. Entretanto, caso se opte por realizar o ajuste, um cálculo possível de ser utilizado é:

Idade (se ≥ 50 anos) x 10 = valor do *cutoff* em ng/mL

Investigação na suspeita de TEP – paciente hemodinamicamente estável

Exames para avaliação de sinais indiretos ou de diagnósticos diferenciais

- Laboratoriais: gasometria arterial; peptídeo natriurético tipo B (BNP); troponina; e D-dímero.
- Eletrocardiograma: taquicardia sinusal, fibrilação atrial (FA), bradicardia, bloqueio de ramo direito (BRD) novo, alterações segmento ST; mais específico: padrão S1Q3T3.
- Ecocardiograma: descarta tamponamento e disfunção valvar aguda; achados mais sugestivos: disfunção aguda de VD e presença de trombos intracavitários;
- Radiografia de tórax: atelectasia, efusão, hemo/pneumotórax; mais específicos: corcova de Hampton e sinal de Westermark.

Exames diagnósticos

- Angiotomografia artérias pulmonares (angio-TC): método de escolha; em casos de baixa e intermediária probabilidade pré-teste, chega a 96 e 98% de valor preditivo negativo, respectivamente; naqueles com alta probabilidade, esse valor cai para 60%;

Obs.: em pacientes com alta probabilidade pré-teste com angio-TC negativa, mas com manutenção da suspeita clínica, perseguir a fonte emboligênica com USG MMII ou aumento do corte da angio-TC para abdome e pelve.

- Arteriografia pulmonar: considerado padrão-ouro para o diagnóstico de TEP, permite avaliar a amputação, a falha ou a lentificação de enchimento de ramos arteriais. Entretanto, é um exame caro, invasivo e com exposição à radiação e ao contraste; vem sendo menos utilizada com a melhora das imagens obtidas pela angio-TC.

- Cintilografia ventilação/perfusão (V/Q): realizada por meio da infusão endovenosa de macroagregados de albumina com Tc-99, que impactam no território capilar pulmonar; na presença de obstrução no leito arterial pulmonar, as partículas não atingirão níveis capilares, gerando, na região acometida, uma imagem não captante. Pode-se aumentar a especificidade diagnóstica com a avaliação concomitante da perfusão pulmonar, descartando áreas de hipocaptação por hipoventilação ou vasoconstrição reflexa associada.

Obs.: pacientes com contraindicação a realização de exames contrastados podem ser submetidos à angio-RM no lugar da angio-TC.

Paciente com baixa ou intermediária probabilidade pré-teste ou TEP não provável (escore de Wells ou de Geneva)

- Aplicar o PERC (*Pulmonary Embolism Rule-Out Criteria* – Quadro 3) ou dosar D-dímero:
  - PERC ou D-dímero negativos: TEP excluído; investigar outras causas.
  - PERC ou D-dímero positivos: realizar exame diagnóstico (p. ex., angio-TC).
    - Falha de enchimento: confirmado diagnóstico, tratar.
    - Negativo para TEP: investigar outras causas.

QUADRO 3 PERC (*Pulmonary Embolism Rule-Out Criteria*)

Afasta o diagnóstico de TEV quando contempla todos os 8 critérios a seguir:
1. Idade < 50 anos.
2. FC < 10 bpm.
3. $SpO_2 \geq 95\%$.
4. Sem hemoptise.
5. Sem uso de estrogênico.
6. Sem história de cirurgia ou trauma com hospitalização no último mês.
7. Sem TEV prévio.
8. Sem edema assimétrico de MMII.

FC: frequência cardíaca; MMII: membros inferiores; SpO_2: saturação de oxigênio; TEV: troboembolismo venoso.

Paciente com alta probabilidade pré-teste ou TEP provável

- Exame diagnóstico diretamente (p. ex., angio-TC):
  - Angio-TC negativa, porém mantém suspeita: investigar fonte emboligênica (USG MMII, angio-TC de abdome e pelve).
    - Investigação positiva: TEV confirmado, tratar.

  - Investigação negativa: considerar arteriografia pulmonar; e investigar outras causas.
- Angio-TC positiva: TEP confirmado.

Investigação na suspeita de TEP – paciente hemodinamicamente instável

Pacientes sob suspeita de TEP, mas que se encontram instáveis hemodinamicamente (com hipotensão, dilatação ou disfunção de VD, choque obstrutivo...), têm alto risco de mortalidade, e a conduta inicial deve objetivar o reestabelecimento da hemodinâmica, seja com ressuscitação volêmica, uso de drogas vasopressoras e/ou suporte ventilatório invasivo, se necessário.

Concomitantemente à estabilização clínica, devemos ponderar o início da heparinização plena, exceto se houver contraindicação absoluta ou se a opção for pela trombólise diretamente;

Avaliar a contraindicação de trombólise para determinar próximos passos:

- Sem contraindicação à trombólise + angio-TC disponível: realizar exame.
  - Angio-TC positiva: trombólise.
  - Angio-TC negativa: investigar outras causas ou arteriografia se suspeita persistir.
- Sem contraindicação + angio-TC indisponível: ecocardiograma transtorácico (Ecott).
  - Ecott com sinais indiretos: trombólise.
  - Ecott sem sinais indiretos: investigar outras causas ou arteriografia se a suspeita persistir.
- Com contraindicação à trombólise: arteriografia pulmonar.
  - Arteriografia positiva: embolectomia por cateter/cirúrgico + filtro de veia cava.
  - Arteriografia negativa: TEP excluído; investigar outras causas.

PRINCIPAIS DIAGNÓSTICOS DIFERENCIAIS

- TVP: ruptura do músculo da panturrilha; celulite bacteriana; tromboflebite superficial; linfedema; insuficiência valvular venosa; edema por insuficiência cardíaca congestiva (ICC).

- TEP: depende do principal sintoma manifestado pelo paciente (hipoxemia, hemoptise, dor torácica, síncope...); entre os principais diagnósticos diferenciais estão: pneumonia, pericardite, serosites, insuficiência cardíaca congestiva, hipertensão pulmonar, doença pulmonar intersticial, hemo/pneumotórax, sepse e hipovolemia.

CLASSIFICAÇÃO PROGNÓSTICA DO TROMBOEMBOLISMO PULMONAR

A estratificação de risco dos pacientes diagnosticados com TEP é mandatória para a determinação do adequado manejo terapêutico.

De acordo com o modelo apresentado pelo *2019 ESC guidelines* (*European Society of Cardiology*), podemos utilizar dados clínicos que, se presentes no início da manifestação dos sintomas, predizem um alto risco de mortalidade precoce, como: acometimento cardíaco com necessidade de ressuscitação cardiopulmonar; presença de choque obstrutivo; ou presença de hipotensão persistente (> 15 minutos).

Podemos, também, recorrer a exames complementares como forma de predição do risco de mortalidade em 30 dias, como:

- Biomarcadores laboratoriais: elevação de troponina à admissão; elevação de BNP ou NT-pró-BNP; elevação dos níveis de lactato arterial; elevação de creatinina; e redução da taxa de filtração glomerular ou da natremia.
- Exames de imagem:
  - Ecocardiograma: sinais de disfunção de ventrículo direito (VD); presença de trombo em VD; relação diâmetro VD/VE ≥ 1; Tapse (*tricuspid annular plane systolic excursion*) ≤ 16 mm; entre outros.
  - Angio-TC artérias pulmonares: alargamento de VD; razão VD/VE ≥ 1; presença de refluxo do contraste para a veia cava inferior (VCI).

Entretanto, o modelo de avaliação prognóstica que mais trará informações a respeito da identificação daqueles pacientes com baixo risco de morrer em 30 dias, somando apenas informações clínicas, é o *Pulmonary Embolism Severity Index* (Pesi – Tabela 3), validado tanto em sua forma original quanto na simplificada.

TABELA 3 *Pulmonary Embolism Severity Index* (Pesi)

Parâmetro	Pesi original	Pesi simplificado
Idade	Idade em anos	1 ponto se > 80 anos
Sexo masculino	+10	–
Câncer	+30	1
Insuficiência cardíaca	+10	1
DPOC	+10	
FC ≥ 110 bpm	+20	1
PA sistólica < 100 mmHg	+30	1
FR > 30 ipm	+20	–
Temperatura < 36 °C	+20	–
Alteração do estado mental	+60	–
SpO_2 < 90%	+20	1
Classificação de risco		
	▪ Classe 1: ≤ 65 pontos: muito baixo RM em 30 dias (0-1,6%). ▪ Classe 2: 66-85 pontos: baixo RM em 30 dias (1,7-3,5%).	0 ponto: RM em 30 dias = 1% (IC 95% 0,0-2,1%)
	▪ Classe 3: 86-105 pontos: moderado RM em 30 dias (3,2-7,1%). ▪ Classe 4: 106-125 pontos: alto RM em 30 dias (4-11,4%). ▪ Classe 5: > 125 pontos: muito alto RM em 30 dias (10-24,5%).	≥ 1 ponto: RM em 30 dias = 10,9% (IC 95% 8,5-13,2%)

DPOC: doença pulmonar obstrutiva crônica; FC: frequência cardíaca; FR: frequência respiratória; PA: pressão arterial; RM: risco de mortalidade; SpO_2: saturação de oxigênio.

TRATAMENTO

Os anticoagulantes são a base para o tratamento do tromboembolismo venoso e devem ser iniciados o mais precocemente possível, objetivando a redução do risco de morte e novos eventos tromboembólicos. Avaliar individualmente cada paciente antes de decidir o local de tratamento (hospitalar × domiciliar) e a medicação a ser instituída, considerando, entre outras características, o risco de sangramento associado à terapia (Quadro 4), é fundamental para o sucesso terapêutico.

Há um consenso de que todos aqueles pacientes classificados com baixo a moderado risco de sangramento recebam a terapia anticoagulante. Nos casos de pacientes com alto risco, é razoável pensarmos em condutas alternativas, por exemplo, a passagem de filtro de veia cava inferior, visto que até 12,8% deles podem apresentar sangramento nos primeiros 3 meses de anticoagulação.

QUADRO 4 Fatores de risco para sangramento com anticoagulante

▪ Idade > 65 anos
▪ Sangramento prévio
▪ Câncer
▪ Insuficiência renal ou hepática
▪ Trombocitopenia
▪ Diabetes
▪ Anemia
▪ Terapia antiplaquetária
▪ Difícil controle do anticoagulante
▪ Multimorbidade e capacidade funcional reduzida
▪ Cirurgias recentes
▪ Quedas frequentes
▪ Abuso de álcool
▪ AVC prévio

AVC: acidente vascular cerebral.

O tratamento do TEV é dividido em 3 etapas (Figura 1): manejo inicial, tratamento primário e prevenção secundária. O manejo inicial é determinado a partir do diagnóstico de TEV até os 7 a 21 dias seguintes e é quando decidiremos o local de tratamento (domiciliar x hospitalar) e o anticoagulante a ser iniciado. A etapa do tratamento primário inicia-se com o término do manejo inicial e se estende até 3 a 6 meses de anticoagulação, dependendo das características da trombose e dos fatores de risco associados. A terceira fase é a prevenção secundária, quando é feita a decisão sobre a manutenção do anticoagulante, nos casos de persistência dos eventos causais da trombose, ou suspensão da terapia medicamentosa.

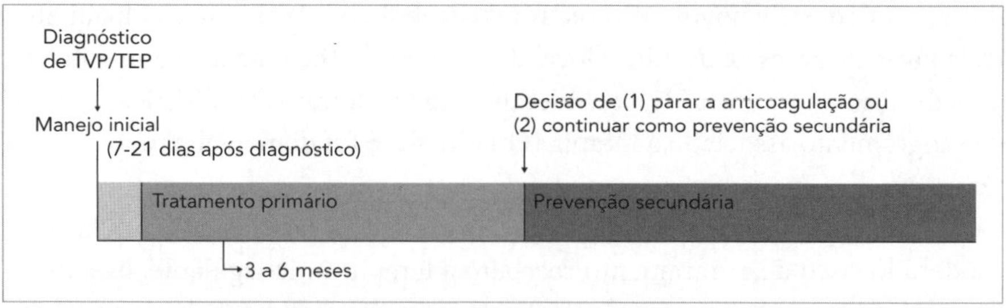

FIGURA 1 Etapas do tratamento.
TEP: tromboembolismo pulmonar; TVP: trombose venosa profunda.

Manejo inicial

Para decidirmos o local de tratamento durante esse período, devemos considerar o risco de mortalidade associado àquele evento (avaliação pelo Pesi ou outros critérios clinicolaboratoriais). Em geral, pacientes com TVP e com TEP de baixo risco podem realizar tratamento domiciliar, pois nesses casos não aumentamos os riscos de complicações com essa decisão. Entretanto, existem situações de exceção que elevam esses riscos, nos fazendo priorizar a internação, como pacientes de alto risco de sangramento; TVP maciça; baixo suporte familiar ou social; difícil acesso a serviços de saúde; histórico de má adesão medicamentosa; ou impossibilidade de arcar com custos das medicações propostas.

A escolha do anticoagulante é essencial para o adequado manejo inicial do TEV, e as opções para essa fase do tratamento são:

- Heparina de baixo peso molecular (HBPM).
- Fondaparinux.
- Heparina não fracionada (HNF).
- Anticoagulantes orais diretos (DOAC): inibidores do fator Xa ou inibidores diretos da trombina.

Em relação aos DOAC, aqueles aprovados para manejo inicial sem necessidade de pré-tratamento com heparina, são a rivaroxabana e a apixabana. Contudo, mesmo estes não são adequados para o tratamento inicial do TEP nos casos de instabilidade hemodinâmica ou da TVP iliofemoral ou maciça.

A HBPM é preferível para pacientes gestantes, com câncer ativo ou para a população geral quando a anticoagulação por via oral não for viável.

O uso da HNF IV no manejo inicial é preferência para as seguintes situações especiais:

- Insuficiência renal com ClCr < 30.
- Instabilidade hemodinâmica e/ou alta carga trombótica, pela possibilidade de programação trombolítica ou de procedimento invasivos.
- Obesidade ou outras causas de má absorção subcutânea (p. ex., anasarca).

Tratamento primário

Nessa fase do tratamento, podemos optar pelos DOAC ou pelo antagonista da vitamina K (varfarina), exceto em gestantes ou pacientes com câncer ativo, em quem geralmente consideramos o uso de HBPM. Nessa decisão, devemos ponderar os riscos e os benefícios de cada uma das classes.

Sabidamente, pacientes em uso de DOAC apresentam maior adesão ao tratamento e, aparentemente, menor risco de sangramento. Entretanto, essa medicação pode apresentar interações com outras drogas, por exemplo, a rivaroxabana com os antifúngicos azólicos.

Já o uso da varfarina requer um monitoramento constante do INR, o que pode gerar menor adesão e difícil controle. O nível sérico desse anticoagulante pode ser alterado por alimentos ricos em vitamina K, doenças e medicações. Porém, trata-se de uma medicação que está há mais tempo no mercado, o que nos traz mais experiência em seu uso, além de possuir antídotos prontamente disponíveis, poderem ser utilizados em doentes renais crônicos/dialíticos e apresentarem baixo custo e ampla disponibilidade.

Prevenção secundária

Todo episódio de TEV deve ser anticoagulado por pelo menos 3 meses. Devemos optar por uma anticoagulação prolongada (> 3-6 meses) nos casos de TEV não provocado recorrente; na presença de fatores de risco persistentes (como imobilidade, câncer ativo e síndrome antifosfolípides); e nos diagnósticos de trombofilias hereditárias de alto risco.

A seguir, as principais opções medicamentosas e suas posologias.

Inibidores diretos do fator Xa

- Rivaroxabana: 15 mg 2 vezes ao dia, por 21 dias, seguido por 20 mg/dia. Se ClCr < 30: evitar uso.
- Apixabana: 10 mg 2 vezes ao dia, por 7 dias, seguido de 5 mg 2 vezes ao dia (2,5 mg 2 vezes ao dia para tratamento além de 6 meses). Pode ser utilizado na insuficiência renal (não deve ser usado se *clearance* de creatinina < 15 mL/min).
- Edoxabana: 60 mg/dia (30 mg/dia se < 60 kg) (após 5 a 10 dias de anticoagulação parenteral, geralmente com HBPM). CrCl 50 a 15: 30 mg/dia; ClCr < 15: evitar o uso.

Inibidores diretos da trombina via oral

- Dabigatran: 150 mg 2 vezes ao dia (após 5 a 10 dias iniciais de anticoagulação parenteral, geralmente com HBPM). Se ClCr < 30: não usar.

Antagonista da vitamina K

- Varfarina: 5 mg/dia e ajustar no terceiro dia com INR (pode variar, principalmente de acordo com multimorbidades e idade). Reduz fatores II, VII, IX e X (dependentes de vitamina K). Nos primeiros 2 dias de uso, apresenta risco de necrose cutânea pela deficiência transitória de proteínas C e S, devendo ser iniciado em associação ou precedido pela heparina.

Heparina de baixo peso molecular (HBPM)

- Enoxaparina: 1 mg/kg subcutâneo (SC) 2 vezes ao dia ou 1,5 mg/kg/dia. CrCl < 30: contraindicado.

Pode ser monitorado com o exame para atividade do anti-Xa, indicado principalmente para pacientes obesos (> 144 kg) e gestantes. O exame deve ser coletado 4 a 6 horas após a administração da medicação, apenas após a terceira dose. Meta: 0,6 a 1 unidade/mL.

Heparina não fracionada (HNF)

O uso endovenoso deve ser monitorado pelo TTPA (70 a 110 segundos) ou anti-Xa (0,3 a 0,7). A administração é feita com dose inicial em bólus de 80 UI/kg (máximo 10.000 UI) e posterior administração em bomba de infusão contínua (BIC) iniciada a 18 UI/kg/hora (máximo 2.000 UI/hora).

Fondaparinux

É uma alternativa à HBPM em determinadas situações, como na trombocitopenia induzida por heparina (HIT). A dose é 5 mg/dia SC (se peso < 50 kg), 7,5 mg/dia (se peso entre 50 e 100 kg) e 10 mg/dia (se peso maior que > 100 kg). ClCr < 30: é contraindicado.

CONCLUSÃO

- O tromboembolismo venoso é uma entidade clínica composta por duas principais manifestações: a TVP e a sua possível consequência, o TEP. Essas condições são frequentes em idosos, com idade média de 62 anos.
- A fisiopatologia da TEV é mais bem explicada com base na tríade de Virchow: estase sanguínea, lesão endotelial e hipercoagulabilidade.
- Os fatores de risco da TEV podem ser divididos em hereditários (mutação do fator V de Leiden, mutação do gene de protrombina e deficiência das proteínas C, S e antitrombina) ou adquiridos (como câncer ativo, hospitalização, cirurgia, imobilização, terapia com estrogênio, gestação, anticorpo antifosfolípide e idade).
- O diagnóstico de TVP e de TEP requer elevada suspeição clínica por meio da anamnese e do exame físico adequados, com confirmação mediante exames complementares que evidenciarão a presença de trombose em determinado leito vascular.
- O tratamento do TEV é realizado principalmente por meio da anticoagulação, que deve ser iniciada o mais precocemente possível. Para isso, também devemos avaliar o risco de mortalidade e de sangramento de maneira individualizada.

Bibliografia

1. Hull RD, Raskob GE, Rosenbloom D, Panju AA, Brill-Edwards P, et al. Heparin for 5 days as compared with 10 days in the initial treatment of proximal venous thrombosis. N Engl J Med. 1990;322:1260.
2. Jun M, Lix LM, Durand M, Dahi M, Patterson JM, Dormuth CR, et al. Comparative safety of direct oral anticoagulants and warfarin in venous thromboembolism: multicentre, population based, observational study. BMJ. 2017;359:j4323.
3. Kucher N, Aujesky D, Beer JH, et al. Rivaroxaban for the treatment of venous thromboembolism. The Swiss venous thromboembolism registry (Swivter). Thromb Haemost. 2016;116:472.
4. Le Gal G, Righini M, Roy PM, Sanchez O, Aujesky D, Bounameaux H, Perrier A. Prediction of pulmonary embolism in the emergency department: the revised Geneva score. Ann Intern Med. 2006;144(3):165-71.
5. Lijfering WM, Rosendaal FR, Cannegieter SC. Risk factors for venous thrombosis: current understanding from an epidemiological point of view. British Journal of Haematology. 2010;149.6:824-33.

6. Neumann I, Izcovich A, Aguilar R, Basantes GL, Casais P, Colorio CC, et al. ASH, ABHH, Acho, Grupo CAHT, Grupo CLAHT, SAH, SBHH, SHU, Sochihem, Someth, Sociedad Panameña de Hematología, SPH, and SVH 2021 guidelines for management of venous thromboembolism in Latin America. Blood Adv. 2021;5:3032.
7. Ortel TL, Neumann I, Ageno W, Beyth R, Clark NP, Cuker A, et al. American Society of Hematology 2020 guidelines for management of venous thromboembolism: treatment of deep vein thrombosis and pulmonary embolism. Blood Adv. 2020;4:4693.
8. Penaloza A, Soulié C, Moumneh T, Delmez Q, Ghuysen A, El Kouri D, et al. Pulmonary embolism rule-out criteria (Perc) rule in European patients with low implicit clinical probability (Percepic): a multicentre, prospective, observational study. The Lancet Haematology. 2017;4(12):e615-e621.
9. Sandler DA, Duncan JS, Ward P, Lamont AC, Sherriff S, Martin JF, et al. Diagnosis of deep-vein thrombosis: comparison of clinical evaluation, ultrasound, plethysmography, and venoscan with X-ray venogram. The Lancet. 1984;324(8405):716-9.
10. Wells PS, Anderson DR, Rodger M, Forgie M, Kearon C, Dreyer J, et al. Evaluation of D-dimer in the diagnosis of suspected deep-vein thrombosis. N Engl J Med. 2003.

21

Doença pulmonar obstrutiva crônica

José Victor Shubsky
Alexandre Franco Amaral

INTRODUÇÃO

A doença pulmonar obstrutiva crônica (DPOC) é uma doença comum, caracterizada por sintomas respiratórios crônicos e obstrução persistente das vias aéreas, usualmente provocada por exposição significativa a partículas e gases nocivos, sendo mais comumente relacionada ao tabagismo. É a terceira principal causa de morte no mundo (excluindo trauma) e grande contribuinte para morbidade, especialmente quando combinada com outras doenças crônicas. Essa realidade é mais evidente na população idosa, a mais frequentemente acometida pela doença, por possuir maior tempo e carga de exposição ao longo da vida, além de menor reserva funcional.

Neste capítulo, o objetivo é abordar conceitos fisiológicos e de tratamento da doença respiratória no indivíduo idoso e, em especial, suas particularidades, com foco no manejo da exacerbação da DPOC em situações de urgência e emergência.

FISIOPATOLOGIA: DPOC E ENVELHECIMENTO

Para melhor manejarmos essa população, devemos entender quais fatores contribuem para a maior taxa de complicações respiratórias nos indivíduos idosos. Muitos fatores relacionados à idade e ao envelhecimento interagem, culminando em uma redução da função respiratória desses indivíduos.

Primeiro, há o fenômeno natural de declínio funcional progressivo de volume expiratório forçado no primeiro segundo (VEF_1) a partir da terceira década de vida, medida funcional espirométrica fundamental para diagnóstico e classificação ambulatorial da DPOC; essa condição é acentuada nos indivíduos tabagistas ativos.[1] Em segundo lugar, o envelhecimento leva a alterações no pulmão e na parede torácica, resultando na redução da complacência total do sistema e, consequentemente, no aumento do trabalho respiratório, com o efeito adicional de acentuar o colabamento de zonas gravidade-dependentes e provocar um desacoplamento de ventilação e perfusão pulmonares, culminando em uma redução da efetividade basal das trocas gasosas, mais notável a partir da quarta década de vida.[2] Esses processos podem ser acentuados pela perda de massa muscular que ocorre com o envelhecimento e são mais pronunciados em indivíduos que permanecem sedentários, acometendo não somente a musculatura esquelética como os músculos fundamentais para o esforço respiratório, incluindo o diafragma e os músculos acessórios – estes mais importantes quando há aumento de esforço respiratório por processos patológicos. O descondicionamento cardiovascular também pode contribuir para um menor limiar até o desenvolvimento de insuficiência respiratória.

Outro efeito para o qual a idade contribui com aumento do risco de complicações respiratórias é na diminuição dos mecanismos de *clearance* mucociliar e da efetividade da tosse, fundamentais para a prevenção de pneumonia. Os centros de regulação respiratória aos estímulos de hipoxemia e hipercarbia também se tornam menos eficazes em suas funções, predispondo esses indivíduos a maior intensidade de prejuízo de trocas gasosas com o efeito de sedativos e outras condições que possam reduzir seu nível de consciência (Figura 1).[2]

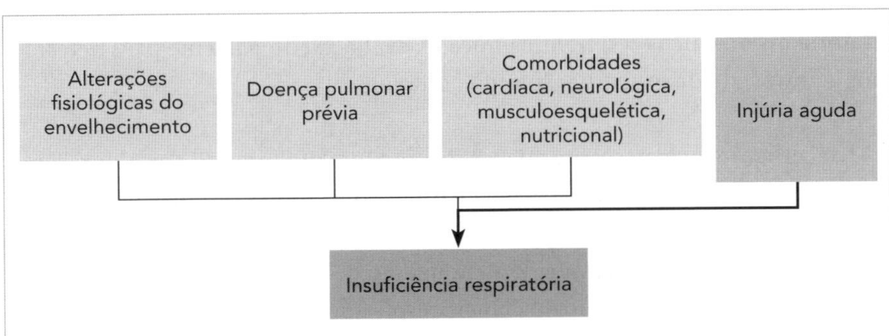

FIGURA 1 Somatório de fatores fisiológicos e patológicos prévios com efeitos descompensadores de injúria aguda em idosos com DPOC.

DPOC: doença pulmonar obstrutiva crônica.

É por esses e outros motivos que os indivíduos idosos têm maior propensão a desenvolver processos patológicos respiratórios, além de trajetória de recuperação mais árdua. A presença de comorbidades também é frequente nos indivíduos com DPOC, e as de maior nota são as doenças cardiovasculares, por compartilharem um grande fator de risco: o tabagismo. Essas comorbidades devem receber atenção especial durante episódios de exacerbação da DPOC, pois têm papel importante na adição de morbidade e mortalidade nesses pacientes. A incidência de eventos cardiovasculares, como arritmias e eventos coronarianos, por exemplo, é aumentada durante e logo após a exacerbação de DPOC e é a principal causa de mortalidade geral nesses indivíduos.[3]

EXACERBAÇÃO DA DPOC: DEFINIÇÃO, CLASSIFICAÇÃO E AVALIAÇÃO CLÍNICA INICIAL

A exacerbação da DPOC é definida como um evento agudo, cursando com piora dos sintomas respiratórios que excede a variação habitual do dia a dia e que leva à mudança de medicação de um indivíduo com DPOC, geralmente se apresentando com um ou mais dos três sintomas cardinais, que são:

- Aumento de frequência e intensidade de tosse, com ou sem sibilância.
- Aumento de quantidade e/ou mudança de características do escarro (p. ex., mudança da cor e viscosidade).
- Aumento da falta de ar.[4]

A intensificação dos sintomas durante a exacerbação da DPOC pode variar de discreta a muito intensa, potencialmente culminando em insuficiência respiratória hipoxêmica e/ou hipercápnica. A avaliação do paciente para detectarmos a gravidade da exacerbação segue esta lógica:

- Exacerbação leve: necessita apenas de broncodilatadores de curta duração.
- Exacerbação moderada: necessita de broncodilatadores de curta duração, somado a corticosteroide sistêmico e/ou antibióticos.
- Exacerbação grave: necessita de atendimento de urgência e/ou internação, podendo estar associado a insuficiência respiratória ou não.

A definição da gravidade da exacerbação é realizada de forma retrospectiva, com base no tratamento necessário para sua reversão, portanto não é essencial para o manejo agudo do paciente.[4] É preciso concentrar os esforços em identificar sinais de insuficiência respiratória que necessitarão de maior grau de intervenção para reversão.

A avaliação do paciente sempre deve se iniciar por uma anamnese adequada. No caso da suspeita de DPOC exacerbada, devemos focar o tempo de início dos sintomas, comparar a intensidade dos sintomas atuais com o basal do paciente e avaliar características do escarro quando este está presente (quantidade, cor, presença de pus ou sangue). Também devemos questionar sintomas respiratórios altos que possam sugerir infecção viral, sintomas constitucionais que sugiram outras doenças (febre, por exemplo) e ativamente interrogar opressão torácica, dor torácica e outros possíveis sintomas cardiovasculares, como palpitações e edema periférico. O foco da anamnese é diagnóstico, mas ela também tem a intenção de procurar evidências de diagnósticos diferenciais e potencialmente identificar gatilhos para a exacerbação.

Os mesmos preceitos podem ser aplicados ao exame físico. A aferição de sinais vitais é sempre fundamental: nessa situação, dá-se mais importância à frequência respiratória, à saturação periférica de oxigênio (SpO_2) e à frequência cardíaca, mas é importante sempre considerar também pressão arterial e temperatura importantes fontes de potenciais diagnósticos diferenciais e identificação de complicações. À ausculta pulmonar, devemos esperar uma redução de murmúrios vesiculares decorrente de hiperinsuflação, frequentemente acompanhados de sibilos e eventualmente roncos. Crepitações e abolição de murmúrios vesiculares devem levantar forte suspeita para diagnósticos diferenciais, como pneumonia e/ou insuficiência cardíaca no primeiro caso, e pneumotórax no último. A dificuldade para falar por esforço respiratório intenso, uso de musculatura acessória e respiração paradoxal (assincronia entre esforço respiratório dos músculos do tórax e abdome) devem suscitar uma avaliação imediata por sugerirem insuficiência respiratória grave, mas sempre devemos considerar também a alteração de nível de consciência em indivíduos mais idosos, pois também está associada a alterações de trocas gasosas que podem parecer menos evidentes inicialmente, como a hipercapnia.

Para quadros mais leves, quando o paciente não apresenta dispneia em repouso, mantém uma frequência respiratória normal ou discretamente aumentada, sem uso de musculatura acessória e preserva sua capacidade de executar tarefas básicas do dia a dia sem necessitar de auxílio de terceiros, o manejo com medicações em domicílio pode ser considerado, embora seja interessante associar a avaliação de SpO_2 com um oxímetro de pulso, que não deve revelar uma redução significativa do valor basal do paciente caso este seja conhecido. No caso de queda expressiva de saturação ou hipoxemia grave detectada em paciente sem histórico conhecido, a avaliação mais aprofundada em ambiente de pronto atendimento está indicada.

De modo geral, frequência respiratória acima de 30 inspirações por minuto, com ou sem uso de musculatura acessória, sugere insuficiência respiratória e deve precipitar atendimento urgente. No entanto, se acompanhada de hipoxemia mais grave (não facilmente corrigida com aporte de baixo fluxo de O_2, como cateter nasal ou máscara Venturi com fração inspirada de O_2 – FiO_2 – inferior a 40%), alteração neurológica ou hipercapnia levando a acidose respiratória, necessita de atendimento de emergência, pois são marcadores de insuficiência respiratória grave ameaçadora à vida.

ETIOLOGIA E DIAGNÓSTICO DIFERENCIAL

A maioria das exacerbações de DPOC pode ser manejada e resolvida sem necessidade de internação hospitalar ou permanência prolongada em setor de pronto atendimento. De modo geral, menos de 20% apresentará necessidade de hospitalização. Nesse grupo incluem-se os pacientes com exacerbação grave que necessitaram ou persistem necessitando de assistência ventilatória, pacientes com DPOC muito grave e/ou com comorbidades graves, pacientes que apresentaram falha terapêutica após tratamento em domicílio, ausência de resposta significativa ao tratamento inicial e situações de fragilidade extrema ou incapacidade de fornecer o tratamento adequado em domicílio (Figura 2).

A avaliação complementar deve incluir, na maior parte das vezes, algum exame de imagem torácica, com a principal intenção de diagnóstico diferencial, e avaliar potenciais complicações. Frequentemente, uma radiografia de tórax será suficiente para excluir pneumonia e pneumotórax, além de avaliar sinais de insuficiência cardíaca como congestão pulmonar e derrame pleural. Em casos de dúvidas na interpretação da imagem ou em situações em que há suspeita de diagnósticos mais específicos, como o de tromboembolismo pulmonar, a tomografia computadorizada deve ser considerada. Exames laboratoriais geralmente incluem hemograma completo, eletrólitos e função renal. A utilidade de marcadores inflamatórios como a proteína C-reativa e a pró-calcitonina é questionável na determinação da necessidade de uso de antibióticos para a exacerbação de DPOC, mas pode ser útil nos casos em que há suspeita de outros diagnósticos.

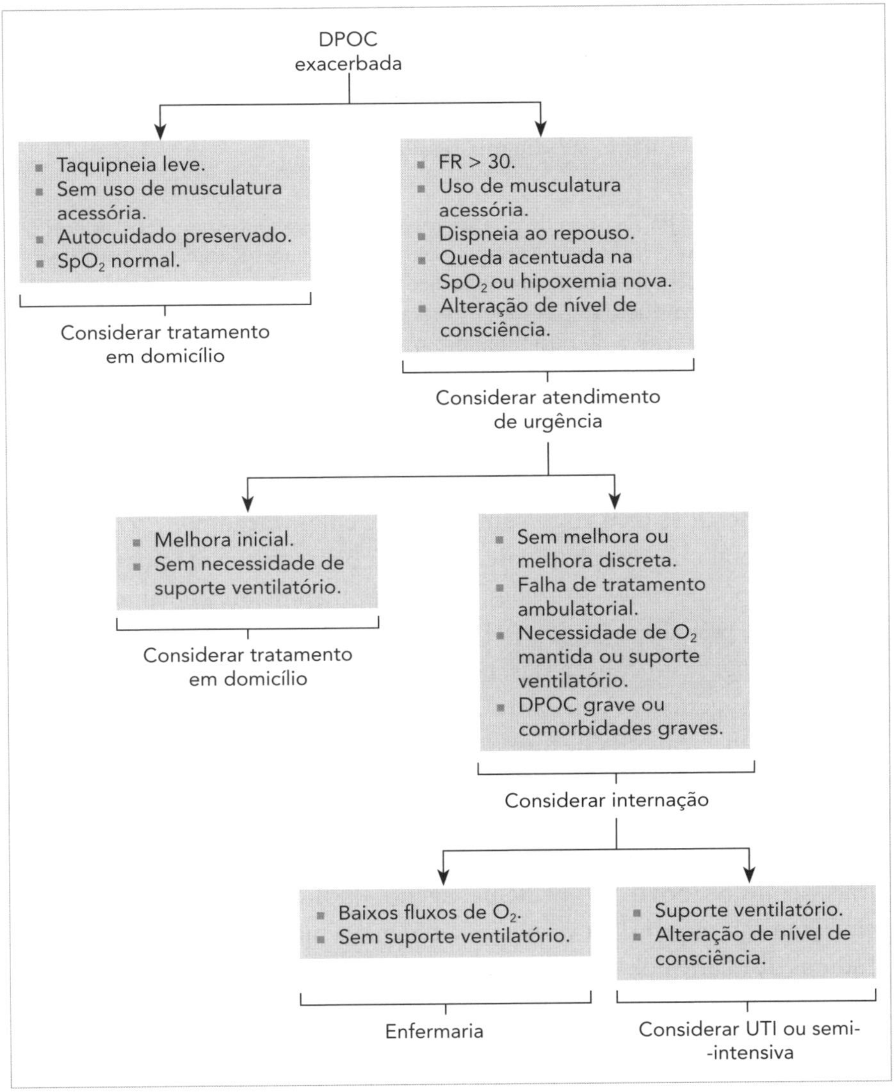

FIGURA 2 Encaminhamento de pacientes com exacerbação de DPOC.
DPOC: doença pulmonar obstrutiva crônica; FR: frequência respiratória; SpO_2: saturação periférica de oxigênio; UTI: unidade de terapia intensiva.

Outros exames importantes para diagnóstico diferencial são o eletrocardiograma e a dosagem de troponina (para diagnósticos diferenciais cardiológicos ou eventualmente concomitantes); a dosagem de dímero-D (para excluir tromboembolismo pulmonar em casos de baixa suspeita clínica); e a dosagem de peptídeo natriurético cerebral (ou BNP), que pode ser interessante para o auxílio na diferenciação da etiologia da dispneia em pacientes com DPOC e insuficiência cardíaca, uma vez que a associação das duas doenças é extremamente comum e frequentemente subdiagnosticada.

Nos casos em que há suspeita de quadro respiratório viral, a testagem de agentes, incluindo Sars-CoV-2 (responsável pela Covid-19) ou influenza, deve ser considerada, a depender do contexto epidemiológico. Painéis virais amplos para detecção de outros agentes que não possuem tratamento específico não parecem trazer benefício para o manejo do paciente, mas podem ser realizados de acordo com o serviço.

A análise de Gram e cultura de escarro nesses pacientes não é uma consideração de rotina, mas pode ser útil nos casos de falha de tratamento, especialmente em pacientes com risco aumentado de colonização por *Pseudomonas aeruginosa*, embora a ampliação de cobertura para esse agente possa ser feita de forma empírica. Nessas situações, de falha de tratamento, podemos considerar também a pesquisa no escarro de outros agentes infecciosos menos frequentes, como fungos e micobactérias, porém o achado desses agentes desprovido de sintomas sugestivos e contexto clínico apropriado gera incertezas, portanto a pesquisa não é realizada de forma rotineira.

A presença de agentes patogênicos cursando com infecção respiratória age como o principal gatilho da exacerbação de DPOC, responsável por aproximadamente 70% dos episódios. Desse número, a maioria é formada por infecções virais, sendo o rinovírus o principal agente implicado. Nos demais 30%, o principal responsável são exposições ambientais mantidas, como a poluição, produtos de queima de biomassa e outros irritantes respiratórios. Há também o potencial para outras doenças servirem como gatilho de exacerbação, como o tromboembolismo pulmonar ou eventos cardiovasculares.[5]

Apesar da relação frequente de agentes infecciosos e exacerbação de DPOC, ela deve ser diferenciada da pneumonia, uma vez que as alterações radiológicas e o comportamento clínico são distintos, sendo a maioria dos casos manejada como traqueítes ou infecções de vias aéreas altas como rinossinusites. A escolha de antimicrobianos para o tratamento da exacerbação da DPOC, que será discutida em mais detalhes, reflete essa diferença.

TRATAMENTO

Medidas farmacológicas: corticosteroides e broncodilatadores

Discutem-se agora as principais classes de medicações em uso para tratamento de exacerbações de DPOC, bem como os principais efeitos colaterais que devemos monitorar, com especial atenção em indivíduos idosos.

- Beta-2-agonistas de curta duração (como o salbutamol e o fenoterol) são essenciais no tratamento de exacerbações de DPOC de qualquer intensidade, devido a sua rápida ação e ao alívio de dispneia por meio do efeito de broncodilatação.[4,6] A medicação pode ser administrada por inalação ou por inalador dosimetrado (derivado do inglês MDI: *metered dose inhaler* e conhecido popularmente como "bombinha"). Em casos de dispneia intensa em que o paciente apresente dificuldade para executar a manobra coordenada para o uso adequado via inalador, deve-se dar preferência à medicação via inalação. Caso indisponível a inalação, considerar fortemente o uso do dispositivo inalatório em associação com um espaçador, para melhorar a entrega da medicação para as vias aéreas inferiores. Recomenda-se, inicialmente, a administração de 2 *puffs* com o intervalo de 2 a 4 horas e espaçar progressivamente conforme a melhora dos sintomas. Em casos mais graves, como em pronto atendimento, podem-se considerar 2 a 3 administrações sequenciais com 20 a 60 minutos de intervalo entre elas e avaliar a resposta. Nos pacientes idosos, no entanto, é importante considerar a redução dessa dosagem, especialmente nos casos em que há comorbidades cardíacas, idade muito avançada, baixo peso e taquicardia de base, pela possibilidade de efeitos adversos como taquiarritmias e isquemia cardíaca – complicações de incidência aumentada na população de indivíduos com DPOC (essas interações serão abordadas mais adiante).
- Anticolinérgicos de curta duração, também conhecidos como antimuscarínicos (como o brometo de ipratrópio), também exercem efeito broncodilatador e podem ser administrados de modo isolado ou conjuntamente com beta-2-agonistas, embora tenham um tempo de início de ação mais demorado. Quando administrados conjuntamente, têm efeito sinérgico, isto é, maior do que a soma de ambos isoladamente.[7] Também pode ser administrado via MDI ou inalação, usualmente em intervalos de 6/6 ou 8/8 horas. Em pacientes com histórico de retenção urinária ou hiperplasia prostática benigna, deve-se man-

ter a atenção para possibilidade de desencadear insuficiência renal obstrutiva. Manter vigilância também sobre pacientes com histórico de glaucoma, devido ao efeito de elevação de pressão intraocular pela classe de medicação. Ambos os efeitos colaterais são raros, porém de incidência aumentada na ocasião de uso concomitante de anticolinérgicos de longa duração e de curta duração.

- Metilxantinas, como a teofilina e aminofilina, não são recomendadas rotineiramente por seu extenso perfil de efeitos adversos em comparação com as opções de broncodilatadores inalatórios.[4]
- Corticosteroides sistêmicos são de fundamental importância no manejo de exacerbações de DPOC, uma doença de fisiopatologia essencialmente inflamatória. Entre seus benefícios comprovados estão redução de dispneia e melhor recuperação de VEF_1 no décimo dia do início do tratamento, contribuindo para a redução no retorno do paciente ao serviço de emergência ou consultório e reduzindo a taxa de falha de tratamento.[8] Embora a dose e o tempo de uso variem entre estudos, usualmente se considera 40 mg de prednisona ou equivalente pelo período mínimo de 5 dias, podendo-se estender até 14 dias ou em doses mais elevadas conforme a gravidade.[4,9] Apesar de sua eficácia, são medicamentos com uma série de potenciais efeitos deletérios que devem ser monitorizados e explicados aos pacientes, sendo os mais comuns hiperglicemia, hipertensão e retenção hídrica.

Quanto à continuidade de broncodilatadores de longa duração durante períodos de internação por exacerbação, habitualmente mantém-se o uso das medicações, embora a evidência para essa recomendação seja escassa.[4]

Antibióticos

O uso de antibióticos nas exacerbações de DPOC, em associação com as demais medidas farmacológicas apontadas anteriormente, tem o potencial de reduzir o risco de falência em casos de tratamento extra-hospitalar e reduzir o risco de deterioração clínica nos casos com necessidade de internação.[10] No entanto, seu uso indiscriminado está relacionado ao desenvolvimento de bactérias resistentes a antimicrobianos, além de uma série de outros potenciais efeitos colaterais. Tendo esses princípios em mente, podemos selecionar os pacientes com maior potencial benefício aplicando alguns critérios. Pacientes com maior número de sintomas cardinais de exacerbação de DPOC (aumento de frequência e intensidade de tosse, aumento de quantidade e/ou mudança de características do escarro e aumento da falta de ar) e pacientes com apresentações mais graves (como necessidade de hospitalização e/ou de suporte ventilatório) têm maior risco de infecção bacteriana. É recomendado adicionar antibiótico na presença de 2 ou mais sintomas cardinais, desde que um destes seja a mudança de escarro, e em casos com necessidade de internação hospitalar.[11] Evita-se, assim, a associação inicial de antibióticos no tratamento de exacerbação de DPOC em casos mais leves, com apenas 1 dos sintomas cardinais, porém em casos com doença de base muito avançada, frequentes exacerbações ou comorbidades graves sua prescrição pode ser considerada.

Não há evidência na literatura científica de que a dosagem de proteína C-reativa e a pró-calcitonina, marcadores inflamatórios sistêmicos, auxiliam na tomada de decisão de associação de antimicrobianos, apesar de múltiplos estudos realizados com o propósito dessa avaliação.[4,12]

A escolha de antimicrobianos para o tratamento da DPOC exacerbada deve ser capaz de cobrir os principais agentes etiológicos relacionados com a doença baseada no perfil epidemiológico local, que em sua maioria são os agentes mais comumente encontrados como colonizantes de vias aéreas superiores: *Haemophilus influenzae, Streptococcus pneumoniae* e *Moraxella catarrhalis*. A presença de *Pseudomonas aeruginosa* também é importante quando consideramos a subpopulação de indivíduos com: doença mais avançada (geralmente aqueles com $VEF_1 < 30\%$ do predito); presença de doença estrutural, como bronquiectasias; usuários crônicos de corticoide sistêmico; pacientes com uso de antimicrobianos de amplo espectro nos últimos 3 meses; ou pacientes com *Pseudomonas* sp. isolada em cultura de escarro nos últimos 12 meses.[10]

Na ausência dos critérios para *Pseudomonas* relatados, o uso empírico de amoxicilina associada a ácido clavulânico é recomendado para pacientes extra-hospitalares devido à produção de betalactamase na maioria das cepas de *Moraxella catarrhalis*. Outras opções viáveis são as cefalosporinas de segunda geração e os macrolídeos.[13]

Quando há risco aumentado para pseudomonas, o uso empírico de uma quinolona respiratória se torna a primeira opção em pacientes extra-hospitalares. Outra opção seria o ciprofloxacino, com a desvantagem de se perder eficácia contra os demais agentes.[13]

Para o tratamento em indivíduos internados, presume-se maior gravidade do quadro. Nessas situações, é recomendada uma quinolona respiratória ou alternativamente uma cefalosporina de terceira geração. Para pacientes com fatores de risco para pseudomonas, considera-se o uso de quinolona (respiratória ou ciprofloxacino) ou, quando houver uso recente de antimicrobiano, ceftazidima e piperacilina com tazobactam são opções.

A duração recomendada do tratamento antimicrobiano é de 5 a 7 dias. Em se tratando da população de pacientes mais idosos e, portanto, mais vulneráveis a efeitos adversos de medicações, o uso de quinolonas respiratórias deve ser acompanhado de vigilância neurológica. Um dos principais efeitos colaterais dessa classe de medicação é a alteração de *status* mental, como *delirium*, agitação e confusão mental, que usualmente se instalam logo no início do uso da medicação. Evitar sobredosagens e realizar a correção de dose com base em função renal (calculando o *clearance* de creatinina) é importante para minimizar essas complicações. Outro efeito colateral importante dessa classe de medicação, compartilhada com os macrolídeos, é o prolongamento de intervalo QT, que pode predispor o paciente a arritmias, principalmente quando somada ao potencial arritmogênico de outras medicações administradas nas exacerbações de DPOC e de eventuais medicações de uso crônico do paciente (Figura 3).

	Extra-hospitalar		Intra-hospitalar	
Fator de risco para pseudomonas	–	+	–	+
1ª opção	▪ Amoxicilina + ácido clavulânico	Quinolona respiratória	Quinolona respiratória	▪ Quinolona respiratória. ▪ Ciprofloxacino.
Outras opções	▪ Cefalosporina 2ª geração. ▪ Macrolídeo.	Ciprofloxacino	Cefalosporina 3ª geração	▪ Ceftazidima. ▪ Piperacilina + tazobactam.*

FIGURA 3 Antibióticos para exacerbação de DPOC.
* Se uso de antibiótico recente.
DPOC: doença pulmonar obstrutiva crônica.

Suporte respiratório

A suplementação de oxigênio é de extrema importância no manejo da exacerbação de DPOC. É importante para evitar complicações cardiovasculares e ajudar a mitigar o desconforto respiratório do paciente, mas, realizada incorretamente, tem o potencial de contribuir para declínio clínico e aumento de mortalidade.[14] Isso ocorre ao contribuir para uma acentuação excessiva de hipercapnia, levando a acidose respiratória, devido, principalmente, à piora do desacoplamento ventilação-perfusão por perda do mecanismo de vasoconstrição hipóxica, podendo levar o paciente à carbonarcose, um estado de rebaixamento de nível de consciência atribuível aos elevados níveis séricos de gás carbônico.

A meta de oxigenação para um paciente com DPOC exacerbada é uma saturação periférica entre 88 e 92%, não havendo necessidade de atingir valores mais elevados.[14] Usualmente, o uso de cateter nasal ou máscara de Venturi com frações inspiradas baixas é suficiente, e fluxos mais elevados devem ser administrados com cuidado para evitar sobrecorreção da hipoxemia. Casos mais graves podem necessitar de maior fluxo, que pode ser administrado cautelosamente por máscara de Venturi ou eventualmente máscara não reinalante ou até mesmo juntamente com suporte ventilatório com ventilação não invasiva nos casos em que esta for indicada. O uso de cânula nasal de alto fluxo também pode ser considerado como opção, também de forma cautelosa e em casos selecionados.

Durante a administração de inalações para broncodilatação, que necessitam de fluxos mais aumentados para a nebulização, deve-se considerar sua realização com ar comprimido no lugar de oxigênio em pacientes que não necessitem do suporte para corrigir hipoxemia, a fim de evitar hiperóxia e suas consequências deletérias.

A ventilação não invasiva (VNI) consiste na aplicação de pressão positiva através de máscara facial ou oronasal, com dois níveis de pressão alternados: a pressão expiratória positiva (EPAP, da sigla, em inglês, *expiratory positive airway pressure*) e uma pressão de suporte acima da pressão contínua (IPAP, da sigla, em inglês, *inspiratory positive airway pressure*). É o método preferido de suporte ventilatório em pacientes com DPOC exacerbada, com efeito comprovado de redução de mortalidade e de necessidade de ventilação mecânica invasiva.[6,15] A VNI consegue promover uma otimização da ventilação, com a possibilidade de reduzir trabalho respiratório e algum alívio da musculatura respiratória do usuário. Os principais pacientes a se beneficiar dessa medida são os indivíduos em acidose respiratória ou em hipercapnia, embora haja algum benefício também em indivíduos com insuficiência respiratória hipoxêmica e com resposta inadequada à terapia inalatória inicial combinada com suplementação de O_2, que persistem taquidispneicos ou com uso de musculatura acessória.

Uma vez iniciado um curso de VNI, devemos monitorizar o paciente nos primeiros minutos, para garantir que o posicionamento está adequado e a configuração inicial, confortável. Uma vez o paciente estando bem acoplado, avaliamos parâmetros clínicos como frequência respiratória, uso de musculatura acessória, oxigenação, frequência cardíaca e intensidade de dispneia, somados com dados laboratoriais como gasometria. Após um período inicial de 30 a 120 minutos, devemos observar melhora de um ou mais parâmetros. Nessa situação, consideramos resposta inicial e podemos considerar manter o tratamento por um período mais prolongado. No entanto, caso não haja melhora de parâmetros ou no caso de alguma deterioração durante o tratamento, consideramos falha de teste terapêutico de VNI.[15] Em indivíduos que apresentem alguma das contraindicações (Quadro 1) ou que apresentem falha após o teste terapêutico com a VNI, a intubação orotraqueal e o início de ventilação mecânica invasiva devem ser prontamente considerados. O uso de uma máscara adequada para o paciente e a administração de medicação inicial suficiente são de fundamental importância para evitar falhas com VNI, e devemos sempre questionar se o paciente já possui definição prévia sobre cuidados de fim de vida antes de prosseguir com o tratamento invasivo, quando houver a oportunidade de fazê-lo.

QUADRO 1 Contraindicações à ventilação não invasiva

- Parada cardíaca ou respiratória.
- Obstrução alta de vias aéreas.
- Rebaixamento de nível de consciência acentuado, sem proteção de vias aéreas.
- Secreções abundantes.
- Trauma ou deformidade facial.
- Cirurgia facial, neurológica ou anastomose recente de esôfago.

A ventilação mecânica invasiva nos pacientes com DPOC exacerbada pode ser extremamente desafiadora. Frequentemente esses pacientes apresentam altos valores de resistência de vias aéreas e complacência pulmonar reduzida por hiperinsuflação importante. As metas da ventilação mecânica são de tentar obter a correção das trocas gasosas, reduzir trabalho respiratório e prevenir a acentuação de hiperinsuflação. Esses objetivos se iniciam no momento da intubação orotraqueal, sendo recomendada a utilização de cânulas orotraqueais com maior diâmetro para gerar menor resistência e facilitar a higienização de secreções, e especial atenção para a sincronia paciente-ventilador, utilizando o modo ventilatório no qual se tenha maior experiência. Evitar o uso de FiO_2 elevadas, lembrando que a meta de SpO_2 é entre 88 e 92%. Regular frequência respiratória e fluxos inspiratórios desacelerados, objetivando relação inspiração:expiração inferior a 1:3, suficientes para promover a desinsuflação pulmonar. Utilizar volumes inferiores a 6 mL/kg de peso ideal sempre que possível, mantendo os preceitos de ventilação mecânica protetora, e tolerando níveis mais elevados de CO_2 arterial caso a acidose esteja controlada (o volume deve ser guiado pelo pH e não pela $paCO_2$). Pode-se titular a pressão positiva expiratória final (PEEP) adequada para contrabalançar eventual auto-PEEP do paciente, mas não excessivamente elevada, pois isso promoverá maior hiperdistensão alveolar.[15]

Os pacientes em ventilação mecânica devem ter suas medicações broncodilatadoras revistas para continuarem a ser administradas no circuito de ventilação mecânica de forma adequada, juntamente com as demais medidas já citadas.

Medidas não farmacológicas

A cessação do tabagismo é fundamental no tratamento da DPOC e contribui para a patogênese das exacerbações. No caso de pacientes tabagistas ativos, a cessação deve sempre ser recomendada e reforçada durante o atendimento. No caso da internação hospitalar, devemos permanecer vigilantes quanto a sintomas de abstinência e a prevenção desta, com o uso da nicotina transdérmica por adesivos.

Suporte nutricional é indicado para os pacientes com baixo peso e caquexia, comorbidades frequentes nos quadros de DPOC mais avançados.

Disfagia é frequente em indivíduos idosos com DPOC, e eventos aspirativos são mais prevalentes em períodos de maior dispneia. A avaliação de disfagia é importante sempre que houver suspeita clínica.

Fisioterapia motora e respiratória é de fundamental importância para o paciente com doença respiratória crônica que necessita de internação hospitalar.

COMORBIDADES

A presença de comorbidades significativas é um dos principais marcadores de mortalidade na exacerbação de DPOC e na DPOC de forma geral.[4] As doenças cardiovasculares (arritmias, eventos coronarianos e descompensação de insuficiência cardíaca) são as doenças mais frequentes, devido a uma combinação de fatores de risco compartilhados (idade, tabagismo) e mecanismos fisiopatológicos em comum. A hipoxemia e a acidose contribuem como estímulos adicionais para arritmias. A hiperinsuflação pulmonar crônica de pacientes com DPOC avançada pode impactar na função diastólica quando o aumento de pressão intratorácica resultante impacta no enchimento atrial que ocorre na diástole, reduzindo o volume sistólico e, consequentemente, impactando no débito cardíaco. Esses efeitos podem ser acentuados por ação de medicações administradas nas exacerbações, como os antibióticos e os broncodilatadores, devido a seu potencial taquicardizante.

Os broncodilatadores beta-agonistas são os mais relacionados com a incidência de arritmias, devido ao aumento de frequência cardíaca e à queda temporária da concentração sérica de potássio, no entanto são fundamentais no manejo de exacerbações de DPOC de todas as gravidades. Apesar de vários estudos documentando a segurança e a eficácia de beta-2-agonistas de curta duração em pacientes com DPOC, sem aumento de eventos cardiovasculares graves no tratamento a longo prazo,[16] não se tem disponível extensa pesquisa em situações de exacerbação, que frequentemente demandam doses mais elevadas, especialmente na população mais idosa. Portanto, são medicações necessárias e muitas vezes fundamentais no tratamento da exacerbação de DPOC, mas devemos ser cautelosos na dosagem para minimizar riscos para os pacientes mais vulneráveis a seus efeitos potencialmente deletérios. A mesma lógica pode ser aplicada às outras medidas de tratamento descritas neste capítulo.

Condições e comorbidades que levem a alteração de nível de consciência, como demência ou estados confusionais agudos, por exemplo, *delirium*, também merecem atenção especial no grupo de pacientes que apresentam necessidade de suporte de oxigênio ou suporte ventilatório, pois podem prejudicar a terapêutica e levar a complicações, como a retirada do cateter de oxigênio inadvertidamente ou a dificuldade de acoplamento à ventilação não invasiva.

DESOSPITALIZAÇÃO

Não existem critérios objetivos definidos para auxiliar na decisão do momento correto de desospitalizar o paciente com exacerbação de DPOC. No entanto, caso o paciente tenha apresentado melhora significativa da dispneia, manifeste-se próximo do seu nível basal de sintomas respiratórios pré-exacerbação e não necessite de frequentes períodos de suporte ventilatório ou de altas doses de medicação, é possível considerar o término do tratamento em ambiente domiciliar.

É comum o paciente necessitar de suporte de oxigênio após uma exacerbação, e, caso não tenha tolerado o desmame durante a internação, deve-se considerar seu uso domiciliar até reavaliação ambulatorial. Em alguns casos, o paciente persistirá com comprometimento em sua capacidade de manter atividades de autocuidado devido à intolerância aos esforços e pode se beneficiar de um período de reabilitação com fisioterapia ainda internado ou em ambiente de cuidados domiciliares.

A reavaliação ambulatorial precoce após a alta tem o potencial de reduzir readmissões e pode ter efeito em mortalidade precoce após a alta.[17]

Referências bibliográficas

1. Burrows B, Knudsen RJ, Camilli AE, Lyle SK, Lebowitz MD. The horse racing effect and predicting decline in forced expiratory volume in one second from screening spirometry. Am Rev Respir Dis. 1987;135:788-96.
2. Janssens JP, Pache JC, Nicod LP. Physiological changes in respiratory function associated with ageing. Eur Respir J. 1999;13:197-205.
3. Huiart L, Ernst P, Suissa S. Cardiovascular morbidity and mortality in COPD. Chest. 2005;128:2640e6.
4. Global strategy for the diagnosis, management, and prevention of COPD (2022). Available: https://goldcopd.org/2022-gold-reports-2/.
5. Sapey E, Bafadhel M, Bolton CE, Wilkinson T, Hurst JR, Quint JK. Building toolkits for COPD exacerbations: lessons from the past and present. Thorax. 2019;74:898.
6. Wedzicha JA Ers Co-Chair, Miravitlles M, Hurst JR, Calverley PM, Albert RK, Anzueto A, et al. Management of COPD exacerbations: a European Respiratory Society/American Thoracic Society guideline. Eur Respir J. 2017;49(3) Epub 2017 Mar 15.
7. Cydulka RK, Emerman CL. Effects of combined treatment with glycopyrrolate and albuterol in acute exacerbation of chronic obstructive pulmonary disease. Ann Emerg Med. 1995;25(4):470.
8. Aaron SD, Vandemheen KL, Hebert P, Dales R, Stiell IG, Ahuja J, et al. Outpatient oral prednisone after emergency treatment of chronic obstructive pulmonary disease. N Engl J Med. 2003;348(26):2618.
9. National Institute for Health and Care Excellence. Available: https://www.nice.org.uk/guidance/ng115.
10. Vollenweider DJ, Frei A, Steurer-Stey CA, Garcia-Aymerich J, Puhan MA. Antibiotics for exacerbations of chronic obstructive pulmonary disease. Cochrane Database Syst Rev. 2018;10:CD010257. Epub 2018 Oct 29.
11. Anthonisen NR, Manfreda J, Warren CP, Hershfield ES, Harding GK, Nelson NA. Antibiotic therapy in exacerbations of chronic obstructive pulmonary disease. Ann Intern Med. 1987;106(2):196.
12. Chen K, Pleasants KA, Pleasants RA, Beiko T, Washburn RG, Yu Z, et al. Procalcitonin for antibiotic prescription in chronic obstructive pulmonary disease exacerbations: systematic review, meta-analysis, and clinical perspective. Pulm Ther. 2020;6(2):201-14.
13. Sociedade Brasileira de Pneumologia e Tisiologia (SBPT). II Consenso Brasileiro sobre Doença Pulmonar Obstrutiva Crônica – DPOC. J Bras Pneumol. 2004;30(Suppl 5):S1-S42.
14. Austin MA, Wills KE, Blizzard L, Walters EH, Wood-Baker R. Effect of high flow oxygen on mortality in chronic obstructive pulmonary disease patients in prehospital setting: randomised controlled trial. BMJ. 2010;341:c5462.

15. Barbas CS, Isola AM, Farias AM, Cavalcanti AB, Gama AM, Duarte AC, et al. Brazilian recommendations of mechanical ventilation 2013. Part I. Rev Bras Ter Intensiva. 2014 Apr-Jun;26(2):89-121.
16. Salpeter SR, Ormiston TM, Salpeter EE. Cardiovascular effects of beta-agonists in patients with asthma and COPD: a meta-analysis. Chest. 2004;125:2309-21.
17. Gavish R, Levy A, Dekel OK, Karp E, Maimon N. The association between hospital readmission and pulmonologist follow-up visits in patients with COPD. Chest. 2015;148(2):375-81.

SEÇÃO V

Urgências gastrointestinais e hepáticas

22

Encefalopatia hepática

Danute Bareisys Salotto
Bianca Aparecida Garcia
Virgílio Augusto Deodato Gonçalves

INTRODUÇÃO

A encefalopatia hepática (EH) é uma das complicações mais comuns da cirrose. É uma complicação comum da doença hepática, com significativa morbidade e mortalidade, sendo sua prevalência estimada entre 30 e 84% entre os pacientes cirróticos.

O diagnóstico é essencialmente clínico, devendo ser descartadas outras causas de alteração do estado mental. A EH exerce impacto significativo na qualidade de vida dos pacientes, bem como de seus cuidadores.

As diretrizes em geral trazem recomendações para qualquer idade, no entanto, devido às alterações fisiológicas do envelhecimento, são necessárias considerações especiais para os pacientes idosos. Uma peculiaridade importante nos indivíduos longevos é a de que a senescência dos astrócitos pode estar relacionada ao comprometimento cognitivo persistente na encefalopatia hepática.

Dada a crescente incidência de obesidade e doença hepática gordurosa não alcoólica (DHGNA) que pode progredir para cirrose, torna-se mais importante que os profissionais estejam cientes da sobreposição de sintomas devido à EH com outras condições, como o *delirium* e as síndromes demenciais. A EH deve ser elencada entre os diagnósticos diferenciais nos pacientes idosos com cirrose que apresentam alterações na função cognitiva, mesmo que estas sejam sutis.

Se o paciente não tiver histórico de cirrose, mas tiver os fatores de risco para doença hepática, o médico deve revisar a história clínica e, se necessário, solicitar exames laboratoriais e de imagem para descartar cirrose e a presença de EH.

FISIOPATOLOGIA

As várias hipóteses da patogênese da encefalopatia hepática podem justificar o desenvolvimento de tal condição. O aumento da amônia sérica (hiperamonemia) continua sendo uma das principais teorias.

Em condições fisiológicas normais, a amônia é eliminada principalmente pela síntese de ureia no fígado. No entanto, se a função hepática estiver comprometida ou se houver um *shunt* portossistêmico, essa função fica reduzida e o metabolismo extra-hepático da amônia pelos rins e pela musculatura torna-se mais importante.

A ação sinérgica da amônia com outras toxinas contribui para a alteração na neurotransmissão, estresse oxidativo, edema cerebral e edema de astrócitos na insuficiência hepática aguda. Essas alterações podem levar à ativação de sistemas neurotransmissores inibitórios (ácido gama-aminobutírico, serotonina) e comprometimento dos neurotransmissores excitatórios (glutamato, catecolaminas), resultando em maior inibição neural e neuroinflamação.

Supõe-se também que o supercrescimento bacteriano do intestino delgado contribua para a EH. No entanto, mais estudos são necessários para esclarecer a validade e as implicações dessa associação.

CATEGORIZAÇÃO E CLASSIFICAÇÃO

A encefalopatia hepática pode ser categorizada com base na doença subjacente, na gravidade das manifestações clínicas e no curso do tempo. A classificação da EH é importante, pois direciona a conduta.

Quanto à doença subjacente:

- Tipo A: encefalopatia hepática que ocorre no contexto de insuficiência hepática aguda.
- Tipo B: encefalopatia hepática ocorrendo no cenário de *bypass* portossistêmico sem doença hepatocelular intrínseca.
- Tipo C: encefalopatia hepática ocorrendo no contexto de cirrose com hipertensão portal ou *shunt* sistêmico.

Quanto à gravidade das manifestações (critérios de West Haven):

- Encefalopatia hepática mínima: resultados anormais em testes psicométricos ou neurofisiológicos sem manifestações clínicas. Nessa condição não há alteração do estado mental, ocorrendo apenas alterações neuropsíquicas. Considerada um estado pré-clínico de encefalopatia hepática.
- Grau I: mudanças no comportamento, confusão leve, fala arrastada, sono desordenado.
- Grau II: letargia, confusão moderada.
- Grau III: confusão acentuada (estupor), fala incoerente, sonolência (mas despertável).
- Grau IV: coma, sem resposta à dor.

Quanto ao curso ao longo do tempo:

- Episódica.
- Recorrente (surtos de EH que ocorrem dentro de um intervalo de tempo de 6 meses ou menos).
- Persistente (padrão de alterações comportamentais que estão sempre presentes, intercaladas com episódios de EH).

DIAGNÓSTICO

História e exame físico

Há um reconhecimento inadequado da cirrose em pacientes com doenças crônicas, especialmente em populações idosas. A encefalopatia hepática é caracterizada por déficits cognitivos e função neuromuscular prejudicada.

O diagnóstico requer a detecção de sinais sugestivos de EH em um paciente com insuficiência hepática grave e/ou derivação portossistêmica, que não tenha causas alternativas óbvias de disfunção cerebral. A avaliação deve começar por indagar sobre as alterações do estado mental. Os pacientes devem ser questionados sobre mudanças em seus padrões de sono e na capacidade cognitiva que levem a dificuldades nas atividades diárias.

Achados cognitivos em pacientes com EH variam de déficits sutis, aparentes apenas com testes específicos (EH mínima), até achados mais evidentes, com déficits de atenção, comprometimento do tempo de reação e memória de trabalho.

Os distúrbios no padrão de sono diurno (insônia e hipersonia) são manifestações iniciais comuns da encefalopatia hepática e geralmente precedem outras alterações do estado mental ou sintomas neuromusculares. À medida que a encefalopatia hepática progride, os pacientes podem desenvolver alterações de humor (euforia ou depressão), desorientação, comportamento inadequado, sonolência, desorientação do tempo e do espaço, distúrbios de personalidade (atitudes paranoides, raiva, medo), confusão mental e rebaixamento do nível de consciência.

Os pacientes também devem ser examinados quanto a sinais de disfunção neuromuscular. Os sinais que podem ser evidentes incluem: bradicinesia, *asterixis* (movimentos de bater de mãos estendidas e dorsiflexionadas, também conhecido como *flapping*), fala arrastada, ataxia, reflexos tendinosos profundos hiperativos e nistagmo. Menos comumente, os pacientes desenvolvem perda de reflexos, postura de descerebração transitória e coma. Déficits neurológicos focais também podem estar presentes.

Testes laboratoriais

A amônia é a neurotoxina mais bem caracterizada na fisiopatologia da encefalopatia hepática. Entretanto, a medida da concentração sérica dessa substância na suspeita de EH permanece controversa devido a sua baixa especificidade.

Elevados níveis de amônia se correlacionam com a gravidade da EH, mas seus níveis séricos variam por uma diversidade de fatores, incluindo aqueles associados à coleta (uso de torniquete e exposição da amostra ao gelo). O aumento do nível de amônia em pacientes idosos também pode ser observado em outras condições clínicas, como na anemia por insuficiência renal, que também pode apresentar-se como encefalopatia.

Os níveis séricos de 3-nitrotirosina podem estar elevados em pacientes com encefalopatia hepática mínima. Os marcadores de função hepática (bilirrubinas, coagulograma e albumina), bem como a dosagem baixa de plaquetas e transaminases, são dados laboratoriais que podem ser utilizados para complementar a avaliação de quadro cognitivo daqueles indivíduos que estão em alto risco de fibrose hepática – avaliada pelo índice de fibrose 4 (FIB-4) –, incluindo portadores de diabetes, síndrome metabólica, uso indevido de álcool anterior ou atual.

Testes psicométricos

São ferramentas que possibilitam quantificar o comprometimento da função mental. Os testes que melhor avaliam EH são aqueles focados na avaliação tempo de reposta, funções visuoespaciais e atenção.

O teste psicométrico mais utilizado é o teste de conexão numérica (*Reitan Test*), que consiste na tarefa cronometrada de conectar os números. Pacientes sem encefalopatia hepática devem terminar o teste em um número de segundos menor ou igual a sua idade em anos. Em outras palavras, se um paciente tem 60 anos, deve ser capaz de terminar o teste em ≤ 60 segundos.

O escore psicométrico da encefalopatia hepática – PHES (*Psychometric Hepatic Encephalopathy Score*) constitui-se de uma bateria de cinco testes psicométricos:

1. Teste de conexão numérica A (NCT-A – *number connection test A*).
2. Teste de conexão numérica B (NCT-B – *line tracing test*), avaliado em tempo e erro.
3. *Serial dotting test.*
4. Teste dígito e símbolo (*digit symbol test* – DST), capaz de examinar a percepção visual, a orientação visuoespacial, a construção visual, a velocidade e a precisão motora, a concentração, a atenção e a memória. O teste pode ser realizado em 10 a 20 minutos à beira do leito. As pontuações possíveis variam de −18 a +6 pontos. O ponto de corte de ≤ −4 pontos apresenta alta sensibilidade e especificidade para detectar encefalopatia hepática leve.
5. A bateria repetitiva para avaliação do estado neuropsicológico (RBANS) mede uma ampla gama de funções neurocognitivas relevantes para a encefalopatia hepática mínima. O teste foi usado em vários ensaios clínicos nos EUA para uma variedade de distúrbios neurológicos e em pacientes com cirrose avançada.

Um teste simples para triagem de EH é o teste *EncephalApp Stroop* (www.encephalapp.com), que tem a vantagem de ser gratuito.

Testes eletrofisiológicos

O eletroencefalograma na EH pode demonstrar alentecimento da atividade elétrica cerebral e ondas trifásicas síncronas e simétricas, com predomínio nas regiões anteriores e frequência de 2 a 4 Hz. Os potenciais evocados de tronco cerebral são os mais sensíveis para detecção de encefalopatia hepática subclínica.

Imagens radiológicas

As imagens radiológicas são usadas principalmente para excluir outras causas de alterações do estado mental (p. ex., tomografia computadorizada de crânio para exclusão de hematoma subdural por trauma).

AVALIAÇÃO PARA CAUSAS PRECIPITANTES

Pacientes com encefalopatia hepática devem ser avaliados para possíveis causas precipitantes. Essa análise deve incluir:

- Uma história para determinar se os pacientes foram expostos a quaisquer medicamentos ou toxinas (incluindo álcool).
- Exame físico para procurar sinais de sangramento gastrointestinal ou hipovolemia.
- Pesquisa de fontes de infecção com culturas de sangue e urina, bem como paracentese em pacientes com ascite.
- Bioquímica para procurar anormalidades metabólicas e eletrolíticas (p. ex., hipocalemia, hipoglicemia, hipóxia e/ou alcalose metabólica).
- Alfafetoproteína sérica.

DIAGNÓSTICO DIFERENCIAL

O diagnóstico diferencial deve considerar distúrbios comuns que alteram o nível de consciência, conforme exposto no Quadro 1.

No contexto geriátrico, durante a avaliação cognitiva de um indivíduo cirrótico, pode ser difícil a diferenciação entre um comprometimento cognitivo leve (CCL) e síndromes demenciais de um quadro de encefalopatia hepática. Estudos demonstram que uma parcela significativa de pacientes apresenta sobreposição de CCL e encefalopatia hepática mínima (EHM). Esses trabalhos também mostraram que CCL e EHM combinados pioraram a qualidade de vida relacionada à saúde.

Nos quadros de EH puros, os déficits de atenção visuoespacial e as alterações de velocidade psicomotora predominam, ao passo que no CCL/demência

QUADRO 1 Diagnóstico diferencial da encefalopatia hepática

▪ Distúrbios hidreletrolíticos (hiponatremia e hipercalcemia)
▪ Doenças psiquiátricas
▪ Estado epiléptico não convulsivo
▪ Acidente vascular cerebral
▪ Sepse
▪ Transtorno cognitivo maior
▪ Lesões cerebrais (traumáticas ou neoplasias)
▪ Diabetes e suas complicações (hipoglicemia, cetoacidose e estado hiperglicêmico hiperosmolar)
▪ Transtornos mentais e comportamentais devidos ao uso de álcool (intoxicação, abstinência e Wernicke)
▪ Medicações (benzodiazepínicos, opioides e neurolépticos)
▪ Neuroinfecções

observam-se prejuízos importantes em outros domínios da cognição (p. ex., memória, linguagem).

Na prática clínica, se o teste de conexão numérica for anormal, ele pode ser seguido por outro teste cognitivo mais abrangente, como o *Montreal Cognitive Assessment* (MoCA) ou o miniexame do estado mental (MEEM), para auxiliar no diagnóstico de EH *versus* outras formas de delírio, demência ou piora da demência. Para pacientes com demência conhecida, o m-RASS (escala de agitação e sedação de Richmond modificada) é uma avaliação simples do estado de alerta que pode ajudar a determinar se o paciente pode ter EH ou outra forma de *delirium* sobreposta à demência. Entre os pacientes idosos com demência, um escore m-RASS diferente de zero (normal) teve sensibilidade de 71% e especificidade de 85% para detectar *delirium*.

Outro aspecto que vale a pena ser ressaltado é que o parkinsonismo pode ser uma manifestação clínica da cirrose. A diferenciação para doença de Parkinson se fará por meio da progressão mais rápida dos sintomas, alterações motoras simétricas, alterações predominantes na marcha e menor probabilidade de tremores.

TRATAMENTO

O tratamento irá variar dependendo da gravidade da encefalopatia hepática e inclui determinar o ambiente apropriado para o tratamento, corrigir quaisquer condições predisponentes e reduzir os níveis de amônia no sangue.

Ambiente de tratamento

Os pacientes com encefalopatia hepática leve (grau I) podem ser tratados como pacientes ambulatoriais, desde que os cuidadores estejam disponíveis para procurar sinais de piora da encefalopatia hepática e levar o paciente ao hospital, se necessário. A internação de um paciente com encefalopatia grau II no hospital dependerá do grau de letargia e confusão. Se houver alguma preocupação de que um paciente não consiga aderir ao tratamento ou se não houver cuidadores disponíveis que possam monitorá-lo, o paciente deve ser internado no hospital para atendimento.

Pacientes com EH mais grave (graus III a IV) requerem internação hospitalar para tratamento, geralmente em uma unidade de terapia intensiva (UTI).

Correção das causas precipitantes

O tratamento das causas precipitantes combinado com a terapia padrão geralmente está associado a melhora imediata do estado mental e da encefalopatia hepática. Uma avaliação cuidadosa deve ser realizada para determinar se algum dos seguintes está presente:

- Infecção (incluindo peritonite bacteriana espontânea e infecções do trato urinário).
- Hipocalemia e/ou alcalose metabólica.
- Insuficiência renal.
- Hipovolemia.
- Hipóxia.
- Uso de sedativos ou tranquilizantes.
- Hipoglicemia.
- Constipação.

Reduzir o nível de amônia no sangue

As medidas para reduzir as concentrações de amônia no sangue com medicamentos como lactulose, lactitol ou rifaximina são muito importantes dentro do tratamento da EH.

A lactulose e o lactitol atuam por meio de uma variedade de mecanismos que levam à diminuição da absorção de amônia no trato gastrointestinal. A dose de lactulose deve ser titulada para atingir duas a três evacuações ao dia. Enemas de lactitol podem ser administrados se o paciente não puder tomar um dissacarídeo inabsorvível por via oral.

Para pacientes sem melhora do estado mental em 48 horas ou que não podem tomar lactulose ou lactitol, o tratamento com rifaximina é recomendado, na dose de 400 mg por via oral 3 vezes ao dia ou 550 mg por via oral duas vezes ao dia.

Se uma condição que precipitou a encefalopatia hepática (p. ex., hipocalemia) foi resolvida e não houve recorrência da encefalopatia hepática em 3 meses, a rifaximina pode ser descontinuada.

A neomicina é reservada para pacientes que não podem tomar rifaximina, e tem sido usada como terapia de segunda linha em pacientes que não responderam aos dissacarídeos, mas não se mostrou eficaz em estudos randomizados e está associada a ototoxicidade e nefrotoxicidade.

Outros antibióticos que podem ser usados incluem vancomicina e metronidazol, e alternativas para pacientes refratários à terapia convencional incluem L-ornitina L-aspartato e aminoácidos de cadeia ramificada.

A alteração da flora intestinal (com prebióticos ou probióticos) tem sido associada a melhora da encefalopatia hepática.

Suporte nutricional

O suporte nutricional deve incluir a manutenção de uma ingestão energética de 35 a 40 kcal/kg/dia, com uma ingestão proteica de 1,2 a 1,5 g/kg/dia. Os pacientes com cirrose são frequentemente desnutridos, e as restrições de proteína estão associadas ao aumento da mortalidade; portanto, os pacientes com encefalopatia hepática geralmente não devem ter sua ingestão de proteína restrita.

Cuidados gerais de suporte

Os cuidados gerais de suporte para pacientes com EH incluem o fornecimento de suporte nutricional adequado, evitando desidratação e anormalidades eletrolíticas e proporcionando um ambiente seguro. Precauções para prevenir quedas devem ser instituídas para pacientes desorientados. Pacientes hospitalizados com EH podem ficar agitados. A agitação geralmente desaparece com o tratamento da EH. Caso sejam necessários medicamentos, o haloperidol é uma opção mais segura do que os benzodiazepínicos.

PROGNÓSTICO

Pacientes com encefalopatia hepática evidente podem apresentar déficits neurológicos persistentes e cumulativos, apesar de uma aparente normalização do estado mental após o tratamento. O número de episódios de encefalopatia hepática manifesta correlacionou-se com a gravidade do comprometimento residual.

Bibliografia

1. Bailey C, Hern HG Jr. Hepatic failure: an evidence-based approach in the emergency department. Emergency Medicine Practice. 2010;12(4):1-22.
2. Bajaj JS, Gentili A, Wade JB, Godschalk M. Specific challenges in geriatric cirrhosis and hepatic encephalopathy. Clin Gastroenterol Hepatol. 2022;20(8S):S20-S29.
3. Dhiman RK, Chawla YK. Minimal hepatic encephalopathy. Indian J Gastroenterol. 2009;28:5-16.
4. Elwir S, Rahimi RS. Hepatic encephalopathy: an update on the pathophysiology and therapeutic options. J Clin Transl Hepatol. 2017;5(2):142-51.
5. Vilstrup H, Amodio P, Bajaj J, Cordoba J, Ferenci P, Mullen KD, et al. Hepatic encephalopathy in chronic liver disease: 2014 Practice Guideline by the American Association for the Study of Liver Diseases and the European Association for the Study of the Liver. Hepatology. 2014;60(2):715-35.

23

Hemorragia digestiva aguda

Bruna Itami O'Hara Pimenta
Cybele Cunha Faria
Daniela de Jesus Meireles Ribeiro Pinho

INTRODUÇÃO

A hemorragia digestiva (HD) é classicamente categorizada em alta ou baixa, de acordo com a localização da perda sanguínea em relação ao ligamento de Treitz (ângulo formado ao nível da junção duodenojejunal): sangramento alto, quando atinge porção proximal ao ângulo de Treitz; e baixo, quando compromete região distal ao ângulo de Treitz.[1]

A incidência anual de hemorragia digestiva alta (HDA) aguda nos EUA é estimada entre 48 e 160 casos por 100 mil habitantes.[2] Já a hemorragia digestiva baixa (HDB) tem incidência estimada de 20 pacientes por 100 mil habitantes anualmente.[3]

O manejo do sangramento de trato gastrointestinal (TGI) em idosos é desafiador, devido ao contexto de múltiplas comorbidades, polifarmácia e maior risco de complicações e de mortalidade.[1] Estima-se que o sangramento gastrointestinal tenha prevalência de cerca de 3% em idosos com idade igual ou superior a 65 anos.[4]

O sangramento por úlcera péptica continua a ser a principal etiologia de HD em idosos, com mortalidade relatada de 5 a 10% em todo o mundo. Uma metanálise mostrou que o aumento da mortalidade por sangramento de úlcera péptica está relacionado ao número de comorbidades, com 3 ou mais comorbidades apresentando maior risco de morte em comparação a 1 ou 2. Dentre as etiologias mais comuns de HDA em idosos, além de doença ulcerosa péptica, destaca-se a doença de varizes esofagogástricas, que sempre deve ser lembrada no contexto de hepatopatias.[5] Dentre as causas mais comuns de HDB destacam-se doenças do cólon, como doença diverticular e angiodisplasias.[1]

A maior parte dos episódios de hemorragia digestiva é autolimitada e o sangramento cessa espontaneamente, o que permite avaliação eletiva. No entanto, em aproximadamente 15% dos casos ocorre persistência de sangramento maior, com necessidade de ressuscitação volêmica e tratamento de urgência.[6]

FISIOPATOLOGIA E FATORES DE RISCO

Idade avançada, história de úlcera péptica, presença de *Helicobacter pylori*, maior número de comorbidades e aumento do número de medicamentos são fatores de risco para sangramento gastrointestinal alto em idosos.[5]

Várias alterações gástricas relacionadas à idade, incluindo redução dos mecanismos de proteção da mucosa e diminuição do fluxo sanguíneo gástrico, comprometem a barreira mucosa e predispõem a mucosa gastroduodenal aos efeitos adversos de medicamentos, como ácido acetilsalicílico (AAS), corticosteroides e anti-inflamatórios não esteroidais (AINE).[5] Há também provável associação entre inibidores seletivos da recaptação da serotonina (ISRS) e sangramento digestivo alto. Em uma recente revisão sistemática e metanálise de 22 estudos com mais de 1 milhão de indivíduos, houve aumento de duas vezes no risco de desenvolver HDA naqueles que tomavam ISRS.[7] Outra metanálise estimou a prevalência de uso de AINE e AAS por idosos de aproximadamente 25%. Metade desses pacientes em uso regular de AINE apresentou erosões gástricas e 15 a 30% apresentam úlceras detectadas por endoscopia.[8]

Já a hemorragia digestiva em vigência de uso anticoagulantes é causada por sangramento de lesões clinicamente silenciosas causadas por *H. pylori* ou por úlceras induzidas por AINE. Os anticoagulantes não parecem causar lesão direta na mucosa. O mecanismo do sangramento gastrointestinal nesses casos provavelmente está relacionado à interferência do processo hemostático normal e à conversão de sangramento subclínico em sangramento clínico.[5] O risco de sangramento de TGI grave e fatal parece ser menor com os novos anticoagulantes orais (NOAC) do que com a varfarina. Dentre os NOAC, os riscos também variam, com a rivaroxabana mostrando maior risco de complicações hemorrágicas enquanto a apixabana apresenta o menor risco de sangramento de TGI.[9,10]

Os fatores de risco mais relacionados à HDB incluem idade avançada, sexo masculino, uso de antiplaquetários, AINE, anticoagulantes e infecção por vírus da imunodeficiência humana (HIV).[7]

QUADRO CLÍNICO

O quadro clínico da hemorragia digestiva corresponde à exteriorização de sangramento e/ou sintomas de hipovolemia.

Hematêmese (vômito de sangue vermelho vivo ou em aspecto de borra de café) e melena (fezes enegrecidas e malcheirosas, com aspecto de piche ou borra de café) em geral sugerem sangramento digestivo alto. No entanto, a melena pode ser decorrente de sangramento de delgado e cólon, principalmente quando o trânsito intestinal é alentecido, como na maioria dos idosos. A hematoquezia (sangue vermelho vivo misturado ou não nas fezes) em geral reflete sangramento distal, mas sangramentos maciços altos também podem se manifestar dessa forma.[1] As principais etiologias de sangramento de TGI estão descritas no Quadro 1.

É necessário estar atento à apresentação clínica da hemorragia digestiva em idosos porque, por vezes, suas comorbidades podem mascarar ou ocultar sintomas típicos (como pacientes diabéticos ou em uso de betabloqueador). Tonturas, vertigens, síncope, hipotensão postural, confusão e fraqueza podem ser indicativos de hipovolemia. Dor torácica e dispneia podem ser sintomas de isquemia miocárdica em idosos com infarto agudo do miocárdio do tipo 2.[7]

Na anamnese, deve-se interrogar sobre hábitos, antecedentes cirúrgicos e histórico de doenças digestivas ou sangramentos prévios (60% dos sangramentos recorrentes são originados da mesma lesão). Com essas informações, é possível alcançar pistas da topografia do sangramento. Por exemplo, antecedente de dispepsia ou infecção por *H. pylori* podem sugerir doença ulcerosa péptica; cirurgia aórtica prévia pode sugerir fístula aortoentérica; perda de peso, tabagismo e disfagia, câncer de TGI; doença hepática conhecida ou alcoolismo, sangramento varicoso. Também é necessário avaliar a história medicamentosa e indagar sobre uso de AAS, AINE, corticoides, ISRS e anticoagulantes. Além disso, em idosos não se pode esquecer de questionar o uso de multivitamínicos, incluindo ferro oral. A melena pode ser confundida com o aspecto esverdeado escuro das fezes de pacientes que fazem uso de suplementação de ferro.[1,11]

No exame físico, recomenda-se atenção a sinais vitais, estado mental e hemodinâmico do paciente, incluindo pesquisa de hipotensão postural, além de avaliar cavidade oral e nasal para descartar sangramento nasofaríngeo, procurar por estigmas de hepatopatia, examinar o abdome em busca de massas, esplenomegalia e sinais de irritação peritoneal, bem como realizar avaliação orificial para excluir doença hemorroidária, e anuscopia e toque retal, que permitem a diferenciação entre melena e hematoquezia.[1]

QUADRO 1 Principais etiologias de sangramentos digestivos

Causas mais comuns de hemorragia digestiva alta		**Causas mais comuns de hemorragia digestiva baixa**	
Sangramento não varicoso (80%)	Sangramento por hipertensão portal (20%)	Sangramento colônico (95%)	Sangramento de delgado (5%)
▪ Úlcera gástrica e duodenal 30-40%. ▪ Gastrite ou duodenite 20%. ▪ Esofagite 5-10%. ▪ Síndrome de Mallory-Weiss 5-10%. ▪ Má formação arteriovenosa 5%. ▪ Tumores 2%. ▪ Outros 5%.	▪ Varizes gastroesofágicas > 90%. ▪ Gastropatia portal hipertensiva < 5%. ▪ Varizes gástricas isoladas – raro.	▪ Doença diverticular 30-40%. ▪ Doença anorretal 5-15%. ▪ Isquemia 5-10%. ▪ Neoplasia 5-10%. ▪ Colite infecciosa 3-8%. ▪ Pós-polipectomia 3-7%. ▪ Angiodisplasia 3%. ▪ Colite/proctite actínica (pós-radiação) 1-3%. ▪ Outros e desconhecidos 11-30%.	▪ Angiodisplasias. ▪ Úlceras e erosões. ▪ Doença de Crohn. ▪ Radiação. ▪ Divertículo de Meckel. ▪ Neoplasia. ▪ Fístula aortoentérica.

Fonte: adaptado de Townsend et al.[1]

DIAGNÓSTICO E MANEJO INICIAL

Tendo em vista que a apresentação do sangramento de TGI é muito variável, é necessário na primeira avaliação determinar se o quadro apresentado é de urgência ou não. Assim, preconiza-se um fluxo de abordagem inicial conforme mostra a Figura 1.[1]

Antes de qualquer abordagem diagnóstica, portanto, é essencial avaliar o estado hemodinâmico e mental do paciente e garantir dois acessos venosos periféricos calibrosos. Hipotensão e/ou taquicardia indicam a necessidade de ressuscitação volêmica adequada com cristaloides. Rebaixamento do nível de consciência ou hematêmese volumosa apontam para a urgência quanto à proteção de vias aéreas ou à entubação orotraqueal. [5]

No entanto, cabe ressaltar que em idosos a gravidade do sangramento não é facilmente determinada por parâmetros hemodinâmicos, principalmente se estiverem em uso de betabloqueadores. Idosos têm capacidade limitada de aumentar a frequência cardíaca em resposta à hipovolemia, e alguns pacientes com perda sanguínea grave podem ter bradicardia secundária a estímulo vagal alterado.[1]

Para pacientes que apresentam sangramento gastrointestinal agudo, a maioria das diretrizes recomenda endoscopia digestiva alta (EDA) dentro de 24

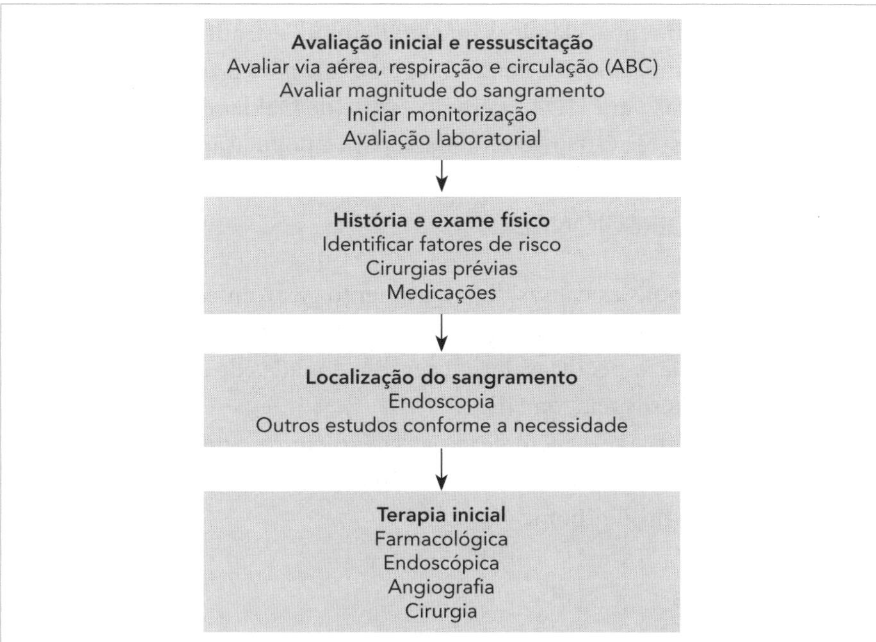

FIGURA 1 Abordagem geral de pacientes com sangramento digestivo.
Fonte: adaptado de Townsend et al.[1]

horas após ressuscitação volêmica adequada e estabilização do paciente. Em caso de suspeita de sangramento varicoso, é razoável considerar endoscopia precoce dentro de 12 horas.[5,12]

A EDA, além de determinar o local e a causa do sangramento, identifica o risco de ressangramento e permite a realização de terapia endoscópica quando indicada. Caso a EDA resulte negativa para sangramento, a investigação pode ser direcionada em busca de sangramento baixo, mediante exames como colonoscopia ou angiografia mesentérica por tomografia computadorizada. Caso haja sangramento baixo recorrente em até 48 horas, podem ser repetidos os exames endoscópicos, assim como reavaliação pela equipe cirúrgica.[1,5,13]

Exames laboratoriais úteis no contexto de HD incluem hemograma, plaquetas, coagulograma, ureia, creatinina, eletrólitos, glicose e provas de função hepática. É importante ressaltar que, no contexto agudo, o valor do hematócrito não é um bom parâmetro para estimar a gravidade do sangramento, já que inicialmente a perda de células vermelhas e de plasma é proporcional. O hematócrito apenas apresenta queda quando o plasma é redistribuído no espaço intravascular e a ressuscitação volêmica com solução cristaloide é iniciada.[1]

Há várias ferramentas clássicas que auxiliam na estratificação de risco de ressangramento e mortalidade, como *Glasgow-Blatchford Score* (GBS) e *Rockall Score*, ambas usadas para HDA, além do escore de Oakland, empregada para HDB. Todavia, a escala GBS não é validada para a população geriátrica.[7,11,14]

TRATAMENTO DIRECIONADO

O manejo de todas as causas de sangramento gastrointestinal no departamento de emergência inclui proteção de vias aéreas e ressuscitação adequada de volume. Medidas específicas devem ser direcionadas de acordo com a gravidade e a etiologia suspeita da HD.[7]

Nos pacientes instáveis, além de expansão volêmica, pode ser necessário o uso de drogas vasoativas objetivando pressão arterial média > 65 mmHg e débito urinário > 0,5 mL/kg/hora.[7]

Hemoderivados

A maioria das diretrizes orienta transfusão de hemoconcentrado se a hemoglobina (Hb) estiver abaixo de 7 g/dL. Em portadores de doenças cardiovasculares crônicas ou síndrome coronariana aguda a meta de Hb é > 8 g/dL. Em cirróticos, deve-se ter cuidado com transfusões agressivas, pois podem exacerbar a hipertensão portal, levando a aumento de sangramentos.[7]

Há dados insuficientes na literatura para determinar o limiar plaquetário indicativo de transfusão plaquetária. Alguns dados indicam que valores de plaquetas menores que 50.000/mm^3 devem ser transfundidos.[7]

O plasma fresco congelado pode ser realizado em casos de sangramentos ativos significativos, mas não é recomendado para pacientes cirróticos. O uso rotineiro do ácido tranexâmico no contexto de HD não é recomendado.[7]

Reversão da anticoagulação

No contexto agudo, as medicações que aumentam o risco de sangramento gastrointestinal devem ser suspensas, como AINE, corticoesteroides, antiplaquetários e anticoagulantes.

O manejo da anticoagulação depende do volume do sangramento, do risco de trombose e da indicação da anticoagulação.[7]

Para pacientes com sangramento de pequena monta e estabilidade hemodinâmica, em uso de antagonistas da vitamina K, como a varfarina, a vitamina K oral pode ser administrada se o *International Normalized Ratio* (INR) for maior que 5. Em pacientes com sangramento digestivo ativo e instabilidade hemodinâmica deve ser administrada vitamina K endovenosa e concentrados de complexos de protrombina, estes últimos com capacidade de reverter a coagulopatia em até 10 minutos.[7]

Nos pacientes em uso dos novos anticoagulantes orais, como dabigatrana ou inibidores do fator Xa (rivaroxabana, apixabana), a estratégia ideal ainda é incerta. Recomenda-se ressuscitação volêmica para aumentar a depuração renal destas drogas.[7]

Doença ulcerosa péptica

Na HDA não varicosa é preconizado iniciar o inibidor de bomba de prótons endovenoso (EV) em altas doses, por atuar no aumento do pH gástrico com estabilização da coagulação e reduzir as taxas de ressangramento. No Brasil, são usados rotineiramente omeprazol 80 mg EV em bólus, seguido de 40 mg EV de 12/12 horas ou pantoprazol 80 mg EV em bólus, seguido de infusão contínua de 8 mg/hora, por pelo menos 3 dias (Figura 2).[7,15,16]

A administração de eritromicina ou procinéticos como metoclopramida EV 30 a 90 minutos antes da endoscopia ajuda a visualizar as lesões sangrantes e reduz a necessidade de *second-look*.[7,16]

O tratamento endoscópico diante de HDA não varicosa é norteado pela classificação de Forrest, que também identifica o risco de recorrência de sangramento. Para hemorragias visíveis ou estigmas de sangramento recente nas úlceras pépticas, preconiza-se terapia endoscópica com injeção de epinefrina, termocoagulação, clipe hemostático ou a combinação dessas modalidades.[7,16]

Varizes gastroesofágicas

Em pacientes cirróticos com HDA, recomenda-se a administração de inibidor de bomba de prótons, análogo de somatostatina e antibioticoterapia profilática para peritonite bacteriana espontânea (PBE).[7,16]

Análogos de somatostatina promovem vasoconstrição esplâncnica, com redução do fluxo sanguíneo no sistema porta e consequente redução do sangramento através das varizes esofágicas. Octreotide é o mais usado, sendo

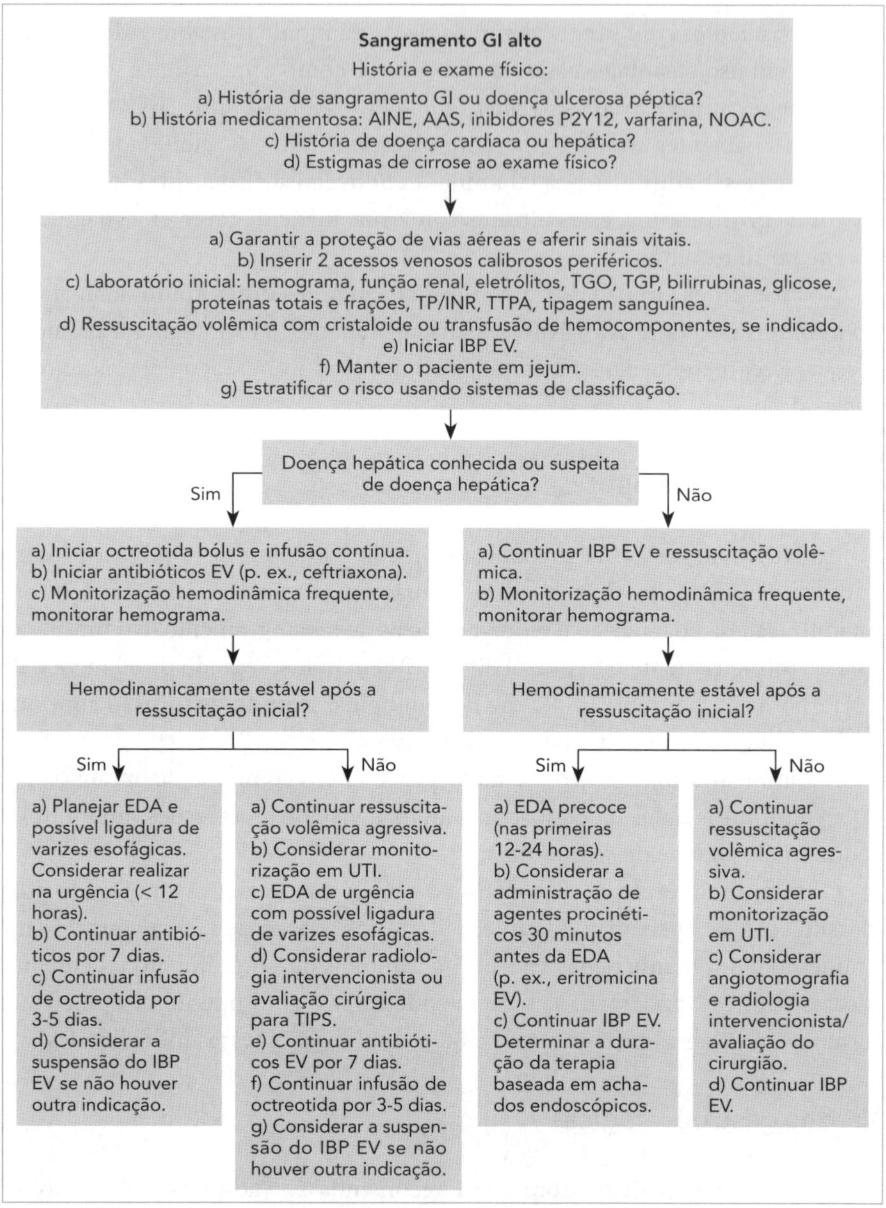

FIGURA 2 Abordagem da suspeita de hemorragia digestiva alta.

AAS: ácido acetilsalicílico; AINE: anti-inflamatórios não esteroidais; EDA: endoscopia digestiva alta; EV: endovenoso; GI: gastrointestinal; IBP: inibidor de bomba de prótons; INR: *international normalized ratio*; NOAC: novos anticoagulantes orais; TGO: transaminase glutâmico-oxalacética; TGP: transaminase pirúvica; TIPS: derivação intra-hepática portossistêmica transjugular; TP: tempo de protrombina; TTPA: tempo de tromboplastina parcial ativada; UTI: unidade de terapia intensiva.

Fonte: adaptada de Costable e Greenwald.[16]

administrado 50 mcg EV em bólus, seguido de infusão contínua de 50 mcg/hora EV por 3 a 5 dias.[7,16]

A antibioticoterapia profilática para PBE pode ser feita com ceftriaxona ou norfloxacino. O esquema mais utilizado no Brasil é a ceftriaxona, em dose de 1 g 12/12 hora por 7 dias. O inibidor de bomba de prótons pode ser suspenso após a realização de EDA e esclarecimento diagnóstico.[7,16]

O tratamento endoscópico em pacientes com HDA de origem varicosa inclui ligadura elástica das varizes, que é superior à escleroterapia em termos de ressangramento e erradicação das varizes. É recomendado seguimento com nova avaliação endoscópica em 2 semanas para assegurar que as varizes foram erradicadas.[7,16]

A despeito da alta eficácia da ligadura, cerca de 20% dos pacientes são refratários a essa terapia. Para sangramentos varicosos que não podem ser controlados com a terapia endoscópica, as opções incluem derivação intra-hepática portossistêmica transjugular (TIPS) ou cirurgia.[7]

O uso de betabloqueadores não seletivos é eficaz para profilaxia primária e secundária. Entretanto, idosos devem ser monitorizados de perto por serem mais suscetíveis a efeitos colaterais como hipotensão postural, fadiga e tontura.[7,16]

Tamponamento com balão

O tamponamento com balão pode ser considerado no caso de refratariedade da HDA com instabilidade hemodinâmica e quando a endoscopia não está imediatamente disponível, com iminente risco de vida. É uma terapia usada como ponte até a realização da endoscopia. O balão de Sengstaken-Blakemore e o de Minnesota são os mais disponíveis. No entanto, há diversas complicações relacionadas à inserção desses tubos, como ruptura esofágica, necrose por pressão e pneumonia aspirativa, devendo tais terapias ser realizadas por equipe capacitada.[16]

Sangramento digestivo baixo

Na avaliação da hemorragia digestiva baixa, a EDA deve ser realizada para excluir o sangramento digestivo alto, que é mais comum e em geral mais grave. Em pacientes com HDB massiva e instabilidade hemodinâmica, se EDA negativa para sangramento, pode-se realizar angiotomografia contrastada com fase arterial e portal. Caso ocorra extravasamento de contraste, procede-se à angiografia associada a embolização, colonoscopia e/ou cirurgia, a depender do local e do tipo de sangramento. A embolização é a escolha para pacientes instáveis. Quando há extravasamento de contraste na angiotomografia e o paciente encontra-se estável, a colonoscopia é preferencial (Figura 3).[14]

Colonoscopia de urgência (em até 24 horas) pode ser realizada com preparação intestinal rápida, caso suspeita de hemorragia diverticular aguda, objetivando maximizar o rendimento diagnóstico e terapêutico. O polietilenoglicol (PEG) causa menos anormalidades hidroeletrolíticas, sendo preferível para preparação colonoscópica em pacientes idosos com doença renal ou cardiovascular. Injeção de epinefrina, termocoagulação e ligadura elástica endoscópica são terapias disponíveis via colonoscopia, sendo particularmente úteis para hemorragias diverticulares agudas. Cabe lembrar que o sangramento diverticular na maioria das vezes é autolimitado e pode não ser detectado no momento da realização do exame.[14]

O escore de Oakland é utilizado para estratificar o risco de pacientes com HDB apresentarem desfechos desfavoráveis (como ressangramento, necessidade de intervenção terapêutica ou de hemoderivados, reinternação ou morte), além de auxiliar a determinar se o tratamento ambulatorial é viável. As variáveis avaliadas pelo escore Oakland são idade, sexo, internação prévia por HDB, presença ou ausência de sangramento no toque retal, frequência cardíaca, pressão arterial sistólica e valor de hemoglobina. A pontuação varia de 0 a 35, e, quanto mais alta a pontuação, maior o risco de apresentar um desfecho adverso.[17] Sugere-se que idosos mesmo de baixo risco (Oakland < 10) realizem colonoscopia ainda na internação, com preparo intestinal adequado. Pacientes com recorrência de sangramento e estáveis podem realizar ambulatorialmente EDA e colonoscopia em até 14 dias, que diagnosticam cerca de 40 a 65% dos casos de HDB.[14]

Sangramento intestinal obscuro

Sangramento obscuro denota sangramento que persiste ou recorre após não se identificar o foco de sangramento por endoscopia alta e colonoscopia e em geral tem como origem o intestino delgado. As causas mais comuns incluem angiodisplasia, doença inflamatória intestinal, neoplasia, lesões de Dieulafoy e uso de AINE.[18]

A intervenção diagnóstica em pacientes hemodinamicamente estáveis abrange a cápsula endoscópica, caso a endoscopia estendida com enteroscopia não

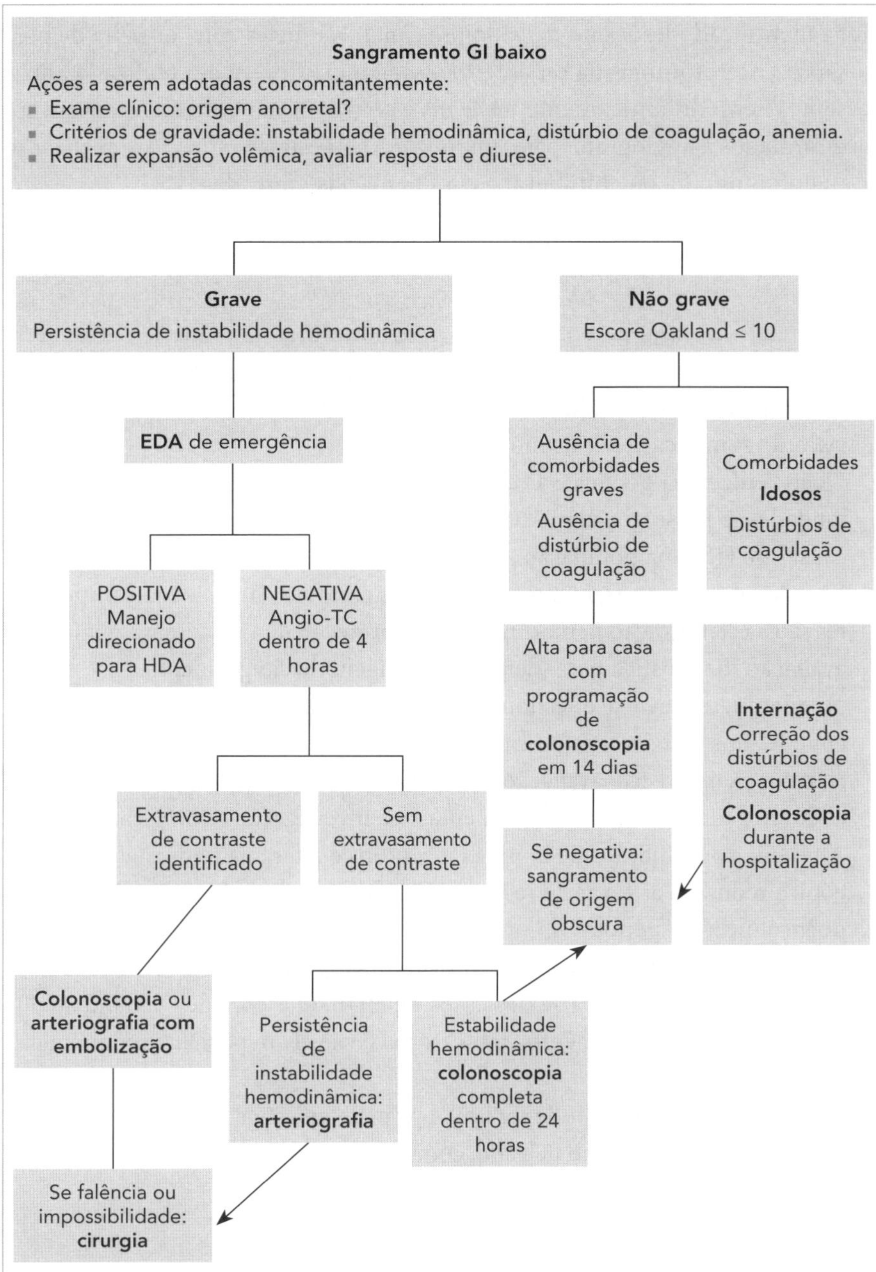

FIGURA 3 Abordagem da suspeita de hemorragia digestiva baixa.

Angio-TC: angiotomografia; EDA: endoscopia digestiva alta; GI: gastrointestinal; HDA: hemorragia digestiva alta.

Fonte: adaptada de Boullier et al.[14]

tenha identificado lesões no delgado proximal. Naqueles com suspeita de obstrução, a enterotomografia ou enterorressonância deverá ser realizada antes. Pacientes hemodinamicamente instáveis e com sangramento ativo devem ser encaminhados à angiografia para embolização ou estabilizados para realização de angiotomografia ou cintilografia com hemácias marcadas.[18]

CONCLUSÃO

- O manejo do sangramento de trato gastrointestinal em idosos é desafiador, devido ao contexto de múltiplas comorbidades, uso de medicamentos (como anticoagulantes, antiplaquetários, anti-inflamatórios e antidepressivos) e maior risco de complicações e de mortalidade.
- Doença ulcerosa péptica é a causa mais comum de HDA, com elevada mortalidade, ao passo que angiodisplasias e doença diverticular são as principais causas de HDB na população geriátrica.
- Em idosos com sangramento digestivo, as condutas iniciais mais importantes são a estabilização hemodinâmica e a proteção de vias aéreas, seguidas de avaliação diagnóstica para identificar a origem do sangramento.
- Na anamnese, deve-se questionar a história de hemorragia digestiva prévia – em 60% dos casos o foco do sangramento é o mesmo do sangramento anterior. No exame físico, avaliação de estigmas de hepatopatia, propedêutica do abdome e toque retal são fundamentais na investigação etiológica.
- A terapia com inibidor de bomba de prótons e a terapia hemostática endoscópica reduzem as taxas de ressangramento e morbidade em pacientes com doença ulcerosa péptica.
- A colonoscopia pode identificar o sítio de sangramento e guiar terapêutica hemostática na maior parte dos casos de HDB. O escore de Oakland auxilia a determinar se o tratamento ambulatorial é viável em pacientes com sangramento baixo.
- A cápsula endoscópica pode ser uma opção de investigação de pacientes com sangramento de intestino delgado, com a limitação de não tratar as lesões detectáveis ao método.

Referências bibliográficas

1. Townsend CM, Beauchamp RD, Evers BM, Mattox KL. Sabiston textbook of surgery. 20th ed. Philadelphia: Elsevier; 2017. p.1139-59.
2. Rotondano G. Epidemiology and diagnosis of acute nonvariceal upper gastrointestinal bleeding. Gastroenterol Clin North Am. 2014;43(4):643-63.
3. Das A, Ben-Menachem T, Cooper GS, Chak A, Sivak MV Jr, Gonet já, et al. Prediction of outcome in acute lower-gastrointestinal haemorrhage based on an artificial neural network: internal and external validation of a predictive model. Lancet. 2003;362(9392): 1261-6.
4. Lenti MV, Pasina L, Cococcia S, Cortesi L, Miceli E, Caccia Dominioni C, et al; Reposi Investigators. Mortality rate and risk factors for gastrointestinal bleeding in elderly patients. Eur J Intern Med. 2019;61:54-61.
5. Lee MW, Katz PO. Nonsteroidal antiinflammatory drugs, anticoagulation, and upper gastrointestinal bleeding. Clin Geriatr Med. 2021;37(1):31-42.
6. Stolow E, Moreau C, Sayana H, Patel S. Management of non-variceal upper GI bleeding in the geriatric population: an update. Curr Gastroenterol Rep. 2021;23(4):5.
7. Nable JV, Graham AC. Gastrointestinal bleeding. Emerg Med Clin North Am. 2016; 34(2):309-25.
8. Gabriel SE, Jaakkimainen L, Bombardier C. Risk for serious gastrointestinal complications related to use of nonsteroidal anti-inflammatory drugs: a meta-analysis. Ann Intern Med. 1991;115(10):787-96.
9. Cangemi DJ, Krill T, Weideman R, Cipher DJ, Spechler SJ, Feagins LA. A comparison of the rate of gastrointestinal bleeding in patients taking non-vitamin K antagonist oral anticoagulants or warfarin. The American Journal of Gastroenterology. 2017;112(5):734-9.
10. Touma L, Filion KB, Atallah R, Eberg M, Eisenberg MJ. A meta-analysis of randomized controlled trials of the risk of bleeding with apixaban versus vitamin K antagonists. Am J Cardiol. 2015;115(4):533-41.
11. Rubin TA, Murdoch M, Nelson DB. Acute GI bleeding in the setting of supratherapeutic international normalized ratio in patients taking warfarin: endoscopic diagnosis, clinical management, and outcomes. Gastrointest Endosc. 2003;58(3):369-73.
12. Hwang JH, Fisher DA, Ben-Menachem T, Chandrasekhara V, Chathadi K, Decker GA, et al. Standards of Practice Committee of the American Society for Gastrointestinal Endoscopy: the role of endoscopy in the management of acute non-variceal upper GI bleeding. Gastrointest Endosc. 2012;75(6):1132-8.
13. Yachimski PS, Friedman LS. Gastrointestinal bleeding in the elderly. Nat Clin Pract Gastroenterol Hepatol. 2008;5(2):80-93.
14. Boullier M, Fohlen A, Viennot S, Alves A. How to manage lower gastrointestinal bleeding in 2022? J Visc Surg. 2022;159(6):486-96.
15. Kherad O, Restellini S, Martel M, Barkun A. Proton pump inhibitors for upper gastrointestinal bleeding. Best Pract Res Clin Gastroenterol. 2019;42-43:101609.
16. Costable NJ, Greenwald DA. Upper gastrointestinal bleeding. Clinics in Geriatric Medicine. 2021;37(1);155-72.
17. Oakland, K, Kothiwale S, Forehand T, Jackson E, Bucknall C, Sey MSL, et al. External validation of the Oakland Score to assess safe hospital discharge among adult patients with acute lower gastrointestinal bleeding in the US. JAMA Netw Open. 2020;3(7):e209630.
18. Whitehurst BD. Lower gastrointestinal bleeding. Surg Clin North Am. 2018;98(5):1059-72.

24

Doença diverticular e diverticulite aguda

Raíza Tavares Lira
Bruna Itami O'Hara Pimenta
Daniela de Jesus Meireles Ribeiro Pinho

INTRODUÇÃO

O termo doença diverticular é usado para descrever a presença de divertículos colônicos sintomáticos, seja por infecção, perfuração, sangramento, fístula ou obstrução. Diverticulose significa presença de divertículos sem inflamação. Diverticulite é complicação da doença diverticular e resulta de uma perfuração microscópica ou macroscópica em razão de um processo inflamatório do divertículo e necrose focal.[1]

Estima-se que mais de 30% da população norte-americana com mais de 60 anos apresente diverticulose, sendo a incidência naqueles com mais de 80 anos de 60 a 80%.[2] Apesar de sua elevada frequência, a diverticulose, na maioria das vezes, é assintomática, e evolui para diverticulite em apenas 10 a 25% dos casos.[1]

A diverticulite pode se apresentar de forma não complicada ou de forma complicada – com achados tais como abscesso, obstrução, peritonite difusa e fístulas entre cólon e estruturas adjacentes.

Nos idosos, o diagnóstico pode ser desafiador pela escassez de sintomas. Um estudo demonstrou que somente metade dos pacientes com mais de 65 anos apresenta dor abdominal em quadrante inferior, apenas 17% apresentam febre e 43% não apresentam leucocitose. Nessa faixa etária, complicações, como sangramentos, são mais comuns, mas não é claro se é a idade ou as comorbidades a ela relacionadas o maior contribuinte para complicações e mortalidade.[3]

FISIOPATOLOGIA

Divertículos colônicos são herniações saculares anormais da mucosa e submucosa da parede do cólon (pseudodivertículos) que ocorrem por aumento da pressão intraluminal, distúrbios de motilidade, alterações estruturais colônicas e dietas pobres em fibras.

O cólon descendente e o sigmoide são os locais mais afetados por apresentarem camadas musculares mais hipertrofiadas e menor diâmetro luminal, o que leva ao aumento pressórico e consequente herniação do pseudodivertículo pelo revestimento muscular.

A dieta pobre em fibras proporciona menor volume fecal no cólon, que resulta em maior necessidade de aumento pressórico colônico para a propulsão das fezes. Outros fatores de risco relacionados são dieta rica em carne, idade elevada, tabagismo, uso abusivo de anti-inflamatórios não esteroidais e obesidade. A diverticulose é uma condição mais comum na população do Ocidente.[2] Em pacientes mais jovens e em mulheres idosas asiáticas, nota-se prevalência aumentada de acometimento do ceco, sendo a diverticulite aguda um importante diagnóstico diferencial de abdome agudo inflamatório à direita nessas populações.[1]

QUADRO CLÍNICO

O quadro clínico clássico da diverticulite caracteriza-se por abdome agudo inflamatório, dor abdominal de evolução progressiva, tipicamente em fossa ilíaca esquerda – tendo em vista que o local de maior acometimento é o cólon sigmoide –, associado a febre, náuseas, anorexia e alterações do hábito intestinal, podendo também causar disúria e urgência urinária, induzidas por irritação vesical do cólon inflamado adjacente.[2]

O exame físico pode evidenciar distensão abdominal e sensibilidade à palpação localizada por peritonite focal se houver perfuração contida. Em formas complicadas, podem-se encontrar massa palpável (se flegmão importante) e sinais de peritonite difusa, em caso de perfuração para a cavidade intra-abdominal.[2]

A leucocitose é um achado classicamente descrito na diverticulite aguda, no entanto em idosos o aumento dos leucócitos pode ser discreto ou ausente, possivelmente refletindo a imunossenescência.[4] Da mesma forma, muitos idosos não têm quadro febril como apresentação clínica.[3]

DIAGNÓSTICO

Muitos estudos demonstram que as manifestações clínicas são insuficientes para o diagnóstico de diverticulite na população geriátrica.[5]

É recomendado que idosos com defesa abdominal ou dor em quadrante inferior esquerdo sejam submetidos a exame de imagem apropriado para suspeita de diverticulite, independentemente do valor de leucócitos ou de proteína C-reativa (PCR).[5]

O exame de imagem de escolha é a tomografia computadorizada (TC) de abdome e pelve com contraste intravenoso. A TC é também apropriada para distinguir diverticulite complicada de não complicada, além de orientar planejamento cirúrgico, quando necessário, e descartar outros diagnósticos diferenciais. Caso haja contraindicação ao contraste venoso, recomenda-se prosseguir com TC abdome sem contraste, ressonância magnética de abdome ou ultrassonografia (US) de abdome.[5]

Apesar de ser um exame cuja qualidade depende muito do operador, a US pode ser o único método disponível em alguns serviços. Os achados da US à beira-leito (Pocus) na diverticulite são: parede espessada de mais de 4 mm, não compressibilidade da alça e perda do peristaltismo. O Pocus pode detectar complicações como abscesso, líquido e ar livre intraperitoneais e ajudar também no diagnóstico diferencial de outras causas de dor abdominal. As camadas da parede colônica, por exemplo, estão preservadas na diverticulite em comparação a tumores malignos.[5]

Enemas contrastados e endoscopias são em geral contraindicados no contexto agudo pelo risco de perfuração.[1]

A diverticulite aguda de cólon esquerdo pode ser classificada conforme com os achados tomográficos como não complicada e complicada, de acordo com a *World Society of Emergency Surgery* (WSES). Tal classificação é útil para guiar o manejo e o tratamento da doença[5] (Quadro 1).

Tratando-se de diverticulite complicada, a classificação mais renomada é a de Hinchey.[6] A primeira classificação de Hinchey et al., de 1978, baseava-se em achados clínicos e cirúrgicos,[7] e foi posteriormente modificada por Wasvary et al. e Kaiser et al. com base em achados tomográficos (Quadro 2).

QUADRO 1 Classificação da diverticulite pela WSES

Diverticulite não complicada
Estágio 0: divertículos, espessamento da parede colônica ou aumento da densidade da gordura pericólica.
Diverticulite complicada
Estágio 1a: bolhas de ar pericólicas ou pouco líquido pericólico sem abscesso organizado (a menos de 5 cm do segmento intestinal inflamado). Estágio 1b: abscesso ≤ 4 cm. Estágio 2a: abscesso > 4 cm. Estágio 2b: presença de ar a mais de 5 cm de distância do segmento intestinal inflamado. Estágio 3: líquido difuso sem ar livre a distância (sem orifício no cólon). Estágio 4: líquido difuso com ar livre a distância (orifício persistente no cólon).

WSES: World Society of Emergency Surgery.

QUADRO 2 Classificação de Hinchey modificada por Wasvary et al. (1999) e Kayser et al. (2005)

	Classificação modificada por Wasvary et al.[8]	Classificação modificada por Kaiser et al.[9]
0	Espessamento da parede do cólon	Espessamento da parede do cólon
Ia	Flegmão: inflamação pericólica confinada	Mesmos achados que 0 + alterações do tecido pericólico
Ib	Abscesso pericólico ou mesocólico	Mesmos achados que Ia + abscesso pericólico ou mesocólico
II	Abscesso pélvico, abdominal ou retroperitoneal (abscesso a distância)	Mesmos achados que Ia + abscesso a distância
III	Peritonite purulenta generalizada	Pneumoperitônio associado a líquido livre localizado ou ascite e possível espessamento da parede peritoneal
IV	Peritonite fecal generalizada	Mesmos achados que III

ABORDAGEM TERAPÊUTICA

Uma vez confirmado o diagnóstico de diverticulite aguda, o manejo subsequente depende da gravidade da doença. A abordagem terapêutica adotada será de acordo com a classificação da WSES (Figura 1).[5]

Pacientes imunocompetentes com diverticulite aguda não complicada (estágio 0) podem ser tratados com segurança e eficácia em ambiente ambulatorial, sem necessidade de antibioticoterapia, desde que não atendam a outros critérios de internação hospitalar (Quadro 3). Estudos mostram que o tratamento com antibióticos em pacientes com diverticulite aguda não complicada não acelera a recuperação nem evita complicações ou recorrências.[10-11]

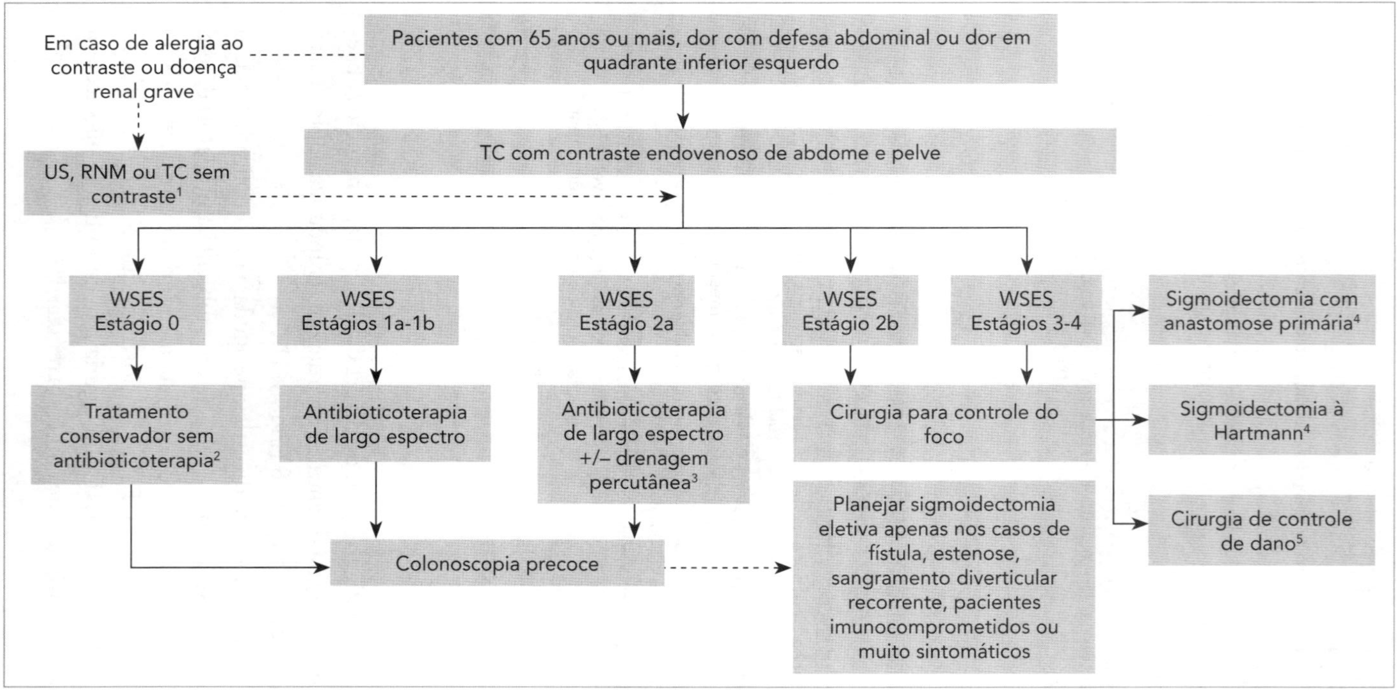

FIGURA 1 Fluxograma adaptado do *guideline* de WSES/SICG/ACOI/SICUT/AcEMC/SIFIPAC para o diagnóstico e tratamento de diverticulite aguda do cólon esquerdo em idosos.
1. Considerando a disponibilidade de recursos.
2. Em pacientes imunocompetentes, sem sinais de sepse.
3. Se disponível no serviço.
4. Laparoscopia apenas em pacientes estáveis e com cirurgiões experientes.
5. Em pacientes selecionados, fisiologicamente instáveis.
RNM: ressonância nuclear magnética; TC: tomografia computadorizada; US: ultrassonografia; WSES: World Society of Emergency Surgery.
Fonte: Fugazzola et al. (2022).[5]

QUADRO 3 Critérios para internação hospitalar em pacientes com diverticulite aguda não complicada

Critérios de internação hospitalar:
Diverticulite complicada. Sepse ou síndrome da resposta inflamatória sistêmica. Dor abdominal intensa refratária ou peritonite difusa. Comorbidades significativas (p. ex., doença renal em estágio final). Imunossupressão (ou transplante de órgão). Intolerância à ingestão oral secundária a obstrução intestinal ou íleo metabólico. Falta de sistema de apoio ou residência distante do centro de saúde. Falha no tratamento ambulatorial.

Fonte: Wasvary et al. (1999).[10]

No que se refere à diverticulite não complicada, não há consenso em relação ao tipo de dieta ou a suas restrições – algumas diretrizes sugerem dieta habitual conforme a tolerância do paciente e outras endossam dieta pobre em fibras com repouso intestinal na fase aguda da doença.

Os pacientes em tratamento ambulatorial devem ser reavaliados clinicamente 2 a 3 dias após a apresentação inicial e periodicamente a partir de então até a resolução dos sintomas.[10]

Em caso de diverticulite não complicada associada a critérios de internação (Quadro 3) ou de diverticulite complicada, deve-se realizar o tratamento inicialmente em regime hospitalar, para início de antibioticoterapia endovenosa e avaliação quanto à necessidade de abordagem cirúrgica.[5]

Em pacientes idosos com diverticulite complicada, o regime antimicrobiano empregado empiricamente depende da condição clínica subjacente do paciente, dos patógenos presumivelmente envolvidos e dos fatores de risco indicativos dos principais padrões de resistência.[5]

Os antibióticos devem ter cobertura contra bastonetes Gram-negativos e organismos anaeróbicos (Quadro 4).

Em raras ocasiões, quando a diverticulite aguda se desenvolve em pacientes já hospitalizados ou nos pacientes submetidos a drenagem percutânea, a cobertura antibiótica deve ser ampliada para incluir também organismos nosocomiais. Em caso de cultura de secreção obtida em drenagem ou cirurgia percutânea de um abscesso, o esquema antibiótico deve ser revisado com base nos resultados de suscetibilidade. A cobertura anaeróbica deve ser continuada caso seja identificada infecção polimicrobiana.[10]

QUADRO 4 Regimes empíricos de antibióticos para infecções intra-abdominais adquiridas na comunidade

Regime combinado
Um dos seguintes: Ceftriaxona 2 g, IV, 1 vez ao dia ou Cefazolina 1-2 g, IV, a cada 8 horas ou Cefuroxima 1,5 g, IV, a cada 8 horas ou Cefotaxima 2 g, IV, a cada 8 horas ou Ciprofloxacino 400 mg, IV, a cada 12 horas ou 500 mg, VO, a cada 12 horas ou Levofloxacino 750 mg, IV ou VO, 1 vez ao dia Mais: Metronidazol 500 mg, IV ou VO, a cada 8 horas
Regime de agente único
Piperacilina-tazobactam 3,375 g, IV, a cada 6 horas

IV: intravenoso; VO: via oral.

Em casos de risco de infecção por organismo produtor de betalactamase de espectro estendido (ESBL), por exemplo, na presença de colonização conhecida ou infecção anterior com um organismo produtor de ESBL, um carbapenêmico deve ser escolhido.[10]

Os antibióticos intravenosos devem ser continuados até que haja melhora clínica significativa. Um curto período de antibioticoterapia (3 a 5 dias) após o controle adequado do foco é uma opção razoável. Idosos com diverticulite complicada que apresentam sinais contínuos de peritonite ou doença sistêmica após 5 a 7 dias de tratamento com antibióticos devem receber investigação diagnóstica adicional.[5]

Embora a descontinuação do tratamento antimicrobiano seja baseada em critérios clínicos, sugere-se um período de 4 a 6 dias de terapia antimicrobiana pós-operatória em diverticulite complicada se o controle da fonte tiver sido adequado.[5]

TRATAMENTO CIRÚRGICO

Os estágios WSES 1a e 1b devem ser manejados conservadoramente, sem necessidade de intervenção cirúrgica.[5]

A drenagem percutânea está indicada em pacientes idosos com diverticulite aguda e abscesso maior que 4 cm (estágio 2a), quando habilidades e instalações estão disponíveis (Figura 2). Nesse caso, o tratamento cirúrgico está asso-

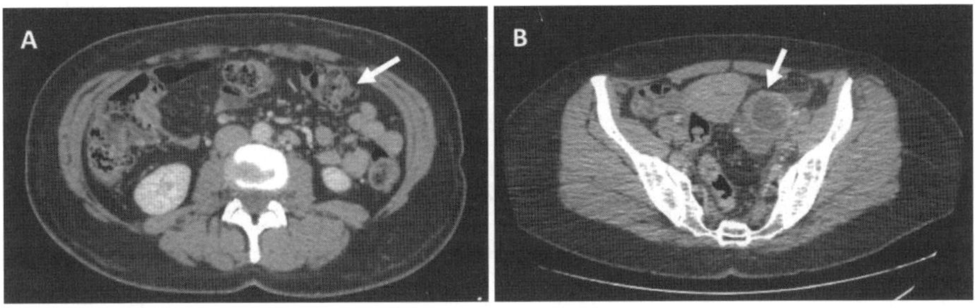

FIGURA 2 Tomografia computadorizada de abdome e pelve contrastada, em fase portal, de paciente do sexo feminino com diverticulite aguda. Em (A), observa-se cólon sigmoide com paredes espessadas e divertículos (seta). Em um corte mais caudal (B), nota-se densificação da gordura mesentérica adjacente à coleção pélvica organizada (seta). O maior diâmetro do abscesso é de 4,7 cm, e foi indicada pela equipe cirúrgica drenagem percutânea para controle do foco (estágio 2a por WSES).
WSES: World Society of Emergency Surgery.

ciado a maior taxa de mortalidade em idosos e não é a opção de primeira linha em pacientes estáveis, devendo ser reservado para falhas de tratamentos não cirúrgicos.[5]

Em pacientes idosos com diverticulite aguda do cólon esquerdo e achados em tomografia de ar livre intraperitoneal a distância, sem líquido livre (estágio 2b), a exploração cirúrgica é sugerida.[5]

A diverticulite aguda com peritonite difusa (estágios 3-4) ou perfuração livre (Hinchey III ou IV – Quadro 2) é uma condição com risco de vida que exige cirurgia de emergência. A escolha da técnica cirúrgica depende da estabilidade hemodinâmica do paciente, da extensão da contaminação peritoneal e da experiência ou preferência do cirurgião.[5,10]

Para pacientes instáveis (sepse grave/choque séptico), a cirurgia de controle de dano (laparotomia de emergência, controle de fonte e aplicação de abdome aberto e fechamento abdominal assistido por vácuo) geralmente é preferível. Para pacientes estáveis com peritonite difusa, duas técnicas cirúrgicas são mais empregadas, a operação de Hartmann e a ressecção com anastomose primária. O procedimento de Hartmann envolve a ressecção do segmento colônico doente, criando uma colostomia final e um coto retal, com reversão da colostomia em segundo tempo. Os dados com enfoque em pacientes idosos são insuficientes para recomendar ou sugerir uma técnica em detrimento da outra.[5]

ACOMPANHAMENTO APÓS EPISÓDIO AGUDO DE DIVERTICULITE

Cirurgia eletiva

O risco de recorrência após um primeiro episódio de diverticulite aguda tratado conservadoramente na população idosa é significativamente menor do que em pacientes mais jovens.[5]

Se após um episódio clinicamente resolvido de diverticulite aguda a doença diverticular for assintomática ou levemente sintomática, a ressecção eletiva do sigmoide não será indicada, levando em conta a elevada morbidade e mortalidade pós-operatória da cirurgia eletiva de diverticulite nessa população. Por outro lado, se houver doença muito sintomática ou complicada por estenose, fístulas ou sangramento diverticular recorrente, comprometendo a qualidade de vida do paciente, uma ressecção eletiva do sigmoide em pacientes aptos para cirurgia pode ser considerada.[5]

Colonoscopia

Os indivíduos com diverticulite têm duas vezes mais chances de serem diagnosticados com câncer colorretal dentro de 1 ano de seu primeiro episódio em comparação com indivíduos sem diverticulite aguda. Assim, uma avaliação colônica precoce (colonoscopia ou colonografia por tomografia), 4 a 6 semanas após um episódio de diverticulite aguda tratado conservadoramente, deve ser considerada.

CONCLUSÃO

- A apresentação clínica e laboratorial da diverticulite aguda em idosos não é tão exuberante quanto em jovens. Dessa forma, a investigação com exame de imagem é aconselhável na suspeita da doença, mesmo diante de exames laboratoriais séricos como leucócitos e PCR normais.
- Em pacientes idosos com dor abdominal, para suspeita de diverticulite, o exame de escolha é a tomografia computadorizada de abdome e pelve com contraste, por possibilitar excluir outros diagnósticos e diferenciar doença não complicada de complicada. A elevada prevalência de doença renal crônica nessa população não deve contraindicar o exame contrastado, visto que o

benefício do diagnóstico correto e da exclusão de complicações supera o risco de uma lesão renal aguda induzida por contraste.

- Pacientes imunocompetentes com diverticulite aguda não complicada WSES 0 e clinicamente estáveis podem receber tratamento ambulatorial, desde que seja garantida reavaliação médica precoce.
- A partir do estágio WSES 1a, todos os pacientes devem receber antibioticoterapia. No estágio 2a, além do tratamento antimicrobiano, preconiza-se drenagem percutânea do abscesso.
- A presença de ar livre na cavidade abdominal (WSES 2b) é uma indicação de abordagem cirúrgica, com técnica a depender da experiência do cirurgião e do serviço de saúde. Pacientes nos estágios III e IV têm indicação de laparotomia, lavagem e drenagem da cavidade peritoneal, sendo a cirurgia de controle de danos uma opção para idosos, ainda assim com elevada mortalidade pós-operatória.
- Nos pacientes tratados de forma conservadora, é indicado realizar colonoscopia de rastreamento precoce após um episódio de diverticulite (considerar intervalo de 6 a 8 semanas).

Referências bibliográficas

1. Brunicardi, FC, Andersen DK, Billiar TR, Dunn DL, Hunter JG, Kao LS, et al. Schwartz's Principles of surgery. 11.ed. New York: McGraw-Hill Education; 2019. p.1286-8.
2. Townsend CM, Beauchamp RD, Evers BM, Mattox KL. Sabiston textbook of surgery. 20.ed. Philadelphia: Elsevier; 2017. p.1330-4.
3. Lizardi-Cervera J, Vázquez-Elizondo G, Becerra-Laparra I, Chávez-Tapia N, Noriega-Iriondo MF, Uribe M. Estudio comparativo de la presentación clínica y complicaciones de la diverticulitis aguda colónica en pacientes mayores y menores de 65 años. Rev Gastroenterol Mex. 2008;73(3):153-8.
4. Sanaiha Y, Hadaya J, Aguayo E, Chen F, Benharash P. Comparison of diversion strategies for management of acute complicated diverticulitis in a US nationwide cohort. JAMA Netw Open. 2021;4(11):e2130674.
5. Fugazzola P, Ceresoli M, Coccolini F, Gabrielli F, Puzziello A, Monzani F, et al. The WSES/SICG/ACOI/SICUT/AcEMC/SIFIPAC guidelines for diagnosis and treatment of acute left colonic diverticulitis in the elderly. World J Emerg Surg. 2022;17(1):5.
6. Roccatagliata ND, Rodríguez LD, Guardo L, Larrañaga VN, Espil G, Vallejos J. Review of Hinchey's (diverticulitis) classification and its therapeutic implications. Rev Argent Radiol. 2020;84:123-9.
7. Hinchey EJ, Schaal PG, Richards GK. Treatment of perforated diverticular disease of the colon. Adv Surg. 1978;12:85-109.

8. Kaiser AM, Jiang JK, Lake JP, Ault G, Artinyan A, Gonzalez-Ruiz C, et al. The management of complicated diverticulitis and the role of computed tomography. Am J Gastroenterol. 2005;100(04):910-7.
9. Pemberton JH, Weiser M, Raghavendran K, Chen W. Acute colonic diverticulitis: medical management. UpToDate. Post TW (ed.), UpToDate, Waltham, MA. Available in: www.uptodate.com (accesso em maio 2023).
10. Wasvary H, Turfah F, Kadro O, Beauregard W. Same hospitalization resection for acute diverticulitis. Am Surg. 1999;65(07):632-5, discussion 636.
11. Juszczyk K, Ireland K, Thomas B, Kroon HM, Hollington P. Safety and efficacy of outpatient management for elderly patients with uncomplicated acute diverticulitis. Eur J Intern Med. 2020;76:123-4.

25

Oclusão intestinal aguda

Helena Palocci
Valmir Machado de Melo Filho
Vinícius Barbosa de Oliveira Silva

INTRODUÇÃO

Define-se como oclusão intestinal aguda o subtipo de abdome agudo causado pela interrupção do trânsito intestinal, causando dilatação a montante do trato gastrointestinal e sintomas derivados, além da parada completa da eliminação de gazes e fezes. Quando há apenas redução do trânsito intestinal, frequentemente com parada da eliminação de fezes, mas não de gases, ocorre a suboclusão intestinal.

Apesar de oclusão intestinal aguda ser o termo consagrado, uma vez que a interrupção do trânsito pode ocorrer em qualquer ponto do trato digestivo, termo mais correto seria obstrução digestiva ou abdome agudo obstrutivo (AAo), como será utilizado daqui em diante.

AAo é uma emergência médica, responsável por 2 a 4% das visitas à emergência e 15% das internações hospitalares. Sua incidência é similar em homens e mulheres e aumenta progressivamente com a idade.

ETIOLOGIAS

Qualquer doença que leve à obstrução mecânica ou funcional do trato digestivo pode levar a AAo. São elas:

- Extrínsecas:
  - Bridas e aderências: principal causa de AAo em adultos (56%).
  - Hérnias encarceradas: sejam internas ou externas.

  - Massas: pâncreas anular, abscesso, hematoma, aneurisma, pseudocisto.
- Intrínsecas:
  - Atresias congênitas.
  - Estenoses (úlcera estenosante, estenose cicatricial, doença de Crohn).
  - Volvo de sigmoide, volvo de ceco.
  - Intussuscepção intestinal.
  - Tumores de cólon (principalmente do cólon esquerdo).
  - Tumores de intestino delgado (raros), geralmente metástases ou compressão extrínseca.
  - Diverticulite recidivante (forma pseudotumoral).
  - Enterite actínica.
  - Causas neurogênicas/funcionais, por exemplo, íleo adinâmico.
- Intraluminais:
  - Parasitoses, particularmente bolo de *Ascaris*.
  - Tuberculose, sarcoidose e sífilis intestinal.
  - Endometriose.
  - Fecaloma.
  - Íleo biliar.
  - Fecalitos de divertículos do jejuno.
  - Corpos estranhos.
  - Bezoares.

Em idosos, a principal etiologia de AAo em pacientes já submetidos a procedimentos cirúrgicos abdominais são as bridas e aderências. Em pacientes nunca operados com obstrução de intestino delgado, deve-se suspeitar de hérnias internas e íleo biliar. O câncer colorretal é a causa mais comum de obstrução do intestino grosso, compreendendo 60% de todos os casos.

O AAo, seja ele parcial ou completo, pode ocorrer no intestino grosso ou no intestino delgado, sendo mais comum no segundo, considerando seu menor calibre e maior peristaltismo. As etiologias do AAo nessas topografias são diferentes, estando detalhadas na Figura 1.

FISIOPATOLOGIA

Diante de uma oclusão do trânsito intestinal, inicialmente há uma resposta fisiológica na tentativa de vencer essa nova resistência, com aumento do peristaltismo proximal à obstrução. Essa reação manifesta-se clinicamente com dor

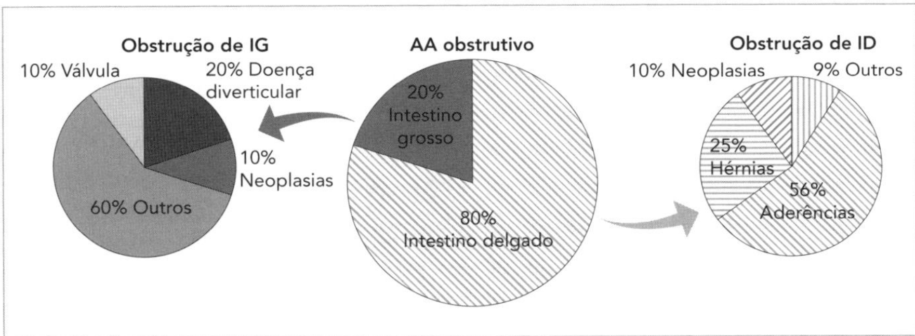

FIGURA 1 Principais etiologias de oclusão intestinal do intestino grosso e do intestino delgado. AA: abdome agudo; ID: intestino delgado; IG: intestino grosso.
Fonte: Towsend Junior, 2015.

abdominal em cólica, peristaltismo de luta e, por vezes, diarreia paradoxal. Com o tempo, desenvolvem-se fadiga e hipotonia, com dilatação da alça intestinal, retenção de muco e fluidos produzidos pela mucosa. Secundariamente, há uma reação inflamatória pela distensão da alça, com aumento da secretividade, que retroalimenta o processo. Por isso, entre as complicações metabólicas do AAo estão desidratação e distúrbios hidroeletrolíticos.

Dependendo do tempo de evolução antes que sejam adotadas as medidas adequadas, o AAo evolui com distensão progressiva da alça intestinal, translocação bacteriana da microbiota residente do intestino (com toxemia e sepse), sequestro volêmico esplâncnico e desidratação. Um resumo desse processo está descrito na Figura 2.

Em situações complicadas de obstrução intestinal, especialmente nas oclusões de alça fechada (caracterizada por obstrução bilateral, como ocorre em obstruções de cólon com válvula ileocecal competente), há aumento progressivo da pressão intraluminal e isquemia da parede intestinal, que pode levar a sua perfuração e peritonite.

CLASSIFICAÇÃO

A Sociedade Americana de Cirurgiões do Trauma (AAST) definiu em 2014 uma classificação de gravidade do AAo, que prediz de forma confiável mortalidade, tempo de internação hospitalar, necessidade de tratamento cirúrgico e risco de complicações. Está descrita no Quadro 1.

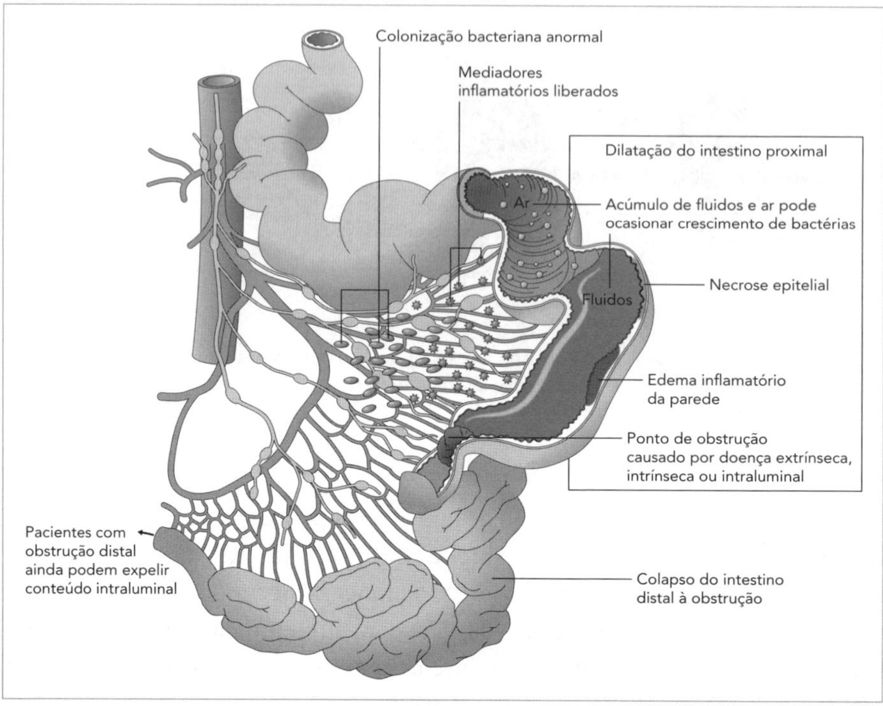

FIGURA 2 Fisiopatologia da oclusão intestinal aguda.
Fonte: Towsend Junior, 2015.

QUADRO 1 Classificação de gravidade do AAo (AAST, 2014)

Estágio	Descrição
I	Suboclusão intestinal, com distensão mínima de alças
II	Obstrução completa, com distensão importante de alças, porém viáveis e sem comprometimento estrutural
III	Obstrução completa, com distensão importante de alças e comprometimento estrutural, porém com viabilidade
IV	Obstrução completa, com alças não viáveis ou perfuração com peritonite localizada
V	Obstrução completa, com perfuração e peritonite difusa

AAo: abdome agudo obstrutivo.

MANIFESTAÇÕES CLÍNICAS

A oclusão intestinal aguda é caracterizada por um quadro abrupto de cólica abdominal, normalmente periumbilical e em paroxismos, muitas vezes associado à distensão abdominal. Deve-se atentar para o risco de irritação peritoneal quando a dor se torna constante e mais bem localizada.

As náuseas e vômitos são sintomas comuns, principalmente quando há a obstrução do intestino delgado proximal.

A obstipação associada a ausência de flatos também é evento comum; no entanto, até mesmo 12 a 24 horas após o início dos sintomas obstrutivos o paciente pode ainda apresentar liberação de flatos e fezes.

Uma pequena parte dos pacientes com quadro crônico e com obstrução parcial apresenta sintomas intermitentes que melhoram e recidivam depois.

A história deve identificar os principais fatores de risco, que incluem:

- Cirurgias abdominais ou pélvicas anteriores.
- Hérnia inguinal.
- Doença inflamatória intestinal.
- História ou risco elevado de neoplasia.
- História de irradiação abdominopélvica.
- Ingestão de corpo estranho.

EXAME FÍSICO

Procurar sinais de desidratação ou sepse. Exame abdominal completo (inspeção, ausculta, percussão, palpação).

- Inspeção: avaliar distensão abdominal e presença de cicatrizes que indiquem manipulação cirúrgica prévia.
- Ausculta: costuma apresentar tilintar agudo, e, com a piora da distensão, os ruídos hidroaéreos costumam se tornar reduzidos.
- Percussão: percebe-se um hipertimpanismo.
- Palpação: importante para a identificação de hérnias ou massas abdominais anormais.
- Toque retal: deve ser realizado para identificação de fecaloma ou de massa retal que justifique o quadro obstrutivo. A presença de sangramento ao toque pode ser indício de tumoração, isquemia, intussuscepção ou doença inflamatória.

DIAGNÓSTICO

Nos indivíduos com suspeita de oclusão intestinal aguda, os exames laboratoriais são importantes para avaliação do estado geral e investigação da presença de disfunções orgânicas. Os exames a serem solicitados são:

- Hemograma completo com diferencial.
- Função renal e eletrólitos (importante para identificar complicações secundária ao quadro agudo).

Em indivíduos com sintomas sistêmicos:

- Gasometria venosa para avaliação de presença de distúrbios ácido-base, mais comum alcalose metabólica secundária à êmese; no entanto, em caso de isquemia, presença de acidose metabólica.
- Lactato venoso.
- Hemoculturas para identificar possíveis bacteremias e guiar tratamento antimicrobiano.

Apesar do diagnóstico suspeito a partir da história e do exame físico, a imagem abdominal é necessária para confirmar o diagnóstico, identificar o ponto de obstrução, identificar se a obstrução é parcial ou completa, identificar complicações (isquemia, necrose e perfuração) e determinar a possível etiologia do quadro e auxiliar na definição do tratamento. Em caso de distensão abdominal importante, uma sonda nasogástrica deve ser passada para redução da incidência de aspiração gástrica.

A radiografia de abdome simples (incluindo em decúbito e em ortostase) é a forma mais rápida de confirmação do quadro de obstrução intestinal. Os achados consistentes com obstrução aguda são dilatação intestinal com nível hidroaéreo, dilatação intestinal proximal com colapso intestinal distal e presença de abdome sem gás.

Em caso de não haver indicação de abordagem imediata por parte da radiografia, tomografia computadorizada (TC) de abdome com contraste endovenoso deve ser realizada para determinar a natureza, gravidade e potenciais causas da obstrução. A TC de abdome é o exame mais sensível para avaliar as complicações como pneumoperitônio e isquemia.

TRATAMENTO

A distinção entre obstrução intestinal funcional e orgânica é um grande desafio na prática clínica, especialmente diante do paciente idoso. Quando diagnosticada, a obstrução intestinal aguda requer atenção e direcionamento rápido no tratamento. Esses pacientes devem ser admitidos e avaliados imediatamente por um cirurgião para determinar se uma intervenção cirúrgica imediata é necessária.

Por sua vez, obstruções intestinais crônicas e/ou intermitentes, como a causada por estenose de delgado relacionada à doença de Crohn ou enterite por radiação, podem ser tratadas com expectativa em nível ambulatorial, limitando sua ingestão oral de líquidos, desde que o equilíbrio eletrolítico possa ser mantido.

Tratamento clínico

O manejo do tratamento clínico pode ser detalhado nos passos a seguir.

Fluidoterapia

Pacientes com obstrução intestinal podem apresentar depleção de volume grave por sequestro de fluido intraluminal, acidose ou alcalose metabólica e anormalidades eletrolíticas. Reposições eletrolíticas, como correção de hipocalemia, podem ser necessárias. Mesmo para pacientes que necessitem de cirurgia imediata, a ressuscitação volêmica, a correção do equilíbrio acidobásico e a reposição de eletrólitos geralmente podem ser concluídas antes da cirurgia, o que ajuda a minimizar as complicações (p. ex., hipotensão, arritmias) relacionadas à indução da anestesia.

Dieta

Em geral, a maioria dos pacientes admitidos deve permanecer em jejum para limitar a distensão intestinal. No entanto, um pequeno subconjunto de pacientes com obstrução parcial pode tolerar uma pequena quantidade de líquidos via oral.

Descompressão gastrointestinal

A indicação de descompressão gastrointestinal varia para cada paciente a critério clínico. Em pacientes com distensão significativa, náuseas e/ou vômitos, a descompressão com sonda nasogástrica pode ser realizada.

Esses pacientes provavelmente apresentam obstrução completa, e a descompressão do estômago distendido melhora o conforto do paciente e minimiza a passagem do ar deglutido, o que pode piorar a distensão.

Antibióticos

Embora seja praticada, não há dados que apoiem a administração de antibióticos profiláticos na obstrução não complicada. Antibióticos de amplo espectro são necessários para pacientes com suspeita de comprometimento intestinal (isto é, isquemia, necrose ou perfuração), e antibióticos profiláticos perioperatórios padrão devem ser administrados para aqueles que se submetem a exploração cirúrgica, dependendo da classificação esperada da ferida.

A antibioticoterapia também é indicada para tratar causas infecciosas, por exemplo, doença infecciosa do intestino delgado ou diverticulite colônica. Visar as causas subjacentes em tais pacientes é a chave para a resolução de sua obstrução intestinal.

Tratamento cirúrgico

As indicações para tratamento cirúrgico imediato serão vistas a seguir.

Suspeita de comprometimento intestinal

Perfuração, necrose ou isquemia. Alguns sinais e sintomas clínicos podem indicar isquemia, mas não podem ser usados isoladamente: febre, leucocitose, taquicardia refratária a ressuscitação volêmica, dor abdominal contínua ou em piora, acidose metabólica e láctica, taquipneia, peritonite.

Sinais radiológicos: ar livre em radiografia simples ou TC abdominal, indicando perfuração intestinal; pneumatose intestinal, gás venoso portal, indicando isquemia avançada.

Outros achados preditivos incluem curso anormal de um vaso mesentérico, obstrução de alto grau, sinal de fezes no intestino delgado, líquido peritoneal livre de alta densidade, porém devem ser correlacionados com outros achados e clínica para indicação cirúrgica.

Tratamento de uma causa cirurgicamente corrigível, exceto aderências

A cirurgia oportuna após ressuscitação adequada, quando indicada, é o tratamento final da obstrução intestinal em causas como obstrução em alça fechada, volvo, intussuscepção, hérnia encarcerada, íleo biliar, ingestão corporal e tumor do intestino delgado. Para essas condições, embora a exploração cirúrgica não precise ser "imediata" como quando há comprometimento intestinal, ela deve acontecer o mais rápido possível, uma vez que a causa provavelmente não será resolvida sem cirurgia.

Algumas causas mais comumente vistas na população idosa, como bridas e aderências, hérnias, íleo biliar, neoplasias de cólon e impactação fecal, serão detalhadas a seguir.

Bridas e aderências

Embora a oclusão intestinal adesiva também seja tecnicamente corrigível cirurgicamente (por lise da aderência), dados da literatura sugerem que a maioria dos pacientes se resolve com tratamento conservador, na ausência de suspeita de comprometimento intestinal. O manejo não cirúrgico é bem-sucedido em 65 a 83% dos pacientes.

Hérnias

Entre os pacientes que apresentam oclusão intestinal aguda, as hérnias agudamente encarceradas (abdominais ou inguinais) causam a maioria das complicações. Qualquer hérnia agudamente encarcerada que esteja causando obstrução intestinal, mas sem sinais de estrangulamento, pode ser submetida a uma tentativa de redução manual, com sua devida técnica. As hérnias que não podem ser reduzidas requerem reparo cirúrgico imediato.

Íleo biliar

O tratamento para íleo biliar é principalmente cirúrgico. Todos os pacientes com íleo biliar candidatos a cirurgia devem ser submetidos à enterolitotomia com o objetivo de aliviar a obstrução intestinal.

Obstrução intestinal maligna

Entre os pacientes com câncer, a obstrução do intestino grosso é quatro a cinco vezes menos frequente do que a obstrução do intestino delgado, e as causas diferem substancialmente. A maioria das obstruções do intestino delgado é devida a causas benignas, enquanto as causas malignas predominam nas obstruções do intestino grosso. O manejo conservador inicial é bem-sucedido no alívio da obstrução intestinal em alguns pacientes.

Os pacientes cujos sintomas não foram aliviados com 48 a 72 horas de tratamento conservador requerem intervenção cirúrgica definitiva se forem considerados candidatos cirúrgicos adequados. Qualquer intervenção cirúrgica em pacientes oncológicos requer avaliação e discussão multidisciplinar, levando em consideração a condição clínica de cada paciente, estadiamento e expectativa de vida estimada, resposta ao tratamento oncológico anterior, *status* de desempenho, comorbidades e preferências, desejos e objetivos da terapia.

Impactação fecal

Na ausência de suspeita de perfuração ou sangramento maciço, o manejo envolve a desimpactação e evacuação do cólon, seguido pela implementação de um regime intestinal de manutenção para evitar impactações recorrentes. Inicialmente, é recomendado fragmentar um grande bolo fecal para facilitar sua passagem pelo canal anal. Posteriormente, um enema pode ser administrado para suavizar a impactação e auxiliar o esvaziamento das fezes do reto e do cólon distal.

Uma vez que o cólon distal tenha sido parcialmente esvaziado com desimpactação e enemas, o polietilenoglicol (PEG) pode ser administrado por via oral ou por sonda nasogástrica.

Após o tratamento de uma impactação aguda, é importante identificar e eliminar as causas potenciais de constipação. Isso inclui hábitos alimentares, disponibilidade de água, interrupção de medicamentos que causam ou agravam a constipação, bem como melhorar a disponibilidade de ir ao banheiro e/ou fornecer assistência a pacientes idosos institucionalizados ou dependentes para atividades.

Embora a cirurgia de emergência em idosos possa causar morbidade e mortalidade significativas, atrasar a cirurgia necessária também pode levar a consequências negativas, com aumento de mortalidade. Assim, de maneira geral, especialistas defendem a intervenção cirúrgica precoce para o tratamento de obstrução intestinal aguda, se o tratamento conservador não surtir resposta rapidamente.

Bibliografia

1. Berríos-Torres SI, Umscheid CA, Bratzler DW, Leas B, Stone ES, Kelz RR, et al. Centers for Disease Control and Prevention guideline for the prevention of surgical site infection, 2017. JAMA Surg. 2017;152(8):784-91.
2. Bower KL, Lollar DI, Williams SL, Adkins FC, Luyimbazi DT, Bower CE. Small bowel obstruction. Surg Clin North Am. 2018;98(5):945-71.

3. Cappell MS, Batke M. Mechanical obstruction of the small bowel and colon. Med Clin North Am. 2008;92:575.
4. Diaz JJ Jr, Bokhari F, Mowery NT, Acosta JA, Block EFJ, Bromberg WJ, et al. Guidelines for management of small bowel obstruction. J Trauma. 2008;64(6):1651-64.
5. Dorsey ST, Harrington ET, Iv WF, Emerman CL. Ileus and small bowel obstruction in an emergency department observation unit: are there outcome predictors? West J Emerg Med. 2011;12(4):404-7.
6. Ferguson HJ, Ferguson CI, Speakman J, Ismail T. Management of intestinal obstruction in advanced malignancy. Ann Med Surg (Lond). 2015;4(3):264-70.
7. Frago R, Ramirez E, Millan M, Kreisler E, del Valle E, Biondo S. Current management of acute malignant large bowel obstruction: a systematic review. Am J Surg. 2014;(1): 127-38.
8. Jackson PG, Raiji MT. Evaluation and management of intestinal obstruction. Am Fam Physician. 2011;83(2):159-65.
9. Malangoni MA, Times ML, Kozik D, Merlino JI. Admitting service influences the outcomes of patients with small bowel obstruction. Surgery. 2001;130(4):706-11.
10. Markogiannakis H, Messaris E, Dardamanis D, Pararas N, Tzertzemelis D, Gianoppoulos P, et al. Acute mechanical bowel obstruction: clinical presentation, etiology, management and outcome. World J Gastroenterol. 2007;13(3):432-7.
11. Towsend Junior CM, Beauchamp RD, Evers BM, Mattox KL. Sabiston tratado de cirurgia: a base biológica da prática cirúrgica moderna. 19.ed. Rio de Janeiro: Elsevier; 2015.
12. Ten Broek RPG, Krielen P, Di Saverio S, Coccolini F, Biffl WL, Ansaloni L, et al. Bologna guidelines for diagnosis and management of adhesive small bowel obstruction (ASBO): 2017 update of the evidence-based guidelines from the world society of emergency surgery ASBO Working Group. World J Emerg Surg. 2018;13:24.

SEÇÃO VI

Urgências urológicas, nefrológicas e metabólicas

26

Urgências urológicas

Ricardo Haidar Berjeaut

HEMATÚRIA

Introdução

A hematúria é definida como a presença de sangue na urina, podendo ser macroscópica (visível a olho nu) ou microscópica. Este capítulo aborda a hematúria macroscópica no idoso.

Quando visível a olho nu, a hematúria é facilmente percebida e temida pelo paciente. Porém, uma pequenina quantidade de sangue (menos de 1 mL) é capaz de transformar mais de 1 litro de urina clara em vermelha (hematúria). Dessa forma, frequentemente a coloração da urina não traduz fielmente a intensidade do sangramento.

Semiologia

Classicamente, pode-se dividir a hematúria segundo a fase da micção em que ela aparece. Hematúria no início da micção (inicial), no final da micção (terminal) ou durante todas as fases (total). A inicial tem a etiologia mais provável na próstata ou na uretra (ou seja, infravesical). Já a terminal pode denotar que o problema se situa no colo vesical ou mesmo na próstata, como na hiperplasia prostática benigna (HPB) com cálculo vesical ferindo a mucosa quando a bexiga esvazia totalmente. Em contrapartida, a hematúria total pode sugerir uma doença originária da bexiga ou das vias urinárias superiores (rins e ureteres).

Embora tenha importância na construção do raciocínio clínico inicial, a semiologia perde força perante a propedêutica dos exames de imagem, utilizados para definir a etiologia exata (ou aproximada) da hematúria.

Para se prestar um atendimento com grande qualidade, é importante extrair do paciente inúmeras informações durante a anamnese, como: tabagismo, doenças prévias conhecidas, cirurgias prévias do trato urinário, uso de anticoagulantes, sintomas associados (dor lombar, disúria, piora do jato urinário, febre etc.), entre outros.

Durante a anamnese, é comum que o paciente confunda a urina concentrada com a urina hematúrica (vermelha). Como o raciocínio e as hipóteses diferem totalmente, é importante tomar tempo e definir isso da forma correta.

O raciocínio clínico completo e aguçado poderá encurtar e agilizar o manejo e diagnóstico da hematúria, trazendo maior qualidade no atendimento do idoso.

Outro ponto importantíssimo é diferenciar a hematúria (sangue na urina durante o ato de micção) da uretrorragia (saída espontânea de sangue pela uretra, não relacionada com a micção).

Caso o paciente esteja sondado, a urina avermelhada dentro do coletor (hematúria) é diferente de sangue fora e ao redor da sonda vesical de demora (uretrorragia). A diferenciação entre essas duas entidades é importante, pois a etiologia e o manejo são diferentes. A uretrorragia se origina na uretra (seja peniana ou prostática), é caudal ao esfíncter urinário e tem duração breve e autolimitada.

Hematúria glomerular x não glomerular

A hematúria glomerular pode ser diferenciada da não glomerular por apresentar coloração mais escurecida, dismorfismo eritrocitário (no exame de urina) e frequentemente estar associada à proteinúria importante.

É importante lembrar que, diante de um paciente com suspeita de hematúria glomerular, mas com fatores de risco para hematúria não glomerular (p. ex., tabagismo, idade, dor lombar), devemos avaliar o quadro de forma completa (com exames de imagem) para que etiologias neoplásicas não sejam negligenciadas.

Etiologia

A construção do nosso raciocínio acerca da etiologia da hematúria (Quadro 1) é um passo importante no atendimento do paciente idoso. No entanto, por vezes devemos iniciar o manejo de suas complicações (ver o item "Manejo" adiante) antes mesmo de descobrir sua etiologia exata.

QUADRO 1 Etiologias mais comuns de hematúria não glomerular no idoso

HPB	ITU	Neoplasias renais/uroteliais
Cálculos (renais, ureterais ou vesicais)	Neoplasias vesicais malignas	Radioterapia pélvica prévia

HPB: hiperplasia prostática benigna; ITU: infecção do trato urinário.

Embora a infecção do trato urinário seja causa frequente de hematúria, é de suma importância que o diagnóstico não esteja baseado apenas no exame de urina 1 (urinálise). Esse exame frequentemente apresenta eritrocitúria e leucocitúria, achados que não são exclusivos de infecções do trato urinário (ITU). Tal resultado poderá indicar causa infecciosa caso o restante das informações corrobore essa hipótese. No entanto, poderá apresentar os mesmos resultados quando houver litíase vesical, ureteral ou mesmo a uma neoplasia urotelial.

Quadro clínico

Além da hematúria, devemos pesquisar por outros sinais e sintomas que apontem para um diagnóstico provável.

Pensando em HPB, a hematúria pode ter iniciado após grande esforço miccional ou introdução de anticoagulantes, e o paciente pode ter sintomas do trato urinário inferior (jato fraco, esvaziamento incompleto, noctúria, urgência) de longa data.

Caso sua suspeita seja ITU, provavelmente estará acompanhada de disúria, aumento agudo da frequência urinária, febre, urina com odor fétido e piúria. Lembrando que o mecanismo fisiopatológico da hematúria na ITU é por lesão aguda da mucosa, que fica friável em face da injúria inflamatória causada pela infecção.

No caso da litíase (renal ou ureteral), pode ser acompanhada de dor lombar, porém o idoso pode apresentar um quadro mais frustro com menos dor ou mesmo somente náuseas e hematúria, com ou sem febre.

Já a litíase vesical (que se forma em alguns pacientes com HPB) também pode causar episódios esporádicos de hematúria por lesão direta da mucosa vesical pelo cálculo.

Neoplasias malignas apresentam sintomas que dependem de sua localização. A neoplasia vesical é a mais comum e pode iniciar seu quadro com hematúria associada a sintomas irritativos da bexiga (disúria, polaciúria, urgência e noctúria), sendo muitas vezes tratada equivocadamente como ITU. Além dos sintomas importantes, vale recordar que tabagismo, idade avançada e gênero masculino são fatores de risco para neoplasias malignas uroteliais.

A neoplasia de próstata raramente causa hematúria. Quando causa, em geral já estamos diante de um estágio localmente avançado (com infiltração da neoplasia na uretra prostática).

Por fim, a radioterapia pélvica prévia (para o tratamento de neoplasias de próstata, colo de útero, reto) pode ser fator desencadeante de cistite actínica hemorrágica. Esse sintoma costuma aparecer tardiamente às sessões de tratamento radioterápico e tem graus variáveis, a depender da dose e do local tratado.

Sugere-se que seja realizada a leitura do item "Manejo" antes de "Exames complementares".

Exames complementares

Para identificar a etiologia da hematúria, utilizamos diversos métodos diagnósticos. Antes do exame de imagem, os exames laboratoriais têm grande importância. A depender do grau de sangramento, é boa prática solicitar hemograma, contagem de plaquetas, ureia, creatinina e (caso seja relevante – em uso de anticoagulantes) exames para avaliar a coagulação (p. ex., INR e TTPa).

Além disso, o exame de urocultura é importante caso exista hipótese de hematúria infecciosa.

A citologia oncótica, exame muito pedido no passado para avaliar a presença de células neoplásicas na urina, vem perdendo espaço devido a sua baixa sensibilidade e especificidade (esse exame costuma ser mais sensível para neoplasias uroteliais de alto grau e não é solicitado na avaliação de urgência da hematúria).

Paralelamente aos exames laboratoriais, os exames de imagem vão auxiliar na identificação da fonte de sangramento.

O primeiro exame de imagem recomendado é a urotomografia (isto é, uma tomografia de abdome e pelve com contraste endovenoso. São realizados cortes sem contraste e com contraste nas fases arterial, venosa e excretora). Esse exame é facilmente realizado pela grande disponibilidade de tomógrafos e pelo tempo curto na obtenção das imagens (quando comparado com a ressonância magnética, por exemplo). A urotomografia permite que analisemos grande parte do trato urinário (rins, ureteres e bexiga) com alta sensibilidade e especificidade. O uso do contraste endovenoso favorece a avaliação de possíveis neoplasias renais e uroteliais.

A urotomografia não será solicitada caso o paciente tenha redução na taxa de filtração glomerular (eGFR < 30). Nesse caso, é possível solicitar uma tomografia de abdome e pelve sem contraste para avaliar a presença de litíase (que é visualizada com dificuldade na ressonância magnética – RM). Caso a tomografia não encontre a etiologia, podemos progredir a investigação com a RM sem contraste, mais sensível para avaliar neoplasias uroteliais em um cenário sem contraste.

A urorressonância (RM de abdome e pelve com contraste e cortes semelhantes aos da tomografia computadorizada – TC) permanece em nosso arsenal para os casos de alergia ao contraste iodado, após a hipótese de litíase ter sido descartada (pela TC sem contraste).

A ultrassonografia de rins e vias tem eficácia reduzida perante os métodos citados. No caso de indisponibilidade de TC ou RM, a ultrassonografia de rins e vias urinárias poderá ajudar na investigação da hematúria e evita a exposição à radiação.

A cistoscopia é modalidade diagnóstica invasiva, pois é realizada com anestesia (sedação, raquianestesia ou anestesia geral). Porém, pode definir a causa etiológica e tratar grande parte delas no mesmo ato. Dessa forma, é o procedimento de escolha quando a etiologia da hematúria macroscópica não foi definida após a realização dos exames de imagem mencionados.

Com a cistoscopia é possível visualizar toda a uretra (inclusive uretra prostática) e a bexiga. No caso de não encontrarmos nenhuma alteração nesses locais, é possível observar a urina drenando de cada ureter e, então, "lateralizar" a hematúria. Com o lado da hematúria definido, é possível realizar uma ureteroscopia no mesmo tempo cirúrgico e avaliar todo o ureter, pelve e cálices renais, à procura de lesões neoplásicas.

Manejo

Diante de um idoso com hematúria, devemos pensar antes no manejo e depois em identificar a etiologia. Em geral, a hematúria não causa risco iminente à vida, a não ser que existam coágulos que obstruam o ureter (causando hidronefrose e lesão renal aguda – LRA) ou a bexiga (causando retenção urinária aguda – RUA). Outra possiblidade é a perda sanguínea anemia sintomática.

Para identificarmos essas situações, podemos nos perguntar sempre (Figura 1):

- O paciente tem repercussão clínica do sangramento com queda de hemoglobina?
- A hematúria tem coágulos?
- Há alguma dificuldade para urinar?
- Há bexigoma?
- Há dor lombar associada a piora da função renal?

Caso exista obstrução, devemos desobstruir prontamente. Isso é realizado com a passagem de sonda vesical (no caso de retenção urinária) e avaliação pronta do especialista (urologista) para possível evacuação dos coágulos e tratamento da etiologia.

Se não existir obstrução e a hematúria for leve, a sonda é opcional.

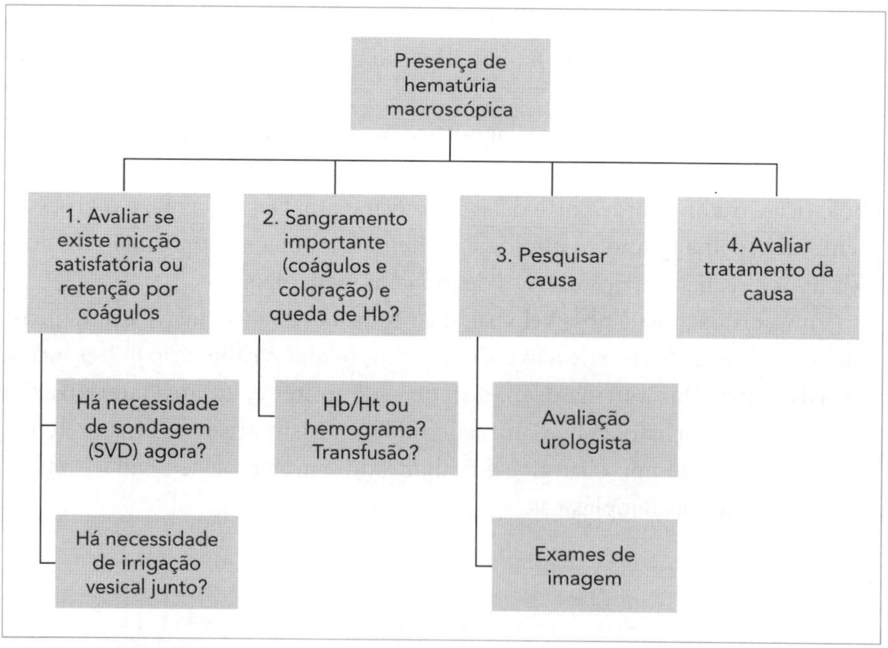

FIGURA 1 Manejo da hematúria macroscópica.
Hb: hemoglobina; Ht: hematócrito; SVD: sonda vesical de demora.

Quando sondado, uma importante medida a ser instaurada é a irrigação vesical contínua. Seu objetivo é lavar a hematúria existente e impedir, assim, a formação de coágulos que obstruem o esvaziamento vesical. A irrigação vesical não tem a função de parar o sangramento.

Um item muito discutido é a temperatura da irrigação vesical. Não há necessidade de irrigação vesical com soro gelado. O racional do soro em baixa temperatura seria causar vasoconstricção e, potencialmente, reduzir o sangramento. Embora lógico, é necessário relembrar que o paciente idoso é mais suscetível à hipotermia e a lavagem contínua com soro fisiológico gelado é importante causa de perda de calor. Portanto, além da hipotermia, podemos atrapalhar a cascata de coagulação, não contribuindo para o controle do sangramento.

O calibre da sonda a ser utilizado é um ponto de discussão interessante. *A priori*, deve-se utilizar a sonda mais calibrosa, para garantir uma ótima drenagem da urina lavada e reduzir a possibilidade de obstrução por algum coágulo (muitas vezes pequeno). Porém, a sonda muito calibrosa pode gerar maior incômodo na uretra e no meato. Dessa forma, devemos balancear o volume de hematúria *vs.* desconforto da sonda. Em geral, sondas 3 vias 22 ou 20Fr são suficientes. Já a sonda 18 Fr é mais confortável (por ser mais delgada), porém tem calibre interno menor e é mais propensa à obstrução.

Após a sondagem, devemos ficar atentos o à obstrução da sonda de 3 vias durante a irrigação vesical. Esse fenômeno poderá ser identificado quando houver maior volume na entrada do que no débito de saída e comumente está associado a dor suprapúbica/agitação e vazamento ao redor da sonda. O primeiro passo é desligar a irrigação; na sequência, podemos lavar a sonda com seringa e soro (para desobstruir a drenagem) ou realizar a troca do dispositivo. Após a resolução, a irrigação poderá ser aberta novamente.

Após responder às perguntas, podemos nos dedicar, então, à etiologia da hematúria e realizar os exames laboratoriais e de imagem para definir o manejo completo do paciente.

Para definir a etiologia correta, devemos seguir o raciocínio dos exames de imagem explicados anteriormente. Concomitantemente, a avaliação do caso pelo urologista é de extrema importância para auxílio no manejo, na definição da etiologia da hematúria e do tratamento dela. Mesmo que o sangramento tenha cessado, a causa do sangramento deve ser esclarecida e, possivelmente, tratada.

RETENÇÃO URINÁRIA AGUDA

O que é?

A retenção urinária aguda (RUA) é definida pela incapacidade de micção espontânea associada a uma bexiga repleta de urina (bexigoma).

A RUA é cerca de 13 vezes mais comum em homens e a causa mais comum é a HPB.

Existem diversas condições e doenças que podem cursar com RUA. O mais importante no manejo inicial é identificar a retenção e resolvê-la imediatamente (passagem de sonda vesical de alívio ou de demora – discutiremos esse tópico mais à frente) para dar conforto e impedir complicações (LRA) causadas pela obstrução do fluxo urinário.

Estatística

A incidência da RUA aumenta com a idade e é mais comum em homens com mais de 60 anos. Estima-se que aproximadamente um terço dos homens com mais de 80 anos terão ao menos um episódio de RUA dentro de um período de 5 anos.

Causas principais

A RUA é causada quando existe um desbalanço entre a as forças que são exercidas durante uma micção normal. Resumidamente, uma micção normal necessita de:

- Percepção de bexiga cheia (sensibilidade/neurológica).
- Abertura do esfíncter.
- Contração da bexiga (m. detrusor).
- Ausência de obstruções no caminho da urina desde a bexiga até o final da uretra.

Qualquer problema que atrapalhe um desses passos poderá causar a RUA.

É possível que exista mais de uma causa envolvida na retenção e que elas atuem de forma conjunta, impossibilitando o esvaziamento vesical (p. ex., na redução da contração vesical e obstrução da uretra pela próstata). No entanto, vamos dividi-las em classes para facilitar o aprendizado.

As causas mais frequentes de RUA em homens são as obstrutivas. Nesse caso, há uma dificuldade mecânica de progressão da urina por conta de uma próstata de maior volume (HPB) ou de um estreitamento na uretra (estenose de uretra). Outra causa de obstrução do fluxo urinário possível no idoso é o estreitamento do meato uretral (que é visível no exame físico) ou a fimose secundária. Qualquer uma dessas condições causa dificuldade na progressão do jato urinário, culminando em retenção urinária.

Raramente, o câncer de próstata causa obstrução, porém em casos avançados pode infiltrar a uretra e causar retenção.

Na mulher, embora raro, as causas obstrutivas ocorrem por prolapso genital (cistocele ou retocele), divertículo de uretra ou mesmo neoplasias pélvicas volumosas.

A obstrução de origem neurológica é menos comum que as obstrutivas. Caso o paciente tenha alguma lesão cerebral, medular ou de nervos periféricos, poderá cursar com dificuldade de relaxamento da musculatura esfincteriana, apresentando, assim, impossibilidade de realizar o esvaziamento vesical. Suspeitamos de causas neurológicas quando há alguma lesão/alteração neurológica evidente e alto resíduo pós-miccional. Outras causas neurológicas podem ser síndrome de Guillain-Barré, neuropatia diabética ou mesmo acidente vascular cerebral.

Quando há estímulo neurológico, mas a musculatura vesical não corresponde, temos a hipocontratilidade detrusora. Contrações ineficazes podem reduzir o esvaziamento da bexiga e aumentar o resíduo pós-miccional, evoluindo com retenção. No idoso, a incidência de hipocontratilidade aumenta com a idade e com as comorbidades. O paciente poderá viver cronicamente habituado e em equilíbrio com essa situação. Porém, caso exista um insulto sistêmico (ITU, sepse, cirurgia de grande porte etc.), isso pode causar um desequilíbrio e, então, a retenção urinária. Nesses casos comumente o paciente apresenta sintomas do trato urinário inferior (LUTS) muito antes do evento da RUA.

Outra causa de RUA neurológica é a raquianestesia. Nesses casos, é reversível assim que houver melhora dos níveis sensitivos e motores com a metabolização dos anestésicos utilizados.

Causas infecciosas podem também culminar em retenção por conta da inflamação local (como na cistite ou na prostatite aguda) ou mesmo por dor local e inibição voluntária da micção (observado em lesões genitais/perineais dolorosas como herpes, herpes-zóster).

Hematúria macroscópica pode ser uma causa de retenção. O sangramento intravesical pode provocar a formação de coágulos, e estes obstruem a via urinária (como uma "rolha"), impossibilitando a micção espontânea.

Por fim, existe a RUA medicamentosa. Em geral, são simpatomiméticos (p. ex., descongestionantes nasais), anticolinérgicos e opioides, por exemplo. Alterando a força de contração da musculatura detrusora, podem provocar retenção, principalmente se já existirem outros fatores associados (como os fatores obstrutivos).

Quadro clínico

Ausência de micção associada a dor ou desconforto suprapúbico (com ou sem bexigoma palpável) é a apresentação clínica mais comum da retenção urinária. No entanto, nem todos os pacientes apresentarão dor. Caso exista algum grau de declínio cognitivo, o paciente poderá apresentar agitação/*delirium* associado à ausência de micção.

Outro ponto de cautela na avaliação do idoso se deve ao fato de que, quando existem alterações neurológicas, diabetes de longa data ou hiperplasia de próstata, o paciente pode ter retenção urinária crônica. Nesse caso existe uma pequena micção, porém ela acontece apenas quando a bexiga está completamente repleta e existe um transbordamento da urina. Em casos de transbordamento, a pressão de micção é alta, o resíduo é significativo e existe risco de lesão do trato urinário superior (hidronefrose e lesão renal aguda pós-renal). Casos como este são frequentemente confundidos com incontinência urinária (principalmente no homem). No transbordamento não há fraqueza do esfíncter urinário, mas sim obstrução na saída da urina.

Exames complementares

Em geral, o quadro clínico e o exame físico são suficientes para identificar a RUA, e exames complementares não são necessários. Porém, na eventual ocasião de dificuldade de palpação da bexiga (pacientes obesos, por exemplo), ou de avaliar a presença de dor (declínio cognitivo ou agitação), uma ultrassonografia de vias urinárias poderá auxiliar no diagnóstico.

O ponto principal é a avaliação da repleção vesical. A análise do trato superior (rins e ureteres) auxilia no entendimento completo do quadro, mas não é primordial para identificar a retenção urinária. Em alguns hospitais, a equipe de enfermagem está habilitada a realizar ultrassonografia da bexiga com mensuração de volume vesical (volume vesical > 300 mL, podemos considerar que a bexiga está repleta). Dessa forma, diferenciamos a RUA da ausência de micção por oligúria/anúria (comum em quadros de choque, por exemplo).

Caso a bexiga esteja repleta e palpável, em conjunto com desconforto/dor e ausência de micção, não há necessidade de comprovação com exames de imagem e devemos prosseguir prontamente com o manejo da retenção.

O diagnóstico etiológico não deve preceder a sondagem e esvaziamento da bexiga, mas poderá ser abordado paralelamente ou após a resolução do bexigoma.

Manejo

O manejo inicial da retenção é realizado com a resolução imediata da obstrução vesical. Isso pode ser alcançado com a sondagem vesical. A escolha do tipo de sonda (de alívio ou demora) deve levar em conta a provável (ou conhecida) etiologia que provocou a retenção. O raciocínio de quem atende o idoso deverá ser: após esvaziar esse bexigoma, é provável que o paciente apresente a mesma dificuldade nas próximas micções? Caso a resposta seja positiva, devemos considerar a passagem de sonda vesical de demora, podendo auxiliar no conforto e manejo completo do quadro clínico.

Além de proporcionar o imediato esvaziamento da bexiga, a administração de medicação analgésica poderá promover maior conforto ao paciente durante essa fase aguda.

Após a resolução da causa que precipitou a retenção, poderemos programar a retirada da sonda de demora com segurança e, assim, aguardar micção espontânea. Já a sonda de alívio poderá ser empregada em casos mais brandos.

No caso da HPB, iniciamos a/as medicações (alfabloqueadores associados ou não a inibidores de 5-alfarredutase) para tratar e realizar a tentativa de retirada de sonda após alguns dias. Caso não seja possível ou houver nova retenção após a retirada, devemos considerar as alternativas cirúrgicas para a HPB. Estas poderão ser realizadas na mesma internação ou em momento oportuno após compensação clínica.

Em casos de ITU, a retirada da sonda poderá ser realizada após o tratamento da infecção e melhora da inflamação local. Em casos mais graves de ITU, a sondagem poderá auxiliar no tratamento, garantindo que o trato urinário permaneça drenado durante a fase clínica mais crítica, além de auxiliar na quantificação precisa do débito urinário.

Quando a etiologia da retenção é de origem neurológica ou o paciente está em estado clínico grave, a retirada da sonda poderá ser mais trabalhosa e é avaliada caso a caso.

Caso exista alguma condição uretral prévia (estenose de uretra, por exemplo), a avaliação com urologista é primordial. Nessa situação, há dificuldade na sondagem à beira-leito e risco de causar um falso trajeto no lúmen da uretra. Assim, esses pacientes poderão ser submetidos à sondagem sob sedação e visão direta (cistoscopia) ou mesmo a cistostomia, a depender das condições clínicas.

Na RUA, utiliza-se a sonda vesical de 2 vias, pois na maior parte dos casos não há necessidade de irrigação vesical. Porém, caso a etiologia da retenção seja hematúria, é possível que seja necessária a sondagem de 3 vias ou até mesmo a aspiração de coágulos vesicais (realizada à beira-leito ou sob anestesia), realizada pelo urologista antes da passagem da sonda definitiva.

Após a sondagem, devemos ter cautela na rapidez com que esvaziamos a bexiga. Por vezes, há mais de 500 mL em seu interior, causando distensão suprafisiológica do órgão. Caso a bexiga seja esvaziada muito rapidamente, é possível causar hematúria (*ex vacum*) por cisalhamento da camada mucosa sobre a muscular.

Em casos de retenção urinária crônica (mais comum em pacientes com HPB, acamados, *diabetes mellitus* de longa data, arteriopatas) e de micção por transbordamento, uma avaliação completa do caso é necessária. A sondagem (ou tratamento da causa de base) poderá ser discutida a fim de melhorar a função renal, reduzir as pressões no sistema urinário e proporcionar maior qualidade de vida ao paciente.

Referências bibliográficas

1. Culclasure TF, Bray VJ, Hasbargen JA. The significance of hematuria in the anticoagulated patient. Arch Intern Med. 1994;154(6):649-52.
2. Fisher E, Subramonian K, Omar MI. The role of alpha blockers prior to removal of urethral catheter for acute urinary retention in men. Cochrane Database Syst Rev. 2014;CD006744.
3. Jacobsen SJ, Jacobson DJ, Girman CJ, Roberts RO, Guess HA, Lieber MM. Natural history of prostatism: risk factors for acute urinary retention. J Urol. 1997;158:481.
4. Maher MM, Kalra MK, Rizzo S, Mueller PR, Saini S. Multidetector CT urography in imaging of the urinary tract in patients with hematuria. Korean J Radiol. 2004;5(1):1-10.
5. Marshall JR, Haber J, Josephson EB. An evidence-based approach to emergency department management of acute urinary retention. Emerg Med Pract. 2014;16:1.

6. Porto CC. Exame clínico: bases para a prática médica. Rio de Janeiro: Guanabara Koogan; 2011.
7. Silverman SG, Leyendecker JR, Amis ES Jr. What is the current role of CT urography and MR urography in the evaluation of the urinary tract? Radiology. 2009;250(2):309-23.
8. Sutton JM. Evaluation of hematuria in adults. JAMA. 1990;263(18):2475-80.
9. Taube M, Gajraj H. Trial without catheter following acute retention of urine. Br J Urol. 1989;63:180.

27

Injúria renal aguda

Ana Teresa Pereira Vieira
Maria Clara Teixeira Piraciaba

INTRODUÇÃO

Os idosos, definidos pela Organização Mundial da Saúde (OMS) como as pessoas com idade cronológica ≥ 60 anos, são atualmente o setor da população que mais cresce.[1] Esse grupo é suscetível a desenvolver injúria renal aguda (IRA) em razão de alterações fisiológicas relacionadas à idade, reservas renais mais baixas e múltiplas comorbidades. Além disso, os pacientes idosos normalmente tomam mais medicamentos e são submetidos a mais procedimentos, o que pode comprometer a função renal.

A IRA refere-se a uma diminuição abrupta da função renal, que é tipicamente acompanhada por uma elevação na concentração sérica de creatinina[2] e tem atraído atenção nos últimos anos como resultado de sua incidência crescente e seu efeito devastador sobre os pacientes.[3]

A epidemiologia da IRA em idosos tem sido difícil de determinar, em parte em razão dos diferentes critérios utilizados em estudos para sua definição e da ausência de marcador ideal disponível para essa população. No entanto, sua associação é reconhecida e acompanhada de maior taxa de mortalidade nesse grupo quando comparada a pessoas mais jovens. A IRA está relacionada a mau prognóstico e não possui medicamentos eficazes para seu tratamento.

Dados de estudos relatam IRA estimada em 21% em países subdesenvolvidos e em 3 a 18,3% em países desenvolvidos.[4] O relatório do Centro de Controle e Prevenção de Doenças (CDC) dos EUA indica uma taxa de hospitalização que aumentou em 230% entre 2000 e 2014.[5] Em ambiente de unidade de terapia intensiva (UTI), estima-se que 30 a 60% dos pacientes sofram uma IRA ao longo da internação e que, dessa população, cerca de 10 a 15% necessitarão de terapia renal substitutiva (TRS).

Dentre os pacientes que necessitam de TRS, a mortalidade é extremamente alta, atingindo 50%.[4] Poucos estudos abordam especificamente IRA na população idosa. Uma análise de beneficiários do Medicare nos Estados Unidos mostrou que a taxa de IRA aumenta gradativamente de 13,6 episódios (66 e 69 anos) a 18,1 episódios (70 e 74 anos) a 24,9 episódios (75 e 79 anos) a 34,2 episódios (80 e 84 anos) a 46,9 episódios (85 anos ou mais) por 1.000 pacientes-ano, respectivamente.[6] Essa tendência é válida para IRA com e sem necessidade de diálise.[7] No entanto, apesar do crescimento contínuo dessa população e de suas maiores chances de apresentar IRA,[8] poucos estudos a abordam em específico.

Neste capítulo, serão revisados os fatores de risco que relacionam a IRA aos idosos, seu manejo e o impacto dessa condição na vida dessas pessoas.

FATORES DE RISCO

Múltiplos fatores predispõem o idoso a evoluir com piora da função renal. O envelhecimento está associado a um declínio na função dos órgãos e ao surgimento de doenças crônicas como hipertensão, *diabetes mellitus* e insuficiência cardíaca, que podem danificar a vasculatura e comprometer a perfusão renal.[9] As comorbidades são frequentemente associadas ao uso de medicamentos (como inibidores da enzima conversora ou bloqueadores dos receptores da angiotensina) que podem aumentar o risco de IRA,[10] além do uso recorrente de contraste iodado e anti-inflamatórios não esteroidais (AINE).[11] Além disso, o risco de sepse é maior em idosos como resultado da diminuição da eficácia do sistema imunológico.[12]

Os principais fatores de risco relacionados à IRA no idoso, incluem os relacionados a seguir.

Hipertensão arterial sistêmica

Pacientes hipertensos apresentam maior resistência vascular renal e menor fluxo sanguíneo, principalmente ao córtex renal. Seus rins, portanto, possuem reparo ineficaz e dificuldade em se recuperar de eventos isquêmicos.[13,14] Estudos como Framingham[15] e NHANES (*National Health and Nutrition Examination Survey*)[16] já comprovaram que a pressão arterial sistólica aumenta com o envelhecimento até a nona década de vida, sendo essa comorbidade cada vez mais comum na população idosa.

Diabetes mellitus

A IRA não é uma condição benigna e reversível nesses pacientes. Isso motivou uma revisão em 2020 sobre o papel do diabetes na IRA independentemente da idade.[17] Além de ser fator de risco para doença renal crônica (DRC), doença cardiovascular e insuficiência cardíaca, que são condições que podem aumentar o risco de piora da função renal, a presença de diabetes também prediz a probabilidade de nefropatia induzida por contraste em pacientes submetidos a procedimentos diagnósticos ou intervencionistas que envolvem o uso de meio de contraste radiológico.

Os eventos fisiopatológicos que levam à doença renal do diabetes e à progressão para DRC também podem explicar a maior suscetibilidade desses pacientes à IRA. Inicialmente, a filtração maciça de glicose e a hiperfiltração glomerular induzem a hiper-reabsorção tubular de glicose e sódio, levando à hipertrofia glomerular e tubular e, eventualmente, à glomeruloesclerose e atrofia tubular. Nas células endoteliais, a perda precoce do glicocálice e a fenestração levam à proteinúria e posteriormente à rarefação microvascular, promovendo atrofia e cicatrização. A indução local de citocinas, quimiocinas e o recrutamento de células imunes acompanham e promove a remodelação tecidual, contribuindo para atrofia e cicatrização.

Doença renal crônica

É prevalente nessa população, tornando os rins mais suscetíveis à IRA.[17] Também ocorre mais comumente em pacientes hipertensos e diabéticos, comorbidades frequentes nesses pacientes. Dados do CDC sugerem que a prevalência de DRC é maior em idosos, com uma taxa de 38% naqueles com mais de 65 anos.[18] Um estudo relatou que pacientes com IRA têm maior probabilidade de ter duas ou mais condições crônicas, e, entre pacientes hospitalizados por insuficiência cardíaca, 20 a 40% têm DRC e 27 a 45% apresentam piora da creatinina sérica em 0,3 mg/dL durante a internação.[19] A natureza variável das comorbidades provavelmente contribui para a heterogeneidade da IRA vista em pacientes com mais de 65 anos.

Desidratação

A desidratação é comum na população idosa, com prevalência estimada de 20 a 30%.[20] Múltiplos fatores podem perturbar o equilíbrio hídrico e sustentar o risco de desidratação. As alterações associadas ao envelhecimento propriamente dito, incluindo perda de massa magra, ganho de massa gorda, diminuição da sede e diminuição da capacidade de concentração urinária, podem ser consideradas características intrínsecas que promovem um estado de desidratação hipertônica crônica. Esses fenômenos explicam como a desidratação pode surgir mais facilmente em idosos e, em última análise, se traduzem em complicações médicas subsequentes e consumo de cuidados de saúde.[20] Um estudo de 2015 demostrou que a desidratação está diretamente associada a aumento nos cuidados hospitalares, incluindo admissão em UTI e utilização de residência em instituições de cuidados de curta e longa duração.[21]

Polifarmácia

A polifarmácia é considerada um indicador de má qualidade na prescrição de medicamentos em indivíduos mais velhos,[4] e é um fator de risco para o desenvolvimento de danos renais,[22] além do risco aumentado de eventos adversos.[23] Estima-se que 20% dos episódios de IRA estejam relacionados ao uso de drogas nefrotóxicas, e, em idosos, essa incidência atinge 66%.[24] Como já dito, os principais medicamentos relacionados são os AINE, o uso frequente de contraste em internações, antibióticos e medicamentos para o manejo de comorbidades cardiovasculares, como inibidores de enzima conversora de angiotensina e diuréticos.

Envelhecimento renal

Será mais bem elucidado no tópico a seguir.

ENVELHECIMENTO RENAL

Naturalmente, a função renal declina após os 40 anos,[25] no entanto os mecanismos moleculares exatos para que isso ocorra ainda não são bem esclarecidos.

O envelhecimento cursa com alterações semelhantes àquelas vistas na DRC. As modificações incluem a redução da taxa de filtração glomerular (TFG) e da ultrafiltração, associados ao aumento da pressão capilar, o que altera a sensibilidade renal aos vasoconstritores e vasodilatadores, com redução de sua capacidade autorregulatória e perda progressiva da reserva funcional.[8] Esse declínio na função renal foi considerado puramente fisiológico e não foi responsável por nenhuma condição comórbida.[26]

As mudanças estruturais decorrentes do envelhecimento incluem esclerose vascular, redução do peso renal e aumento da porcentagem de glomérulos escleróticos.[27] Atrofia tubular e fibrose intersticial com deposição de colágeno também ocorrem.[28] Arteriosclerose, hipertrofia medial e hialinose arteriolar tendem a se acumular com a idade, levando a isquemia glomerular e a degeneração do néfron.[28]

Embora o peso renal diminua após os 40 e 50 anos de idade, o volume renal não diminui de maneira paralela em grande parte como resultado da hipertrofia glomerular compensatória e/ou um aumento na gordura do seio.[27] Anormalidades observadas em exames de imagem (p. ex., contornos renais distorcidos, lobulação da superfície e tamanho acentuadamente diminuído) geralmente estão relacionadas a comorbidades e não ao processo de envelhecimento.[29]

Alterações macroscópicas do rim envelhecido envolvem principalmente calcificações parenquimatosas, cistos renais simples e estreitamento focal das artérias renais;[29] no entanto, nenhum desses fenótipos morfológicos implica prontamente um declínio da função renal.

No rim envelhecido, ocorre diminuição do reparo em razão de angiogênese prejudicada, redução da capacidade proliferativa, senescência celular e redução da resposta imune.[14] Isso foi comprovado por estudos de Kusaka após demostrar que ratos mais velhos sofriam danos renais mais graves que aqueles mais jovens, durante estímulos de isquemia e reperfusão, apresentando níveis reduzidos de antioxidantes e maior estresse oxidativo.[30] Resumimos no Quadro 1 as alterações decorrentes do envelhecimento renal.

CAUSAS DE INJÚRIA RENAL AGUDA

A maior parte das etiologias relacionadas à IRA no idoso é atribuída conforme julgamento clínico e história, entendendo sempre o risco-benefício de indicação de biópsia nesses pacientes. Os efeitos da polifarmácia e da toxicidade medicamentosa exacerbam o aumento da suscetibilidade dos idosos a essa

QUADRO 1 Alterações do envelhecimento renal

Envelhecimento renal
1. Redução da massa renal total
2. Glomeruloesclerose
3. Redução do parênquima cortical
4. Espessamento da membrana basal glomerular
5. Expansão mesangial
6. Redução da quantidade e comprimento dos túbulos
7. Espessamento da parede vascular
8. Redução no fluxo renal (10% a cada década após os 40 anos)
9. Redução da TFG (aproximadamente 1 mL/min/ano a partir dos 45 anos)
10. Redução da osmolalidade urinária
11. Aumento da suscetibilidade à apoptose
12. Redução de fatores de crescimento renais (EGF, IGF-1, VEGF)

EGF: fator de crescimento epidérmico; IGF-1: fator de crescimento semelhante à insulina; TGF: taxa de filtração glomerular; VEGF: fator de crescimento do endotélio vascular.
Fonte: Chang-Panesso (2021).[14]

condição. Drogas comumente associadas à IRA são frequentemente coprescritas ou multiprescritas para adultos mais velhos.[31]

Os estudos variam na etiologia das causas de IRA, mas estas não diferem nos idosos e na população geral. De acordo com um estudo, a isquemia (hipovolemia/hipotensão) foi responsável por metade dos casos de IRA, seguida de cirurgia (33,3%), sepse (10%) e nefrotoxicidade (3%).[32] Outros estudos maiores sugeriram necrose tubular aguda (NTA) como a causa mais comum (39%), e condições pré-renais foram responsáveis por 30%.[33] Em um trabalho brasileiro com 200 pacientes idosos, a etiologia mais comum foi NTA associada à sepse (48,1%).[34]

O uso prolongado de drogas como os AINE, que atenuam a função da prostaglandina, atua sinergicamente com processos que reduzem o volume arterial e a pressão de perfusão, aumentando a captação e a isquemia da droga ao longo da artéria proximal. Não surpreende, portanto, que IRA relacionada a medicamentos seja comum entre adultos mais velhos e uma reação adversa comum que resulta em internação ou em seu prolongamento.[35] O uso de novos AINE dobra esse risco em adultos ≥ 65 anos.[35] Vale lembrar que muitos casos de IRA relacionada a medicamentos resultam de práticas de prescrição inadequadas.[36]

A Figura 1 esquematiza as possíveis causas de IRA em idosos.

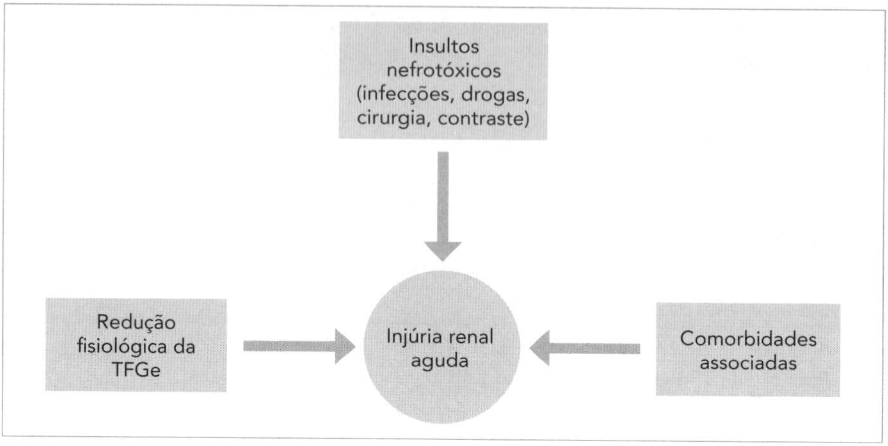

FIGURA 1 Fatores associados à injúria renal aguda no idoso.
TFGe: taxa de filtração glomerular estimada.
Fonte: adaptada de Medina-Liabres e Kim (2020).

DEFINIÇÃO E DIAGNÓSTICO

O sistema utilizado para diagnosticar e classificar a IRA é o KDIGO (*Kidney Disease: Improving Global Outcomes*) de 2012.[38] Por esses critérios, a IRA é definida na presença de aumento na creatinina sérica ou redução do débito urinário e classificada conforme o Quadro 2.

QUADRO 2 Classificação da IRA pelo KDIGO, 2012

Estágio	Creatinina	Débito urinário
1	Aumento na creatinina em 1,5-1,9 vez o valor basal ou aumento ≥ 0,3 mg/dL	< 0,5 mL/kg/hora por 6-12 horas
2	Aumento na creatinina em 2-2,9 vezes o valor basal	< 0,5 mL/kg/hora por ≥ 12 horas
3	Aumento na creatinina em 3 vezes o valor basal ou Cr ≥ 4 mg/dL ou indicação de TRS	< 0,3 mL/kg/hora por ≥ 24 horas ou anúria por ≥ 12 horas

TRS: terapia renal substitutiva.
Fonte: adaptado de KDIGO, 2012.

Uma discussão relevante é o uso da creatinina como marcador da IRA em pacientes idosos, pois seus níveis sofrem interferência da dieta, massa muscular e de alguns medicamentos. Na população idosa, principalmente em idosos frágeis sarcopênicos, ela pode estar falsamente reduzida e não refletir de forma fidedigna a real taxa de filtração glomerular. Nesses casos, indica-se o uso de outro marcardor, a cistatina C.[39]

MANEJO DA INJÚRIA RENAL AGUDA NO IDOSO

A avaliação de risco e a deteção precoce aumentam o potencial de prevenção ou reversão da IRA, mas a atual forma de seu diagnóstico não inclui comorbidades, medicamentos ou procedimentos que podem alterar o manejo dessa condição.

As diretrizes de tratamento também não levam em consideração a heterogeneidade no estado de saúde ou seus efeitos em pacientes idosos.[40] Geralmente, elas se concentram em uma doença índice, porém frequentemente há mais de uma etiologia para a piora de função renal e os regimes de tratamento são complexos, caros e difíceis de seguir para essa população,[41] na qual as comorbidades são comuns.

Os princípios gerais do tratamento de IRA em idosos são semelhantes aos de outras populações e envolvem a avaliação das complicações com risco de vida, como distúrbios hidroeletrolíticos e acidobásicos e hipervolemia. Idosos são mais suscetíveis à sobrecarga hídrica, e intervenções precoces devem ser instituídas para evitar essa complicação.[42] Algumas terapias administradas a esses pacientes frágeis podem potencialmente fazer mais mal do que bem.[43]

Diante da piora de função renal, além de buscar sua etiologia, deve-se:

- Descontinuar drogas nefrotóxicas. O uso criterioso de medicamentos, incluindo ajustes de dose para disfunção renal e hepática, é vital para o manejo adequado das complicações.
- Assegurar que o paciente esteja euvolêmico. Corrigir hipovolemia com cristaloides, principalmente salina a 0,9% ou Ringer lactato. Na escolha da solução, avaliar acidose e dosagem sérica de sódio. A salina a 0,9% possui maior carga de sódio e potencial acidificante, enquanto o ringer lactato possui menor concentração de sódio e maior potencial alcalinizante. No entanto, a sobrecarga de sal e água é uma complicação inevitável que predispõe os pacientes ao acúmulo de líquido, que pode ocorrer rapidamente e levar semanas para ser resolvido.[44]
- Garantir estabilidade hemodinâmica. A hipotensão perpetua a lesão renal.
- Monitorizar débito urinário e evolução da creatinina.
- Evitar disglicemias.
- Evitar contraste endovenoso iodado. No entanto, é importante destacar que, se o exame contrastado for essencial para diagnóstico ou estratificação, ele deve ser realizado.

- Descartar causas pós-renais. A ultrassonografia de vias urinárias é essencial para sua exclusão, sendo doenças prostáticas comuns no homem idoso. A ultrassonografia também pode trazer informações quanto ao aspecto de doença renal crônica, quando essa informação é desconhecida.
- Assegurar suporte nutricional. O mau estado nutricional, principalmente no momento da internação na UTI, também está associado a maior risco de mortalidade[45] e, nos pacientes com IRA, menos da metade apresenta estado nutricional normal[46] ou recebe suporte nutricional.

Diálise no idoso

O início da TRS na IRA é uma questão controversa, incluindo-se aí as discussões sobre início precoce *versus* tardio e dose de diálise ideal. No entanto, quando se trata de idosos, a decisão compartilhada em relação à expectativa de vida deve fazer parte do plano de tratamento.[47] O planejamento de cuidados avançados ajuda a identificar as preferências do paciente. Um teste de diálise por tempo limitado pode ser outra opção.[48] Modelos prognósticos para idosos com IRA ainda não estão disponíveis, assim as decisões sobre iniciar ou descontinuar a TRS ainda são feitas individualmente, não se utilizando apenas a idade como critério definidor.

As complicações desse tratamento (Quadro 3) são semelhantes em todas as faixas etárias, mas deve-se ter cautela na realização de diálise em pacientes mais velhos por sua maior suscetibilidade a elas, provocada por alterações fisiológicas relacionadas à idade.

Complicações do acesso vascular, do procedimento em si e da anticoagulação podem surgir durante as terapias dialíticas. Infelizmente, nenhum estudo avaliou especificamente as complicações agudas da diálise em idosos criticamente enfermos.

A decisão sobre iniciar a diálise não deve depender somente dos níveis séricos de creatinina ou da diurese, mas sim da condição médica do paciente e do curso da doença. Embora os dados sobre o momento adequado e a intensidade da diálise em idosos sejam escassos, os resultados de uma revisão realizada concluem que as recomendações são as mesmas daquelas para a população em geral com lesão renal aguda (LRA).

QUADRO 3 Complicações da diálise

Acesso vascular	
Colocação do cateter	■ Trombose. ■ Hemorragia. ■ Hemotórax. ■ Pneumotórax. ■ Tamponamento pericárdico. ■ Arritmias. ■ Embolia gasosa.
Disfunção do cateter	■ Recirculação de sangue. ■ Redução do *clearance* de solutos. ■ Coagulação precoce do filtro.
Infecção	
Anticoagulação	
Heparina	■ Sangramento. ■ Hemólise. ■ Plaquetopenia. ■ Trombose. ■ Isquemia de membro.
Anticoagulação regional com citrato	■ Hipocalcemia. ■ Alcalose metabólica. ■ Hipernatremia. ■ Intoxicação por citrato. ■ Acidose metabólica.
Circuito extracorpóreo	■ Embolia gasosa. ■ Bioincompatibilidade. ■ Ativação imune. ■ Reações anafilactoides.
Remoção de fluidos	Instabilidade hemodinâmica.
Distúrbios hidroeletrolíticos	■ Hipofosfatemia. ■ Hipocalcemia. ■ Hipocalemia. ■ Hipo ou hipernatremia.

Fonte: adaptado de Medina-Liabres e Kim (2020).

PROGNÓSTICO

Pacientes idosos com IRA têm desfechos piores do que os que não evoluem com essa condição durante a internação. Além disso, eles apresentam pior prognóstico, com maior mortalidade a curto e longo prazo, mesmo após a alta hospitalar.[49]

Estudos clínicos, como a análise italiana retrospectiva publicada por Fabbian et al., em 2019,[50] mostraram que, em pacientes idosos com IRA, a mortalidade intra-hospitalar é uma complicação frequente que afeta mais de 25% dessa população, sendo os principais fatores de risco para esse desfecho a presença de muitas comorbidades, a necessidade de diálise e a sepse. Já dados americanos mostraram que a mortalidade intra-hospitalar naqueles com IRA com mais de 66 anos era de 8,2%, enquanto a mortalidade naqueles sem IRA era de cerca de 1,8%. Quando os pacientes que tiveram alta para hospitais de retaguarda foram incluídos na taxa de mortalidade, os números se tornaram ainda mais discrepantes, sendo 13,2% para aqueles com IRA e 3,8% para aqueles sem IRA.[51]

No entanto, os maus resultados não foram demostrados em todos os trabalhos. Um estudo retrospectivo na Alemanha com 424 pacientes relatou que o prognóstico da IRA em pacientes idosos não era necessariamente pior do que em pacientes de meia-idade.[52] Os participantes foram estratificados por idade ($\leq$ 80 e > 80 anos), e o desfecho primário foi morte ou dependência de diálise na alta hospitalar. O número de pacientes que atingiram o desfecho primário foi semelhante nos dois grupos (20,4% *vs.* 18%; OR, 1,17; IC 95%, 0,703 a 1,948). Os autores concluíram que o curso e o prognóstico da IRA não são diferentes na população idosa. Apesar desse resultado, para os pacientes que necessitam de diálise no contexto de IRA o prognóstico é pior, sendo relatadas taxas de mortalidade que variam entre 31 e 80% nesse grupo de pacientes.[53]

Dentre os pacientes que sobrevivem a um episódio de IRA, há ainda o risco de evolução para DRC. Estima-se que mais de 30% não irão recuperar a função renal basal e evoluem com risco de progressão da doença.[53] Em Ishani et al.,[54] pacientes idosos ($\geq$ 67 anos) com IRA tiveram 6,74 vezes mais chances de desenvolver doença renal terminal do que aqueles sem IRA, após ajuste para idade, sexo, raça, diabetes, hipertensão e DRC. Além disso, entre os pacientes com IRA, mas sem história de DRC, a DRC ocorreu em 2 anos em 72,1%.

A idade pode afetar o prognóstico dos pacientes que desenvolvem IRA, mas os achados não são consistentes. Com base em uma revisão,[37] a idade avançada pode ser considerada forte preditor de desfecho; no entanto, outros parâmetros devem ser considerados, como a gravidade da doença e a presença de falência de múltiplos órgãos.

CONCLUSÃO

Apoiar os indivíduos a viver não apenas uma vida longa, mas também uma vida saudável e produtiva, representa um grande desafio social. Do ponto de vista médico, isso envolve a necessidade de uma compreensão mais abrangente do papel que os fatores de risco modificáveis desempenham na etiologia da doença aguda em idosos, com o objetivo final de encontrar soluções para ajudar a mitigar esses riscos.

A literatura recente não sustenta a hipótese de que pacientes mais velhos, apenas em função de sua idade, estejam fadados a desfechos piores, então, uma vez estabelecido o diagnóstico de IRA, medidas de suporte como TRS não devem ser suspensas em razão apenas da idade avançada. Resultados razoáveis são obtidos na maioria dos pacientes idosos com IRA, e o médico deve se concentrar em seu reconhecimento e tratamento.

Referências bibliográficas

1. Rudnicka E, Napierala P, Podfigurna A, Mekzekalski B, Smolarczyk R, Grymowicz M. The World Health Organization (WHO) approach to healthy ageing. Maturitas. 2020;139(139):6-11.
2. Mehta RL, Kellum JA, Shah SV, Molitoris BA, Ronco C, Warnock DG, et al. Acute Kidney Injury Network: report of an initiative to improve outcomes in acute kidney injury. Crit Care. 2007;11(2):R31.
3. Chertow GM, Burdick E, Honour M, Bonventre JV, Bates DW. Acute kidney injury, mortality, length of stay, and costs in hospitalized patients. J Am Soc Nephrol. 2005;16(11):3365-70.
4. Hoste EAJ, Kellum JA, Selby NM, Zarbock A, Palevsky PM, Bagshaw SM, et al. Global epidemiology and outcomes of acute kidney injury. Nat Rev Nephrol. 2018;14(10):607-25.
5. Hoste EAJ, Bagshaw SM, Bellomo R, Cely CM, Colman R, Cruz DN, et al. Epidemiology of acute kidney injury in critically ill patients: the multinational AKI-EPI study. Intensive Care Med. 2015;41(8):1411-23.
6. Collins AJ, Foley RN, Chavers B, Gilbertson D, Herzog C, Ishani A, et al. US Renal Data System 2013 Annual Data Report. Am J Kidney Dis. 2014;63(1)(Suppl:A7).
7. Lai C-F, Wu W-C, Huang T-M, Yeh Y-C, Wang K-C, Han Y-Y, et al. Kidney function decline after a non-dialysis-requiring acute kidney injury is associated with higher long-term mortality in critically ill survivors. Crit Care. 2012; 16(4):R123.
8. Anderson S, Eldadah B, Halter JB, Hazzard WR, Himmelfarb J, Horne FM, et al. Acute kidney injury in older adults. J Am Soc of Nephrol. 2011;22(1): 28-38.
9. Ronco C, Cicoira M, Mccullough PA. Cardiorenal syndrome type 1. J Am Coll Cardiol. 2012;60(12):1031-42.
10. Arora P, Rajagopalam S, Ranjan R, Kolli H, Singh M, Venuto R, et al. Preoperative use of angiotensin-converting enzyme inhibitors/angiotensin receptor blockers is associated with increased risk for acute kidney injury after cardiovascular surgery. Clin J Am Soc Nephrol. 2008;3(5):1266-73.
11. Lafrance J-P, Miller DR. Selective and non-selective non-steroidal anti-inflammatory drugs and the risk of acute kidney injury. Pharmacoepidemiol Drug Saf. 2009;18(10):923-31.
12. Mori J, Ohashi K, Yamaguchi T, Ando M, Hirashima Y, Kobayashi T, et al. Risk Assessment for acute kidney injury after allogeneic hematopoietic stem cell transplantation based on acute kidney injury network criteria. Intern Med. 2012;51(16):2105-10.

13. Ruilope LM, Lahera V, Rodicio JL, Romero JC. Are renal hemodynamics a key factor in the development and maintenance of arterial hypertension in humans? Hypertension (Dallas, Tex.: 1979). 1994;23(1):3-9.
14. Chang-Panesso M. Acute kidney injury and aging. Pediatr Nephrol. 2021;36(10):2997-3006.
15. Franklin SS, Gustin 4th W, Wong ND, Larson MG, Weber MA, Kannel WB, et al. Hemodynamic patterns of age-related changes in blood pressure. Circulation. 1997;96(1): 308-15.
16. Franklin SS, Jacobs MJ, Wong ND, L'Italien GJ, Lapuerta P. Predominance of isolated systolic hypertension among middle-aged and elderly US hypertensives. Hypertension. 2001;37(3):869-74.
17. Stevens LA, Li S, Wang C, Huang C, Becker BN, Bomback AS, et al. Prevalence of CKD and comorbid illness in elderly patients in the United States: results from the Kidney Early Evaluation Program (KEEP). Am J Kidney Dis. 2010;55(3):S23-S33.
18. CDC. Chronic Kidney Disease in the United States, 2021. Available: https://www.cdc.gov/kidneydisease/publications-resources/ckd-national-facts.html.
19. Fonarow GC, Heywood JT. The confounding issue of comorbid renal insufficiency. Am J Med. 2006;119(12 Suppl 1):S17-25.
20. Lorenzo I, Serra-Prat M, Yébenes JC. The role of water homeostasis in muscle function and frailty: a review. Nutrients. 2019;11(8).
21. Frangeskou M, Lopez-Valcarcel B, Serra-Majem L. Dehydration in the elderly: a review focused on economic burden. J Nutr Health Aging. 2015;19(6): 619-27.
22. Pavkov M.E, Harding JL, Burrows NR. Trends in hospitalizations for acute kidney injury – United States, 2000-2014. MMWR Morb Mortal Wkly Rep. 2018;67(10):289-93.
23. Chang Y-P, Huang S-K, Tao P, Chien C-W. A population-based study on the association between acute renal failure (ARF) and the duration of polypharmacy. BMC Nephrol. 2012;13(1).
24. Wang X, Bonventre J, Parrish A. The aging kidney: increased susceptibility to nephrotoxicity. Int J Mol Sci. 2014;15(9):15358-76.
25. Lindeman RD, Goldman R. Anatomic and physiologic age changes in the kidney. Exp Gerontol. 1986;21(4-5):379-406.
26. Lindeman RD, Tobin J, Shock NW. Longitudinal studies on the rate of decline in renal function with age. J Am Geriat Soc. 1985;33(4):278-85.
27. Rule AD, Semret MH, Amem H, Cornell LD, Taler SJ, Lieske JC, et al. Association of kidney function and metabolic risk factors with density of glomeruli on renal biopsy samples from living donors. Mayo Clin Proc. 2011;86(4):282-90.
28. Rule AD, Amer H, Cornell LD, Taler SJ, Cosio FG, Kremers WK, et al. The association between age and nephrosclerosis on renal biopsy among healthy adults. Ann Intern Med. 2010;152(9):561-7.
29. Glassock RJ, Rule AD. The implications of anatomical and functional changes of the aging kidney: with an emphasis on the glomeruli. Kidney Int. 2012;82(3):270-7.
30. Kusaka J, Koga H, Hagiwara S, Hassegawa A, Kudo K, Noguchi T, et al. Age-dependent responses to renal ischemia-reperfusion injury. J Surg Res. 2012;172(1):153-8.
31. Formica M, Politano P, Marazzi F, Tamagnone M, Serra I, Marengo M, et al. Acute kidney injury and chronic kidney disease in the elderly and polypharmacy. Blood Purif. 2018; 46(4):332-6.

32. Gong Y, Zhang F, Ding F, Gu Y. Elderly patients with acute kidney injury (AKI): clinical features and risk factors for mortality. Arch Gerontol Geriatr. 2012; 54(2):e47-e51.
33. Akposso K, Hertig A, Couprie R, Flahaut A, Alberti C, Karras GA, et al. Acute renal failure in patients over 80 years old: 25-years' experience. Intensive Care Med. 2000; 26(4):400-6.
34. Yokota LG, Sampaio BM, Rocha E, Balbi AL, Ponce D. Acute kidney injury in elderly intensive care patients from a developing country: clinical features and outcome. Int J Nephrol Renovasc Dis. 2017;10:27-33.
35. Winkelmayer WC, Waikar SS, Mogun H, Solomon DH. Nonselective and cyclooxygenase-2-selective NSAIDs and acute kidney injury. Am J Med. 2008;121(12):1092-8.
36. Spinewine A, Schmader KE, Barber N, Hughes C, Lapane KL, et al. Appropriate prescribing in elderly people: how well can it be measured and optimised? Lancet. 2007; 370(9582):173-84.
37. Medina-Liabres KRP, Kim S. Continuous renal replacement therapy in elderly with acute kidney injury. Korean J Intern Med. 2020;35(2):284-94.
38. Khwaja A. KDIGO clinical practice guidelines for acute kidney injury. Nephron. 2012;120(4):c179-c184.
39. Bevc S, Hoojs N, Knethl M, Ekart R, Hojs R. Cystatin C as a predictor of mortality in elderly patients with chronic kidney disease. Aging Male. 2017;22(1):62-7.
40. Kent DM, Kitsios G. Against pragmatism: on efficacy, effectiveness and the real world. Trials. 2009;10(1).
41. Boyd CM, Darer J, Boult C, Fried LP, Boult L, Wu AW. Clinical practice guidelines and quality of care for older patients with multiple comorbid diseases: implications for pay for performance. JAMA. 2005;294(6):716-24.
42. Macedo E, Bouchard J, Soroko SH, Chertow GM, Himmelfarb J, Ikizler TA, et al. Fluid accumulation, recognition and staging of acute kidney injury in critically-ill patients. Crit Care. 2010;14(3):R82.
43. Cheung CM, Ponnusamy A, Anderton JG. Management of acute renal failure in the elderly patient. Drugs Aging. 2008;25(6):455-76.
44. Plank LD, Connolly AB, Hill GL. Sequential changes in the metabolic response in severely septic patients during the first 23 days after the onset of peritonitis. Ann Surg. 1998; 228(2):146-58.
45. Abel RM, Beck CH, Abbott WM, Ryan Jr JA, Barnett GO, Fischer JE. Improved survival from acute renal failure after treatment with intravenous essential L-amino acids and glucose. N Engl J Med. 1973;288(14):695-9.
46. Fiaccadori E, Lombardi M, Leonardi S, Rotelli CF, Tortorella G, Borghetti A. Prevalence and clinical outcome associated with preexisting malnutrition in acute renal failure. J Am Soc Nephrol. 1999;10(3):581-93.
47. Berger JR, Hedayati SS. Renal replacement therapy in the elderly population. Clin J Am Soc Nephrol. 2012;7(6):1039-46.
48. Quill TE, Holloway R. Time-limited trials near the end of life. JAMA. 2011;306(13):1483.
49. Bagshaw SM, Laupland KB, Doig CJ, Mortis G, Fick GH, Mucenski M, et al. Prognosis for long-term survival and renal recovery in critically ill patients with severe acute renal failure: a population-based study. Crit Care. 2005;9(6):R700-R709.
50. Fabbian F, Savriè C, De Giorgi A, Cappadona R, Di Simone E, Boari B, et al. Acute kidney injury and in-hospital mortality: a retrospective analysis of a nationwide administrative database of elderly subjects in Italy. J Clin Med. 2019;8(9):1371.

51. Saran R, et al. US Renal Data System 2018 Annual Data Report: epidemiology of kidney disease in the United States. Am J Kidney Dis. 2019;73(3):A7-A8.
52. Funk I, Seilbert E, Markau S, Girndt M. Clinical course of acute kidney injury in elderly individuals above 80 years. Kidney Blood Press Res. 2016;41(6):947-55.
53. Rosner MH. Acute kidney injury in the elderly. Clin Geriatr Med. 2013;29(3):565-78.
54. Ishani A, Xue JL, Himmelfarb J, Eggers PW, Kimmel PL, Molitoris BA, et al. Acute kidney injury increases risk of ESRD among elderly. J Am Soc Nephrol. 2008;20(1):223-8.

28

Distúrbios do sódio, do potássio e do cálcio

Isabela Akie Shin-Ike
Juliana Boni Cruz

DISTÚRBIOS DO SÓDIO

Hiponatremia

Introdução

A hiponatremia é definida como uma concentração sérica de sódio < 135 mEq/L e é o distúrbio hidreletrolítico mais comum na população geriátrica e na prática clínica como um todo. Possui como fator de risco independente a idade, mas a polifarmácia, o baixo índice de massa corporal (IMC), o sexo feminino e a hospitalização prolongada são alguns fatores que podem contribuir para o aumento de sua prevalência.

Esse distúrbio do sódio na maioria das vezes é causado por uma falha na excreção renal de água, geralmente devido à incapacidade de suprimir a secreção do hormônio antidiurético (ADH). Na população geriátrica isso pode acontecer por um déficit de sensibilidade dos receptores responsáveis pela queda do nível de sódio no plasma sanguíneo, o que gera menor precisão da neuro-hipófise e uma produção excessiva de ADH, resultando assim em menor eliminação de água e maior retenção de sódio. Idosos também têm menor quantidade de vasopressinase, enzima responsável por inibir a ação do ADH. Outra disfunção comum nessa população é o nível de hormônio peptídeo natriurético atrial elevado, o que aumenta a excreção de sódio.

Avaliação e classificação

Ao deparar-se com uma pessoa idosa e sódio sérico < 135 mEq/L, a abordagem inicial poderá ser dividida em 3 passos. O primeiro passo é avaliar a osmolalidade sérica, para a qual o método ideal é a aferição direta por osmômetro, mas na prática clínica faz-se utilizando-se a fórmula [osmolalidade sérica = (2 × Na) + glicose/18 + ureia/6]. A hiponatremia será hiposmótica se osmolalidade < 275 mOsm/kg, isosmótica se entre 275 e 290 mOsm/kg e hiperosmótica se > 290 mOsm/kg.

Ainda no primeiro passo, deve-se afastar a existência de pseudo-hiponatremia, que pode ter osmolalidade sérica elevada, como na hiperglicemia, ou normal, como é o caso de hiperproteinemias e dislipidemias graves. No primeiro caso deve-se calcular o sódio corrigido por meio da formula [Na corrigido = Na medido + (1,6 × glicemia/100)], e a simples correção da glicemia acarretará a normalização dos níveis de sódio. No Quadro 1 estão listadas causas de hiponatremia isosmolar e hiperosmolar. Outro item a ser avaliado no primeiro passo é a utilização de medicamentos, muito comum na população geriátrica, geralmente submetida à polifarmácia (Quadro 2).

QUADRO 1 Causas de hiponatremia isosmótica e hiperosmótica

Hiponatremia isosmótica	Hiponatremia hiperosmótica
▪ Hiperlipidemia. ▪ Hiperproteinemia (mieloma múltiplo). ▪ Infusão de soluções isotônicas (glicose, manitol, glicina, glicerol, sorbitol, etanol).	▪ Hiperglicemia. ▪ Infusão de soluções hipertônicas (glicose, manitol, glicina, glicerol).

QUADRO 2 Medicamentos associados à hiponatremia

- Diuréticos tiazídicos.
- Antidepressivos tricíclicos (amitriptilina, imipramida), inibidores seletivos da recaptação da serotonina (fluoxetina – mais comum, citalopram), venlafaxina.
- Antipsicóticos (haloperidol).
- Antibióticos (ciprofloxacino, sulfametoxazol-trimetoprina).
- Antiarrítmicos (amiodarona).
- Anti-hipertensivos (iECA, BRA).
- Antineoplásicos (vincristina, vimblastina, cisplatina, carboplatina, agentes alquilantes, metotrexato).
- Inibidores de bomba de prótons, anti-inflamatórios não esteroides.

BRA: bloqueador do receptor de angiotensina; iECA: inibidor da enzima conversora de angiotensina.

Uma vez descartada a pseudo-hiponatremia, segue-se para o segundo passo, que consiste em classificar a hiponatremia hiposmótica, o tipo mais prevalente, em hipovolêmica, normovolêmica ou hipervolêmica. Isso será feito observando o volume extracelular. De maneira prática, realizando exame físico e anamnese detalhados, em busca de sinais que sugiram um quadro de hipervolemia ou hipovolemia. No Quadro 3, estão listados alguns dados da anamnese, exame físico e laboratório que podem ajudar nessa classificação.

QUADRO 3 Diferenciação entre hiponatremia hiposmótica hipovolêmica e hipervolêmica

Investigação	Hipervolemia	Hipovolemia
Anamnese	Relato de insuficiência cardíaca ou hepática, ganho de peso de maneira rápida nos últimos dias, aumento da ingestão hídrica.	Relato de vômitos, diarreia, uso de diuréticos, doença renal.
Exame físico	Sinais de congestão (edema de MMII e região sacral – principalmente em idosos acamados –, turgência jugular, estertores na ausculta pulmonar).	Sinais de desidratação (mucosas secas, hipotensão, taquicardia, sinal da prega cutânea).
Laboratório	Excreção urinária de sódio > 20 mEq/L.	Excreção urinária de sódio < 20 mEq/L, ureia alta, aumento do hematrócrito.

MMII: membros inferiores.

Realizada a classificação da hiponatremia hiposmótica em hipo, normo ou hipervolêmica, segue-se para o terceiro passo, que é a dosagem de sódio urinário e posterior determinação de possíveis causas para o distúrbio do sódio em cada paciente. Na Figura 1, o fluxograma resume os passos descritos até agora e reúne algumas causas de hiponatremia de acordo com a volemia apresentada pelo paciente.

Tratamento

Nesta etapa, o objetivo é a estabilização do paciente para a correção da causa-base do distúrbio hidreletrolítico, e para isso é primordial conhecer seu estado volêmico. No caso da hiponatremia hipovolêmica, o alvo inicial é a correção do volume circulante e para isso será administrada solução fisiológica a 0,9%. Nesses casos, a restauração volêmica resultará na redução dos níveis de ADH e, consequentemente, na normalização do sódio sérico. Se apesar dessa medida a hiponatremia persistir ou se houver a presença de sintomas em grande intensidade (Quadro 4), está indicada a administração de solução hipertônica 3% (513 mEq/L), obedecendo à recomendação de não permitir uma variação de sódio maior que 12 mEq/L em 24 horas, sob o risco de desmielinização osmótica (Quadro 5).

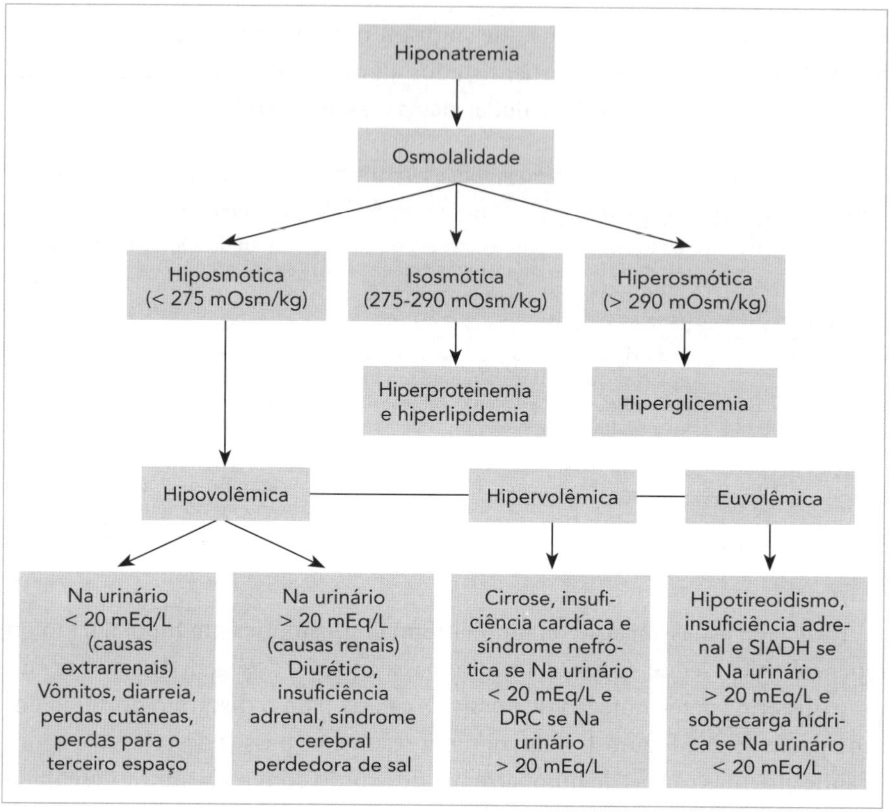

FIGURA 1 Algoritmo para classificação da hiponatremia.
DRC: doença renal crônica; SIADH: secreção inapropriada do hormônio antidiurético.

QUADRO 4 Sintomas associados à hiponatremia

- Cefaleia.
- Náuseas e vômitos.
- Letargia.
- Psicose.
- Ataxia e distúrbios da marcha.
- Edema pulmonar não cardiogênico.
- Convulsões.
- Coma.

Nos casos de hiponatremia hipervolêmica o tratamento é feito por meio da restrição de água para 800 a 1.000 mL/dia e a associação de diuréticos de alça, como a furosemida, pode ser realizada. Já nas hiponatremias euvolêmicas daremos destaque à secreção inapropriada do hormônio antidiurético (SIADH), cujo único tratamento definitivo é o da causa. Nessa patologia a maioria das

QUADRO 5 Etapas para o cálculo da solução hipertônica 3%

Etapas	
Preparação da solução 3% = 513 mEq/L de sódio	890 mL de NaCl 0,9% + 110 mL de NaCl 20% (1.000 mL de solução 3%, com 513 mEq de sódio)
Cálculo da variação de sódio – aumento do sódio sérico com 1 litro de solução 3% (< 12 mEq/L em 24 horas)	Variação de sódio = Na solução* – Na paciente/ ACT + 1
Cálculo da velocidade de administração (mL/hora)	Para 1.000 mL de solução 3% ao dia, a 42 mL/ hora, haverá um aumento em mEq de sódio igual ao calculado pela fórmula anterior

* Na solução = 513 mEq.
ACT: água corporal total: 0,5 x peso para homens idosos e 0,45 x peso para mulheres idosas.

causas está relacionada ao sistema nervoso central (estruturais, metabólicas, psiquiátricas, farmacológicas) e aos pulmões (neoplasias), uma vez que a secreção de ADH é coordenada por essas estruturas por meio de osmorreceptores, barorreceptores e estímulos nervosos. Na população idosa é indispensável a investigação do uso de medicações, principalmente os inibidores seletivos da recaptação de serotonina, em especial a fluoxetina. No paciente sintomático está indicada a solução hipertônica 3%, seguindo as mesmas orientações do paciente com hipovolemia, e um diurético de alça pode ou não ser associado. Já nos pacientes assintomáticos o tratamento indicado é a restrição hídrica até que o tratamento da causa seja implementado. No Quadro 6, estão listados os critérios diagnósticos para SIADH.

QUADRO 6 Critérios diagnósticos para SIADH

▪ Osmolalidade plasmática < 270 mOsmol/kg.
▪ Concentração urinária > 100 mOsmol/kg.
▪ Euvolemia clínica.
▪ Ausência de doença suprarrenal, tireoidiana, pituitária, renal ou uso de diuréticos.

SIADH: secreção inapropriada do hormônio antidiurético.

Exemplo prático

Paciente masculino, 70 kg, 80 anos, com sódio sérico 113 mEq/L, com vômitos e letargia.

- Etapa 1: preparar a solução 3% (paciente com sintomas graves).

890 mL de NaCl 0,9% + 110 Ml de NaCl 20% = 1.000 mL de solução 3%, com 513 mEq de sódio

- Etapa 2: calcular a variação de sódio

> Na solução – Na paciente/ACT + 1 = 513 – 113/(70 × 0,5) +1 = 400/35 + 1 = 11,1

- Etapa 3: como a variação de sódio calculada está dentro da margem de segurança para a administração em 24 horas, poder-se manter a velocidade de 42 mL/hora e, após 24 horas, tem-se um sódio sérico de 124.

Se o cálculo da variação de sódio não resultar em um valor seguro para ser feito em 24 horas, basta reduzir a velocidade de administração.

Em suma, a hiponatremia é o distúrbio hidreletrolítico mais prevalente na população geriátrica, e seu reconhecimento no pronto-socorro é indispensável. Quando diagnosticada, deve ter causas de pseudo-hiponatremia excluídas e sua osmolalidade calculada. A hiponatremia hiposmolar deve então ser diferenciada pela volemia e suas possíveis causas elencadas com base no valor de sódio urinário.

O tratamento dependerá diretamente da volemia e da gravidade dos sintomas apresentados pelo paciente, e a reposição de sódio nunca deve exceder 12 mEq/L em 24 horas, sob o risco de síndrome da desmielinização osmótica. Uma vez instituída a correção do sódio sérico, estabelecer a causa para o distúrbio e tratá-la oferecerá ao paciente a estabilidade clínica desejada.

Hipernatremia

A hipernatremia é definida por um valor de sódio sérico > 145 mEq/L, e sua prevalência esta aumentada na população idosa. Isso se deve à diminuição da percepção da sede, incapacidade de garantir a ingesta hídrica adequada em pacientes com pouca funcionalidade e incapacidade renal de manter o equilíbrio osmótico. Em geral, os pacientes com hipernatremia ou não têm acesso à água ou estão com uma doença aguda grave ou têm *diabetes insipidus*.

Diferentemente da hiponatremia, a hipernatremia sempre estará associada a um estado hiperosmolar e tem como causa principal a hipovolemia. Pode ser causada, com menor frequência, por uma administração excessiva de sódio. Na Figura 2, estão resumidos os passos para a classificação e o tratamento da hipernatremia.

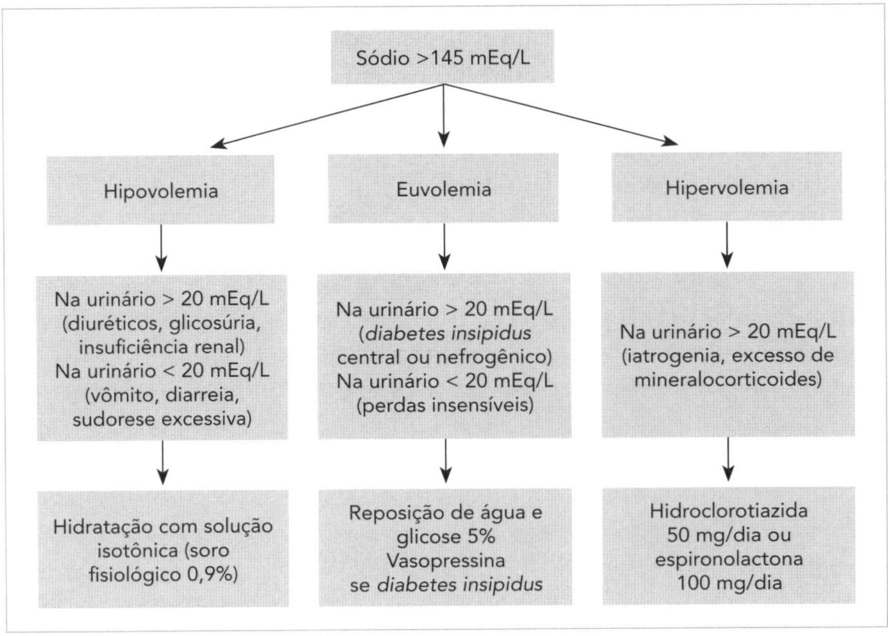

FIGURA 2 Classificação e tratamento da hipernatremia.

A correção rápida da hipernatremia pode levar a edema cerebral iatrogênico, portanto, a taxa máxima de redução do sódio sérico deve ser de 0,5 a 1 mEq/l por hora, não se devendo corrigir em mais de 12 mEq em 24 horas.

DISTÚRBIOS DO POTÁSSIO

Hipocalemia

A hipocalemia é um problema comum na população geriátrica, uma vez que esse grupo apresenta maior prevalência de uso de medicações espoliadoras de potássio (principalmente diuréticos, como tiazídicos, furosemida), pode apresentar ingesta alimentar reduzida secundária a diversas causas, como má dentição, redução do apetite, disgeusia ou alteração do paladar, além de estar mais suscetível às perdas pelo trato urinário ou gastrointestinal (vômitos, diarreia). Idosos apresentam também maior risco de complicações decorrentes da hipocalemia, notadamente arritmias ameaçadoras à vida.

Um estudo de 2014 de Makam et al. evidenciou a presença de hipocalemia em 4,5% de uma população de 1.060 idosos com ≥ 65 anos que iniciaram o uso de diuréticos tiazídicos como tratamento para hipertensão arterial sistêmica.

É definida como níveis séricos de potássio < 3,5 mEq/L e pode ser estratificada da maneira apresentada na Tabela 1.

TABELA 1 Graus de hipocalemia

Grau	Níveis séricos
Leve	3,1-3,5 mEq/L
Moderada	2,5-3 mEq/L
Grave	< 2,5 mEq/L

Etiologia

1. Medicações que aumentam a excreção renal (Quadro 7).

QUADRO 7 Medicações espoliadoras de potássio

Diuréticos	Acetazolamida, tiazídicos (hidroclorotiazida, clortalidona, indapamida), diuréticos de alça (furosemida, bumetanida, ácido etacrínico)
Glico e mineralocorticoides	Fludrocortisona
Antibióticos	Penicilina G, ampicilina
Medicações associadas à depleção de magnésio	Cisplatina, foscarnet, anfotericina B, aminoglicosídeos

2. Medicações que aumentam a perda de potássio pelas fezes: poliestirenossulfonato de cálcio (Sorcal®).
3. Medicações que promovem a entrada no potássio na célula (Quadro 8).

QUADRO 8 Medicações espoliadoras de potássio

Beta-2-adrenérgicos: epinefrina, broncodilatadores (como salbutamol, fenoterol, terbutalina), descongestionantes nasais (como pseudoefedrina)		
Insulina	Cloroquina	Bicarbonato de sódio
Verapamil	Cafeína	Teofilina

4. Ingesta inadequada pela dieta: aportes de potássio < 1 g/dia (ou 25 mEq/d) podem causar depleção do potássio corporal.
5. Síndrome de realimentação.
6. Perda pelo trato gastrointestinal (Quadro 9).

QUADRO 9 Perda de potássio via trato gastrointestinal (TGI)

TGI alto	Vômitos (podem causar hipovolemia e alcalose com hiperaldosteronismo secundário, que, associado à bicarbonatúria, pode gerar perda urinária de potássio)
TGI baixo	Diarreia (infecciosa, laxativos, preparo intestinal, pólipos secretores, VIPoma), ileostomia, síndrome do intestino curto

7. Paralisia periódica hipocalêmica familiar: doença de herança autossômica dominante que apresenta quadros súbitos de paralisia muscular e hipocalemia grave, que pode ser desencadeada por ingestas elevadas de carboidrato ou sal, repouso após exercício físico extenuante.
8. Perda renal de potássio (Quadro 10).

QUADRO 10 Perda renal de potássio

Alcalose metabólica cloro-responsiva	Depleção de cloro causada por vômitos ou drenagem nasogástrica.
Alcalose metabólica cloro-resistente	Hiperaldosteronismo primário (adenoma ou carcinoma adrenal, hiperplasia adrenal bilateral), hiperplasia adrenal congênita (deficiência de 11-beta ou 17-alfa-hidroxilase), tumores secretores de renina, doença e síndrome de Cushing, produção ectópica de ACTH, hipertensão renovascular (estenose da artéria renal).
Acidose tubular renal tipo I (distal)	Condição potencialmente fatal, exige suplementação de potássio a longo prazo e correção com bicarbonato de sódio.

ACTH: hormônio adrenocorticotrófico.

9. Diabetes descompensado: diurese osmótica pode levar à perda de potássio.
10. Idosos com anemia megaloblástica após o início do tratamento tanto por ácido fólico quanto por vitamina B12 podem apresentar síntese celular maciça levando a hipocalemia grave.
11. Ingesta de bário: inibe a transferência de potássio para o meio extracelular.

Manifestações clínicas

Dependem do grau de hipocalemia e de sua velocidade de instalação e, em geral, ocorrem com concentrações séricas de potássio < 3 mEq/L (Quadro 11).

QUADRO 11 Sinais e sintomas da hipocalemia

Sistemas	Manifestações
Cardiovascular	Palpitações, bradi/taquiarritmias, bloqueio atrioventricular, potencialização da toxicidade de digitálicos, fibrilação ventricular, PCR em assistolia/AESP
Neuromuscular	Fraqueza, hiporreflexia, cãibras, parestesias, tetraparesia flácida, rabdomiólise
Trato gastrointestinal	Náuseas, vômitos, íleo, distensão abdominal, anorexia

AESP: atividade elétrica sem pulso; PCR: parada cardiorrespiratória.

Alterações eletrocardiográficas: presença de ondas U, achatamento da onda T, depressão do segmento ST, arritmias.

Investigação

A investigação inicia-se com história clínica detalhada e exame físico, além de dosagem de eletrólitos (incluindo magnésio sérico, cloro), glicemia, função renal, hormônio tireoestimulante (TSH), confirmar hipocalemia em nova ocasião.

Avaliação da excreção urinária de potássio permite as seguintes conclusões:

- < 15 mEq/dia sugere hipocalemias cujas perdas são de causa extrarrenal (principalmente trato gastrointestinal); em amostra isolada de urina: K^+/creatinina < 13.
- > 15 mEq/dia indica perda renal de potássio (alteração tubular ou hiperaldosteronismo); amostra isolada de urina: K^+/creatinina > 13; pode ser utilizado cálculo do gradiente transtubular de potássio (TTKG). A Figura 3 mostra a aplicabilidade clínica do TTKG.
- Cálculo do TTKG: (K^+ urinário × osmolalidade plasmática)/(osmolalidade urinária × K^+ plasmático).

Conduta

O tratamento deve ser direcionado para prevenir e tratar as complicações ameaçadoras à vida, com suporte clínico adequado (estabilização hemodinâmica e respiratória), tratamento da condição de base, reposição de potássio conforme a urgência e a gravidade da hipocalemia, considerando as comorbidades e a individualidade de cada idoso (Quadro 12).

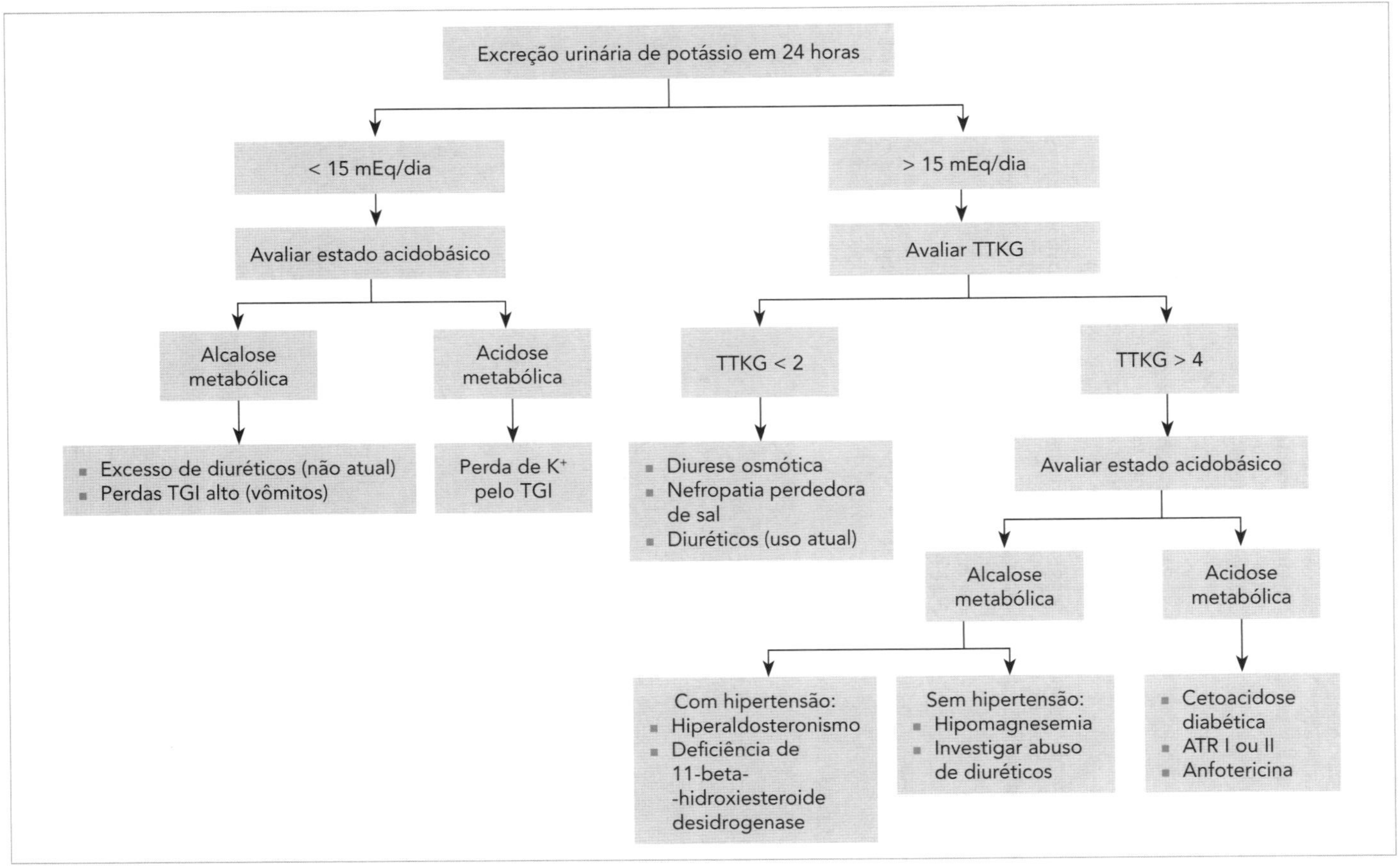

FIGURA 3 Investigação da hipocalemia.
ATR: acidose tubular renal; TGI: trato gastrointestinal; TTKG: gradiente de potássio transtubular.

QUADRO 12 Manejo de hipocalemia

Gravidade	Orientações
Hipocalemia leve (K^+: 3,1-3,5 mEq/L)	▪ Sem perda urinária de potássio: – Preferencialmente realizar a reposição via oral ao longo de dias a semanas (reposição do estoque corporal). – Sugestão: prescrição de 40-100 mEq/dia de forma fracionada. ▪ Com excreção urinária elevada associada e/ou hiperaldosteronismo primário: – Considerar a associação com diuréticos poupadores de potássio, como espironolactona ou amilorida. – Reposição via oral: xarope (cloreto de potássio 6%) ou em cápsula (cloreto de potássio 600 mg).
Hipocalemia moderada a grave (K^+ < 2,5-3 mEq/L) ou sintomática	▪ Reposição intravenosa (associar a reposição via oral): – K^+ entre 2,5-3 mEq/L: 20-40 mEq em soro fisiológico. – K^+ < 2,5 mEq/L: 40-80 mEq em soro fisiológico. ▪ Reduzir a dose em 50% em pacientes com disfunção renal associada. ▪ Dose máxima diária 240-400 mEq/dia. ▪ Manutenção até a resolução dos sintomas e níveis séricos > 3 mEq/L e transição para via oral exclusiva assim que possível.

Cuidados

- Utilizar bomba de infusão, com velocidade de infusão de 10 a 20 mEq/hora, com monitorização cardíaca contínua em casos de infusão mais rápida, se alterações eletrocardiográficas, pacientes em maior risco de arritmias (idosos, cardiopatas, portadores de síndrome do QT longo, intoxicação digitálica).
- Considerar infusão em veia central se velocidade de infusão > 10 mEq/hora, pelo risco de flebite.
- Concentrações máximas de K^+ são de 40 mEq/L em veia periférica e de 60 mEq/L em veia central.
- Não diluir o potássio em solução glicosada, pelo risco de indução da liberação de insulina e de piora da hipocalemia.
- Monitorização dos níveis séricos de potássio após 2 a 6 horas em pacientes com sintomas graves ou com reposição parenteral (Quadro 13).

QUADRO 13 Reposição de potássio

Medicação	Apresentação
Cloreto de potássio 19,1%	1 ampola: 25 mEq EV
Cloreto de potássio 10%	1 ampola: 13,4 mEq EV
Cloreto de potássio 600 mg	8 mEq/cápsula VO
Cloreto de potássio 6%	Xarope 15 mL = 12 mEq VO
Sulfato de magnésio 10%	1 ampola: 1 g mg EV
Sulfato de magnésio 20%	1 ampola: 2 g mg EV

EV: endovenoso; VO: via oral.

QUADRO 14 Exemplo de prescrição via oral

KCl xarope 6%: 10-20 mL, VO, após as refeições, 3-4 vezes ao dia.
KCl comprimido 600 mg: 1-2 comprimidos, VO, após as refeições, 3-4 vezes ao dia.

VO: via oral.

Em pacientes com hipomagnesemia associada, a reposição de potássio isolada pode ser refratária. Em geral essas condições coexistem, pois têm causas em comum. Dessa forma, deve-se realizar a reposição de magnésio em conjunto, conforme apresentado na Tabela 2.

TABELA 2 Reposição de magnésio de acordo com seus níveis séricos

Níveis séricos de Mg	Reposição
< 1 mg/dL	4-8 g em 12-24 horas
Entre 1-1,5 mg/dL	2-4 g em 4-12 horas
Entre 1,6-1,9 mg/dL	1-2 g em 1-2 horas

Orientações dietéticas aos idosos

Devemos assegurar a ingesta adequada de potássio na dieta. Alguns alimentos são ricos em potássio, como figo, melado, algas marinhas, frutas secas, nozes, abacate, germe de trigo, espinafre, brócolis, abóbora, beterraba, banana, melão, kiwi, carnes.

Hipercalemia

A hipercalemia é condição potencialmente fatal e não pode ser negligenciada. A população idosa é especialmente suscetível, pelo maior risco de ser portadora de condições predisponentes a esse distúrbio hidreletrolítico, como a doença renal crônica, iatrogenias e o uso de medicações hipercalemiantes, como inibidores da enzima conversora de angiotensina, por exemplo. É definida como níveis séricos de potássio maiores que 5 mEq/L (Quadro 15). Suas causas e manifestações clínicas são descritas nos Quadros 16 e 17.

QUADRO 15 Graus de hipercalemia

Grau	Níveis séricos
Leve	5-6 mEq/L
Moderada	6-6,5 mEq/L
Grave	≥ 6,5 mEq/L ≥ 5,5 mEq/L com alterações eletrocardiográficas ou com sintomas (fraqueza muscular, paralisia flácida, palpitações, parestesia)

QUADRO 16 Causas de hipercalemia

Medicações	Betabloqueadores (propranolol, carvedilol, metroprolol)	Bloqueadores do canal de cálcio (anlodipino, nifedipino)
	Diuréticos (espinolactona, eplerenona, amilorida, triantereno)	iECA (enalapril, captopril, lisinopril), BRA (losartana, valsartana, candesartana), inibidor direto da renina (alisquireno)
	Inibidores da calcineurina (ciclosporina, tacrolimo)	Succinilcolina, suplementação de potássio
	AINE (ibuprofeno, naproxeno)	Antibióticos (penicilina, pentamidina, trimetoprim), antifúngicos (azóis)
	Heparina	Digoxina
Redução da excreção renal de potássio	Lesão renal aguda ou crônica	Hipoaldosteronismo (insuficiência adrenal, hipoaldosteronismo hiporreninêmico)
	Redução do fluxo sanguíneo renal (insuficiência cardíaca, cirrose)	Tubulopatias renais primárias (doença falciforme, tubulopatias hereditárias)
Efluxo do potássio intracelular	Deficiência de insulina	Hipertonicidade (manitol, hiperglicemia)
	Acidose	Lesão celular
	Paralisia periódica hipercalêmica	
Aumento da ingesta	Suplementação (iatrogenia)	Transfusão de hemácias
	Alimentos ricos em K^+, substituição de sal contendo K^+	Suplementos proteicos
Pseudo--hipercalemia (espúria)	Hemólise, liberação de K^+ pelas plaquetas em amostra coagulada	Erros de coleta (garroteamento firme, resfriamento da amostra, longo tempo de armazenamento)
	Trombocitose, leucocitose	Síndromes genéticas (esferocitose, pseudo-hipercalemia familiar)

AINE: anti-inflamatório não esteroidal; BRA: bloqueador do receptor de angiotensina; iECA: inibidores da enzima conversora de angiotensina.

QUADRO 17 Manifestações clínicas da hipercalemia

Sistemas	Manifestações
Cardiovascular	Palpitações, bradicardias, bloqueio atrioventricular
Neuromuscular	Fraqueza, tetraparesia flácida
Trato gastrointestinal	Náuseas, vômitos, íleo, distensão abdominal

Alterações eletrocardiográficas: ondas T apiculadas ("em tenda"), prolongamento do intervalo PR, onda P achatada, elevação do segmento ST, alargamento do complexo QRS, formação de onda sinusoidal, fibrilação ventricular, assistolia.

Investigação

1. História clínica e exame físico detalhados, incluindo medicações em uso.
2. Afastar pseudo-hipercalemia.
3. Excluir efluxo celular de K^+ (avaliação de distúrbios hidreletrolíticos e acidobásicos, gasometria, glicemia e outros exames conforme a suspeita clínica).
4. Avaliar a função renal. Se normal, investigar a diminuição de fluxo de água e sódio no néfron distal.
5. Se normal, investigar hipoaldosteronismo.

Conduta

1. Suporte clínico com estabilização hemodinâmica e respiratória, monitorização cardíaca e eletrocardiográfica.
2. Definição da urgência da redução do potássio sérico. Se houver alterações eletrocardiográficas, a primeira medida é a infusão de cálcio e, a seguir, medidas para realização de influxo celular e espoliação de potássio.
3. Suspender medicações e tratamento da causa de base (Quadro 18).

QUADRO 18 Manejo da hipercalemia

Prescrição	Cuidados
Gluconato de cálcio 10% ou cloreto de cálcio 10%: ▪ Diluir 10 mL em 100 mL SG 5%; infundir EV em 3-5 minutos, repetir se necessário.	▪ Efeito cardioprotetor (estabilizador de membrana das células cardíacas). ▪ Não reduz K^+ sérico. ▪ Início em poucos minutos e curta duração (30-60 minutos).
Insulina + glicose: Insulina regular 10 UI + glicose 10% 500 mL; infundir EV em 30-60 minutos.	▪ Influxo celular de K^+. ▪ Monitorização de glicemia capilar 1/1 hora por 6 horas. ▪ Início de ação em 20-30 minutos e duração de 4-6 horas.
Beta-2-agonista: Salbutamol 5 mg/mL: inalação de 10-20 mg + SF 5 mL em 10 minutos.	▪ Influxo celular de K^+. ▪ Atenção aos efeitos adversos. ▪ Início de ação em 30 minutos, pico em 90 minutos.
Bicarbonato de sódio: $NaHCO_3$ 8,4% 150 mL + SG 5% 1.000 mL; infundir EV em 2-4 horas.	▪ Influxo celular de K^+. ▪ Eficácia limitada. ▪ Atenção para sobrecarga volêmica.
Diuréticos: Furosemida 40 mg EV.	▪ Eficácia limitada; não utilizar como medida isolada em condições de emergência. ▪ Início de ação em 30-60 minutos.

(continua)

QUADRO 18 Manejo da hipercalemia *(continuação)*

Prescrição	Cuidados
Resinas de troca: Poliestirenossulfonato de cálcio (Sorcal®) 30-60 g + manitol 100 mL via oral ou retal.	▪ Troca intestinal de Na^+ por K^+. ▪ Início de ação em 1-2 horas. ▪ Atenção para efeitos adversos intestinais.
Diálise	Quadros refratários ou pacientes já em hemodiálise com hipercalemia ameaçadora à vida.

EV: endovenoso; SF: soro fisiológico; SG: soro glicosado.

Pacientes sintomáticos ou que apresentem alterações eletrocardiográficas ou com níveis séricos de $K^+ \geq 6,5$ mEq/L necessitam de medidas imediatas para correção da hipercalemia. Atenção especial deve ser dada aos pacientes com elevações rápidas do nível sérico desse eletrólito, como aqueles com hemorragia digestiva, politrauma, rabdomiólise, síndrome de lise tumoral, acidose metabólica com ânion *gap* normal. Já pacientes com hipercalemia leve a moderada, secundária ao uso de medicações, sem disfunção renal ou oligúria associadas, podem ser manejados de forma ambulatorial, sem necessidade de correção agressiva (Figura 4).

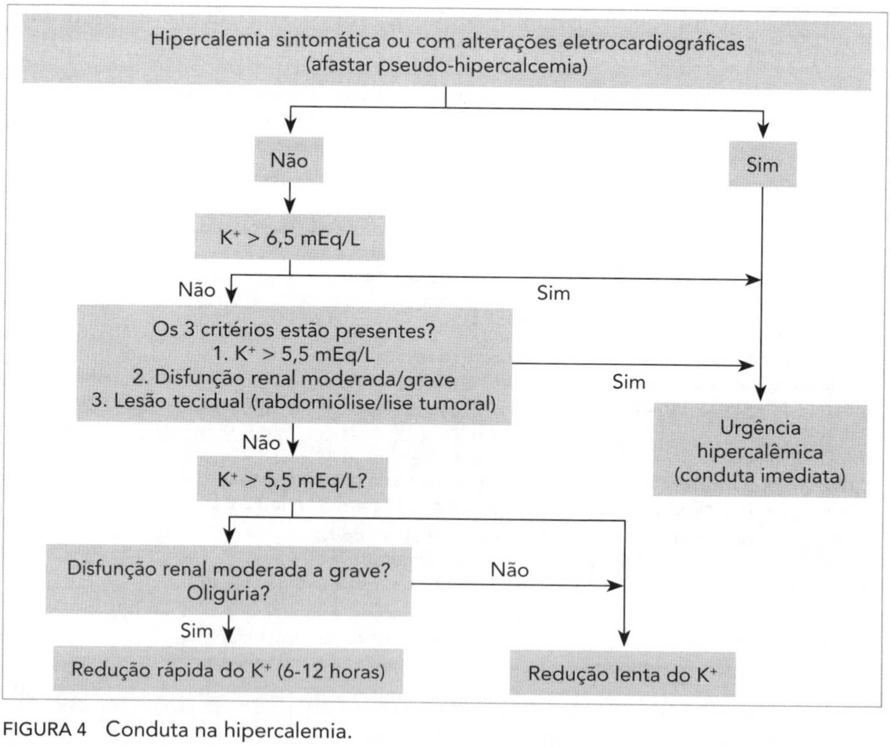

FIGURA 4 Conduta na hipercalemia.

DISTÚRBIOS DO CÁLCIO

O cálcio é presente predominantemente no meio extracelular, e seu metabolismo é regulado por hormônios como paratormônio (PTH), vitamina D, fator de crescimento de fibroblastos 23 (FGF23) e calcitonina. Ele se encontra no organismo como 99% em forma de hidroxiapatita no esqueleto e 1% no compartimento extracelular e tecidos moles. No compartimento extracelular encontra-se ligado a proteínas como albumina e globulina (40%), em íons complexos (5 a 15%) e em fração livre (50%). Distúrbios do cálcio são muito frequentes na população idosa e podem ser o primeiro sinal de doenças sistêmicas que comprometem a qualidade de vida do idoso de forma importante (Quadro 19).

QUADRO 19 Metabolismo ósseo

Hormônio	Fonte	Efeitos fisiológicos
1,25-di-hidroxivitamina D (calcitriol)	Produção endógena	▪ Aumento da absorção intestinal de cálcio e fósforo. ▪ Redução da secreção de PTH.
PTH	Paratireoides	▪ Aumento da reabsorção óssea. ▪ Aumento da reabsorção tubular de cálcio. ▪ Aumento da fosfatúria.
FGF 23	Secreta por osteócitos	Redução do PTH.
Calcitonina	Tireoide	Redução da reabsorção óssea.

FGF 23: fator de crescimento de fibroblastos 23; PTH: paratormônio.

Hipocalcemia

Definida pelo nível sérico de cálcio total < 8,5 mg/dL ou < 2,2 mmol/L ou cálcio ionizado < 4,4 mg/dL ou < 1,1 mmol/L (verificar valores de referência de cada laboratório).

Atenção especial deve ser dada aos distúrbios hidreletrolíticos (alcalose) e à hipoalbuminemia, que pode levar à mensuração de cálcio total reduzida, mas não interfere na dosagem do cálcio ionizado.

Cálculo para a correção:
Ca^{++} corrigido: Ca^{++} medido + [(4 – albumina em mg/mL) × 0,8]

A causa mais comum de hipocalcemia na população idosa de forma geral é a doença renal crônica, que apresenta fosforo sérico, fosfatase alcalina, creatinina e PTH elevados. O nível sérico da 25-hidroxivitamina D (calcidiol) em geral está normal, mas a 1,25-hidroxivitamina D (calcitriol) em geral está reduzida (Quadro 20).

QUADRO 20 Causas da hipocalcemia

PTH diminuído	Agenesia de paratireoide
	Destruição da paratireoide (radiação, cirurgia, metástases, doenças infiltrativas)
	Autoimune (isolado ou doença poliglandular autoimune tipo 1)
	Defeitos da função da paratireoide (alterações genéticas do PTH, hipomagnesemia, síndrome do osso faminto, alteração dos receptores sensores do cálcio)
PTH aumentado	Deficiência de vitamina D (carência nutricional, redução à exposição solar, disabsorção, medicações como anticonvulsivantes, cetoconazol, rifampicina, doença renal crônica)
	Resistência à vitamina D (osteomalácia)
	Resistência ao PTH (pseudo-hipoparatireoidismo ou hipomagnesemia)
	Medicações (bisfosfonatos, anticonvulsivantes, quimioterápicos, medicações associadas à hipomagnesemia, p. ex., furosemida)
	Pancreatite aguda
	Rabdomiólise
	Lise tumoral maciça
	Metástases osteoblásticas (adenocarcinoma de próstata)
	Hiperventilação
	Doença aguda grave
	Doença renal crônica

PTH: paratormônio.

Outra condição frequente nos idosos é a hipovitaminose D, levando a níveis séricos de cálcio e fósforo reduzidos com fosfatase alcalina e PTH aumentados, função renal preservada e níveis de 1,25-hidroxivitamina D baixos.

Manifestações clínicas

Dependem da gravidade e do tempo de evolução do distúrbio hidreletrolítico (Quadro 21).

QUADRO 21 Manifestações clínicas da hipocalcemia

Manifestações motoras	Parestesias de extremidades e de região perioral, mialgia, rigidez muscular, espasmo carpopedal, laringoespasmo, tetania
Manifestações neurológicas	Alterações de movimento (sintomas extrapiramidais), alterações cognitivas, papiledema, convulsões, calcificações de gânglio da base
Manifestações cardíacas	Disfunção sistólica, prolongamento do intervalo QT, arritmias
Manifestações cutâneas/ anexos	Hiperpigmentação, dermatites, eczemas, alteração da mineralização dentária
Manifestações psiquiátricas	Labilidade emocional, ansiedade, depressão
Manifestações oculares	Catarata

- Sinal de Trousseau: mais específico para a busca de tetania latente, consiste na contração generalizada dos músculos do antebraço com flexão do punho após insuflação do manguito do esfigmomanômetro de cerca de 20 mmHg acima da pressão sistólica por 3 minutos.

- Sinal de Chvostek: percussão do nervo facial em seu trajeto anterior ao pavilhão auricular com contração dos músculos perilabiais ipsilaterais. Pode ser encontrado em até 10% das pessoas normais.
- Alterações eletrocardiográficas: prolongamento de QT; pode ocorrer prolongamento de QRS e alterações do segmento ST, arritmias.
- Tomografia de crânio: pacientes com hipoparatireoidismo ou pseudo-hipoparatireoidismo podem apresentar calcificações dos gânglios da base.

Investigação

História clínica, exame físico, dosagem de fosforo, magnésio, vitamina D, função renal, PTH, albumina; confirmar hipocalcemia com nova dosagem sérica (Figura 5).

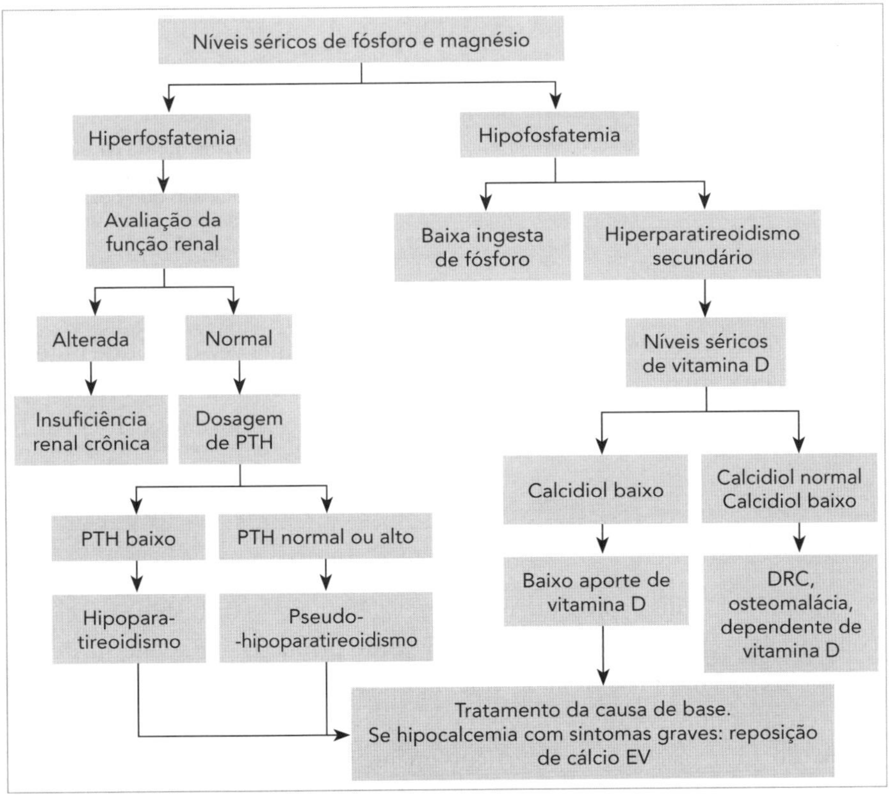

FIGURA 5 Investigação da hipocalcemia.
DRC: doença renal crônica; EV: endovenoso; PTH: paratormônio.

Conduta

O tratamento deve ser direcionado para a causa de base. Em geral, a reposição de cálcio tem eficácia transitória. Se não resolvida a causa de base, uma exceção é a síndrome do osso faminto, em que o osso desmineralizado retira de forma intensa o cálcio ingerido ou reposto, necessitando de suplementação de cálcio de forma contínua (Quadro 22).

QUADRO 22 Tratamento da hipocalcemia

Grau	Reposição	Prescrição	Cuidados
Hipocalcemia leve assintomática Cai > 3,2 mg/dL ou CaT 8-8,5 mg/dL	Reposição de cálcio pela dieta (preferível) ou comprimido	Carbonato ou citrato de cálcio VO	Para pacientes com disfunção renal e baixos níveis de vitamina D, deve-se corrigir a hiperfosfatemia e repor vitamina D, sem necessidade de repor cálcio na maioria das vezes.
Hipocalcemia sintomática	Reposição de cálcio EV	100-200 mg de cálcio elementar (equivalentes a 1-2 g de gluconato de cálcio) em 10-20 minutos	Reposições rápidas de cálcio estão associadas a arritmias e a maior risco de evento adverso cardiovascular.
Casos emergenciais	Reposição de cálcio EV	Reposição inicial de 0,5-1,5 mg/kg de cálcio elementar/hora	▪ Tratamento da causa de base, transição para via oral assim que possível. – Reposição de calcitriol 0,25-0,5 mcg 2x/dia.

EV: endovenoso; VO: via oral.

A hipomagnesemia também deve ser corrigida, uma vez que pode induzir resistência e reduzir a secreção de PTH. Pode ser feita com 2 g de sulfato de magnésio em 100 mL de soro fisiológico com infusão endovenosa (EV) em 10 minutos.

Hipercalcemia

A população idosa apresenta maior prevalência desse distúrbio em relação a outras faixas etárias, e o hiperparatireoidismo primário por adenoma de paratireoide é a causa mais frequente de hipercalcemia não maligna nos idosos. Vale ressaltar que as causas neoplásicas também são mais frequentes nessa população. Idosos são também particularmente mais suscetíveis a apresentarem sintomas neuropsiquiátricos decorrentes desse distúrbio, incluindo alteração do nível de consciência e disfunção cognitiva.

A gravidade depende da velocidade de instalação e do grau da elevação dos níveis séricos de cálcio (Tabela 3). As causas e os mecanismos da malignidade da hipercalcemia são descritos nos Quadros 23 e 24.

TABELA 3 Graus da hipercalcemia

Grau	Níveis séricos de cálcio iônico e total
Leve	Cai < 1,5 mmol/L ou 6 mg/dL mEq/L; CaT > 12 mg/dL
Moderada	Cai entre 1,5-1,75 mmol/L ou 6-7 mg/dL mEq/L; CaT 12-14 mg/dL
Grave	Cai > 3,5 mmol/L ou > 7 mg/dL mEq/L; CaT > 14 mg/dL

QUADRO 23 Causas de hipercalcemia

Hiperparatireoidismo dependente de PTH	Hiperparatireoidismo primário (adenoma, hiperplasia ou carcinoma de paratireoide), familiar (neoplasia endócrina múltipla)	Hiperparatireoidismo terciário em pacientes com DRC e função autônoma das paratireoides
	Lítio (pode aumentar diretamente a secreção de PTH e aumentar a reabsorção renal de cálcio)	Hipercalcemia hipocalciúrica familiar
Hipercalcemia da malignidade	Associado ao câncer de pulmão, mama, mieloma múltiplo, linfoma não Hodgkin	Metástases ósseas osteolíticas
Doenças granulomatosas	Tuberculose, hanseníase, histoplasmose, sarcoidose	
Doenças endocrinológicas	Hipertireoidismo, insuficiência adrenal, feocromocitoma, síndrome do VIPoma	
Medicações	Intoxicação por vitamina D, vitamina A, uso excessivo de álcalis, tiazídicos (aumento da reabsorção renal de cálcio), teriparatida, teofilina	
Outras causas	Imobilização, nutrição parenteral, doença de Paget	

DRC: doença renal crônica; PTH: paratormônio.

QUADRO 24 Mecanismos da malignidade da hipercalcemia

Síndrome paraneoplásica com produção tumoral do peptídeo relacionado ao PTH (rpPTH)	▪ 80% dos casos. ▪ Mais comum no câncer de pulmão, mama e linfoma não Hodgkin.
Metástases ósseas ou mieloma	▪ 20% dos casos. ▪ Aumento da reabsorção óssea mediada por osteoclastos. ▪ Mais associadas ao câncer metastático de pulmão, de mama e no mieloma múltiplo.
Produção de calcitriol (1,25 di--hidroxivitamina D)	▪ Produzido pelas células neoplásicas, com aumento da absorção de cálcio pelo TGI e pelos rins. ▪ Mais associado aos linfomas de Hodgkin e não Hodgkin.
Produção paraneoplásica de PTH (dosagem sérica de PTH elevada)	▪ Causa rara. ▪ Associação com câncer de pulmão subtipo pequenas células, ovário, pâncreas.

PTH: paratormônio; PTHrp: proteína relacionada ao paratormônio; TGI: trato gastrointestinal.

Manifestações clínicas

Dependem do grau e da velocidade de instalação da hipercalcemia, além dos sintomas da causa de base (Quadro 25).

QUADRO 25 Manifestações clínicas da hipercalcemia

Sistemas	Manifestações clínicas
Cardiovascular	Desidratação, arritmias
Gastrointestinal	Anorexia, náusea, vômito, constipação, dispepsia, pancreatite
Nervoso	Dificuldade de concentração, disfunção cognitiva, ansiedade, depressão, confusão mental, letargia, coma
Muscular	Fraqueza muscular, hipotonia
Renal	Nefrocalcinose, nefrolitíase, acidose tubular renal, insuficiência renal aguda ou crônica, poliúria, polidipsia (*diabetes insipidus* nefrogênico)

- Alterações eletrocardiográficas: encurtamento do intervalo QT.
- Crise hipercalcêmica: idosos são mais suscetíveis a quadros de desidratação importante, maior risco de bradiarritmias, bloqueios atriventriculares ou bloqueios de ramo. A hipercalcemia pode, ainda, potencializar o efeito da digoxina (vigilância para sinais e sintomas de intoxicação digitálica).

Investigação

História clínica e exame físico detalhados, dosagem de fósforo, magnésio, vitamina D, função renal, PTH, albumina, confirmar hipercalcemia com nova dosagem sérica. Exames específicos direcionados à hipótese clínica.

Conduta

Depende da gravidade, e o tratamento deve ser dirigido para a causa de base. Estabilização hemodinâmica e respiratória.

Para pacientes no departamento de emergência, observar os cuidados apresentados no Quadro 26.

QUADRO 26 Conduta nos casos da hipercalcemia

Medidas	Prescrição	Mecanismo	Cuidados
Correção da desidratação	▪ Hidratação EV conforme grau de desidratação e comorbidades. ▪ Sugerido 3-6 L/24 horas, diurese > 2 L/dia.	Restaura a volemia e aumenta a excreção urinária de cálcio.	▪ Atenção ao risco de sobrecarga volêmica. ▪ Pacientes com insuficiência cardíaca ou renal.
Furosemida	▪ Não é indicada de rotina; deve ser utilizada apenas em pacientes com sobrecarga volêmica. ▪ Dose 20-40 mg EV.	Bloqueia a reabsorção de cálcio na alça de Henle.	Pode piorar o quadro clínico, uma vez que pode levar a hipovolemia, distúrbios hidreletrolíticos (hipo-K, hipo-Mg).
Zoledronato	▪ 4-8 mg infusão EV em 15 minutos. ▪ Efeitos adversos: sintomas *flu-like*, flebite.	Inibe os osteoclastos (bloqueio da reabsorção óssea).	▪ Primeira escolha. ▪ Atenção à função renal. ▪ Não utilizar de TFG < 30 mL/minuto.
Pamidronato	▪ 60-90 mg infusão EV em 2-4 horas. ▪ 30-60 mg EV em 4-6 horas se ClCr < 30 mL/minuto.		▪ Medicação de escolha se TFG < 30 mL/minuto.
Ibandronato	4-6 mg EV em 1 hora.		
Calcitonina	▪ 4 U/kg aplicação SC ou IM de 12/12 horas. ▪ Se necessário: até 6-8 U/kg de 6/6 horas.	▪ Reduz a reabsorção óssea pela inibição de osteoclastos. ▪ Aumenta a excreção renal de cálcio.	▪ Utilizar apenas na hipercalcemia grave e não deve ser utilizada de forma isolada. ▪ Efeito rápido, porém pouco duradouro. ▪ Risco de taquifilaxia.
Corticosteroide	Prednisona 1 mg/kg.		Utilizar apenas para casos de linfoma, mieloma e sarcoidose.
Outras medidas	▪ Hemodiálise. ▪ Denosumabe. ▪ Calcimiméticos (cinacalcet).		

ClCr: *clearance* de creatinina; EV: endovenoso; IM: intramuscular; SC: subcutâneo; TFG: taxa de filtração glomerular.

Bibliografia

1. Adrogué HJ, Madias NE. Hyponatremia. N Engl J Med. 2000;342(21):1581-9.
2. Ahee P, Crowe AV. The management of hyperkalaemia in the emergency department. J Accid Emerg Med. 2000;17(3):188-91.
3. Ahmed I, Chilimuri SS. Fatal dysrhythmia following potassium replacement for hypokalemic periodic paralysis. West J Emerg Med. 2010;11(1):57-9.
4. Ariyan CE, Sosa JA. Assessment and management of patients with abnormal calcium. Crit Care Med. 2004;32(4 Suppl):S146-S154.
5. Ashurst J, Sergent SR, Wagner BJ, Kim J. Evidence-based management of potassium disorders in the emergency department [digest]. Emerg Med Pract. 2016;18(11 Suppl Points & Pearls):S1-S2.
6. Asonitis N, Angelousi A, Zafeiris C, Lambrou GI, Dontas I, Kassi E. Diagnosis, pathophysiology, and management of hypercalcemia in malignancy: a review of the literature. Horm Metab Res. 2019;51(12):770-8.
7. Beers MH, Ouslander JG, Rollingher I, Reuben DB, Brooks J, Beck JC. Explicit criteria for determining inappropriate medication use in nursing home residents. UCLA Division of Geriatric Medicine. Arch Intern Med. 1991;151(9):1825-32.
8. Beloosesky Y, Grinblat J, Weiss A, Grosman B, Gafter U, Chagnac A. Electrolyte disorders following oral sodium phosphate administration for bowel cleansing in elderly patients. Arch Intern Med. 2003;163(7):803-8.
9. Buffington MA, Abreo K. Hyponatremia: a review. J Intensive Care Med. 2016;31(4):223-36.
10. Burst V. Etiology and epidemiology of hyponatremia. Front Horm Res. 2019;52:24-35.
11. Chang WT, Radin B, McCurdy MT. Calcium, magnesium, and phosphate abnormalities in the emergency department. Emerg Med Clin North Am. 2014;32(2):349-66.
12. Cohen HW, Madhavan S, Alderman MH. High and low serum potassium associated with cardiovascular events in diuretic-treated patients. Journal of Hypertension. 2001;19(7):1315-23.
13. Conway R, Creagh D, Byrne DG, O'Riordan D, Silke B. Serum potassium levels as an outcome determinant in acute medical admissions. Clin Med (Lond). 2015;15(3):239-43.
14. Cooper MS, Gittoes NJ. Diagnosis and management of hypocalcaemia. BMJ. 2008;336(7656):1298-302.
15. Cumming K, Hoyle GE, Hutchison JD, Soiza RL. Prevalence, incidence, and etiology of hyponatremia in elderly patients with fragility fractures. PLoS One. 2014; e88272.
16. Daniels E, Sakakeeny C. Hypercalcemia: pathophysiology, clinical signs, and emergent treatment. J Am Anim Hosp Assoc. 2015;51(5):291-9.
17. Davis KD, Attie MF. Management of severe hypercalcemia. Crit Care Clin. 1991;7(1):175-90.
18. Drueke TB, Ritz E. Treatment of secondary hyperparathyroidism in CKD patients with cinacalcet and/or vitamin D derivatives. Clin J Am Soc Nephrol. 2009;4:234-41.
19. Einhorn LM, Zhan M, Hsu VD, Walker LD, Moen MF, Seliger SL, et al. The frequency of hyperkalemia and its significance in chronic kidney disease. Arch Intern Med. 2009;169(12):1156-62.
20. Fong J, Khan A. Hypocalcemia: updates in diagnosis and management for primary care. Can Fam Physician. 2012;58(2):158-62.
21. Freitas VE, Py L. Tratado de geriatria. 5.ed. Rio de Janeiro: Guanabara-Koogan; 2022.

22. Gumz ML, Rabinowitz L, Wingo CS. An integrated view of potassium homeostasis. N Engl J Med. 2015;373(1):60-72.
23. Hayes J, Kalantar-Zadeh K, Lu JL, Turban S, Anderson JE, Kovesdy CP. Association of hypo- and hyperkalemia with disease progression and mortality in males with chronic kidney disease: the role of race. Nephron Clin Pract. 2012;120(1):c8-16.
24. Huang CL, Kuo E. Mechanism of hypokalemia in magnesium deficiency. J Am Soc Nephrol. 2007;18(10):2649-52.
25. Ishii M. Endocrine emergencies with neurologic manifestations. Continuum (Minneap Minn). 2017;23(3):778-801.
26. Jensen HK, Brabrand M, Vinholt PJ, Hallas J, Lassen AT. Hypokalemia in acute medical patients: risk factors and prognosis. Am J Med. 2015;128(1):60-7.e1.
27. Kamel KS, Schreiber M, Harel Z. Hypernatremia. JAMA. 2022;327(8):774-5.
28. Kovesdy CP. Management of hyperkalemia: an update for the internist. Am J Med. 2015;128(12):1281-7.
29. Kraft MD, Btaiche IF, Sacks GS, Kudsk KA. Treatment of electrolyte disorders in adult patients in the intensive care unit. Am J Health Syst Pharm. 2005;62(16):1663-82.
30. Lee JW. Fluid and electrolyte disturbances in critically ill patients. Electrolyte Blood Press. 2010;8(2):72-81.
31. LeGrand SB, Leskuski D, Zama I. Narrative review: furosemide for hypercalcemia: an unproven yet common practice. Ann Intern Med. 2008;149(4):259-63.
32. Levin A, Bakris GL, Molitch M, Smulders M, Tian J, Williams LA, et al. Prevalence of abnormal serum vitamin D, PTH, calcium, and phosphorus in patients with chronic kidney disease: results of the study to evaluate early kidney disease. Kidney Int. 2007;71:31-8.
33. Lindner G, Felber R, Schwarz C, Marti G, Leichtle AB, Fiedler G-M, et al. Hypercalcemia in the ED: prevalence, etiology, and outcome. Am J Emerg Med. 2013;31(4):657-60.
34. Locatelli F, Cannata-Andia JB, Drueke TB, Hörl WH, Fouque D, Heimburger O, et al. Management of disturbances of calcium and phosphate metabolism in chronic renal insufficiency, with emphasis on the control of hyperphosphataemia. Nephrol Dial Transplant. 2002;17:723-31.
35. Maier JD, Levine SN. Hypercalcemia in the intensive care unit: a review of pathophysiology, diagnosis, and modern therapy. J Intensive Care Med. 2015;30(5):235-52.
36. Makam AN, Boscardin WJ, Miao Y, Steinman MA. Risk of thiazide-induced metabolic adverse events in older adults. J Am Geriatr Soc. 2014;62(6):1039-45.
37. Mantovani G. Clinical review: pseudohypoparathyroidism: diagnosis and treatment. J Clin Endocrinol Metab. 2011;96(10):3020-30.
38. McDonald TJ, Oram RA, Vaidya B. Investigating hyperkalaemia in adults. BMJ. 2015;351:h4762.
39. Medford-Davis L, Rafique Z. Derangements of potassium. Emerg Med Clin North Am. 2014;32(2):329-47
40. Mirrakhimov AE. Hypercalcemia of malignancy: an update on pathogenesis and management. N Am J Med Sci. 2015;7(11):483-93.
41. Parham WA, Mehdirad AA, Biermann KM, Fredman CS. Hyperkalemia revisited. Tex Heart Inst J. 2006;33(1):40-7.
42. Pepe J, Colangelo L, Biamonte F, Sonato C, Danese VC, Cechetti V, et al. Diagnosis and management of hypocalcemia. Endocrine. 2020;69(3):485-95.
43. Pepin J, Shields C. Advances in diagnosis and management of hypokalemic and hyperkalemic emergencies. Emerg Med Pract. 2012;14(2):1-18.

44. Reagan P, Pani A, Rosner MH. Approach to diagnosis and treatment of hypercalcemia in a patient with malignancy. Am J Kidney Dis. 2014;63(1):141-7.
45. Rosner MH, Dalkin AC. Onco-nephrology: the pathophysiology and treatment of malignancy-associated hypercalcemia. Clin J Am Soc Nephrol. 2012;7(10):1722-9.
46. Skogestad J, Aronsen JM. Hypokalemia-induced arrhythmias, and heart failure: new insights and implications for therapy. Front Physiol. 2018;9:1500.
47. Soiza RL. Hyponatraemia in older people is usually multifactorial and commonly iatrogenic. Age Ageing. 2021;50(4):1071-2.
48. Weisberg LS. Management of severe hyperkalemia. Crit Care Med. 2008;36(12):3246-51.
49. Woodward M, Gonski P, Grossmann M, Obeid J, Scholes R, Topliss DJ. Diagnosis and management of hyponatraemia in the older patient. Intern Med J. 2018;48(Suppl 1):5-12.
50. Yelamanchi VP, Molnar J, Ranade V, Somberg JC. Influence of electrolyte abnormalities on interlead variability of ventricular repolarization times in 12-lead electrocardiography. Am J Ther. 2001;8(2):117-22.
51. Zagzag J, Hu MI, Fisher SB, Perrier ND. Hypercalcemia and cancer: differential diagnosis and treatment. CA Cancer J Clin. 2018;68(5):377-86.
52. Zhang X, Li XY. Prevalence of hyponatremia among older inpatients in a general hospital. Eur Geriatr Med. 2020;11(4):685-92.

29

Hipoglicemia e emergências hiperglicêmicas

Rodrigo Antonio Brandão Neto

HIPOGLICEMIA

Introdução e definições

A hipoglicemia é definida pela tríade de Whipple:

1. Valor de glicemia diminuído (glicemia < 45 mg/dL; em diabéticos, considerar valores < 70 mg/dL).
2. Sintomas adrenérgicos (p. ex., palpitação, tremor, sudorese, parestesias, fome, taquicardia, ansiedade) ou neuroglicopênicos (p. ex., cefaleia, tontura, ataxia, astenia, dificuldade de concentração, lentificação, confusão mental, irritabilidade, distúrbios do comportamento, déficits neurológicos focais, sonolência convulsões, coma).
3. Resolução dos sintomas com a correção da hipoglicemia.

Os pontos de corte que definem hipoglicemia são questionáveis, mas, em pacientes sem *diabetes mellitus* (DM) com sintomas compatíveis, valores de glicemia < 45 mg/dL quase sempre são secundários a hipoglicemia. Em pacientes com DM, valores abaixo de 70 mg/dL podem ser associados a sintomas. A hipoglicemia é potencialmente fatal, pode causar graves sequelas e deve ser prontamente corrigida.

Hipoglicemia em pacientes sem DM é um evento relativamente raro. A incidência de hipoglicemia grave, definida como qualquer evento que requer ajuda de outro indivíduo, em pacientes tratados com insulina é de 30 a 40 episódios a cada 100 pacientes-ano em diabéticos tipo 2, e pode chegar a 300 episódios a cada 100 pacientes-ano em diabéticos tipo 1. Em pacientes idosos pode ser pouco reconhecida pela diminuição da resposta autonômica, com aumento de risco de desenvolvimento de sintomas graves.

Etiologia e fisiopatologia

A glicemia é mantida estável mesmo em jejum. Inicialmente, a glicogenólise (hepática e muscular) é o principal processo de manutenção da homeostase da glicemia. No entanto, após jejum de 12 horas, mais de 50% da glicose sérica proveniente da neoglicogênese já foi utilizada e em 48 horas todo o processo da glicogenólise é esgotado.

A manutenção da glicemia em uma faixa de normalidade (60 a 100 mg/dL) ocorre pela ação de diferentes hormônios hipoglicemiantes e hiperglicemiantes. A insulina é o principal hormônio hipoglicemiante, e sua secreção é regulada conforme os níveis de glicemia plasmática. Durante o jejum, a liberação aumentada de epinefrina, glucagon e, em menor grau, hormônio do crescimento (GH) e cortisol fazem a resposta contrarreguladora que impede hipoglicemias sintomáticas. Os mecanismos para prevenir a hipoglicemia sequencialmente incluem:

- Diminuição da secreção de insulina com os níveis de glicose no limite inferior da normalidade.
- Aumento da secreção de glucagon ou em sua ausência.
- Aumento da secreção de adrenalina.

O Quadro 1 sumariza as alterações hormonais e sua correlação com sintomas em resposta à diminuição dos níveis glicêmicos. Em pacientes portadores de DM, a resposta à hipoglicemia é frequentemente alterada; já os pacientes não diabéticos com hipoglicemia costumam ter essas respostas preservadas.

QUADRO 1 Resposta do organismo à redução da glicemia

Glicemia em sangue arterial	Sintomas	Novas alterações hormonais
< 80 mg/dL	Não	Redução da secreção da insulina
< 65-70 mg/dL	Não	Aumento dos níveis de glucagon e epinefrina
< 60-65 mg/dL	Não	Aumento da secreção de GH
< 60 mg/dL	Não	Aumento da secreção de cortisol

(continua)

QUADRO 1 Resposta do organismo à redução da glicemia *(continuação)*

Glicemia em sangue arterial	Sintomas	Novas alterações hormonais
< 55-60 mg/dL	Sintomas autonômicos	Bloqueio da secreção de insulina
< 50-55 mg/dL	Podem ocorrer sintomas neuroglicopênicos	–
< 45-50 mg/dL	Letargia	–
≤ 30 mg/dL	Coma	–
≤ 20 mg/dL	Crises convulsivas	–

GH: hormônio do crescimento.

As hipoglicemias podem ser divididas em duas classificações principais, a depender de serem relacionadas ao jejum ou pós-prandial. Essa classificação não é perfeita, e pacientes com insulinoma (tumor secretor de insulina), que normalmente apresentam hipoglicemia de jejum, podem apresentar hipoglicemia pós-prandial. Nessa classificação temos:

- Hipoglicemia em jejum: secundária a doenças orgânicas, manifestadas primordialmente por sintomas neuroglicopênicos.
- Hipoglicemia pós-prandial: normalmente ocorre por distúrbios funcionais que provocam sintomas autonômicos.

Uma classificação de maior utilidade é a de hipoglicemia que ocorre em pacientes aparentemente saudáveis ou hipoglicemia que ocorre em pacientes aparentemente doentes. A principal causa de hipoglicemia em pacientes aparentemente doentes são os quadros sépticos, que cursam com aumento do consumo de glicose por ação de citocinas inflamatórias. Pacientes com insuficiência hepática decorrente da alteração de neoglicogênese podem cursar com hipoglicemia, também descrita em pacientes com insuficiência cardíaca e neoplasias malignas avançadas, além da desnutrição grave. Em pacientes diabéticos com disfunção renal crônica, as necessidades de insulina se alteram, o que aumenta a chance de hipoglicemia.

Em um indivíduo aparentemente saudável, o diagnóstico diferencial inclui a hipoglicemia acidental ou factícia, que são episódios recorrentes de hipoglicemia em pacientes com acesso a recursos de saúde. A hipoglicemia factícia induzida por insulina é de fácil reconhecimento. Os pacientes apresentam hipoglicemia com insulinemia elevada e peptídeo C e proinsulina suprimidos. Em contrapartida, a hipoglicemia induzida por medicação oral, como secretagogo de insulina, pode ser laboratorialmente idêntica ao insulinoma ou outra hipoglicemia hiperinsulinêmica endógena. Nesse caso, para o diagnóstico é necessário a demonstração do uso inadvertido de medicamento hipoglicemiante ou dosagem de sulfonilureia no plasma ou na urina. Infelizmente, os testes de identificação dos hipoglicemiantes não são amplamente disponíveis.

O insulinoma é caracterizado por períodos de neuroglicopenia decorrente de hipoglicemia hiperinsulinêmica endógena. Ocorre principalmente em jejum, mas ocasionalmente em período pós-prandial. Ocorre principalmente em mulheres, com incidência anual de 1 caso a 250 mil pessoas, e 10% dos pacientes têm múltiplos tumores ou neoplasia endócrina múltipla, como a síndrome NEM-1. Esses pacientes apresentam hipoglicemia hiperinsulinêmica com valor de insulina acima de 6 mcU/mL (RIA) ou 3 mcU/mL (ICLA ou IRMA) com glicemia concomitante menor ou igual a 40 mg/dL. A hipoglicemia pode ainda ocorrer em outros tumores além dos de ilhotas pancreáticas; nesse caso é comum a secreção aumentada de fator de crescimento semelhante a insulina 2 (IGF-2), e ocorre principalmente em tumores de células mesenquimais usualmente com grandes massas, que em geral secretam pró-IGF-2.

Uma causa rara de hipoglicemia é a hipoglicemia autoimune, que pode ser associada a doenças autoimunes como lúpus eritematoso sistêmico (LES) e artrite reumatoide. Ocorre em pacientes com anticorpos anti-insulina e com hipoglicemia cerca de 3 a 4 horas após a refeição. Apresentam níveis de insulina plasmática extremamente elevados e anticorpos anti-insulina no plasma.

O Quadro 2 sumariza as principais etiologias de hipoglicemia.

QUADRO 2 Classificação das hipoglicemias

Aparentemente saudável	Aparentemente doente
▪ Induzida por drogas (jejum). ▪ Insulinoma (jejum). ▪ Hipoglicemia hiperinsulinêmica persistente da infância. ▪ Hipoglicemia hiperinsulinêmica pancreatogênica não insulinoma (pós--prandial). ▪ Hipoglicemia hiperinsulinêmica pós--cirurgia bariátrica (jejum). ▪ Hipoglicemia factícia (jejum). ▪ Hipoglicemia autoimune (jejum). ▪ Hipoglicemia do exercício (jejum ou pós-prandial). ▪ Hipoglicemia reativa (pós-prandial).	▪ Induzida por drogas (jejum). ▪ Sepse, trauma ou queimaduras (jejum). ▪ Insuficiência cardíaca (jejum). ▪ Insuficiência renal crônica (jejum). ▪ Insuficiência hepática (jejum). ▪ Insuficiências endócrinas (jejum). ▪ Inanição (jejum).

A hipoglicemia em pacientes com DM está frequentemente associada a fatores como:

- Episódio anterior de hipoglicemia grave.
- Hemoglobina glicada (HbA1C) baixa atual (< 6%).
- Desconhecimento da hipoglicemia.
- Longa duração da terapia com insulina.
- Neuropatia autonômica.
- Doença renal crônica.
- Baixo *status* econômico, insegurança alimentar.
- Baixa alfabetização em saúde.
- Crianças em idade pré-escolar incapazes de detectar e/ou tratar hipoglicemia leve.
- Adolescência.
- Gestação.
- Idoso.
- Comprometimento cognitivo.

Achados clínicos

A resposta do organismo a hipoglicemia pode causar sintomas autonômicos adrenérgicos ou neuroglicopênicos (Quadro 3). Pacientes idosos, em uso de betabloqueadores ou diabéticos de longa data podem não apresentar sintomas adrenérgicos e manifestar apenas sintomas de neuroglicopenia que são tardios. As manifestações incluem:

- Manifestações adrenérgicas: palpitações, taquicardia, ansiedade, tremores, sudorese, fome, parestesias.
- Manifestações neuroglicopênicas: cefaleia, sonolência, tonturas, ataxia, astenia, dificuldade de concentração, lentificação, confusão mental, irritabilidade, distúrbios do comportamento, déficits neurológicos focais, convulsões, coma.

A história clínica, achados físicos e medicações utilizadas pelo paciente podem ajudar no diagnóstico etiológico da hipoglicemia. Dessa forma, em pacientes com doença psiquiátrica deve-se levantar a hipótese de hipoglicemia factícia. Medicamentos como quinino e intoxicação aguda por salicilatos podem causar hipoglicemia. Essas causas de hipoglicemia serão discutidas com maiores detalhes na sessão de diagnóstico diferencial.

Os episódios de hipoglicemia podem ser classificados conforme a gravidade em:

- Leve: sintomas autonômicos estão presentes. O indivíduo é capaz de se autotratar.
- Moderado: sintomas autonômicos e neuroglicopênicos estão presentes. O indivíduo é capaz de se autotratar.
- Grave: o indivíduo requer a assistência de outra pessoa. Inconsciência pode ocorrer. A glicemia é tipicamente < 60 mg/dL em pacientes diabéticos nesses casos.

QUADRO 3 Sintomas de hipoglicemia

Neurogênicos (autonômicos)	Neuroglicopênicos
▪ Tremores. ▪ Palpitações. ▪ Sudorese. ▪ Ansiedade. ▪ Fome. ▪ Náusea. ▪ Parestesias.	▪ Dificuldade de concentração. ▪ Confusão, fraqueza, sonolência, alterações na visão. ▪ Dificuldade para falar, cefaleia, tontura.

Exames complementares

O DM é a causa mais comum de hipoglicemia em pacientes no departamento de emergência (DE). Nesses pacientes é importante estabelecer o fator causal da hipoglicemia, sendo recomendada a dosagem de função renal, eletrólitos e considerar outros exames dependendo de fatores associados.

Em pacientes não diabéticos uma investigação mais aprofundada é necessária. Se os pacientes forem aparentemente doentes os exames são dependentes da etiologia suspeitada, mas devem incluir função hepática e renal, eletrólitos, cortisol, peptídeo C e insulina.

Em pacientes com suspeita de insulinoma, pode-se realizar o teste de jejum prolongado. Se o paciente chega ao pronto-socorro com hipoglicemia, não é necessário, e deve-se colher insulina e peptídeo C.

Na suspeita de hipoglicemia factícia, a dosagem de sulfonilureias pode descartar hipoglicemia por uso de hipoglicemiantes.

A hipoglicemia secundária a insulina exógena cursa com peptídeo C suprimido, ao contrário do insulinoma e da hipoglicemia secundária a sulfonilureias.

QUADRO 4 Protocolo de jejum prolongado para investigação de hipoglicemia

1.	Anotar o início do jejum e da última ingestão de calorias. Descontinuar todas as medicações não essenciais.
2.	Permitir a ingestão de bebidas sem calorias e livres de cafeína.
3.	Assegurar que o paciente esteja ativo durante o período em que estiver acordado.
4.	Realizar aferições dos níveis plasmáticos de glicose a cada 6 horas até que a glicemia esteja abaixo de 60 mg/dL, quando novo intervalo de 1-2 horas deve ser utilizado. Deve-se dosar no plasma insulina, peptídeo C e pró-insulina. Pelo tempo necessário para a análise laboratorial da glicemia venosa, a glicemia capilar pode ser utilizada no acompanhamento do teste. Porém, a decisão de encerrar o jejum não deve ser feita com base somente na glicemia capilar.
5.	Terminar o jejum quando a glicemia estiver ≤ 45 mg/dL e o paciente apresentar sintomas ou sinais de hipoglicemia ou quando o teste completar 72 horas.
6.	No fim do jejum, dosar os níveis plasmáticos de glicose, insulina, peptídeo C, proinsulina, beta-hidroxibutirato e sulfonilureia na mesma amostra. Injetar então 1 mg de glucagon IV e dose a glicemia após 10, 20 e 30 minutos. Alimentar, então, o paciente.

IV: intravenoso.

Diagnóstico diferencial

Em pacientes com hipoglicemia sem DM ou sem etiologia clara deve-se realizar uma investigação maior. As causas podem ser divididas em associadas ao jejum ou pós-prandiais. Serão apresentadas algumas das causas de hipoglicemia de acordo a seguir.

Hipoglicemias pós-prandiais

Nestas situações, a hipoglicemia ocorre de 1 a 5 horas após ingestão alimentar, usualmente por causas funcionais:

- Álcool: a hipoglicemia induzida pelo álcool é observada em estados de depleção de glicogênio (jejum prolongado). O álcool inibe a neoglicogênese por reduzir a resposta contrarreguladora, inibindo a captação de precursores da neoglicogênese pelo hepatócito. Ocorre apenas em ingestão prolongada ou em pacientes desnutridos.
- Hipoglicemia hipersinsulinêmica pancreatógena não insulinoma cursa principalmente com hipoglicemia depois de uma refeição. Usualmente se associa à nesidioblastose, que é um processo de hipertrofia das ilhotas, às vezes com hiperplasia. Na investigação bioquímica, o teste do jejum prolongado costuma ser negativo. Testes pós-alimentares demonstram hipoglicemias graves com hiperinsulinemia concomitante. Os exames de imagem são negativos.

O cateterismo arterial seletivo com infusão de cálcio é capaz de identificar a(s) área(s) com hiperfunção das células beta, e essa informação servirá para guiar a extensão da pancreatectomia distal.

- Hipoglicemia funcional: não é encontrada nenhuma doença específica causadora da hipoglicemia. Usualmente associada a distúrbios psiquiátricos como depressão e ansiedade. Podem ocorrer sintomas com glicemia > 50 mg/dL, o que torna a correlação de sintomas e hipoglicemia pobre.
- DM: no chamado "diabetes oculto", em que uma resposta tardia à ingestão de carboidratos pode levar a hipoglicemia.
- Alterações funcionais de esvaziamento gástrico: pode ocorrer em pacientes submetidos a piloroplastia, cirurgias gástricas etc.

Hipoglicemias de jejum

Pacientes podem ser subdivididos em aparentemente doentes ou aparentemente saudáveis.

Pacientes aparentemente doentes

A principal causa é a sepse. Pode ocorrer na malária por consumo de glicose, em disfunção hepática grave, em doença renal, nas neoplasias mesenquimais ou avançadas e na insuficiência adrenal. Além disso, podem-se citar:

- Medicamentos: os pacientes podem se apresentar aparentemente saudáveis ou aparentemente doentes. As sulfonilureias são a principal causa de hipoglicemia medicamentosa não insulina, mas outros hipoglicemiantes e medicações também são causas potenciais. O Quadro 5 sumariza as principais medicações associadas a hipoglicemias.
- Insuficiência adrenal: pode acontecer na insuficiência adrenal primária, mas principalmente na secundária. Podem ainda ocorrer hipercalemia, hiponatremia, anorexia, adinamia e alterações gastrointestinais.
- Feocromocitoma: ocorre importante consumo de glicose associado a hipertensão e sintomas adrenérgicos.

Pacientes aparentemente saudáveis

- Hipoglicemia factícia: ocorre principalmente em pacientes com doenças psiquiátricas ou profissionais de saúde. Devem-se dosar peptídeo C, insulina e, se possível, hipoglicemiantes.

- Insulinomas: após o diagnóstico é preciso buscar sua localização, sendo cerca de 99% dos casos no pâncreas. O tumor é único em 90% dos pacientes, e em 5 a 10% dos casos malignos. Laboratorialmente se caracterizam por hipoglicemia com níveis elevados de insulina, peptídeo C e proinsulina. A localização pode ser feita por tomografia, ressonância, palpação intraoperatória (padrão ouro se cirurgião experiente), ultrassom endoscópico ou ultrassom intraoperatório. Cirurgia é o tratamento de escolha; o tratamento medicamentoso (diazóxido, octreotida, hidroclorotiazida) é reservado para pacientes com contraindicação, recusa à cirurgia ou tumores refratários.

QUADRO 5 Medicamentos associados à hipoglicemia

Drogas que podem causar hipoglicemia			
▪ Acetazolamida. ▪ Aceto-hexamida. ▪ AAS. ▪ Cloroquina. ▪ Clorpromazina. ▪ Clorpropamida. ▪ Cimetidina. ▪ Difenidramina.	▪ Doxepina. ▪ Glimepirida. ▪ Glipizida. ▪ Haloperidol. ▪ Imipramina. ▪ Lidocaína. ▪ Lítio. ▪ Metoprolol.	▪ Oxitetraciclina. ▪ Paracetamol. ▪ Pentamidina. ▪ Pindolol. ▪ Propoxifeno. ▪ Propranolol. ▪ Quinina. ▪ Ranitidina.	▪ Sulfadiazina. ▪ Sulfametoxazol. ▪ Sulfametoxazol- -trimetoprim. ▪ Terbutalina. ▪ Tolazamida. ▪ Tolbutamida.

Tratamento

Em pacientes sintomáticos com hipoglicemia confirmada deve-se infundir 15 a 20 g de glicose (considerar infusão de até 50 g de glicose a 50%), o que é associado a um aumento de glicemia entre 35 e 40 mg/dL. Em pacientes sem acesso venoso pode-se utilizar glucagon intramuscular (IM) 1 a 2 mg. O efeito é fugaz e esgota as reservas hepáticas de glicose, não sendo possível repetir a dose.

Em pacientes pouco sintomáticos e com nível de consciência preservado pode-se realizar alimentação com carboidratos ou glicose por via oral. Uma vez revertida a hipoglicemia em pacientes diabéticos, a pessoa deve fazer a refeição ou lanche que é devido naquela hora do dia para evitar hipoglicemia repetida. Se faltar mais de 1 hora para a refeição, um lanche (incluindo 15 g de carboidratos) e uma fonte de proteína devem ser consumidos.

Em pacientes desnutridos, hepatopatas ou etilistas, deve-se prescrever tiamina junto com a glicose, para prevenir encefalopatia de Wernicke-Korsakoff, com dose de 100 a 300 mg de tiamina, intravenoso (IV) ou IM, juntamente com a glicose.

EMERGÊNCIAS HIPERGLICÊMICAS

Introdução e definições

A cetoacidose diabética (CAD) e o estado hiperosmolar hiperglicêmico (EHH) são as duas complicações agudas relacionadas a hiperglicemias mais relevantes. Representam de 4 a 9% das internações hospitalares em pacientes com DM, com o EHH representando < 1% das internações hospitalares em pacientes com DM com os outros casos associados a CAD. Ocorrem cerca de 4,6 a 8 episódios de CAD a cada mil pacientes diabéticos/ano. A mortalidade da CAD é < 3%, enquanto a mortalidade no EHH varia entre 5 e 16%, sendo muito relacionada ao fator precipitante. A mortalidade é 2 a 3 vezes maior em pacientes idosos, em particular naqueles com EHH.

No EHH, há importante hiperglicemia com desidratação e aumento da osmolaridade; já na CAD, além da alteração do metabolismo de glicose, há alteração do metabolismo lípidico com produção de cetoácidos e consumo de bicarbonato.

A CAD é definida pela tríade:

1. Glicemia maior que 250 mg/dL (embora raro, em pacientes em jejum prolongado pode ocorrer euglicemia e até hipoglicemia).
2. pH arterial < 7,3 (excluídas outras causas de acidose).
3. Cetonemia positiva (na indisponibilidade da cetonemia, podemos inferir sua presença por cetonúria fortemente positiva).

O EHH, por sua vez é definido como:

1. Glicemia > 600 mg/dL.
2. Osmolaridade > 320 mosm/kg.
3. pH arterial < 7,3.

Os pacientes podem apresentar concomitantemente CAD e EHH; semanticamente, é usual se referir a esses pacientes como CAD com hiperosmolaridade, pois o termo englobaria todas as alterações que apresentam. Pacientes idosos apresentam com maior frequência EHH, pois em sua maioria apresentam secreção residual de insulina e diminuição das enzimas que levam à cetogênese. O Quadro 6 resume as definições e apresentações clínicas da CAD e do EHH.

QUADRO 6 Critérios diagnósticos de CAD e EHH, segundo a *American Diabetes Association* 2009

	CAD			EHH
	Leve	Moderada	Grave	
Glicemia (mg/dL)	> 250	> 250	> 250	> 600
pH arterial ou venoso	7,25-7,30	7-7,24	< 7	> 7,30
Bicarbonato sérico (mmol/L)	15-18	10-14,9	< 10	> 15
Acetoacetato sérico ou urinário*	Positivo	Positivo	Positivo	Negativo ou fracamente positivo
Beta-hidroxibutirato sérico ou urinário	> 3	> 3	> 3	< 3
Osmolalidade sérica efetiva (mmol/kg)*	Variável	Variável	Variável	> 320
Ânion *gap* (mmol/L)*	> 10	> 12	> 12	< 12
Alteração de nível de consciência	Alerta	Alerta ou sonolento	Estupor ou coma	Estupor ou coma

* Reação de nitroprusseto.
CAD: cetoacidose diabética; EHH: estado hiperosmolar hiperglicêmico.

Etiologia e fisiopatologia

O paciente com DM, pela diminuição da própria insulina ou por resistência a sua ação, tem dificuldade em transportar a glicose para o meio intracelular, apresentando assim uma glicopenia intracelular. O equilíbrio dos meios acaba acontecendo, mas com um nível de glicemia mais elevado do que o considerado normal, estabelecendo-se assim uma nova homeostase glicêmica.

A CAD é precipitada por uma ausência absoluta ou relativa da insulina. Assim, o quadro é mais esperado em pacientes com DM tipo 1, mas tem sido cada vez mais frequente em pacientes com DM tipo 2.

A CAD pode ser precipitada por infecção ou outros fatores estressores. Nesse caso ocorre uma resistência à ação insulínica extrema causada pelos hormônios contrarreguladores, como GH, cortisol e catecolaminas, que levam, por sua vez, ao aumento de glucagon e lipólise.

A indisponibilidade da glicose para servir de substrato para produção de energia intracelular e a alteração da relação insulina/glucagon levam a um aumento na gliconeogênese (produção de glicose por meio de outros substratos como gorduras e proteínas) e glicogenólise (quebra de glicogênio em glicose). Dessa forma, o paciente apresenta-se com glicemias progressivamente maiores, ocorrendo o processo de diurese osmótica levando a desidratação e aumento da osmolaridade.

A acidose se soma ao quadro quando há alteração do metabolismo dos lipídios. Isso ocorre quando a ausência de insulina for absoluta, ou quase absoluta, pois mesmo pequenas quantidades de insulina são capazes de suprimir toda produção de glucagon por efeito parácrino nas ilhotas pancreáticas; nos pacientes idosos frequentemente temos acidose devido a desidratação grave com má perfusão com pouca cetogênese.

Nessas circunstâncias, há aumento da produção de glucagon. A maior concentração de glucagon promove redução dos níveis hepáticos de malonil-coenzima A (CoA), enzima limitante da síntese de ácidos graxos livres. A redução de malonil-CoA estimula a isoforma hepática carnitina palmotoil transferase 1 (CPT1-L), responsável por promover a transesterificação de acil-CoA graxo e a oxidação de ácidos graxos livres em corpos cetônicos (acetoacetato e beta-hidroxibutirato). Essa enzima é diminuída em pacientes idosos, diminuindo seu risco de desenvolver cetoacidose.

O metabolismo e o *clearance* de corpos cetônicos se encontram reduzidos na CAD, os quais em altas concentrações são responsáveis pela acidose metabólica. Tanto o aumento de corpos cetônicos quanto a hiperglicemia promovem diurese osmótica, que, associada à glicosúria, resulta em hipovolemia e em redução de taxa de filtração glomerular, agravando a hiperglicemia. Ocorre também uma grande produção de lípides e triglicérides, podendo inclusive ser desencadeadas complicações da hipertrigliceridemia, como pancreatite. Embora isso seja raro, são frequentes discretas elevações de amilase e lipase na CAD.

No EHH, ao contrário da CAD, a deficiência de insulina é apenas relativa nesses pacientes, de forma que não ocorre uma elevação tão importante do glucagon, e assim a alteração do metabolismo lípidico não ocorre com produção de cetoácidos. Entretanto, esses pacientes se apresentam com desidratação muito maior. A diurese osmótica pela hiperglicemia leva a perda importante de eletrólitos e a perda maior ainda de água livre, de forma que a osmolaridade aumenta significativamente.

Entre os fatores precipitantes da CAD e do EHH se destacam os processos infecciosos, sendo responsáveis por 30 a 50% dos casos de CAD e 30 a 60% dos casos de EHH. Os focos infecciosos mais frequentes incluem pneumonia, infecção urinária, sepse de origem determinada, infecções cutâneas e gastroenterites. Em 20 a 30% dos pacientes com DM tipo 1 a CAD ocorre por descontinuação da medicação, frequentemente associada a problemas psiquiátricos, mas casos de CAD por má aderência e descontinuação de tratamento estão se tornando mais frequentes e em algumas séries de casos já superaram as infecções

QUADRO 7 Fatores contribuintes para fisiopatologia da CAD e EHH

	↓ Insulina + ↑ hormônios contrarregulatórios
Cetoacidose	Ação da lipase hormônio-sensível: produção de ácidos graxos (lipólise) → fígado → ↑ Glucagon: produção de corpos cetônicos (ácido acetoacético, cetona e B-hidroxibutiárico). Cetonemia e acidose metabólica.
Estado hiperosmolar	Ocorre produção de insulina diminuída, mas suficiente para inibir a produção de corpos cetônicos. Frequentemente associado a condições que dificultam o acesso à água, como AVC.

AVC: acidente vascular cerebral; CAD: cetoacidose diabética; EHH: estado hiperosmolar hiperglicêmico.

como maior causa de emergências hiperglicêmicas. Cada vez mais tem aumentado a incidência de pacientes que apresentam como primeira manifestação do diabetes a cetoacidose diabética, mesmo nos pacientes que evoluem clinicamente posteriormente, como diabéticos do tipo 2, assim a CAD pode ser a primeira manifestação de DM em cerca de 20% dos pacientes.

As causas cardiovasculares e cerebrovasculares, como infarto agudo do miocárdio e acidente vascular cerebral, são responsáveis por até cerca de 5% das CAD e até 10% dos casos em idosos, sendo causa proeminente dessa descompensação em grupos etários acima dos 40 anos.

Achados clínicos

A CAD ocorre principalmente em um subgrupo de população mais jovem com média etária entre 20 e 29 anos, embora possa ocorrer em pacientes idosos, com aparecimento por vezes abrupto. Normalmente os pacientes apresentam pródromos com duração de dias de poliúria, polidipsia, polifagia e mal-estar indefinido. O paciente irá se apresentar na grande maioria dos casos desidratado, podendo estar hipotenso e muitas vezes taquicárdico, embora possa eventualmente estar com extremidades quentes e bem perfundido, devido ao efeito de prostaglandinas.

Dor abdominal, náuseas e vômitos são presentes na maioria dos casos (40 a 75%) de CAD (e menos comuns em EHH). Possíveis etiologias de dor abdominal incluem redução de esvaziamento gástrico e íleo secundário a acidose metabólica. Há correlação entre a gravidade de acidose metabólica e a presença de dor abdominal. Em idosos a acidose é menos frequente, mas devido a maior incidência de isquemia mesentérica ainda podem apresentar dor abdominal.

Os sinais e sintomas da acidose podem aparecer, com taquipneia, aparecendo o ritmo respiratório de Kussmaul quando o pH do paciente se encontra entre 7 e 7,2; a cetona é bastante volátil e, portanto, eliminada pela respiração, o que leva ao aparecimento do hálito cetônico, que também é útil ao diagnóstico.

O paciente normalmente se encontra alerta, sendo as manifestações neurológicas e alterações do nível de consciência muito mais correlacionadas com a osmolaridade do que com a acidose e, portanto, muito mais prevalentes no doente com EHH em relação ao paciente com CAD. Menos de 20% dos pacientes com CAD apresentam alteração do nível de consciência.

O achado de febre não é frequente nos pacientes com cetoacidose, embora mesmo com sua exclusão não se possa descartar que o fator precipitante seja infeccioso. Pacientes com CAD apresentam frequentemente dor abdominal (30%), náuseas e vômitos. Esses sintomas melhoram com a hidratação. Esse é um achado raro no EHH e provavelmente tem correlação com alteração de prostaglandinas na parede muscular intestinal, um achado que tende a melhorar muito com a hidratação inicial do paciente.

Deve-se salientar que o paciente pode ainda apresentar as manifestações clínicas da doença que forem fator precipitante para o episódio de cetoacidose, como infecção do trato urinário e infarto agudo do miocárdio. O Quadro 8 resume as principais diferenças clínicas entre a CAD e o EHH.

QUADRO 8 Diferenças entre CAD e EHH

CAD	EHH
Idade 20-29 anos	Idade usualmente > 60 anos
Instalação abrupta em horas	Instalação insidiosa (de dias a semanas)
Presença de polis	Presença de polis
Sinais de desidratação	Desidratação muito intensa
Dor abdominal e vômitos	Usualmente sem dor abdominal e vômitos
Sinais de acidose metabólica com taquipneia e respiração de Kussmaul	Sem sinais de compensação de acidose
Normalmente alerta	Geralmente rebaixamento de nível de consciência (nível de consciência tem importante correlação com osmolaridade)
Déficit de água de 6 litros	Déficit de água de 6-9 litros
K pode estar aumentado (acidose)	K usualmente normal ou diminuído
pH < 7,30	pH usualmente > 7,30

CAD: cetoacidose diabética; EHH: estado hiperosmolar hiperglicêmico.

Exames complementares

O diagnóstico de CAD e EHH é baseado em critérios laboratoriais. Assim, é necessária a coleta de glicemia, gasometria, corpos cetônicos, sódio para avaliação da presença de acidose, cetonemia e aumento da osmolaridade. Outras alterações incluem leucocitose secundária ao episódio de estresse, embora valores de leucócitos > 25.000 céls/mm^3 sugiram a presença de infecção.

Pode ocorrer também aumento do hematócrito e hemoglobina secundariamente à desidratação, assim como aumento de ureia e creatinina. O potássio sérico inicialmente tende a estar elevado devido ao quadro de acidose, mas o potássio corporal total estará diminuído. Com o tratamento, a hipocalemia pode ocorrer, sendo necessário repor esse eletrólito. Fósforo e outros elementos também podem ser espoliados devido à diurese osmótica desses pacientes. Os seguintes exames complementares devem ser solicitados nas emergências hiperglicêmicas:

- Gasometria arterial inicialmente e depois venosa (repetir a cada 4 horas).
- Glicemia e posteriormente glicemia capilar (de preferência a cada 1/1 hora).
- Potássio, sódio, fósforo, cloro e outros eletrólitos (dosagem sérica de K inicialmente a cada 2 horas. Os outros, inclusive fósforo, a cada 12 horas).
- Hemograma completo.
- Urina tipo 1.
- Cetonemia ou cetonúria: idealmente dosar o beta-hidroxibutirato. Cerca de 80% da produção de corpos cetônicos é na forma de beta-hidroxibutirato, mas as fitas reagentes de urina só avaliam o ácido acetoacético. Em situações de sepse associada o beta-hidroxibutirato se torna 100% dos corpos cetônicos, assim as fitas reagentes de urina podem ter resultados falso-negativos para corpos cetônicos.
- Eletrocardiograma.
- Radiografia de tórax (procura de foco infeccioso associado).
- Outros exames solicitados conforme suspeita clínica.

O eletrocardiograma, além de servir para rastrear isquemia coronariana como fator precipitante do episódio de cetoacidose diabética, também permite verificar a presença de complicações da hipercalemia e outros distúrbios hidroeletrolíticos, sendo particularmente importante em pacientes idosos.

Ao avaliar pacientes com suspeita de EHH, deve-se lembrar que é necessário verificar a osmolaridade, que é calculada por meio da seguinte fórmula:

Osmolaridade efetiva = 2 × (Na+ corrigido) + glicemia/18
(valores > 320 mOsm/kg indicam hiperosmolaridade)

Deve-se lembrar que a hiperglicemia pode falsear o resultado da mensuração de sódio. Assim, sempre deve ser usada a fórmula do sódio corrigido para calcular a osmolaridade. A fórmula é a seguinte:

Na^+ corrigido = Na^+ medido + 0,016 × (glicemia medida – 100)

Diagnóstico diferencial

A CAD entra no diagnóstico diferencial de outras acidoses, como a cetoacidose alcoólica, que não cursa com hiperglicemia, apesar de cursar com aumento de cetoácidos. O EHH entra no diagnóstico diferencial de pacientes com confusão mental ou alteração de nível de consciência. Por isso, verificar a glicemia é importante nesses pacientes tanto para descartar hipoglicemia como para descartar grandes hiperglicemias associadas a EHH.

A cetoacidose alcoólica (CAA) e a cetose de jejum são outras causas de cetoacidose. Dietas com baixa quantidade de carboidratos também são desencadeantes de cetoacidose. Acidose metabólica normalmente é leve quando desencadeada pelo jejum prolongado, mas pode ser grave. Cetoacidose sem hiperglicemia em etilista crônico é bastante sugestiva de CAA.

A CAD deve ser diferenciada de outras causas de acidose metabólica que cursam com ânion *gap* aumentado, como acidose láctica; intoxicações por salicilato, paracetamol, metanol, etilenoglicol ou propilenoglicol; e doença renal crônica em estágios avançados.

Tratamento

A mortalidade em centros de referência americanos é menor que 3%, sendo grande parte dela atribuída aos fatores precipitantes como infeções e eventos cardiovasculares. Deve-se pontuar que a CAD existe quando o pH é menor que 7,30. A existência de hiperglicemia com cetose e sem acidemia (pH > 7,30) é denominada cetose diabética. Os quadros de tal descompensação diabética podem ser revertidos em algumas horas, na maioria das vezes sem necessidade de internação. O esteio do tratamento é hidratação, insulinoterapia e correção de fatores precipitantes. O manejo da CAD e EHH está dividido em tópicos a seguir e é complementado pelas Figuras 1 e 2.

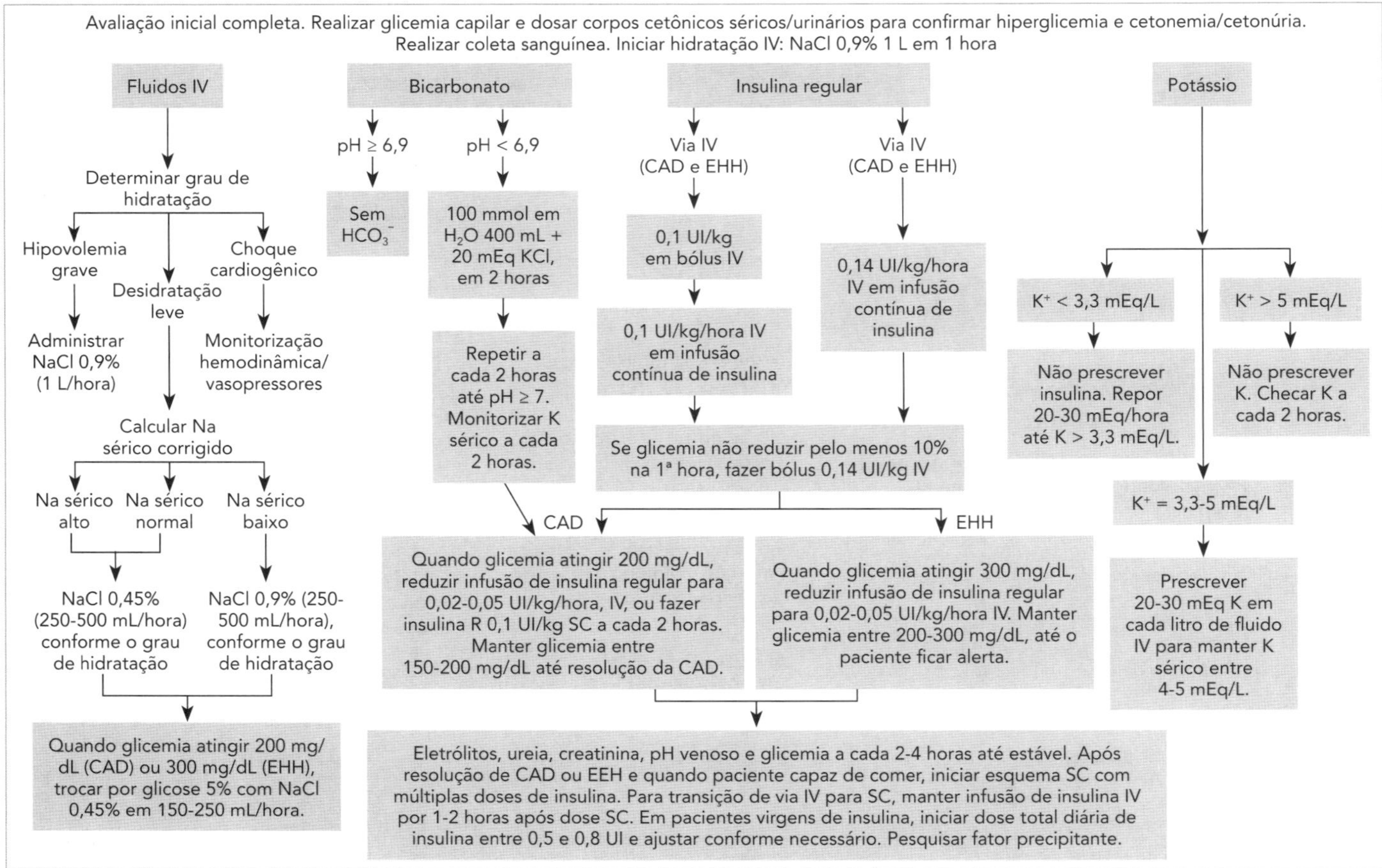

FIGURA 1 Algoritmo para cetoacidose diabética.

CAD: cetoacidose diabética; EHH: estado hiperosmolar hiperglicêmico; IV: intravenoso; SC: subcutâneo.

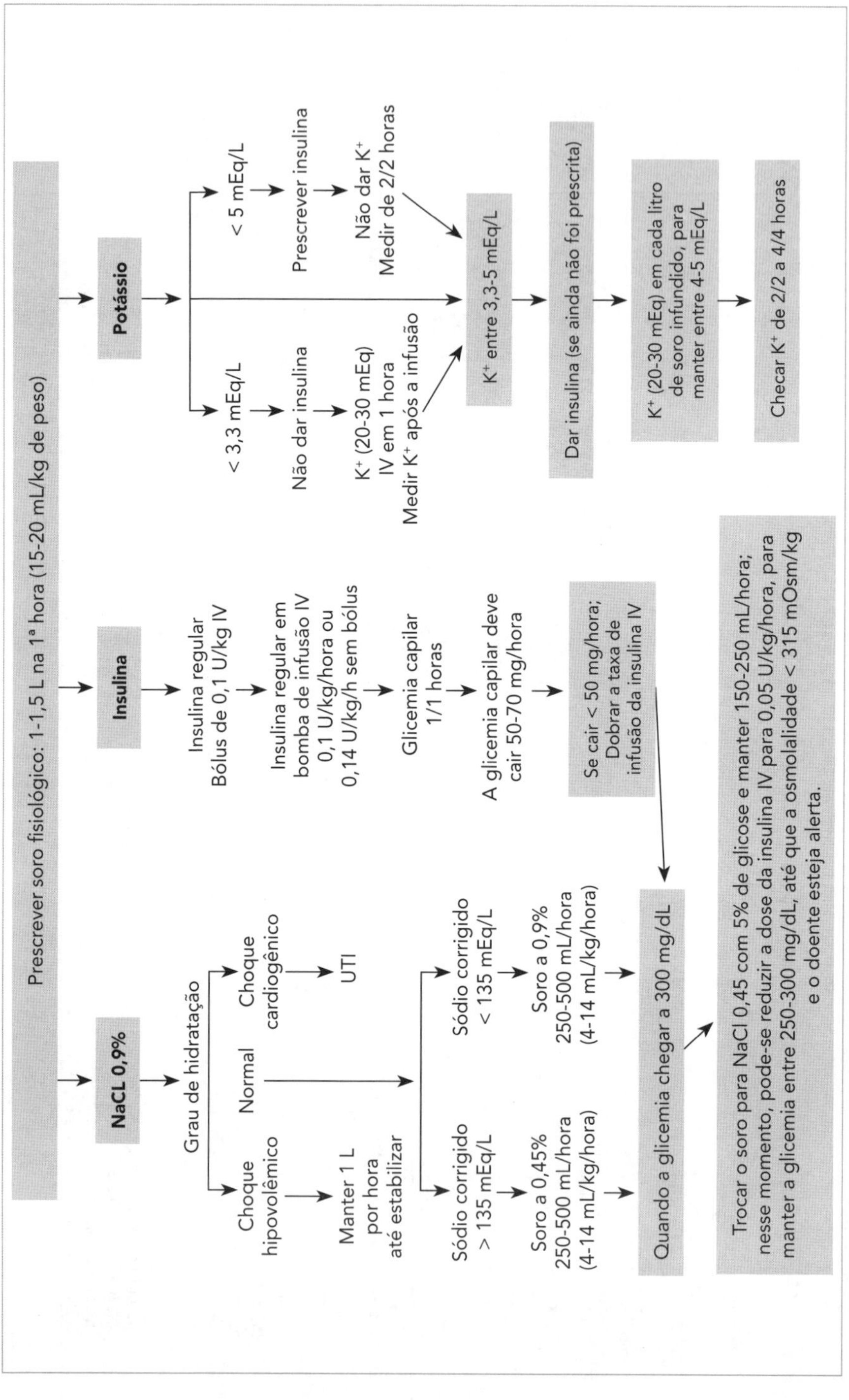

FIGURA 2 Algoritmo para estado hiperosmolar hiperglicêmico.
IV: intravenoso; UTI: unidade de terapia intensiva.

Hidratação

A hidratação é fundamental no manejo inicial das emergências hiperglicêmicas e isoladamente pode diminuir os níveis glicêmicos. Inicialmente, tem como alvo inicial estabilização hemodinâmica. Inicia-se com 1.000 a 1.500 mL de solução de NaCl a 0,9% na primeira hora, podendo usar volumes menores em pacientes idosos. Se o paciente permanece hipotenso, pode ser necessário repetir a infusão ainda na primeira hora (no EHH – em particular – podem ser necessários vários litros).

Na segunda fase da hidratação, mantêm-se 250 a 500 mL (4 mL/kg) por hora. Em pacientes com Na < 135 mEq/L, mantém-se solução salina a 0,9%. Caso a natremia seja normal ou aumentada, deve-se utilizar salina a 0,45%. Quando a glicemia chegar a 250 a 300 mg/dL, a hidratação continua, mas associando glicose a 5 a 10% com a solução salina. A diluição pode ser feita usando 1 litro de solução glicosada acrescido de 20 mL de solução de NaCl 20%. A velocidade de infusão contínua é de 250 a 500 mL/hora.

Insulinoterapia

A insulinoterapia é realizada concomitantemente com a hidratação endovenosa, exceto quando o paciente apresenta hipocalemia (com K < 3,3 mEq/L) e hipotensão arterial, caso em que se deve aguardar a hidratação e a reposição de potássio para iniciar o uso da insulina.

Até os anos 1970 eram utilizadas grandes doses de insulina para realizar a compensação do quadro de cetoacidose diabética. Alguns trabalhos dessa década demonstram, no entanto, que o uso de menores doses de insulina foi associado com reversão do quadro com a mesma rapidez, com menor número de complicações. O trabalho de Alberto em 1973, por exemplo, usou insulina regular IM em dose inicial de 16 unidades e depois 10 unidades IM por hora, esquema esse associado com alto índice de sucesso na terapêutica. Outro trabalho da mesma década comparou dois esquemas diferentes para o tratamento da cetoacidose diabética, um dos esquemas usando altas doses de insulina e outro com doses menores, com melhores desfechos com o uso de menores doses de insulina. Em relação à insulinoterapia, recomenda-se:

- A insulina deve ser iniciada concomitantemente à hidratação, exceto se K < 3,3 mEq/L. Nesse caso deve-se repor 25 mEq de potássio antes de iniciar a insulinoterapia (aproximadamente 1 ampola de 10 mL de solução de KCl 19,1%). Idealmente, utiliza-se bomba de infusão contínua endovenosa. A dose inicial é de 0,1 U/kg de insulina em bólus e depois se inicia a infusão da bomba em 0,1 U/kg/hora. Outra opção é a infusão contínua inicial de 0,14 U/kg/hora sem bólus inicial. A solução de insulina para infusão contínua pode ser preparada com 50 unidades de insulina em 250 mL de solução fisiológica, assim 5 mL corresponde a 1 U de insulina. Idealmente no preparo dessa solução deve-se desprezar 50 mL da solução, pois a insulina é adsorvida no plástico. Alternativamente, pode-se utilizar insulina regular IM ou subcutânea (SC), usando dose em bolo inicial de 0,4 unidades/kg, metade dessa dose inicial em bólus EV e metade via IM ou SC, e depois mantendo dose de 0,1 unidade/kg/hora IM ou SC, observando a taxa de queda da glicemia, que deve ser mantida entre 50 e 70 mg/dL/hora.

A glicemia capilar deve ser mensurada de 1 em 1 hora. Espera-se uma queda da glicemia de 50 a 70 mg/dL/hora. Caso a glicemia caia em níveis menores que 50 mg/dL, recomenda-se dobrar a taxa de infusão; se ocorrer redução maior que 70 mg/dL, recomenda-se diminuir a taxa de infusão pela metade.

A bomba de infusão pode ser desligada quando pelo menos 2 dos 3 critérios estão presentes:

1. pH > 7,3.
2. Ânion *gap* ≤ 12 mEq/L.
3. Bicarbonato ≥ 15 mEq/L.

Para o estado hiperosmolar são considerados critérios de resolução:

- Osmolalidade sérica efetiva < 310 mmol/kg.
- Melhora de nível de consciência.

Para desligar a bomba de infusão contínua, deve-se esperar pelo menos 1 hora da ação da primeira dose de insulina regular SC e, posteriormente, prosseguir com insulina SC conforme glicemia capilar a cada 4 horas.

Calcula-se a dose de insulina de longa duração verificando as doses de insulina nas últimas 24 horas e utilizando dois terços dessa dose total ou 0,6 U/kg de insulina NPH outra forma de longa duração. Usualmente, divide-se a insulina basal em 2/3 pela manhã e 1/3 à noite, mas diferentes autores têm diferentes recomendações, nenhuma delas com validação suficiente para uma recomendação definitiva.

Reposição de potássio (K)

Em relação à reposição de K, caso os níveis de K sejam menores que 3,3 mEq/L, deve-se repor 25 mEq de potássio em 1 litro de solução de NaCl 0,9% e repetir a dosagem de K. Só se inicia a insulinoterapia após níveis de K > 3,3 mEq/L.

- Pacientes com K entre 3,3 e 5 mEq/L devem repor 25 mEq de potássio a cada litro de solução de hidratação e dosar K a cada 2 ou 4 horas.
- Pacientes com K > 5 mEq/L, só se inicia a reposição de K quando os valores forem < 5 mEq/L.

Reposição de bicarbonato

A reposição de bicarbonato de sódio não demonstrou benefício em estudos e só é indicada em pacientes com PH < 6,9 com reposição de 100 mEq EV de bicarbonato em 2 horas com coleta de gasometria após 1 a 2 horas (100 mL de solução de bicarbonato 8,4%). Uma metanálise de estudos sobre reposição de bicarbonato na CAD não demonstrou benefícios com essa conduta.

Reposição de fósforo

A reposição de fósforo só é indicada em pacientes com as seguintes condições:

- Disfunção cardíaca grave e arritmias.
- Fraqueza muscular e insuficiência respiratória.
- Rabdomiólise e anemia significativa.
- Concentração sérica < 1 mEq/L.

Quando indicada, a reposição é realizada com 25 mEq de fosfato de potássio, que repõe K além de fósforo substituindo a solução de cloreto de potássio (KCl).

Finalmente, e não menos importante, deve-se lembrar de sempre procurar e corrigir o fator precipitante da emergência hiperglicêmica.

Complicações

A hipoglicemia é a principal complicação do tratamento da cetoacidose, por isso a necessidade de verificação da glicemia capilar de hora em hora até a correção da cetoacidose diabética. Hipocalemia e suas complicações também podem aparecer após a instituição do tratamento com insulina.

Edema cerebral é complicação de maior frequência em crianças sendo muito rara em idosos, com correlação importante com o uso de soluções hipotônicas no início do tratamento para hidratação do paciente. Com o uso inicial de salina fisiológica para hidratação, essa complicação se tornou rara.

O desenvolvimento de síndrome do desconforto respiratório do adulto pode ocorrer principalmente com a utilização de soluções coloides para recuperação da pressão arterial do paciente. Tromboembolismo pulmonar é complicação relativamente frequente em pacientes com estado hiperosmolar. O Quadro 9 resume as principais complicações das emergências hiperglicêmicas.

QUADRO 9 Complicações das emergências hiperglicêmicas

Complicação	Comentário
Hipoglicemia	Mais frequente, por esse motivo repor glicose quando glicemia entre 200-300 mg/dL na solução de reposição volêmica.
Hipervolemia	Frequente, principalmente em pacientes com disfunção cardíaca e idosos.
Hipocalemia	Por perda de potássio na diurese, repor K se potássio sérico normal ou diminuído. Pode causar arritmias.
Alcalose metabólica	Principalmente em pacientes que realizaram reposição de bicarbonato.
Síndrome do desconforto respiratório agudo	Ocorre principalmente em uso de soluções coloides de reposição volêmica.
TEV	CAD e EHH é uma situação protrombótica, assim profilaxia de TEV é indicada; com o tratamento, o risco de TEV diminui.
Edema cerebral	Raro em idosos, ocorre principalmente quando utilizadas soluções hipotônicas no início da reposição volêmica.
Dilatação gástrica aguda	Forma extrema de neuropatia autonômica, cursa com risco de aspiração.
Mucormicose	Infecção fúngica profunda, atinge principalmente órbitas.

CAD: cetoacidose diabética; EHH: estado hiperosmolar hiperglicêmico; TEV: tromboembolismo venoso.

As indicações de internação em UTI incluem:

- Desconforto respiratório agudo.
- Acidose com pH < 6,9.
- Choque cardiogênico.
- Edema cerebral.

Bibliografia

1. Alsahli M, Gerich JE. Hypoglicemia. Endocrinol Metab Clin North Am. 2013;42:657-76.
2. Chua HR, Schneider A, Bellomo R. Bicarbonate in diabetic ketoacidosis: a systematic review. Ann Intensive Care. 2011;1:23.
3. Corwell B, Knight B, Olivieri L, Willis GC. Current diagnosis and treatment of hyperglycemic emergencies. Emerg Med Clin North Am. 2014;32(2):43752.
4. Cryer PE, Axelrod L, Grossman AB, Heller SR, Montori VM, Seaquist ER, et al. Evaluation and management of adult hypoglycemic disorders: an Endocrine Society Clinical Practice Guideline. J Clin Endocrinol Metab. 2009;94:709.
5. Dathariya K, Vellanki P. Treatment of diabetic ketoacidosis (DKA)/hyperglycemic hyperosmolar state (HHS): novel advances in the management of hyperglycemic crises (UK versus USA). Curr Diab Rep. 2017;17(5):33.
6. Kitabchi AE, Umpierrez GE, Miles JM, Fisher JN. Hyperglycemic crises in adult patients with diabetes. Diabetes Care. 2009;32:1335.
7. Klocker AA, Phelan H, Twigg SM, Craig ME. Blood βhydroxybutyrate vs. urine acetoacetate testing for the prevention and management of ketoacidosis in type 1 diabetes: a systematic review. Diabet Med. 2013;30(7):81824.
8. Nyenwe EA, Kitabchi AE. Evidence-based management of hyperglycemic emergencies in diabetes mellitus. Diabetes Res Clin Pract. 2011;94:340.
9. Seaquist ER, Anderson J, Childs B, Cryer P, Dagogo-Jack S, Fish L, et al. Hypoglycemia and diabetes: a report of a workgroup of the American Diabetes Association and the Endocrine Society. J Clin Endocrinol Metab. 2013;98:1845.
10. Yale JF, Paty B, Senior PA. Hypoglycemia 2018 clinical practice guideline. Can J Diabetes. 2018;42:S104-108.

SEÇÃO VII

Infecções

30

Pneumonias

Murilo Bacchini Dias
Isabella Mottim Berger
Paulo Henrique Lazzaris Coelho

INTRODUÇÃO E EPIDEMIOLOGIA

Pneumonias são infecções do trato respiratório inferior com acometimento alveolar e podem ser causadas por bactérias, vírus ou fungos. A despeito do avanço nos métodos diagnósticos, antibioticoterapia e medidas de suporte de vida, as pneumonias continuam sendo a principal causa de morte comunicável do mundo e uma das principais causas gerais de morte, especialmente nos países de baixa renda.[1]

No Brasil, observa-se aumento na mortalidade por pneumonias nas últimas décadas, a despeito da redução da mortalidade por outras doenças infecciosas. Dados de 2019 demonstram que as pneumonias foram a terceira causa de morte no Brasil, com 44 mortes a cada 100 mil habitantes. No ano 2000, elas constituíam a sexta causa de morte, com apenas 26 mortes a cada 100 mil habitantes.[1] Essa tendência pode estar relacionada com o processo de envelhecimento populacional e a condição de multimorbidade comumente observada na população idosa, ambos fatores de risco para o desenvolvimento de pneumonias. Outra consideração importante é que cada vez mais identificamos os vírus como os principais causadores de pneumonia. Desde 2020, convive-se com o Covid-19 no Brasil, com mais de 699 mil mortes registradas até o momento.[2]

FISIOPATOLOGIA

O desenvolvimento da pneumonia depende de características do hospedeiro, que podem ser intrínsecas ao envelhecimento, secundárias ao efeito das comorbidades e do meio ambiente e são também dependentes de características do patógeno, como sua virulência e quantidade de inoculação.[3]

As alterações do sistema respiratório mais relevantes para as infecções do trato respiratório inferior são aquelas relacionadas à limpeza da via aérea, como a diminuição da força muscular, o reflexo de tosse menos eficaz e a disfunção do aparelho mucociliar. Essas alterações estão relacionadas com maior risco de infecção por enterobactérias e anaeróbios. As alterações imunológicas estão relacionadas com a elevação dos níveis basais de marcadores inflamatórios, maior estresse oxidativo e menor atividade dos sistemas de apresentação de antígenos associados a menor ativação do sistema imune adaptativo. Essas alterações conferem menor resposta a vírus e bactérias encapsuladas.[4]

A maioria das pneumonias bacterianas ocorre por microaspiração e consequente translocação bacteriana da nasofaringe para o trato respiratório inferior, portanto a colonização do trato respiratório será determinante para definir o perfil microbiológico da pneumonia e depende de fatores como o ambiente em que o paciente está inserido (comunidade ou relacionado aos cuidados de saúde) e as condições do paciente.[5]

A broncoaspiração é tipicamente considerada um evento agudo que pode resultar em pneumonia infecciosa, broncoespasmo, pneumonite química e síndrome da angústia respiratória aguda. O volume aspirado, o conteúdo do material (bactérias da orofaringe) e principalmente a resposta imune do paciente têm papel essencial em determinar se aquela aspiração vai causar uma pneumonia.[6]

Os principais mecanismos de defesa para uma broncoaspiração são o gradiente de pressão entre o estômago e o esôfago, a competência do esfíncter esofagogástrico, a peristalse esofágica, o reflexo de tosse e, uma vez que atinge a via aérea inferior, a barreira mucociliar.[6] Assim, pacientes com qualquer ruptura desses mecanismos de defesa, como redução do nível de consciência, disfagia ou doença neurológica, possuem maior risco para broncoaspiração.

Os principais fatores de risco para pneumonia incluem idade maior que 60 anos (idosos acima de 60 anos tem 2,7 vezes maior risco de pneumonia, e acima de 70 anos 4,1 vezes maior do que adultos jovens), sexo masculino, comorbidades (doenças pulmonares, demência, diabetes, doença cardiovascular, doença hepática, câncer), disfagia, tabagismo, abuso de álcool, imunodeficiências, baixo peso, má higiene oral, exposição a poluentes e antecedente de pneumonias prévias.[7]

ETIOLOGIA

O conhecimento dos patógenos associados à pneumonia é essencial para o tratamento mais preciso com antibioticoterapia empírica a fim de evitar resistência antimicrobiana. Porém, a exata etiologia microbiológica não é detectada em mais de 50% dos casos.[5] Esse valor tende a aumentar com a idade, chegando a 69% em pacientes acima de 85 anos. No Brasil, há escassez de estudos mostrando as principais etiologias da nossa população, em especial após o início da pandemia de covid-19, porém em dados dos EUA os vírus são responsáveis por aproximadamente 22%, bactérias 11%, polimicrobiano 5% e não identificados 61% (Figura 1).[5,8] Vale ressaltar que com o advento dos testes moleculares tem se percebido maior relevância dos vírus como possíveis agentes etiológicos.[9]

O principal agente bacteriano na pneumonia adquirida na comunidade (PAC) é o *Streptococcus pneumoniae* (embora tenha reduzido após a introdução de vacina e a redução do tabagismo), entre 15 e 48% dos casos identificados, seguido pelo Haemophilus influenzae nos pacientes com comorbidades, uma vez que os atípicos (*Mycoplasma pneumoniae e Legionella pneumophila*) têm menor prevalência na população idosa. De etiologia viral, destacam-se na população idosa influenza, rinovírus, vírus sincicial respiratório e, atualmente, coronavírus, em especial.[5,8,10]

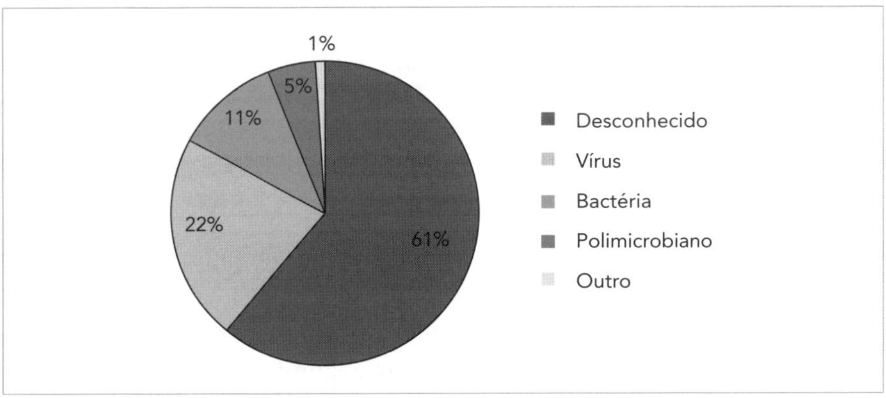

FIGURA 1 Prevalência da etiologia de pneumonia adquirida na comunidade nos Estados Unidos.
Fonte: adaptada de Torres et al. (2021).[5]

Nas pneumonias adquiridas no hospital (PAH), as principais causas são *Staphylococcus aureus*, enterobactérias e bacilos Gram-negativos não fermentadores (*Pseudomonas aeruginosa* e *Acinetobacter* spp.), mas podem variar de acordo com o perfil microbiológico de cada instituição. Nas instituições de longa permanência (ILP) o perfil microbiológico é mais semelhante ao das PAH do que ao das PAC.[5]

Os idosos residentes de ILP apresentam incidência maior de colonização oral por microrganismos com alto potencial patogênico como *S. aureus, S. pneumoniae, H. influenzae, K. pneumoniae, P. aeruginosa, E. coli* e *Candida*. Pobre higiene oral foi o principal fator predisponente, e o tratamento semanal com profissionais especializados mostrou-se efetiva prevenção.[11] Existem alguns fatores de risco para patógenos específicos que podem auxiliar na escolha da antibioticoterapia, apresentados no Quadro 1.

QUADRO 1 Fatores de risco associados a patógenos específicos

Streptococcus pneumoniae	Demência, epilepsia, insuficiência cardíaca, doença cerebrovascular, DPOC, HIV, moradia aglomerada, tabagismo, alcoolismo.
Legionella pneumophila	Tabagismo, DPOC, imunossuprimido, residente de ILPI, exposição recente a piscinas/*spa*, viagem para áreas de risco.
MRSA	Infecção prévia por MRSA ou colonização, residente de ILPI, hospitalização nos últimos 90 dias.
Pseudomonas aeruginosa	DPOC, doença pulmonar estrutural, tabagismo, HIV.
Enterobactérias	Residente de ILPI, fatores de risco para broncoaspiração.
Haemophilus influenzae	DPOC, tabagismo, HIV.

DPOC: doença pulmonar obstrutiva crônica; HIV: síndrome da imunodeficiência humana; ILPI: instituição de longa permanência para idosos; MRSA: S. aureus meticilino-resistente.
Fonte: adaptada de Torres et al. (2021).[5]

DIAGNÓSTICO

O diagnóstico de pneumonia é dado na presença de sintomas compatíveis e na presença de novo infiltrado pulmonar no exame de imagem. Porém, essa combinação de fatores tem baixa sensibilidade e especificidade, sendo necessário um olhar bem cuidadoso, em especial no diagnóstico em idosos.

Os sintomas mais comuns de pneumonia dos adultos são: tosse, dispneia, dor precordial, febre, produção de escarro e fadiga. Porém, com o avanço da idade esses sintomas clássicos são menos prevalentes, por exemplo, a presença de febre está presente em apenas 30%, e pode-se apresentar sintomas mais inespecíficos (Quadro 2).[5,7-8]

Independentemente da etiologia os sintomas são semelhantes, não sendo possível diferenciar entre pneumonia bacteriana ou viral somente pela clínica.

QUADRO 2 Especificidades na sintomatologia de pneumonia nos idosos

Sintomas comuns de pneumonia no adulto	Sintomas comuns de pneumonia no idoso	
Febre	Quedas	Perda funcional aguda
Tosse Produção de escarro	Alteração do nível de consciência	Descompensação da doença de base
Dispneia	*Delirium*	Taquipneia/taquicardia
Dor precordial	Redução do apetite	Fadiga/letargia

Na avaliação inicial, é essencial a realização de radiografia de tórax, porém é um exame com sensibilidade de apenas 70% nos idosos.[7] A tomografia de tórax é mais sensível para o diagnóstico e para avaliação da gravidade, por isso ela é importante quando os achados radiográficos são inespecíficos, na suspeita de complicações, suspeita de neoplasia subjacente, ou casos arrastados e recorrentes. Mais recentemente, o uso de ultrassonografia *point of care* tem se mostrado bom método de avaliação, com sensibilidade de 88% e especificidade de 90%.[5,7-8]

Principalmente no contexto de pandemia ou sazonalidade da influenza é importante a coleta de proteína C-reativa (PCR) para detecção de etiologia viral. A necessidade de outros testes etiológicos varia com a gravidade. No regime ambulatorial não é recomendado cultura de escarro ou hemocultura. Em pacientes que necessitam de hospitalização é recomendada a realização de cultura de escarro, hemocultura e antígeno urinário para pneumococo e *Legionella*, e nos casos internados em UTI também se acrescenta a pesquisa de MRSA (*S. aureus* meticilino-resistente) no *swab* faríngeo e lavado broncoalveolar. Importante salientar que, para determinar uma amostra de cultura de escarro de qualidade, ela deve ter menos de 10 células epiteliais e mais de 25 leucócitos por campo examinado.[5,9]

Mais recentemente também, uma série de testes moleculares surgiu com painel de patógenos potencialmente causadores de pneumonia, incluindo vírus e bactérias. É promissor devido ao rápido resultado, geralmente em até 1 hora, para guiar o tratamento, em especial nos casos graves, porém ainda são necessários mais estudos para definir o real impacto nos desfechos.[5-12]

Biomarcadores, como PCR e procalcitonina, são complementares à avaliação inicial, e podem ser utilizados na avaliação de resposta ao tratamento. A procalcitonina se eleva dentro de 2 horas após o estímulo bacteriano e tem boa especificidade para infecções bacterianas, podendo auxiliar no uso racional da antibioticoterapia. A recomendação atual é que a terapia empírica de antibiótico deve ser iniciada em adultos na suspeita clínica, independentemente do valor da procalcitonina.[5-9] O Quadro 3 sumariza a avaliação inicial proposta, de acordo com o local de atendimento.

QUADRO 3 Avaliação inicial baseada no local de cuidado *(point of care)*

	Ambulatorial	Internação	UTI
Imagem	▪ Radiografia de tórax.** ▪ Pocus.	▪ Radiografia de tórax.** ▪ Pocus.	▪ TC tórax.** ▪ Pocus.
Cultura	PCR para Covid* PCR para influenza*	Anterior + ▪ Hemocultura. ▪ Cultura de escarro. ▪ Antígeno urinário para pneumococo e *Legionella*. ▪ Painel viral respiratório.*	Anterior + ▪ Pesquisa de MRSA com *swab* orofaríngeo. ▪ Lavado broncoalveolar com cultura de aeróbicos, *Legionella* e fungos.* ▪ Se disponível: teste molecular multiplex.
Laboratório	Não necessário	Hemograma. ▪ Função renal e hepática. ▪ PCR. ▪ Procalcitonina.	Anterior + ▪ Laboratório para investigação de sepse.

* Se epidemiologia ou sazonalidade compatíveis.
** Recomendado.
MRSA: *S. aureus* meticilino-resistente; Pocus: ultrassom no local de atendimento; PCR: proteína C-reativa; TC: tomografia computadorizada.

Estratificação de risco

Após o diagnóstico, estratificar a gravidade da doença auxilia na decisão quanto à modalidade de tratamento (ambulatorial *versus* internação; enfermaria *versus* UTI). O julgamento clínico deve prevalecer, mas existem vários escores de risco que foram desenvolvidos para auxiliar nessa tomada de decisão. Destacam-se o CURB-65 e o PSI/PORT, ambos preditores de mortalidade com bom valor preditivo negativo (Quadro 4).

QUADRO 4 Comparação entre PSI/PORT e CURB-65

	PSI/PORT (IC 95%)	CURB-65 (IC 95%)
Sensibilidade	90% (87-92)	62% (52-70)
Especificidade	53% (46-59)	79% (75-83)
Valor preditivo positivo	14% (13-16)	24% (19-30)
Valor preditivo negativo	98% (98-99)	95% (93-97)

Fonte: adaptada de Long et al. (2017).[12]

O CURB-65 (Quadro 5) pontua confusão mental; ureia > 50 mg/dL; frequência respiratória > 30 ipm; pressão arterial (PAS < 90 mmHg ou PAD < 60 mmHg); idade > 65 anos. Já o PSI/PORT (Quadro 6) apresenta um cálculo mais complexo, habitualmente realizado por meio de calculadoras médicas, pois inclui comorbidades, idade, dados laboratoriais e de exame físico.

QUADRO 5 Estratificação de risco pelo CURB-65

CURB-65	Mortalidade	Sugestão de tratamento
0-1	1,5%	Ambulatorial
2	9,2%	Hospitalar
≥ 3	22%	Hospitalar (se 4-5, considerar UTI)

UTI: unidade de terapia intensiva.
Fonte: adaptado de Côrrea et al. (2018).[9]

QUADRO 6 Estratificação de risco pelo *Pneumonia Severity Index*

Classe	Pontos	Mortalidade (%)	Local sugerido de tratamento
I	–	0,1	Ambulatório
II	≤ 70	0,6	Ambulatório
III	71-90	2,8	Ambulatório ou internação breve
IV	91-130	8,2	Internação
V	> 130	29,2	Internação

Fonte: Côrrea et al. (2018).[9]

Ressalta-se que, embora a gravidade da doença seja o fator preponderante na tomada de decisão, caso se opte pelo tratamento ambulatorial, é fundamental avaliar se o paciente idoso apresenta capacidade de receber medicação por via oral e se possui bom suporte social.[9]

TRATAMENTO

Pela escassez de ensaios clínicos, por ora não existe consenso entre as diretrizes internacionais quanto à melhor terapia empírica para PAC, sobretudo no que tange à cobertura de bactérias atípicas.[9] Dada a epidemiologia, além da cobertura de pneumococo, parece razoável a cobertura empírica para enterobactérias produtoras de betalactamase na população idosa, sobretudo nos pacientes tabagistas, moradores de ILP ou com comorbidades, justificando a preferência por amoxicilina-clavulanato (em vez de amoxicilina isoladamentente) nessa população.

A cobertura de anaeróbios nas pneumonias aspirativas também é ponto de divergência, devido ao aumento da incidência de infecção por *C. difficile* e da mudança de flora pulmonar evidenciada nos últimos anos, sendo sugerida principalmente nos pacientes com doença periodontal grave.[13] A associação de corticosteroide deve ser feita apenas se houver diagnóstico concomitante de DPOC exacerbado ou de choque séptico refratário, pois não se provou benéfica em pneumonias leves/moderadas e ainda é incerto seu benefício em pneumonias graves.[14] O Quadro 7 indica as principais sugestões de antibioticoterapia empírica para pneumonia em idosos.

A identificação microbiológica por meio da coleta de culturas e antígenos na admissão hospitalar é fundamental para possibilitar a antibioticoterapia dirigida sempre que possível. Deve-se sempre atentar para a possibilidade de bactérias resistentes e a necessidade de ampliação do espectro antimicrobiano nos pacientes que não apresentam resposta clínica após 48 a 72 horas. Em relação à duração da antibioticoterapia, literatura recente mostra segurança na suspensão precoce da medicação após 5 a 7 dias – desde que o paciente se encontre há 48 horas afebril e em melhora clínica.[14]

Deve-se também lembrar que o idoso está mais suscetível a efeito adverso das medicações, com especial relevância para prolongamento do intervalo QT associado ao uso de macrolídeos e fluoroquinolonas – sobretudo no paciente com distúrbios eletrolíticos (hipocalemia, hipocalcemia, hipomagnesemia) e em uso de outras drogas que também alargam o intervalo QT (antiarrítmicos, antidepressivos, anticolinesterásicos e antipsicóticos). Doxiciclina pode ser uma alternativa aos macrolídeos para cobertura de atípicos no paciente que já apresenta alargamento do intervalo QT. Cabe lembrar ainda que fluoroquinolonas também estão associadas a maior incidência de *delirium*, tendinopatia e infecção por *Clostridioides difficile*,[15] devendo ser evitadas na população idosa, sempre que possível.

QUADRO 7 Sugestão de antibiótico empírico para o idoso com pneumonia

Ambulatorial
Sem comorbidades e sem uso recente de antibióticos: amoxicilina/clavulanato
Com comorbidades ou uso recente de antibióticos: amoxicilina/clavulanato + macrolídeo
Em caso de alergia a betalactâmicos/macrolídeos: moxifloxacino ou levofloxacino
Enfermaria
Ceftriaxona + macrolídeo
Ampicilina/sulbactam + macrolídeo
Levofloxacino em monoterapia (evitar; usar apenas se alergia às demais classes)

(continua)

QUADRO 7 Sugestão de antibiótico empírico para o idoso com pneumonia *(continuação)*

UTI
Ceftriaxona + macrolídeo
Ceftriaxona + quinolona respiratória
Pneumonia aspirativa
Amoxicilina/clavulanato
Ampicilina/sulbactam
Ceftriaxona ± clindamicina ou metronidazol (associar sempre em caso de doença periodontal grave)
Moxifloxacino (se alergia aos demais)
Risco de pseudomonas (uso recente de antibiótico EV; presença de bronquiectasias; DPOC com uso frequente de antibiótico ou de corticosteroide sistêmico)
Piperacilina/tazobactam
Cefepima
Meropeném

DPOC: doença pulmonar obstrutiva crônica; EV: endovenoso; UTI: unidade de terapia intensiva.
Fonte: Recomendações para o manejo da PAC 2018.[16]

PREVENÇÃO

Para a prevenção de pneumonia, é preciso atuar nos principais fatores de risco, como desnutrição, disfagia, tabagismo, abuso de álcool, imunossupressão. A saúde oral está intimamente relacionada com o risco de pneumonia. Condições de higiene inadequada, próteses mal adaptadas e xerostomia são as principais características a serem avaliadas.

O médico deve estar alerta para o uso racional de medicações relacionadas com risco aumentado de pneumonia: imunossupressores, corticosteroides, benzodiazepínicos, neurolépticos, anticolinérgicos e inibidores de bomba de prótons. O uso de inibidores da enzima conversora de angiotensina (iECA) está associado à redução na incidência de pneumonia aspirativa, que pode ser explicada pela alteração na concentração de citocinas inflamatórias pulmonares, promovendo o reflexo de tosse. A fisioterapia respiratória tem papel bem documentado na redução de risco de pneumonia nos pacientes internados e no período perioperatório.[17]

A infecção por influenza confere um risco de elevado de coinfecção por agente bacteriano na população idosa e com comorbidades, devido ao processo inflamatório na mucosa e pela menor atividade do sistema imune inato, especialmente na apresentação de antígenos pelos macrófagos alveolares. A vacinação para influenza nesse grupo demonstrou redução de até 53% na ocorrência de pneumonias ou internações hospitalares.[18]

A vacinação para pneumococo consiste na vacina de polissacarídeo (23V) e na vacina conjugada (13V). Ambas apresentaram eficácia na redução de PAC (eficácia da vacina conjugada de 45%) e de internação por doença pneumocócica invasiva (eficácia da vacina conjugada de 75%).[19] Esse efeito foi observado tanto na população idosa imunocompetente[20] quanto na população institucionalizada, demonstrando também ser uma medida custo-efetiva.[21]

Referências bibliográficas

1. World Health Organization (WHO). The Global Health Observatory. Leading causes of death: cause-specific mortality, 2000-2019. Available: https://www.who.int/data/gho/data/themes/mortality-and-global-health-estimates/ghe-leading-causes-of-death. (Acesso em: 23/05/2023.)
2. Worldometer. Coronavirus cases. Available: https://www.worldometers.info/coronavirus/.
3. Stupka JE, Mortensen EM, Anzueto A, Restrepo MI. Community-acquired pneumonia in elderly patients. Aging Health. 2009;5(6):763-74.
4. Lowery EM, Brubaker AL, Kuhlmann E, Kovacs EJ. The aging lung. Clin Interv Aging. 2013;8:1489-96.
5. Torres A, Cilloniz C, Niederman MS, Menéndez R, Chalmers JD, Wunderink RG, et al. Pneumonia. Nat Rev Dis Prim. 2021;7(1).
6. Lee AS, Ryu JH. Aspiration pneumonia and related syndromes. Mayo Clin Proc. 2018;93(6):752-62.
7. Marrie TJ. Bacterial pneumonia in older a dults pneumonia community-acquired elderly risk factors treatment etiology. Clin Geriatr Med. 2016;32(3):459-77.
8. Cilloniz C, Ceccato A, Jose AS, Torres A. Clinical management of community acquired pneumonia in the elderly patient. Expert Rev Respir Med. 2016;0(0).
9. Corrêa RDA, Costa AN, Lundgren F. Diretriz brasileira de PAC 2018. J Bras Pneumol. 2018;44(5):405-24.
10. Troeger C, Blacker B, Khalil IA, Rao PC, Cao J, Zimsen SRM, et al. Estimates of the global, regional, and national morbidity, mortality, and aetiologies of lower respiratory infections in 195 countries, 1990-2016: a systematic analysis for the Global Burden of Disease Study 2016. Lancet Infect Dis. 2018;18(11):1191-10.
11. Khadka S, Khan S, King A, Goldberg LR, Crocombe L, Bettiol S. Poor oral hygiene, oral microorganisms and aspiration pneumonia risk in older people in residential aged care: a systematic review. Age Ageing. 2021;50(1):81-7.
12. Long B, Long D, Koyfman A. Emergency medicine evaluation of community-acquired pneumonia: history, examination, imaging and laboratory assessment, and risk scores. J Emerg Med. 2017;53(5):642-52.
13. Mandell LA, Niederman MS. Aspiration pneumonia. Longo DL, editor. N Engl J Med. 2019;380(7):651-63.

14. Metlay JP, Waterer GW, Long AC, Anzueto A, Brozek J, Crothers K, et al. Diagnosis and treatment of adults with community-acquired pneumonia: an official clinical practice guideline of the American Thoracic Society and Infectious Diseases Society of America. Am J Respir Crit Care Med. 2019;200(7):e45-67.
15. Stahlmann R, Lode H. Safety considerations of fluoroquinolones in the elderly. Drugs Aging. 2010;27(3):193-209.
16. Recomendações para o manejo da PAC 2018. J Bras. Pneumol. 2018;44(9):405-24.
17. Chebib N, Cuvelier C, Malézieux-Picard A, Parent T, Roux X, Fassier T, et al. Pneumonia prevention in the elderly patients: the other sides. Aging Clin Exp Res. 2021;33(4):1091-100.
18. Heo JY, Song JY, Noh JY, Choi MJ, Yoon JG, Lee SN, et al. Effects of influenza immunization on pneumonia in the elderly. Hum Vaccin Immunother. 2018;14(3):744-9.
19. Bonten MJ, Huijts SM, Bolkenbaas M, Webber C, Patterson S, Grobbee DE. Polysaccharide conjugate vaccine against pneumococcal pneumonia in adults. N Engl J Med. 2015;372(12):1114-25.
20. Sims RV, Steinmann WC, McConville JH, King LR, Zwick WC, Schwartz JS. The clinical effectiveness of pneumococcal vaccine in the elderly. Ann Intern Med. 1988;108(5):653-7.
21. Maruyama T, Taguchi O, Niederman MS, Morser J, Kobayashi H, Gabazza EC. Efficacy of 23-valent pneumococcal vaccine in preventing pneumonia and improving survival in nursing home residents: double blind, randomized, and placebo-controlled trial. BMJ. 2010;340:c1004.

31

Covid-19

José Renato G. Amaral
Lyna Kyria Rodrigues de Almeida

INTRODUÇÃO

A epidemia de doença do coronavírus de 2019, ou Covid-19, conforme sigla em inglês adotada pela Organização Mundial da Saúde (OMS), é a maior e mais grave dos últimos cem anos, pelo que tem sido frequentemente comparada à gripe espanhola, que assolou o mundo entre 1918 e 1919. Pela sua magnitude e relativa contemporaneidade, as comparações entre a gripe espanhola e a Covid-19 são inevitáveis e, em grande medida, razoáveis. No entanto, para compreensão da situação atual e planejamento futuro, é preciso levar em conta que o mundo atual difere daquele do início do século XX em pelo menos dois aspectos fundamentais: hoje, população é majoritariamente urbana e relativamente bem mais envelhecida que há um século, o que, evidentemente, concorre para que epidemias e pandemias sejam mais frequentes e atinjam maior proporção de pessoas vulneráveis a maus desfechos. Em 1918, a população mundial era de 1,9 bilhão de habitantes, 20% em áreas urbanas, e com uma expectativa de vida de 51 anos (antes da pandemia). Em 2019, 56% da população de 7,7 bilhões era urbana, e a expectativa de vida era de 72,6 anos.

A epidemia da Covid-19 iniciou-se em dezembro de 2019 em Wuhan (um importante centro urbano da China) e rapidamente se espalhou para todo o mundo, causando já em fevereiro de 2020 um grande impacto no norte da Itália, com elevada mortalidade (sobretudo de idosos) e colapso dos serviços de saúde. A partir da Europa, o vírus rapidamente se espalhou para o resto do mundo, que até então se preocupava, sobretudo, em restringir o trânsito com a China, que já havia isolado a província de sua origem. O vírus disseminou-se pelo planeta, e em março de 2020 a OMS caracterizou a doença como pandemia. Recentemente, em 5 de maio de 2023, a OMS declarou o fim do estado de emergência em saúde pública mundial, mediante a vacinação maciça da população e a queda nos indicadores de agravamento da doença.

É importante ter em mente que o mundo contemporâneo é populoso, urbano, envelhecido e interconectado, e essas variáveis demográficas tendem a se acentuar no futuro. Em contrapartida, e não surpreendentemente, o maior fator de risco isolado para morte por Covid-19 é ser idoso e, sobretudo, um idoso frágil. Portanto, o combate à atual pandemia (e eventuais futuras epidemias) deve levar em consideração as características, os interesses e direitos da população idosa, bem como o modo como se desenvolve e manifesta a doença no indivíduo senescente.

O VÍRUS

Os coronavírus constituem uma família de vírus de RNA de fita única, e figuram entre os maiores RNA-vírus (26 a 32 quilobases). Possuem quatro proteínas estruturais: S (*spike*), E (envelope), M (membrana) e N (nucleocapsídeo). Podem causar doenças em aves e mamíferos; em humanos e aves estão associados, sobretudo, a infecções respiratórias (os coronavírus 229E, OC43, NL63 e HKU1 causam cerca de 15 a 30% dos casos de resfriado comum).

O novo coronavírus, denominado SARS-CoV-2 (de *Severe Acute Respiratory Syndrome Coronavirus 2*), é o terceiro exemplar de coronavírus altamente patogênico a causar epidemias neste século, tendo sido precedido pelo SARS-CoV-1, da síndrome respiratória aguda grave que impactou o Oriente e, sobretudo, a China, entre 2002-2004 e o MERS-CoV, que em 2012 causou uma síndrome respiratória no Oriente Médio, com epicentro na Arábia Saudita.

Embora menos associados a mutações que os vírus influenza (que possuem quatro fitas de RNA), os coronavírus efetuam recombinações entre seus genomas, aumentando sua infectividade e favorecendo a seleção de organismos mais contagiosos.

A glicoproteína S, de *spike* (espícula) é a principal estrutura de ligação com a célula do hospedeiro, através do receptor da enzima de conversão da angiotensina 2 (ECA-2), que é abundante nas células alveolares tipo II do epitélio pulmonar, bem como em endotélio, miocárdio, sistema digestório, rins e macrófagos. O contágio dá-se por via respiratória, e a maioria dos casos cursará com sintomas sistêmicos e respiratórios leves. Todavia, uma porcentagem significativa de pacientes experimenta uma reação exacerbada, manifestando efeitos sistêmicos da infecção e da resposta inflamatória que foi desencadeada.

QUADRO CLÍNICO

Como já mencionamos, a maioria dos casos de Covid-19 resume-se a uma síndrome gripal, e uma parcela dos infectados permanece assintomática. Antes da vacinação em massa da população, as estimativas eram de 20 a 60% de assintomáticos, atualmente essa parcela é maior (é difícil saber com exatidão a proporção de infectados assintomáticos, porque, uma vez que não há sintomas, não se costuma procurar o diagnóstico). Já está bem claro que infectados assintomáticos transmitem o vírus, o que, aliás, é uma das principais razões de seu sucesso. Nos casos mais leves, após um período médio de incubação de 5 dias, os sintomas mais comuns são febre baixa, tosse seca, dor de garganta, cefaleia, rinorreia/congestão nasal, mialgia e indisposição, que se resolvem geralmente em até 1 semana. Enquanto a presença de febre e da tosse não permite discriminar entre os casos de boa evolução e os mais complicados, a persistência dos sintomas para além de uma semana e a presença de dispneia apontam no sentido do agravamento. A Tabela 1 relaciona os achados clínicos mais frequentes na Covid-19.

TABELA 1 Porcentagem de sintomas no primeiro grande estudo de coorte da China (Wuhan, 2020)*

Achados	Todos os casos	Casos graves	Sem agravamento
Sintomas clínicos			
Febre	88,7	91,9	88,1
Tosse	67,8	70,5	67,3
Fadiga	38,1	39,9	37,8
Expectoração	33,7	35,3	33,4
Falta de ar	18,7	37,6	15,1
Mialgia/artralgia	14,9	17,3	14,5
Dor de garganta	13,9	13,3	14
Cefaleia	13,6	15	13,4
Calafrios	11,5	15	10,8
Náusea ou vômito	5	6,9	4,6
Congestão nasal	4,8	3,5	5,1
Diarreia	3,8	5,8	3,5

(continua)

TABELA 1 Porcentagem de sintomas no primeiro grande estudo de coorte da China (Wuhan, 2020)* *(continuação)*

Achados	Todos os casos	Casos graves	Sem agravamento
Exames de imagem			
Alterações na radiografia de tórax	59,1	76,7	54,2
Alterações na tomografia de tórax	86,2	94,6	84,4
Laboratório			
Leucócitos < 4.000/mm^3	33,7	61,1	28,1
Linfócitos < 1.500/mm^3	83,2	96,1	80,4
Plaquetas < 150.000/mm^3	36,2	57,7	31,6
Proteína C-reativa ≥ 10 mg/L	60,7	81,5	56,4
Desidrogenase láctica ≥ 250 U/L	41	58,1	37,1
AST > 40 U/L	22,2	39,4	18,2
Dímeros-D ≥ 0,5 mg/L	46,6	59,6	43,2

* A gravidade da doença foi classificada de acordo com as diretrizes da American Thoracic Society.
Fonte: adaptada de Hoffman e Kamps (2021); Metlay (2019).

Cerca de 10% dos infectados terão sintomas por mais de 1 semana. Nestes, a evolução clínica é imprevisível, mas a duração e a magnitude dos sintomas e o número de fatores de risco do paciente são diretamente proporcionais ao risco de agravamento da doença.

Nas formas graves, a pneumonia viral é extensa e pode ou não se associar a outras manifestações sistêmicas da doença. O Quadro 1 apresenta a classificação clínica de gravidade baseada nos dados das primeiras coortes de Wuhan.

QUADRO 1 Classificação clínica da gravidade da Covid-19 (estudo feito antes advento das vacinas)

Classificação	Descrição	Distribuição
Infecção assintomática ou pré-sintomática	Teste positivo para SARS-CoV-2, sem apresentar sintomas.	Não avaliada neste estudo
Doença leve	Presença de quaisquer sinais ou sintomas (p. ex., febre, tosse, fadiga, dor muscular, cefaleia), mas não apresenta dispneia ou exame de imagem anormal.	81%
Doença moderada	Evidência de doença do trato respiratório inferior (por avaliação clínica ou exame de imagem) e SaO_2 > 93% em ar ambiente.	
Doença grave	Presença de um dos seguintes fatores: ▪ Frequência respiratória > 30 ipm. ▪ $SaO_2 \leq 93\%$ em ar ambiente. ▪ Relação $PaO_2/FiO_2 < 300$. ▪ Infiltrado pulmonar > 50%.	14%
Doença crítica	Presença de falência respiratória, choque séptico e/ou disfunção de múltiplos órgãos.	5%

DPOC: doença pulmonar obstrutiva crônica; FiO_2: fração inspirada de oxigênio; SaO_2: saturação de oxigênio.
Fonte: adaptado de Zunyou e McGoogan (2020).

O Ministério da Saúde do Brasil classifica os casos conforme apresentado no Quadro 2.

QUADRO 2 Classificação do Ministério da Saúde

Leve	Síndrome gripal: tosse, dor de garganta ou coriza, seguidas ou não de: ▪ Anosmia (disfunção olfativa). ▪ Ageusia (disfunção gustatória). ▪ Coriza. ▪ Diarreia. ▪ Dor abdominal. ▪ Febre. ▪ Calafrios. ▪ Mialgia. ▪ Fadiga. ▪ Cefaleia.
Moderada	▪ Tosse persistente + febre persistente diária OU ▪ Tosse persistente + piora progressiva de outro sintoma relacionado à Covid-19 (adinamia, prostração, hiporexia, diarreia) OU ▪ Pelo menos um dos sintomas acima + presença de fator de risco.*
Grave	Síndrome respiratória aguda grave. Síndrome gripal que apresente: ▪ Dispneia/desconforto respiratório OU ▪ Pressão persistente no tórax OU ▪ Saturação de O_2 menor que 95% em ar ambiente OU ▪ Coloração azulada de lábios ou rosto.

* Fatores de risco: idade igual ou superior a 60 anos; miocardiopatias de diferentes etiologias (insuficiência cardíaca, miocardiopatia isquêmica etc.); hipertensão; pneumopatias graves ou descompensadas (asma moderada/grave, DPOC); tabagismo; obesidade; imunodepressão; doenças renais crônicas em estágio avançado (graus 3, 4 e 5); *diabetes mellitus*, conforme juízo clínico; doenças cromossômicas com estado de fragilidade imunológica; neoplasia maligna e gestação de alto risco.
Observação: Idosos e imunossuprimidos podem cursar com ausência de febre e sintomas atípicos.
Fonte: adaptado de Brasil (2021b).

Um aspecto recorrente quando se discute a Covid-19 em idosos é que nessa população é frequente a apresentação atípica da doença. Evidentemente, ausência de febre, presença de *delirium*, predomínio de adinamia e queda de estado geral em lugar de sintomas específicos são mais comuns em idosos, sobretudo nos mais frágeis, que em adultos mais jovens. Convém lembrar, contudo, que as formas graves da Covid-19 foram descritas em populações com grande representatividade de idosos, justamente por serem o grupo populacional mais suscetível ao agravamento. Num estudo que comparou as manifestações clínicas em falecidos por Covid-19, dividindo-os em duas faixas etárias (18-69 anos e 70 anos ou mais), as diferenças mais significativas foram na incidência de febre (83,7 *vs.* 70,1%) e anorexia (22,1 *vs.* 37,7%). Uma limitação relevante desse estudo é não ter sido avaliada a presença de *delirium*, que em determinadas amostras teve uma prevalência de 28 a 42%, à admissão, e incidência de até 75% dentre os idosos internados em unidades de cuidados intensivos. A doença crítica, a situação de isolamento, o uso de medicamentos como antibióticos, corticosteroides e sedativos e a própria configuração do ambiente concorrem, aliás, para que nessas unidades encontremos muitos casos de *delirium*, principalmente na população mais vulnerável, o que agrava ainda mais sua condição. Estudo brasileiro realizado no HC-FMUSP revelou que idosos têm 40% menos chance de apresentar, como manifestação da Covid-19, a tríade clássica (febre, tosse e falta de ar), e em idosos frágeis essa chance é 50% menor.

Portanto, o quadro clínico predominante da Covid-19 em idosos é o considerado "típico", que tem sido classicamente descrito e que tentamos sumarizar inicialmente; não há uma apresentação peculiar ao idoso com Covid-19, apenas a habitual heterogeneidade de manifestações da doença em conjunção com as características clínicas do indivíduo, que resultará (ou não) em descompensação de doenças crônicas, proeminência de sintomas neuropsíquicos, manifestações da resposta inflamatória sistêmica etc.

Como se sabe e será detalhado adiante, a idade, por si só, é um grande fator de risco para agravamento da Covid-19, mas a comorbidade e a fragilidade exercem importante papel nesse aspecto.

De modo resumido, temos que, nos quadros sintomáticos, após uma fase inicial de viremia (os primeiros 7 a 10 dias após a infecção), o paciente entra na fase aguda, que pode durar até 14 a 21 dias após o contágio. Se sua função imune for eficaz, o vírus deverá ser suprimido e entrará na fase de recuperação, caso contrário evolui para a fase grave da doença, que geralmente se instala entre o 10º e o 14º dia após o início dos sintomas, que costumam ser intensos e persistentes desde seu início nesses casos.

Inicialmente, os casos que se agravam apresentam o quadro clínico da pneumonia viral, que tipicamente inclui sintomas como febre, tosse, cansaço (principalmente aos esforços) e falta de ar, e, ao exame, sinais como taquipneia, crepitações finas esparsas, principalmente nas bases do tórax, e hipóxia à oximetria de pulso (na coorte de Wuhan foram considerados casos "moderados" aqueles com evidência de pneumonia viral e saturação de oxigênio igual a ou maior que 93%). O achado radiológico é semelhante ao de outras pneumonias virais, com infiltrados alveolares bilaterais, esparsos, inicialmente tênues, com padrão de opacidade em vidro fosco. Consoante a doença evolui, observa-se espessamento de septos intra e interalveolares (padrão de pavimentação em mosaico), além de coalescimento de alguns focos. Nos casos graves, o acometimento pulmonar é extenso, com infiltrados mais grosseiros e focos de consolidação, mas sem derrame pleural ou linfadenomegalia.

Além da maior lesão pulmonar e subsequente insuficiência respiratória, nos casos graves e críticos a resposta inflamatória exacerbada e a resposta imune deficiente resultam em diversas manifestações em diferentes órgãos e sistemas, como hipercoagulabilidade e a tendência a fenômenos trombóticos, incluindo-se aí tromboembolismo venoso, isquemia cerebral ou cardíaca; miocardite; lesão renal aguda e encefalopatia. Tais pacientes estão expostos ainda a complicações de medidas invasivas ou da própria internação, como infecções secundárias, úlceras de pressão e perda de funcionalidade.

O diagnóstico etiológico se baseia na detecção de partículas virais no material de naso e orofaringe, por meio da reação da transcriptase reversa seguida da reação em cadeia da polimerase (RT-PCR). O RT-PCR é o padrão ouro por apresentar alta sensibilidade e especificidade, sobretudo em casos sintomáticos, e coletados o mais precocemente possível até o 7º dia de sintomas. Dispõe-se também do teste rápido de antígeno (TR-Ag), que pode ser coletado no mesmo período. O autoteste de antígeno (AT-Ag) é alternativa para coleta em pessoas sintomáticas do 1º ao 7º dia de sintomas, entretanto, por ser feito por pessoa leiga e estar suscetível a erros na execução, é uma estratégia complementar e deve ser utilizada como triagem.

Para a avaliação prognóstica, gasometria arterial, hemograma, proteína C-reativa, dímeros-D, troponina e parâmetros de acometimento hepático (AST e ALT) e renal (ureia e creatinina), além de exames de imagem, auxiliam na estratificação de risco. Alterações como hipóxia, leucocitose com linfopenia, aumento de marcadores inflamatórios e alterações hepáticas ou renais associam-se a agravamento, bem como a presença das alterações já descritas nos exames de imagem do tórax. Na suspeita de acometimento cardíaco devem ser acrescentados a dosagem de troponina, o eletrocardiograma e o ecocardiograma.

FATORES DE RISCO DE AGRAVAMENTO

O risco de infecção pelo SARS-CoV-2 é determinado pelo risco de exposição ao vírus, que se propaga majoritariamente através do contato interpessoal. As formas graves da doença associam-se tanto à exposição a maiores cargas virais como a fatores intrínsecos do hospedeiro.

O maior fator de risco isolado para agravamento, hospitalização e morte é a idade avançada. O Quadro 3 ilustra melhor esse aspecto.

QUADRO 3 Risco de infecção, hospitalização e morte por Covid-19, por faixa etária

Risco de infecção, hospitalização e morte por Covid-19, por faixa etária									
Risco comparado a 5-17 anos	0-4 anos	5-17 anos	18-29 anos	30-39 anos	40-49 anos	50-64 anos	65-74 anos	75-84 anos	85 ou mais anos
Casos	< 1x	Referência	2x	2x	2x	2x	1x	1x	2x
Hospitalização	2x	Referência	6x	10x	15x	25x	40x	65x	95x
Morte	1x	Referência	10x	45x	130x	440x	1.300x	3.200x	8.700x

Todas as taxas em comparação ao grupo de referência (5-17 anos).
Fonte: adaptado de Centers for Disease Control and Prevention (2023).

Antes da vacinação, a taxa de fatalidade dos infectados foi estimada em 0,4% aos 55 anos, 1,4% aos 65 anos, 4,6% aos 75 anos, 15% aos 85 anos e acima de 25% aos 90 anos ou mais. Entretanto, apenas a senescência não explica tamanha desproporção: a presença de doenças e a robustez ou fragilidade modulam grandemente os riscos, de modo independente da idade. Um estudo italiano de março de 2020 avaliou o risco de morte em pacientes hospitalizados por Covid-19. Entre esses pacientes, a média de idade foi de 79,5 anos (DP, 8,1) e 106 (30%) eram mulheres. Nessa amostra, 117 pacientes (30%) tinham doença isquêmica do coração, 126 (35,5%) tinham diabetes, 72 (20,3%) tinham câncer ativo, 87 (24,5%) tinham fibrilação atrial, 24 (6,8%) tinham demência e 34 (9,6%) tinham história de acidente vascular cerebral. O número médio de doenças preexistentes foi 2,7. No geral, apenas 3 pacientes (0,8%) não tinham doenças, 89 (25,1%) tinham uma única doença, 91 (25,6%) tinham 2 doenças e 172 (48,5%) tinham 3 ou mais doenças subjacentes. Ou seja, nesse grupo de idosos, a presença de multimorbidade pode ter aumentado o risco de mortalidade, independentemente da infecção por Covid-19.

Obesidade, diabetes, hipertensão, doença cardíaca, doença renal crônica, câncer, tabagismo, imunossupressão e doença pulmonar obstrutiva crônica (DPOC) são fatores de risco de agravamento estabelecidos; hipertensão, asma e doenças neurológicas crônicas (como Parkinson, demência ou sequela de acidente vascular) são possíveis fatores de risco. A Figura 1 ilustra as condições mais frequentes e o efeito de sua interação.

Portanto, idade, determinadas condições crônicas de saúde e multimorbidade são fatores de risco para as formas mais graves da Covid-19. Quando os pacientes idosos são avaliados tendo como parâmetro sua robustez ou fragilidade, sua estratificação de risco é refinada. Em estudo do Hospital das Clínicas da Faculdade de Medicina da Universidade de São Paulo (FMUSP), o nível de

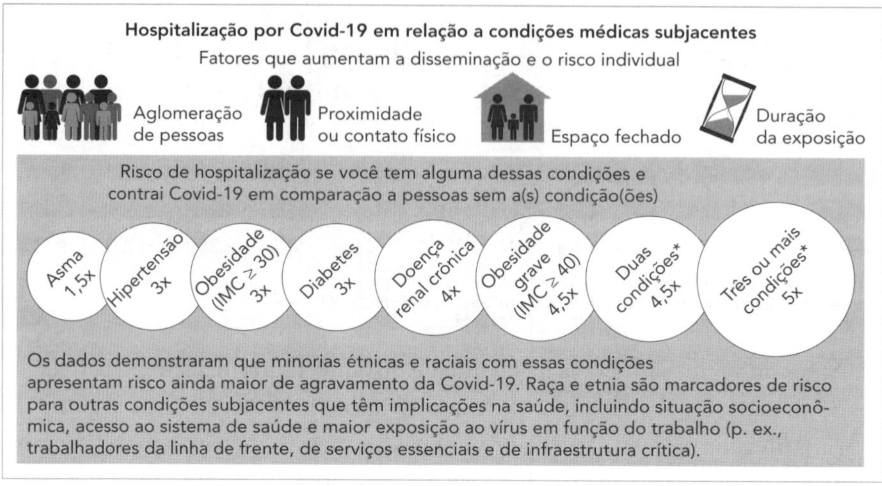

FIGURA 1 Doenças, multimorbidade e risco de agravamento na Covid-19.
* Condições incluem asma, obesidade, diabetes, doença renal crônica, doença arterial coronariana, história de acidente vascular cerebral e doença pulmonar obstrutiva crônica.
Fonte: adaptado de *Centers for Disease Control and Prevention* (CDC), 2023.

fragilidade foi preditor de mortalidade mesmo dentro de grupos de semelhante idade e morbidade (Figura 2).

Tais achados são importantes sobretudo na tomada de decisão em casos críticos e na alocação de recursos. No primeiro pico de casos que assolou a Europa, um dos critérios propostos para a aceitação ou não em unidades de terapia intensiva foi a idade. À luz do que se conhece hoje, sabe-se que tal conduta seria equivocada.

O sexo masculino também é um fator de risco isolado para maior mortalidade por Covid-19: os dados disponíveis mostram um risco de fatalidade entre 19 e 59% maior em homens. Maior inflamação sistêmica e imunossenescência mais acelerada parecem explicar a maior mortalidade em homens, alguns estudos demonstram menor resposta celular (dependente de linfócitos T) em idosos do sexo masculino, mas não do feminino, em infectados pelo SARS-CoV-2. Ocorre, pois, que fragilidade, idade avançada, comorbidades, sexo masculino e obesidade/resistência a insulina figuram entre os maiores fatores de risco para letalidade. Em comum, e de maneira coerente com a fisiopatologia da doença, são condições mais associadas a disfunção endotelial e inflamação crônica de baixo grau (*inflammaging*).

Finalmente, a disparidade social e de recursos é outro grande fator de risco para mortalidade por Covid-19. No Brasil, a desigualdade socioeconômica tem apresentado maior correlação com mortalidade que idade ou perfil de morbidade, isoladamente, o que pode ser explicado desde o comportamento da população em maior vulnerabilidade até seu acesso a recursos de prevenção e tratamento.

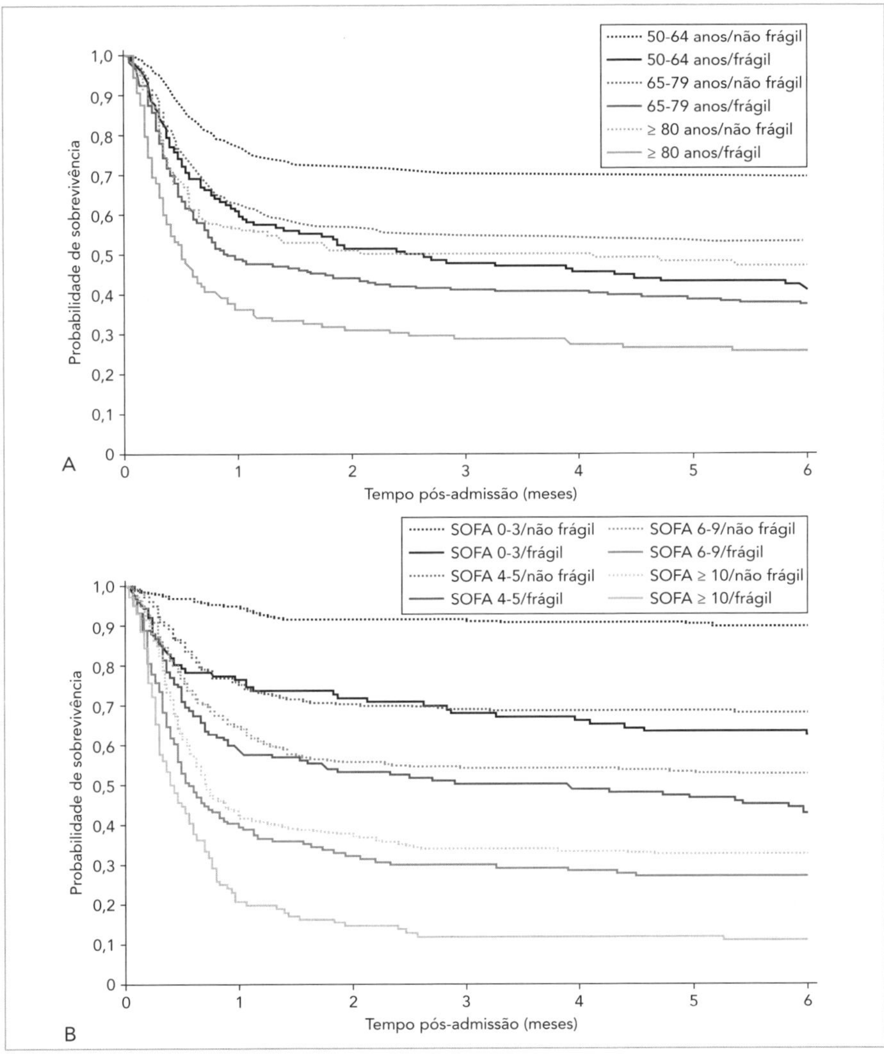

FIGURA 2 Efeito da fragilidade na sobrevida de pacientes hospitalizados por Covid-19, de acordo com a faixa etária e em comparação a um escore de disfunção orgânica (SOFA). A: observar que, no longo prazo, os desfechos dos mais jovens, porém frágeis, são idênticos aos dos muito idosos não frágeis. B: observar como a fragilidade afeta o prognóstico, independentemente da estratificação das disfunções orgânicas com base no escore SOFA.
Fonte: adaptada de Aliberti et al., 2021c.

PREVENÇÃO

A maior via de transmissão da doença é a disseminação interpessoal (contatos fisicamente próximos, até cerca de 2 metros), através da via respiratória. O contato com superfícies contaminadas ou a inalação de partículas virais em suspensão no ar podem causar infecção, mas suas parcelas de contribuição na propagação do vírus permanecem incertas. O período de maior transmissão corresponde aos primeiros dias da infecção, estendendo-se geralmente até 7 a 10 dias após o início dos sintomas. No entanto, nos casos que permanecem sintomáticos esse período pode se estender.

Portanto, as medidas iniciais de prevenção incluem isolamento dos casos suspeitos, distanciamento físico, uso de máscaras e higienização das mãos e superfícies de uso comum. Em casos de suspeita de contágio, a testagem com o RT-PCR deve orientar a vigilância. Tais cuidados são extremamente importantes, sobretudo em situações de convivência comunitária, como instituições de longa permanência.

A vacinação demonstrou boa eficácia no controle da epidemia. Os variados produtos disponíveis apresentam alguma diferença entre seus índices de eficácia e de reações adversas. Não obstante, tais características não ensejam que se indique ou desaconselhe este ou aquele de acordo com o perfil clínico do paciente. Atualmente, existem contraindicações às vacinas anticoronavírus para pessoas com antecedente de reação alérgica grave, como anafilaxia, após dose da vacina ou a qualquer componente da fórmula. A vacina AstraZeneca é contraindicada para pacientes que sofreram trombose venosa ou arterial importante em combinação com trombocitopenia após vacinação com qualquer vacina para Covid-19. Também há contraindicação para as vacinas AstraZeneca e Janssen em pessoas com histórico de síndrome de extravasamento capilar.

As doses de reforço atualizadas ajudam a restaurar a proteção que possa ter diminuído desde a vacinação anterior, além de proteção adicional contra as subvariantes ômicron, que são mais contagiosas do que as anteriores. Cabe ressaltar que a Arcturus (XBB.1.16) é uma subvariante da ômicron, sendo uma variante de alerta pela OMS.

É importante lembrar que, embora os novos tratamentos sejam eficazes para reduzir a gravidade dos sintomas e ajudar a prevenir hospitalização e morte em pessoas infectadas com Covid-19, eles não substituem a vacinação, que continua sendo a estratégia mais eficaz para prevenção de formas graves da doença. Atualmente, com o advento da vacina bivalente, tem-se recomendado que todos recebam uma dose, pela sua maior proteção.

TEMPO DE ISOLAMENTO

Segundo o Ministério da Saúde, os indivíduos com quadro de síndrome gripal leve a moderado com suspeita ou confirmação para Covid-19 por qualquer um dos critérios (clínico, clínico-epidemiológico, clínico-imagem ou clínico-laboratorial) devem iniciar imediatamente as medidas de isolamento e precaução. O Quadro 4 evidencia as recomendações de isolamento.

Além disso, é recomendada a adoção de medidas adicionais até o 10º dia completo do início dos sintomas, como utilizar máscara bem ajustada ao rosto, preferencialmente cirúrgica ou PFF2/N95, etiqueta respiratória, higiene das mãos e evitar contato com pessoas imunocomprometidas ou que possuam fatores de risco para agravamento da Covid-19, como também evitar locais com aglomerações de pessoas.

Os indivíduos que se recuperaram de Covid-19 podem continuar a testar positivo por até 3 meses após a infecção devido a material genético residual, por isso o *Centers for Disease Control and Prevention* (CDC) não recomenda realização de novos testes nesse período, caso estejam assintomáticos.

Assim, em indivíduos imunocompetentes, a suspensão do isolamento não deve ser baseada em testes, e sim no período de 10 dias para casos leves a moderados e 20 dias para casos graves.

Para casos confirmados de Covid-19 em pacientes imunocomprometidos, pode ser considerado a estratégia de testagem laboratorial com RT-PCR, a critério médico, para descontinuidade do isolamento. Nesses indivíduos, pode ocorrer replicação viral após 20 dias do início dos sintomas.

TRATAMENTO

Os casos leves e moderados com baixo risco de agravamento não demandam suporte além do tratamento sintomático. Como vimos, 14% dos pacientes requerem hospitalização e suporte de oxigênio e 5% demandam cuidados intensivos. A hipoxemia é a primeira manifestação de agravamento, e deve ser corrigida prontamente, sob risco de evolução para encefalopatia, arritmias ou parada cardiorrespiratória.

QUADRO 4 Recomendações para isolamento em pacientes imunocompetentes com síndrome gripal por Covid-19 (quadros leves ou moderados)

Tempo do início dos sintomas	5 dias		7 dias			10 dias
Condição de saúde	Sem sintomas		Sem sintomas	Com sintomas		Sem sintomas
	Ao 5° dia completo, se estiver SEM sintomas respiratórios E sem febre E sem uso de medicamentos antitérmicos E há pelo menos 24 horas.		Ao 7° dia completo, se o caso estiver SEM sintomas respiratórios E sem febre E sem uso de medicamentos antitérmicos E há pelo menos 24 horas.	Ao 7° dia completo, se estiver COM sintomas respiratórios ou febre.		Ao 10° dia completo, se o caso estiver SEM sintomas respiratórios E sem febre E sem uso de medicamentos antitérmicos E há pelo menos 24 horas.
Teste	Com testagem no 5° dia com RT-PCR ou TR-Ag.		Não é necessário testar para sair do isolamento.	Com testagem no 7° dia com RT-PCR ou TR-Ag.		Não é necessário testar para sair do isolamento.
Resultado	Resultado não detectado/não reagente.	Resultado detectado/ reagente.	X	Resultado não detectado/ não reagente.	Resultado detectado/ reagente.	X
Saída do isolamento	Sair do isolamento após 5 dias completos e manter as medidas adicionais até o 10° dia completo do início dos sintomas.	Manter o isolamento até 10° dia completo do início dos sintomas.	Sair do isolamento após 7 dias completos e manter as medidas adicionais até o 10° dia completo do início dos sintomas.	A partir do 8° dia completo, sair do isolamento se o caso estiver SEM sintomas respiratórios E sem febre E sem uso de antitérmicos há pelo menos 24 horas e manter as medidas adicionais até o 10° dia completo do início dos sintomas.	Manter o isolamento até o 10° dia completo dia completo do início dos sintomas.	Sair do isolamento no 10° dia completo do início dos sintomas e manter as medidas de prevenção e controle.

Fonte: adaptado de Brasil (2022a).

Sintomáticos

Uso de analgésicos e antipiréticos para sintomas como febre, mialgia e cefaleia. Recomenda-se manter a hidratação e repouso relativo durante a fase aguda, sendo encorajadas em pacientes sem hipóxia a deambulação e a atividade física assim que tolerado no processo de recuperação.

Recomenda-se tratamento específico em pessoas sintomáticas com quadro leve a moderado por Covid-19 com risco de agravamento nas seguintes situações:

- Idosos ≥ 65 anos, independentemente da situação vacinal e de comorbidades. No entanto, pacientes com mais fatores de risco podem se beneficiar mais do tratamento dos que os indivíduos sem essas comorbidades.
- Adultos de qualquer idade com condição que comprometa o sistema imunológico, independentemente da situação vacinal ou recepção de profilaxia pré-exposição.
- Adultos ≥ 50 anos não vacinados, independentemente dos fatores de risco.

Em caso de disponibilidade limitada às terapias específicas anti-SARS-Cov-2, as diretrizes de tratamento do *National Institute of Health* (NIH) elencaram níveis de prioridade com base no risco de doença grave conforme quatro elementos principais: estado imunológico, estado de vacinação, idade e fatores de risco clínicos. Os grupos estão listados em ordem de prioridade no Quadro 5.

QUADRO 5 Priorização para terapias específicas anti-SARS-Cov-2 ambulatoriais

Nível de prioridade	Descrição do grupo de risco
1	Indivíduos imunocomprometidos – não esperamos que haja resposta imune adequada à vacinação ou à infecção prévia de Covid-19 (consulte as condições imunocomprometidas abaixo*) OU Indivíduos não vacinados com maior risco de doença grave (idade ≥ 75 anos ou idade ≥ 65 anos com fatores de risco adicionais**).
2	Indivíduos não vacinados com risco de doença grave não incluídos no nível 1 (idade ≥ 65 anos ou idade < 65 anos com fatores de risco clínicos).
3	Indivíduos vacinados com risco de doença grave (idade ≥ 65 anos ou idade < 65 com fatores de risco clínicos). Nota: indivíduos vacinados que não receberam uma dose de reforço da vacina Covid-19 provavelmente correm maior risco de doença grave; nessa situação e dentro deste nível, devem ser priorizados para tratamento sobre aqueles que receberam reforço.

(continua)

QUADRO 5 Priorização para terapias específicas anti-SARS-Cov-2 ambulatoriais *(continuação)*

* Condições imunossupressoras: As diretrizes sugerem que, se a terapia específica não puder ser fornecida a todos que teriam uso recomendado, priorizar o uso para aqueles com menor probabilidade de resposta adequada à vacinação e que correm riscos de gravidade, incluindo (mas não limitado a) pacientes que: ▪ Estão em tratamento ativo para tumor sólido e malignidades hematológicas. ▪ Apresentam malignidade hematológica (p. ex., leucemia linfocítica crônica, linfoma não Hodgkin, mieloma múltiplo, leucemia aguda) que foi associada a má resposta às vacinas Covid-19. ▪ Recebeu transplante de órgão sólido ou ilhota e está recebendo terapia imunossupressora. ▪ Apresenta uma imunodeficiência primária moderada ou grave. ▪ Recebeu terapia com células T do receptor de antígeno quimérico (células CAR-T) ou um transplante de células hematopoiéticas (HCT) e está dentro de 2 anos após o transplante ou recebendo terapia imunossupressora. ▪ Síndrome da imunodeficiência adquirida (Aids) ou infecção por HIV não tratada (definida como pessoas com HIV e contagens de linfócitos T-CD4 [CD4] < 200 células/microL, história de uma doença definidora de Aids ou manifestações clínicas de HIV sintomático). ▪ Recebendo tratamento ativo com altas doses de corticosteroides (ou seja, ≥ 20 mg de prednisona ou equivalente por dia quando administrado por ≥ 2 semanas), agentes alquilantes, antimetabólitos, drogas imunossupressoras relacionadas ao transplante, agentes quimioterápicos para câncer classificados como imunossupressores graves ou imunossupressores ou agentes biológicos imunomoduladores (p. ex., agentes depletores de células B).
** Fatores de risco que foram associadas à Covid-19 grave em pelo menos 1 metanálise ou revisão sistemática, em estudos observacionais ou em séries de casos): ▪ Idade ≥ 65 anos. ▪ Asma. ▪ Neoplasias. ▪ Doença cerebrovascular. ▪ Doença renal crônica. ▪ Doença pulmonar crônica (doença pulmonar intersticial, embolia pulmonar, hipertensão pulmonar, bronquiectasia, DPOC). ▪ Doença hepática crônica (cirrose, doença hepática gordurosa não alcoólica, doença hepática alcoólica, hepatite autoimune). ▪ Fibrose cística. ▪ *Diabetes mellitus*, tipo 1 e tipo 2. ▪ Deficiências que ocasionem limitações no autocuidado ou nas atividades da vida diária, síndromes demenciais. ▪ Condições cardíacas (como insuficiência cardíaca, doença arterial coronariana ou cardiomiopatias). ▪ Infecção pelo HIV. ▪ Distúrbios psiquiátricos. ▪ Obesidade (IMC ≥ 30 kg/m²) e sobrepeso (IMC 25-29 kg/m²) ou ≥ 95° percentil em crianças. ▪ Inatividade física. ▪ Imunodeficiências primárias. ▪ Tabagismo (atual e anterior). ▪ Doença falciforme ou talassemia. ▪ Transplante de órgãos sólidos ou células-tronco sanguíneas. ▪ Transtornos por uso de substâncias. ▪ Tuberculose. ▪ Uso de corticosteroides ou outros medicamentos imunossupressores.

(continua)

QUADRO 5 Priorização para terapias específicas anti-SARS-Cov-2 ambulatoriais *(continuação)*

- Possíveis fatores de risco, mas as evidências são mistas (comorbidades foram associadas à Covid-19 grave em pelo menos 1 metanálise ou revisão sistemática, mas outros estudos chegaram a conclusões diferentes).
- Deficiência de alfa-1-antitripsina, displasia broncopulmonar, hepatite B, hepatite C, hipertensão essencial primária.

DPOC: doença pulmonar obstrutiva crônica; HIV: vírus da imunodeficiência humana; IMC: índice de massa corporal.
Fonte: adaptado das diretrizes do National Institute of Health (NIH) e do Centers for Disease Control and Prevention (2023).

Tratamento antiviral

Nirmatrelvir-ritonavir

Nirmatrelvir-ritonavir (Paxlovid®) é a terapia de escolha para pacientes ambulatoriais sintomáticos com risco de progressão para forma grave. Reduz substancialmente o risco de hospitalização e mortalidade em pessoas com quadro leve a moderado de Covid-19 que não requerem uso de oxigênio suplementar. O mecanismo de ação se dá pela combinação de inibidores de protease. O nirmatrelvir bloqueia a atividade da protease (3CL) do SARS-CoV-2, uma enzima necessária para a replicação viral, e a coadministração com ritonavir retarda o metabolismo do nirmatrelvir, de modo que o primeiro permanece ativo no corpo por mais tempo e em concentrações mais altas. Espera-se que a combinação também tenha atividade contra Ômicron e suas subvariantes.

Nirmatrelvir-ritonavir deve ser iniciado por via oral logo após o diagnóstico de Covid-19 e no período de 5 dias após o início dos sintomas. A dose depende da função renal:

- Para pacientes com função renal normal (taxa de filtração glomerular estimada [eGFR] ≥ 60 mL/minuto), a dose é nirmatrelvir 300 mg de ritonavir 100 mg por via oral 2 vezes ao dia por 5 dias.
- Para pacientes com insuficiência renal moderada (eGFR 30 a 59 mL/minuto), a dose é nirmatrelvir 150 mg de ritonavir 100 mg por via oral 2 vezes ao dia por 5 dias.
- Para pacientes com insuficiência renal grave (< 30 mL/minuto), a medicação não é recomendada, pois não há dados de segurança.

Nirmatrelvir-ritonavir também não é recomendado para pacientes com insuficiência hepática grave (Child-Pugh classe C), e não há ajuste para disfunção hepática leve a moderada. Além disso, é importante ressaltar o uso da droga como monoterapia. Ela não deve ser combinada com outras terapias específicas para Covid-19. O uso não está indicado para profilaxia pré ou pós-exposição a pessoas com a doença.

Embora os comprimidos de nirmatrelvir-ritonavir não sejam aprovados para serem mastigados, quebrados, esmagados ou administrados por sonda de alimentação, o fabricante fornece instruções sobre a administração *off-label* por sonda nasogástrica, observando que a administração desse modo não foi testada ou avaliada quanto à farmacocinética/biodisponibilidade, segurança ou eficácia.

É contraindicada a coadministração com medicamentos dependentes da enzima CYP3A para depuração, como amiodarona, colchicina, clozapina, rivaroxabana, sinvastatina, lurasidona. Medicações de uso crônico podem necessitar de ajustes ou pausas temporárias devido às interações medicamentosas. Possíveis efeitos adversos da medicação são diarreia, disgeusia, hipertensão arterial, mialgia, icterícia e aumento de transaminases.

A recomendação do uso de nirmatrelvir-ritonavir baseia-se em ensaios clínicos randomizados, e estudos observacionais em pacientes ambulatoriais sintomáticos com Covid-19 demonstraram redução na hospitalização e morte.

A evidência mais clara de benefício da medicação está entre os adultos não vacinados que correm o risco de progressão para doença grave. No estudo randomizado *Epic-HR* (*Evaluation of protease inhibition for COVID-19 in high-risk patients*), que incluiu 2.246 pacientes ambulatoriais adultos não vacinados com pelo menos um fator de risco para doença grave, a administração da medicação 3 dias após o início dos sintomas reduziu o risco de hospitalização ou morte em 28 dias em 89% em comparação com placebo (0,7 *vs.* 6,5%, diferença de risco –5,8, IC 95% –7,8 a –3,8), e os resultados foram semelhantes quando o medicamento foi administrado dentro de 5 dias após o início dos sintomas.

No Brasil, foi aprovado o uso emergencial pela Agência Nacional de Vigilância Sanitária (Anvisa), e seu custo está entre 4.600 e 5.000 reais.

Remdesivir

É a alternativa para pacientes ambulatoriais sintomáticos que correm risco de doença grave e não podem usar nirmatrelvir-ritonavir, pois permite redução do risco de hospitalização nesses pacientes. O mecanismo de ação decorre por ser análogo de nucleotídeo que inibe a RNA polimerase do SARS-CoV-2. No entanto, requer administração parenteral durante 3 dias, o que torna a administração operacionalmente complicada. O remdesivir é administrado na forma de 200 mg intravenoso (IV) no dia 1, seguido de 100 mg IV diariamente nos dias 2 e 3. Deve ser iniciado o mais rápido possível após o diagnóstico de Covid-19 e dentro de 7 dias após o início dos sintomas.

Molnupiravir

É um análogo de nucleosídeo que inibe a replicação do SARS-CoV-2. Embora reduza o tempo de recuperação, estudos não demonstram eficácia contra hospitalização ou morte.

Corticosteroides

O uso de corticoides mostrou-se benéfico em pacientes graves e críticos, sobretudo nestes últimos. A dose recomendada é a de 6 mg de dexametasona ao dia, por dez dias. Em pacientes hospitalizados, o número necessário para tratar (NNT) com dexametasona, visando a redução de mortalidade foi de 35, no subgrupo em ventilação mecânica o NNT caiu para 8,3; o uso em pacientes sem necessidade de oxigenioterapia resultou em maior mortalidade.

Em alguns casos considera-se aceitável o uso de doses maiores ou por período mais prolongado, quando houver a suspeita de pneumonia criptogênica em organização. Como os corticoides são os únicos medicamentos amplamente disponíveis e de benefício demonstrado, temos observado bastante liberalidade em seu uso, convém, pois, reforçar alguns aspectos:

- O uso de corticosteroides não é isento de risco e complicações, sobretudo em idosos (hiperglicemia, hipertensão, supressão do eixo adreno-hipofisário, *delirium*, miopatia), o mesmo estudo que demonstrou sua eficácia em reduzir a mortalidade em pacientes graves e críticos evidenciou maior mortalidade em pacientes que não se enquadravam nessa classificação quando se iniciou o tratamento.
- O benefício do corticoide na Covid-19 é diretamente proporcional à gravidade do caso, em pacientes que demandam pouco suporte de oxigênio e apresentam muito risco de complicação com a corticoterapia seria bastante razoável repensar sua indicação.
- O uso de corticoide em fases iniciais da doença ou em casos leves não apenas não se justifica como provavelmente contribui para prolongamento do ciclo viral; não há sentido em se usar uma droga com efeito anti-inflamatório e imunossupressor numa situação em que se faz necessária a adequada resposta imune.

Inibidores de IL-6

Como os casos graves de Covid-19 associam-se a uma extensa resposta inflamatória, e o uso de antagonistas de interleucinas, como o tocilizumabe, parece reduzir a resposta inflamatória causada pelo vírus. No entanto, ensaios clínicos randomizados estão em andamento para elucidar o real benefício da medicação. Seu uso deve ser individualizado, considerando a gravidade do paciente.

Inibidores das Janus quinases

O baricitinibe é utilizado no tratamento da artrite reumatoide. Apresenta efeito imunomodulador, interferindo na entrada do vírus na célula, e foi aprovado pela Anvisa em pacientes hospitalizados por Covid-19 com uso de oxigênio suplementar, alto fluxo de oxigênio ou ventilação não invasiva. A dose recomendada é 4 mg por via oral durante até 14 dias, com ajuste de dose se disfunção renal com taxa de filtração glomerular estimada (eGFR) < 15 mL/minuto.

Oxigênio

A OMS recomenda que a saturação arterial de oxigênio dos pacientes com Covid-19 seja mantida entre 90 e 96%. Foge ao escopo deste capítulo discutir estratégias de suporte respiratório.

Anticoagulação

Todos os pacientes internados por Covid-19 devem receber anticoagulação profilática, com heparina ou seus derivados, e a equipe assistencial deve estar atenta a sinais de eventos trombóticos, principalmente nos pacientes críticos. Não há indicação de anticoagulação profilática em pacientes ambulatoriais, nem há evidência de benefício de anticoagulação plena em pacientes sem alguma de suas indicações habituais. As doses de anticoagulantes devem ser ajustadas para extremos de peso e em casos de disfunção renal.

A dose habitual de enoxaparina profilática é de 40 mg/dia; nos casos de disfunção renal é preferível o uso de heparina não fracionada na dose de 5.000 UI a cada 8 ou 12 horas. Em obesos (índice de massa corporal ≥ 35 ou peso superior a 120 kg), deve-se usar enoxaparina 40 mg a cada 12 horas.

TRATAMENTOS DE BENEFÍCIO LIMITADO

Anticorpos neutralizantes

Tixagevimabe/cilgavimabe (Evusheld®) é composto por anticorpos monoclonais IgG1 humano recombinantes, com indicação de profilaxia pré e pós-exposição à Covid-19 e tratamento para Covid-19, em indivíduos que:

- Não tenham tido exposição recente conhecida a um indivíduo sabidamente infectado com SARS-CoV-2.
- Com comprometimento imunológico moderado a grave ou em tratamento com imunossupressores ou indicação.
- Para quem a vacinação não é recomendada.

Importante ressaltar que a Anvisa destaca que a profilaxia pré-exposição não substitui a vacinação para indivíduos em que a vacinação contra a Covid-19 seja recomendada. A dose pode ser repetida após 6 meses, no entanto há linhagens que apresentam resistência, como BA.1, BA.1.1 e BA.7. Os critérios para uso de tixagevimabe/cilgavimabe como profilaxia pré-exposição são:

- Transplante de órgãos sólidos em terapia imunossupressora.
- CAR-T *cell* ou transplante de células hematopoiéticas há 2 anos ou em terapia imunossupressora.
- Imunodeficiência primária severa a moderada.
- Doença causada pelo vírus da imunodeficiência humana (HIV) avançada ou não tratada com CD4 < 200, histórico de doença definidora de síndrome da imunodeficiência humana (aids) sem reconstituição imune, ou manifestações clínicas do HIV sintomático.
- Uso de corticosteroides ≥ 15 dias (prednisona > 20 mg/dia ou hidrocortisona > 80 mg/dia, metilprednisolona > 16 mg/dia ou dexametasona > 3 mg/dia – após 30 dias da suspensão, considerar imunocompetente), agentes alquilantes, antimetabólitos, drogas imunossupressoras pós-transplante renal, agentes quimioterápicos classificados como altamente imunossupressores, bloqueadores de fator de necrose tumoral (TNF) e outros agentes biológicos imunossupressores ou imunomoduladores.

Essa medicação consta como opção para uso no Brasil pela Anvisa, no entanto vale ressaltar que em 2023 houve revogação da autorização de seu uso emergencial pela *Food and Drug Administration* (FDA) nos EUA pela ineficácia em relação a maioria das variantes que circulam no país.

Anticorpos monoclonais anti-SARS-CoV-2

O sotrovimabe atua contra a proteína spike do SARS-Cov-2, possibilitando dificuldade na entrada do vírus na célula humana. Foi aprovado para uso emergencial pela Anvisa, mas seu uso está restrito a hospitais, não podendo ser comercializado em farmácias até o momento. Em contrapartida, a FDA revogou o uso emergencial após a ausência de respostas contra ômicron e variantes.

Plasma convalescente

O uso do plasma convalescente baseia-se na resposta aos anticorpos neutralizantes, mas suas evidências de benefício são menos consistentes. As mais favoráveis são em indivíduos de risco elevado e com administração dentro de até 72 horas após o início dos sintomas. Seu uso é contraindicado em pacientes imunocompetentes e necessita de mais estudos em pacientes imunocomprometidos.

TRATAMENTOS NÃO INDICADOS

A Sociedade Brasileira de Infectologia (SBI), o ISDA (*Infectious Disease Society of America*) e o NIH (*National Institute of Health*) não indicam utilização terapêutica ou profilática dos medicamentos a seguir:

- Antibióticos e antiparasitários: embora muito se tenha estudado essas classes farmacológicas, até o momento poucos resultados foram animadores:
  - O uso de antibióticos só se justifica quando há infecção bacteriana associada. Em pacientes críticos é relativamente comum a incidência de pneumonia associada à ventilação, após intubação prolongada.
  - O uso de antiparasitários (cloroquina, nitazoxamida, ivermectina) não tem demonstrado, até o momento, benefício clínico evidente.
- Anticorpos monoclonais anti-SARS-CoV-2.
  - Banlanivimabe, regdanvimabe, casirivimabe e imdevimabe tiveram aprovações para uso emergenciais revogadas e suspensas pela Anvisa, pois se

mostraram sem atividade contra as sublinhagens ômicron cada vez mais prevalentes.

SINTOMAS E ALTERAÇÕES PERSISTENTES

Observa-se que os pacientes que se recuperam da doença persistem sintomáticos por bastante tempo após a resolução do quadro agudo. Para designar esse fenômeno, tem-se usado termos como "Covid prolongada", "pós-Covid" ou "síndrome pós-Covid". Este último, embora não nos pareça o termo mais apropriado, porquanto não haja consenso de quais critérios para que se defina a tal síndrome, tem sido amplamente utilizado. O *Centers for Disease Control and Prevention* (CDC) propõe a seguinte terminologia:

- Covid-19 agudo: sintomas da doença até 4 semanas após sua instalação.
- Condições pós-Covid: sintomas que se desenvolvem ou persistem após a fase aguda e não são mais bem explicados por outra doença.

Não obstante, na literatura há a proposta de que as tais condições pós-Covid sejam divididas em:

- Covid-19 subagudo ou persistentemente sintomático, para sintomas e alterações que persistem até 12 semanas após a fase aguda.
- Covid-19 crônico ou síndrome pós-Covid, para sintomas e alterações que perdurem para além de 12 semanas, sem outra explicação melhor.

No Quadro 6, estão resumidas as alterações mais frequentes.

QUADRO 6 Resumo das manifestações pós-agudas da Covid-19

Pulmonares	▪ Dispneia, diminuição da capacidade de exercício e hipóxia são comuns. ▪ Capacidade de difusão reduzida, distúrbio ventilatório restritivo, opacidades em vidro fosco e alterações fibróticas.
Cardiovasculares	▪ Os sintomas persistentes podem incluir palpitações, dispneia e dor no peito. ▪ As sequelas de longo prazo podem incluir aumento da demanda cardiometabólica, fibrose miocárdica, arritmias, taquicardia e disfunção autonômica.

(continua)

QUADRO 6 Resumo das manifestações pós-agudas da Covid-19 *(continuação)*

Hematológicas	▪ Em estudos retrospectivos, a incidência de eventos tromboembólicos foi < 5% na Covid-19 pós-aguda. ▪ A duração do estado hiperinflamatório induzido pela infecção pelo SARS-CoV-2 é desconhecida; anticoagulantes orais diretos e heparina de baixo peso molecular podem ser considerados para tromboprofilaxia estendida após avaliação de risco-benefício em pacientes com predisposição, fatores de risco para imobilidade, níveis de dímero-D persistentemente elevados (maior que duas vezes o limite superior do normal) e outras comorbidades de alto risco, como câncer.
Gastrointestinais	A Covid-19 tem o potencial de alterar o microbioma intestinal, promovendo o crescimento de organismos oportunistas em desfavor dos comensais benéficos.
Endócrinas	Sequelas endócrinas podem incluir surgimento ou agravamento de *diabetes mellitus* preexistente, tireoidite subaguda e desmineralização óssea.
Dermatológicas	A perda de cabelo é o sintoma predominante e foi relatada em aproximadamente 20% dos sobreviventes de Covid-19.
Neuropsiquiátricas	Anormalidades persistentes podem incluir fadiga, mialgia, cefaleia, disautonomia e deficiência cognitiva. ▪ Ansiedade, depressão, distúrbios do sono e estresse pós-traumático têm sido relatados em 30-40% dos sobreviventes de Covid-19. ▪ A fisiopatologia das complicações neuropsiquiátricas envolve desregulação imunológica, inflamação, trombose microvascular, efeitos iatrogênicos de medicamentos e impactos psicossociais da infecção.

Fonte: adaptado de Nalbandian et al. (2021).

A gravidade da doença aguda é um dos maiores fatores de risco para o prolongamento do estado sintomático. Pacientes críticos têm alta incidência de sintomas como dispneia, fadiga e estresse pós-traumático. Outros fatores de risco são doença respiratória prévia, obesidade e idade avançada. No Quadro 7, resumimos os sintomas mais frequentes e sua duração média nos estudos disponíveis

QUADRO 7 Incidência e duração dos sintomas persistentes na Covid-19

Sintomas	**Incidência**	**Duração estimada**
Sintomas físicos comuns		
Fadiga	15-87%	3 meses ou mais
Dispneia	10-71%	2-3 meses ou mais
Desconforto torácico	12-44%	2-3 meses
Tosse	17-34%	2-3 meses ou mais
Anosmia	10-13%	1 mês (raramente mais)
Sintomas físicos menos comuns		
Artralgias, cefaleia, síndrome seca, rinite, disgeusia, falta de apetite, tontura, vertigem, mialgias, insônia, alopecia, sudorese	< 10%	Desconhecida (provavelmente de semanas a meses)

(continua)

QUADRO 7 Incidência e duração dos sintomas persistentes na Covid-19 *(continuação)*

Sintomas	Incidência	Duração estimada
Alterações psicológicas/cognitivas		
Estresse pós-traumático	7-24%	6 semanas a 3 meses ou mais
Diminuição de memória	18-21%	Semanas a meses
Menor concentração	16%	Semanas a meses
Depressão/ansiedade	22-23%	Semanas a meses
Redução na qualidade de vida	> 50%	Desconhecida (provavelmente de semanas a meses)

Fonte: adaptado de Mikkelsen e Abramoff (2023).

Além dos problemas já listados, vale lembrar que em pacientes críticos não é incomum a ocorrência de disfunção renal, que pode não se reverter plenamente após a fase aguda da doença. Como os acometimentos não são mutuamente excludentes, é comum que os pacientes críticos evoluam com alterações em órgãos e sistemas vitais que, não raramente se superpõem e se confundem, como disfunção cardiopulmonar e renal associadas.

Como já vimos, as formas graves da Covid-19 correspondem uma doença sistêmica e agressiva, cujo tratamento incluirá, minimamente, hospitalização, oxigenioterapia, corticoterapia, repouso prolongado e isolamento. O paciente idoso com Covid-19 é, portanto, na melhor das hipóteses, um indivíduo apenas sob risco de *delirium* e fragilização. Na prática, observamos com frequência instalação ou piora de déficit cognitivo e de fragilidade. Ainda dispomos de poucos dados robustos sobre o desempenho de idosos após a infecção, mas, num estudo alemão, 27% dos indivíduos acima de 70 anos que foram hospitalizados e eram autossuficientes antes da Covid-19 não conseguiram retornar diretamente a suas casas após a fase aguda da doença, requerendo retaguarda para reabilitação ou institucionalização de longo prazo.

CONCLUSÃO

Este capítulo procurou discutir mais os aspectos clínicos da Covid-19 que os efeitos da pandemia sobre os idosos. Sobre esse aspecto, vale lembrar que se observou a epidemia de uma doença sistêmica de alta mortalidade em idosos frágeis num mundo que já experimenta níveis endêmicos de fragilidade. Estão aqui resumidos os principais tópicos discutidos:

- A apresentação clínica da doença é semelhante à de outras síndromes gripais, com direito à habitual heterogeneidade de manifestação em idosos, em que nos mais frágeis os "elos fracos" (cognição, tônus postural, nutrição) podem se romper antes do surgimento de sintomas diretamente relacionados aos efeitos da infecção (como febre, tosse ou dispneia), ou mesmo em sua substituição.

- Idosos, sobretudo os mais frágeis, têm o maior risco de agravamento e mortalidade. Dentre as doenças, a obesidade mórbida se destaca como um grande fator de risco, mas a multimorbidade também o é.
- O diagnóstico etiológico baseia-se no isolamento de partículas virais. A estratificação de risco pode ser realizada com base em parâmetros clínicos. Nos casos graves, os achados laboratoriais e radiológicos no início da doença são semelhantes aos encontrados em outras pneumonias virais. Um indivíduo com sintomas gripais que evolui com dispneia após o quinto ao sétimo dia após o início de sintomas é altamente sugestivo de um caso em vias de se agravar, e a melhora do quadro entre 1 semana a 10 dias sugere boa evolução.
- Para a fase aguda da doença houve surgimento de tratamentos que amenizem sua evolução ou previnam complicações em grupos de maior risco. No entanto, há barreiras logísticas e financeiras para que se tornem amplamente disponíveis. Para casos graves e críticos, há consenso em torno de determinadas medidas. Apesar de avanços na terapêutica, a vacinação continua sendo a estratégia mais eficaz para prevenção de formas graves da doença.
- A prevenção da doença baseia-se no distanciamento físico, na proteção das vias respiratórias e na vacinação.
- A persistência de sintomas ou sequelas após a fase inicial é relativamente comum. Fadiga, dispneia e sintomas psíquicos figuram entre os mais frequentes.

Referências bibliográficas

1. Aliberti MJR, Avelino-Silva TJ. Beyond age-improvement of prognostication through physical and cognitive functioning for nursing home residents with Covid-19. JAMA Intern Med. 2021b;181(4):448-9.
2. Aliberti MJR, Covinsky KE, Garcez FB, Smith AK, Curiati PK, Lee SJ, et al. A fuller picture of Covid-19 prognosis: the added value of vulnerability measures to predict mortality in hospitalised older adults. Age Ageing. 2021a;50(1):32-9.
3. Aliberti MJR, Szlejf C, Avelino-Silva VI, Suemoto CK, Apolinario D, Dias MB, et al.; Covid HCFMUSP Study Group. Covid-19 is not over and age is not enough: using frailty for prognostication in hospitalized patients. J Am Geriatr Soc. 2021c;69(5):1116-27.
4. Alves BR, Prebianchi SB, Padrão EMH. Virologia e fisiopatologia da Covid-19. In: Correia VM et al. Manual de condutas na Covid-19. 2.ed. São Paulo: Manole; 2021.

5. Brasil. Agência Nacional de Vigilância Sanitária (Anvisa). Medicamentos aprovados para tratamento da Covid-19. Disponível em: https://www.gov.br/anvisa/pt-br/assuntos/paf/coronavirus/medicamentos (acesso em: fev 2023).
6. Brasil. Ministério da Saúde. Diretrizes para diagnóstico e tratamento da Covid-19. 2020.
7. Brasil. Ministério da Saúde. Guia de vigilância epidemiológica da Secretaria de Vigilância em Saúde. 2022a.
8. Brasil. Ministério da Saúde. Orientações para manejo de pacientes com Covid-19. Brasília, atualizado em 22/4/2021b.
9. Brasil. Ministério da Saúde. Orientações sobre a otimização do uso de oxigênio e suporte ventilatório em pacientes graves com Covid-19. 2021a.
10. Brasil. Ministério da Saúde. Secretaria de Vigilância em Saúde. Departamento de Imunização e Doenças Transmissíveis. Plano Nacional de Operacionalização da Vacinação contra a Covid-19. 2ª ed. Brasília: Ministério da Saúde; 2022b.
11. Calzetta L, Aiello M, Frizzelli A, Rogliani P, Chetta A. Dexamethasone in patients hospitalized with Covid-19: whether, when and to whom. J Clin Med. 2021;10(8):1607.
12. Centers for Disease Control and Prevention (CDC). 2023. Disponível em: https://www.cdc.gov/coronavirus/2019-ncov/need-extra-precautions/people-with-medical-conditions.html, https://www.cdc.gov/coronavirus/2019-ncov/hcp/clinical-care/underlyingconditions.html, https://www.cdc.gov/coronavirus/2019-ncov/hcp/duration-isolation.html (acesso fev 2023).
13. Cohen P, Gebo K. Covid-19: outpatient evaluation and management of acute illness in adults in UpToDate, Post TW (Ed), UpToDate, Waltham, MA (jan 2023).
14. Cuker A, Tseng EK, Nieuwlaat R, Angchaisuksiri P, Blair C, Dane K, et al. American Society of Hematology 2021 guidelines on the use of anticoagulation for thromboprophylaxis in patients with Covid-19. Blood Adv. 2021;5(3):872-88.
15. Etrusco RCF, Stocco Neto FG, Pereira TV. Apresentação clínica e grupos de risco. In: Correia VM, et al. Manual de condutas na Covid-19. 2.ed. São Paulo: Manole; 2021.
16. Ferreira Leonardo LG, Andricopulo AD. Medicamentos e tratamentos para a Covid-19. Estudos Avançados. 2020;34(100);7-27.
17. Guan WJ, Ni ZY, Hu Y, Liang WH, Ou CQ, He JX, et al.; China Medical Treatment Expert Group for Covid-19. clinical characteristics of coronavirus disease 2019 in China. N Engl J Med. 2020;382(18):1708-20.
18. Hammond J, Leister-Tebbe H, Gardner A, Abreu P, Bao W, Wisemandle W, et al.; EPIC-HR Investigators. Oral Nirmatrelvir for high-risk, non hospitalized adults with Covid-19. N Engl J Med. 2022;386(15):1397-408.
19. Herrmann ML, Hahn JM, Walter-Frank B, Bollinger DM, Schmauder K, Schnauder G, et al. Covid-19 in persons aged 70+ in an early affected German district: risk factors, mortality and post-COVID care needs: a retrospective observational study of hospitalized and non-hospitalized patients. PLoS One. 2021;16(6):e0253154.
20. Hewitt J, Carter B, Vilches-Moraga A, Quinn TJ, Braude P, Verduri A, et al.; Cope Study Collaborators. The effect of frailty on survival in patients with Covid-19 (Cope): a multicentre, European, observational cohort study. Lancet Public Health. 2020;5(8):e444-e451.
21. Hoffmann C, Kamps BS. Covid reference. 6th ed. Steinhäuser Verlag, 2021. Available: www.covidreference.com.
22. Edwards KM, Orenstein WA. COVID-19: Vaccines to prevent SARS-CoV-2 infection in UpToDate, Post TW (Ed), UpToDate, Waltham, MA. (fevereiro/2023)

23. Kotfis K, Williams Roberson S, Wilson JE, Dabrowski W, Pun BT, Ely EW. Covid-19: ICU delirium management during SARS-CoV-2 pandemic. Crit Care. 2020;24:176.
24. Maestre-Muñiz MM, Arias Á, Mata-Vázquez E, Martín-Toledano M, López-Larramona G, Ruiz-Chicote AM, et al. Long-term outcomes of patients with coronavirus disease 2019 at one year after hospital discharge. J Clin Med. 2021;10(13):2945.
25. Mattace-Raso F, Polinder-Bos H, Oosterwijk B, van Bruchem-Visser R, Goudzwaard J, Oudshoorn C, et al. Delirium: a frequent manifestation in Covid-19 older patients. Clin Interv Aging. 2020;15:2245-7.
26. Metlay JP, Waterer GW, Long AC, Anzueto A, Brozek J, Crothers K, et al. Diagnosis and treatment of adults with community-acquired pneumonia. An official clinical practice guideline of the American Thoracic Society and Infectious Diseases Society of America. Am J Respir Crit Care Med. 2019;200(7):e45-e67.
27. Mikkelsen ME, Abramoff B. Covid-19: evaluation and management of adults following acute viral illness in UpToDate, Post TW (Ed), UpToDate, Waltham, MA (jan 2023).
28. Morty RE, Ziebuhr J. Call for Papers: the pathophysiology of Covid-19 and SARS-CoV-2 infection. Am J Physiol Lung Cell Mol Physiol. 2020;318(5):L1016-L1019.
29. Mostaza JM, García-Iglesias F, González-Alegre T, Blanco F, Varas M, Hernández-Blanco C, et al.; Carlos III COVID Working Group. Clinical course and prognostic factors of Covid-19 infection in an elderly hospitalized population. Arch Gerontol Geriatr. 2020; 91:104204.
30. Mueller AL, McNamara MS, Sinclair DA. Why does Covid-19 disproportionately affect older people? Aging (Albany NY). 2020;12(10):9959-81.
31. Nalbandian A, Sehgal K, Gupta A, Madhavan MV, McGroder C, Stevens JS, et al. Postacute Covid-19 syndrome. Nat Med. 2021;27(4):601-15.
32. Niud Y, Fujie X. Deciphering the power of isolation in controlling covid-19 outbreaks. The Lancet Global Health. 2020;8.4:e452-e453.
33. Onder G, Rezza G, Brusaferro S. Case-fatality rate and characteristics of patients dying in relation to Covid-19 in Italy [published online ahead of print, 2020 Mar 23]. JAMA.
34. Poco PCE, Aliberti MJR, Dias MB, Takahashi SF, Leonel FC, Altona M, et al. Divergent: age, frailty, and atypical presentations of covid-19 in hospitalized patients. J Gerontol A Biol Sci Med Sci. 2021;76(3):e46-e51.
35. Polho GB, Chacar AC, Cruz RF. Atendimento na enfermaria e critérios de alta hospitalar. In: Correia VM, et al. Manual de condutas na Covid-19. 2.ed. São Paulo; Manole; 2021.
36. Rocha R, Atun R, Massuda A, Rache B, Spinola P, Nunes L, et al. Effect of socioeconomic inequalities and vulnerabilities on health-system preparedness and response to Covid-19 in Brazil: a comprehensive analysis. Lancet Glob Health. 2021;9(6):e782-e792.
37. Sudre CH, Murray B, Varsavsky T, Graham MS, Penfold RS, Bowyer RC, et al. Attributes and predictors of long Covid. Nat Med. 2021;27(4):626-31.
38. Tan X, Zhang S, Xu J, Zhou M, Huang Q, Duan L, et al. Comparison of clinical characteristics among younger and elderly deceased patients with Covid-19: a retrospective study. Aging (Albany NY). 2020;13(1):16-26.
39. Weinreich DM, Sivapalasingam S, Norton T, Ali S, Gao H, Bhore R, et al.; Trial Investigators. REGN-COV2, a neutralizing antibody cocktail, in outpatients with Covid-19. N Engl J Med. 2021;384(3):238-51.
40. Zunyou W, McGoogan JM. Characteristics of and important lessons from the coronavirus disease 2019 (Covid-19) outbreak in China: summary of a report of 72 314 cases from the Chinese Center for Disease Control and Prevention. JAMA. 2020;323(13):1239-42.

32

Infecção do trato urinário

Amanda Lagreca Venys de Azevedo
Marlos Luiz Villela Moreira

RELEVÂNCIA E EPIDEMIOLOGIA

A infecção do trato urinário (ITU) é a doença infecciosa bacteriana mais comum no mundo, e está entre as causas mais comuns de uso de antibiótico na população. Corresponde, anualmente, a cerca de 7 a 8 milhões de consultas ambulatoriais e mais de 1 milhão de atendimentos em emergência, levando a cerca de 100 mil internações nos EUA, na população geral.[1]

Na faixa etária dos 65 anos ou mais, é responsável por cerca de 25% de todas as infecções em pacientes geriátricos, sendo motivo de cerca de 15% das internações e 6% das mortes atribuídas a causas infecciosas em idosos.[1]

Em idosos institucionalizados, estima-se que seja responsável por mais de um terço de todos os quadros infecciosos, sendo a principal causa de infecção nessa população.[1]

FATORES DE RISCO

O envelhecimento, por si só, é considerado um fator de risco para ITU, principalmente levando em conta a imunossenescência. Porém, é importante não considerar o envelhecimento um fator de risco isolado, mas sim também um facilitador do surgimento de outros fatores de risco, dos quais citam-se:

- Maior prevalência de institucionalização.
- Internações hospitalares mais frequentes, muitas vezes com passagem de cateteres vesicais.

- Riscos aumentados de incontinência ou retenção urinária.

Algumas comorbidades comuns no envelhecimento também podem aumentar o risco de ITU, como a hiperplasia prostática benigna (HPB), comum nos homens idosos, que pode gerar retenção urinária; a atrofia vaginal em mulheres pós-menopausa; o uso de algumas medicações para comorbidades comuns, como as glifozinas para *diabetes mellitus* (p. ex., dapagliflozina e empagliflozina).[2]

DEFINIÇÃO E CLASSIFICAÇÃO

Infecção urinária é definida como colonização com invasão tissular de qualquer estrutura do trato urinário.

As ITU podem ser classificadas com base em diferentes critérios. É fundamental saber o significado dos termos utilizados em suas classificações, conforme exemplificado no Quadro 1, pois irão auxiliar na terapêutica a ser empregada em cada caso.

QUADRO 1 Classificação da infecção urinária

Anatômica	ITU alta: acomete o trato urinário superior, ou seja, acima dos ureteres (rim).	ITU baixa: acomete o trato urinário baixo, ou seja, abaixo dos ureteres.
Gravidade	Não complicada: limitada às mulheres não grávidas, sem alterações estruturais ou funcionais e sem comorbidades.	Complicada: pacientes que apresentam alteração estrutural ou funcional que interfira nos mecanismos de defesa ou no fluxo urinário, como os homens, mulheres grávidas, pacientes cateterizados, pacientes com comorbidades como diabetes e doença renal.
Frequência	Recorrentes: recorrência de ao menos 3 episódios de ITU ao ano ou 2 episódios em 6 meses.	Esporádicas: todas as ITU que não fecham critério para recorrência.

ITU: infecção do trato urinário.

QUADRO CLÍNICO

São descritos na literatura sintomas clássicos das ITU, principalmente quanto à classificação anatômica. Os mais clássicos são exemplificados na Figura 1.[1,3]

Na população idosa, o diagnóstico clínico por vezes é desafiador, visto que os idosos costumam apresentar quadro clínico menos exuberante, com sintomas

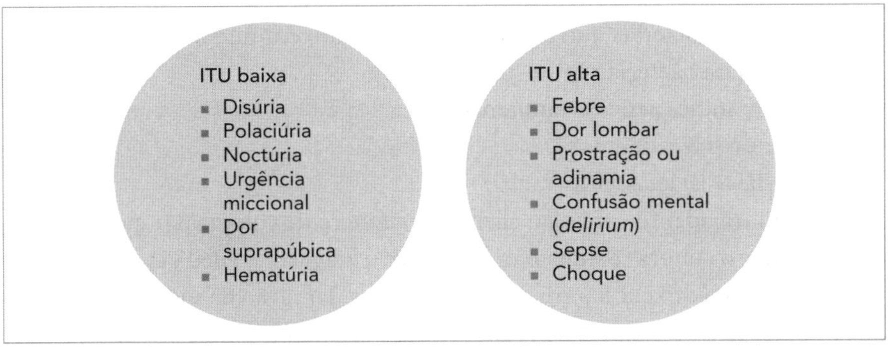

FIGURA 1 Principais sintomas das infecções do trato urinário.
ITU: infecção do trato urinário.

mais inespecíficos ou atípicos, como alteração do nível de consciência (agitação ou sonolência), perda de funcionalidade e declínio cognitivo.

Além disso, os idosos podem apresentar comorbidades como demência, acidente vascular cerebral e incontinência urinária, que dificultam a avaliação clínica e o diagnóstico das ITU. Esses pacientes precisam ser avaliados com maior critério, com reavaliações frequentes dos sinais e sintomas. Em algumas situações, como idosos portadores de demência, que têm flutuações normais do comportamento, e pela frequência de bacteriúria assintomática nessa população, podem-se provocar tratamentos antibióticos desnecessários. E isso é particularmente mais grave entre os idosos, pelo maior risco de iatrogenias e reações adversas a medicações.[4]

DIAGNÓSTICO

O diagnóstico de ITU pode ser clínico, principalmente nas infecções baixas com sintomas típicos. Porém, conforme já citado, muitas vezes não se notam sintomas típicos nos idosos, então é possível fazer uso de métodos complementares para auxiliar no diagnóstico do quadro, conforme será visto a seguir. A Figura 2 exemplifica um fluxograma de diagnóstico.

- Urina 1: exame simples e de baixo custo no qual identificamos o aspecto da urina. Notam-se as seguintes alterações em quadros infecciosos:
  - Aspecto: turvo.
  - Odor: fétido.

  - Nitritos: bactérias que transformam o nitrato em nitrito – boa especificidade para bactérias Gram-negativas.
  - Muco: indica processo inflamatório.
  - Cilindros leucocitários.
  - Piúria: ≥ 10 leucócitos/mm³.
- Urocultura: identificam-se o agente e o número de colônias. Importante ressaltar que a cultura sozinha não estabelece o diagnóstico de ITU, mas, em adição a um quadro clínico condizente, ajuda na definição da melhor terapia antimicrobiana. É preciso também atentar para o número de colônias, pois, a depender de seu valor, o resultado pode ser relevante ou não. Vale ressaltar que, em pacientes com sintomas inespecíficos e sem achados de infecção sistêmica, não é recomendado solicitar um exame de urina de rotina, pois não há evidências de que o tratamento melhore os resultados.
- Ultrassonografia de rins e vias urinárias: exame de imagem pouco invasivo que pode auxiliar no diagnóstico de ITU complicada.
- Tomografia: exame de custo mais elevado que pode auxiliar também no diagnóstico de ITU complicada.

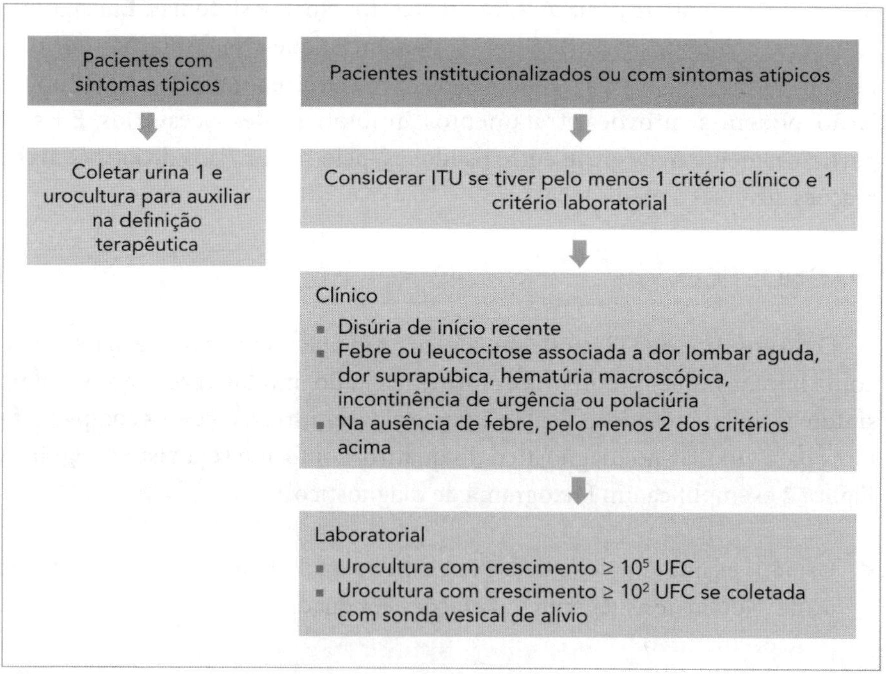

FIGURA 2 Diagnóstico das infecções do trato urinário.
ITU: infecção do trato urinário.

Em homens, é preciso atentar aos possíveis diagnósticos diferenciais, como uretrites e prostatites, por isso é importante a realização de exame clínico direcionado.

TRATAMENTO

O tratamento das ITU, quando indicado, idealmente deve ser feito após o resultado da urocultura, com identificação do germe e de seu padrão de sensibilidade a antibióticos.

Quando não é possível esperar o resultado da urocultura, por motivos inerentes ao caso, como em pacientes com critérios de gravidade ou mesmo com maior chance de evoluir com gravidade, é possível estabelecer o tratamento com antibioticoterapia empírica. Esta deve ser pensada sempre com o conhecimento dos germes mais comuns e seus padrões de sensibilidade nos locais de tratamento.

A maioria dos estudos mostra que, em infecções da comunidade, a bactéria mais comumente envolvida em ITU é a *Escherichia coli*, seguida de *Proteus* spp., *Klebsiella* spp. e *Enterococcus* spp. Em idosos institucionalizados, o padrão normalmente é o mesmo, porém com aumento de casos de *Proteus* e *Klebsiella*.[1,4-6]

O tratamento empírico é mais bem definido nas ITU baixas não complicadas em mulheres (cistite), conforme exemplificado no Quadro 2.

QUADRO 2 Tratamento antimicrobiano de cistite em mulheres[7-8,10]

Esquemas primários	▪ Sulfametoxazol/trimetoprima 800/160 mg, VO, a cada 12 horas por 3 dias. ▪ Nitrofurantoína 100 mg, VO, a cada 6 horas por 5 dias.
Esquemas alternativos	▪ Fosfomicina 3 g, VO, dose única. ▪ Amoxicilina/clavulanato 875/125 mg, VO, a cada 12 horas por 5-7 dias. ▪ Norfloxacino 400 mg, VO, a cada 12 horas por 3 dias*.

VO: via oral.
* Pode-se utilizar, também, ciprofloxacino ou levofloxacino.

As evidências atuais não demonstram, nesses casos, superioridade entre esquemas estendidos (7 a 14 dias), sobre esquemas de 1 a 5 dias, a depender do antibiótico utilizado.[8]

Nos casos de ITU complicada, principalmente pielonefrite, deve-se atentar, além da escolha da antibioticoterapia adequada, nas medidas de suporte de vida ao paciente, com correção dos fatores de gravidade e de possíveis complicadores do quadro, como em casos de abscessos renais, cálculos, compensação de doenças crônicas, correção de obstruções e retirada ou substituição de cateteres. Nesses casos, podem-se utilizar os esquemas descritos no Quadro 3.

QUADRO 3 Tratamento antimicrobiano na pielonefrite[7,8,10]

Baixo risco de resistência bacteriana	▪ Ceftriaxona 1 g IV de 12/12 horas por 7-10 dias. ▪ Ciprofloxacino 400 mg IV de 12/12 horas por 5-7 dias.
Alto risco de resistência bacteriana	▪ Ertapeném 1 g IV 1 vez ao dia por até 14 dias (conforme evolução e complicações do quadro).
Alto risco de resistência bacteriana e presença de critérios de gravidade	▪ Meropeném 1 g IV de 8/8 horas por até 14 dias (conforme evolução e complicações do quadro). ▪ Alternativas: piperacilina + tazobactam, cefepima, ceftazidima/avibactam.

IV: intravenoso.

CASOS ESPECIAIS

Bacteriúria assintomática

Bacteriúria assintomática pode ser definida como a presença de bactérias na urina, com ou sem piúria, na ausência de sinais e sintomas indicativos de ITU.

É uma condição muito prevalente na população idosa, com a incidência aumentando de 3,5% na população geral para 16 a 18% em mulheres com mais de 70 anos, podendo chegar a 50% de acordo com alguns estudos (Quadro 4).[6]

QUADRO 4 Fatores predisponentes para bacteriúria assintomática[2]

Fisiológicos	▪ Idade. ▪ Gênero (feminino > masculino).
Patológicos	▪ Doença neurológica (doença de Alzheimer, doença de Parkinson, AVC). ▪ Diabetes. ▪ Redução da mobilidade. ▪ Anormalidades no trato urinário (calculose, hiperplasia prostática). ▪ SVD. ▪ Constipação.

AVC: acidente vascular cerebral; SVD: sonda vesical de demora.

Classicamente, a literatura define somente três situações em que se deve rastrear e tratar a bacteriúria assintomática: mulheres grávidas, pacientes que se submeterão a procedimentos urológicos e transplantados renais recentes. O tratamento recomendado deve ser baseado no perfil de sensibilidade de bactéria isolada em exames de urocultura. Os estudos até o momento não demonstraram benefício do tratamento da bacteriúria assintomática em diabéticos, usuários de sonda vesical de demora ou mesmo idosos com infecções urinárias de repetição.[9]

A grande dificuldade, na população idosa, é definir se o quadro é realmente assintomático ou não. É comum a existência de sintomas urinários, como incontinência, urgência miccional e mesmo disúria em pacientes idosos, acompanhados de bacteriúria ou não. Além disso, conforme já explicitado, idosos costumam ter sintomas mais inespecíficos, como alteração do nível de consciência, e, conforme o nome exemplifica, esses sintomas muitas vezes não levam a um diagnóstico específico, não sendo correto atribuí-los exclusivamente a quadros de ITU. Estudos mostram que postergar o início da antibioticoterapia para melhor avaliação de possíveis sintomas urinários, ao contrário do início de tratamentos empíricos desenfreados, geralmente não levou a desfechos adversos em pacientes sem critérios de gravidade.[6]

Infecções urinárias relacionadas a cateter[10]

As infecções urinárias relacionadas a cateter são definidas como quadros infecciosos que ocorrem em pacientes em uso de cateteres no trato urinário há pelo menos 48 horas.

É importante causa de bacteriemia adquirida em ambiente hospitalar, correspondendo a cerca de 20% dos casos totais, com uma mortalidade relatada de 10%. Sua incidência aumenta de 3 a 8% por dia de cateterização, sendo a duração o maior fator de risco para desenvolvimento de ITU nesses casos.

Seu diagnóstico clínico se dá pelo início agudo de sintomas compatíveis com quadro infeccioso como febre, lombalgia, hematúria, dor em baixo ventre, alteração do nível de consciência, entre outros. Importante ressaltar que alteração do odor da urina ou mesmo urina turva, sozinhas, não são suficientes para diagnóstico de ITU nesses pacientes. Associado à clínica, laboratorialmente ocorreria ITU associada a cateter quando houver crescimento bacteriano $\geq 10^3$ UFC/mL de uma ou mais espécies de microrganismos coletadas de cateter introduzido recentemente (até 7 dias) ou por um novo cateter.

O tratamento deve ser baseado no espectro de microrganismos e perfil de resistência destes. Alguns estudos foram feitos quanto à profilaxia antimicrobiana para evitar ITU relacionadas a cateter, não existindo ainda evidências que suportem essa prática.

Infecções urinárias de repetição

Define-se infecção urinária de repetição quando o indivíduo apresenta duas ou mais ITU em 6 meses ou três ou mais em 1 ano.[10]

Dentro desse grupo, dividem-se os quadros de ITU de repetição como:[11]

- Recidiva: correspondem a menos de 5% dos casos, sendo definidos como ITU pelo mesmo patógeno em paciente com tratamento antimicrobiano há 2 semanas ou menos.
- Reinfecção: maioria dos casos (mais de 95%), definida como novo quadro de ITU, com novo patógeno, ao menos 4 semanas após o tratamento de uma ITU.

A abordagem das ITU de repetição passa primeiramente pela confirmação do quadro, com necessidade de nova urocultura. Após a confirmação, deve-se tentar distinguir se o quadro se trata de recidiva ou reinfecção, pois, a depender do quadro, pode ser necessário realizar exames complementares, como ultrassonografia ou tomografia, para avaliação de possíveis fatores de risco, conforme exemplificado no Quadro 5. Com essa minuciosa avaliação, associada ao quadro clínico do paciente e à identificação dos microrganismos envolvidos, é possível instituir o tratamento com maior assertividade.

QUADRO 5 Fatores de risco para ITU de repetição[11]

Recidiva	▪ Anormalidades anatômicas no trato urogenital. ▪ Cálculo renal. ▪ Pielonefrite. ▪ Abscesso renal/perinefrético. ▪ Prostatite bacteriana.
Reinfecção	▪ Intercurso sexual. ▪ Esvaziamento miccional incompleto. ▪ Má higiene pessoal. ▪ *Diabetes mellitus*.

ITU: infecção do trato urinário.

A prevenção da ITU de repetição se inicia com o tratamento adequado dos episódios infecciosos com avaliação do perfil microbiano e de resistência, passando por mudanças comportamentais, como estímulo à ingestão de líquidos, micção pós-coito, orientações sobre higiene íntima e pelo tratamento da constipação intestinal.[12] Além dessas medidas comportamentais, diversos tratamentos medicamentosos são descritos na literatura, com diferentes graus de evidência que suportam seu uso, conforme exemplificado no Quadro 6.

QUADRO 6 Medidas farmacológicas utilizadas na profilaxia de ITU de repetição[10]

Recomendação forte	▪ Antibiótico profilático e pós-coito. ▪ Estrogênio tópico vaginal. ▪ Imunoterapia oral.
Recomendação fraca	▪ Probióticos orais. ▪ Cranberry. ▪ Uso de D-manose.

ITU: infecção do trato urinário.

Sobre a profilaxia de ITU de repetição com antibiótico, é sempre necessário avaliar o risco-benefício na população idosa, com atenção principalmente a possíveis efeitos adversos associados à medicação. Entre os antibióticos recomendados, destacam-se: nitrofurantoína 50 a 100 mg ao dia, fosfomicina 3 g a cada 10 dias e betalactâmicos, como a cefalexina 125 a 250 mg ao dia, sempre usados com 1/4 a 1/6 da dose habitual de tratamento. O uso do tratamento profilático antibiótico por 3 a 6 meses pode reduzir a recorrência de infecções em até 95% (Figura 3).[10]

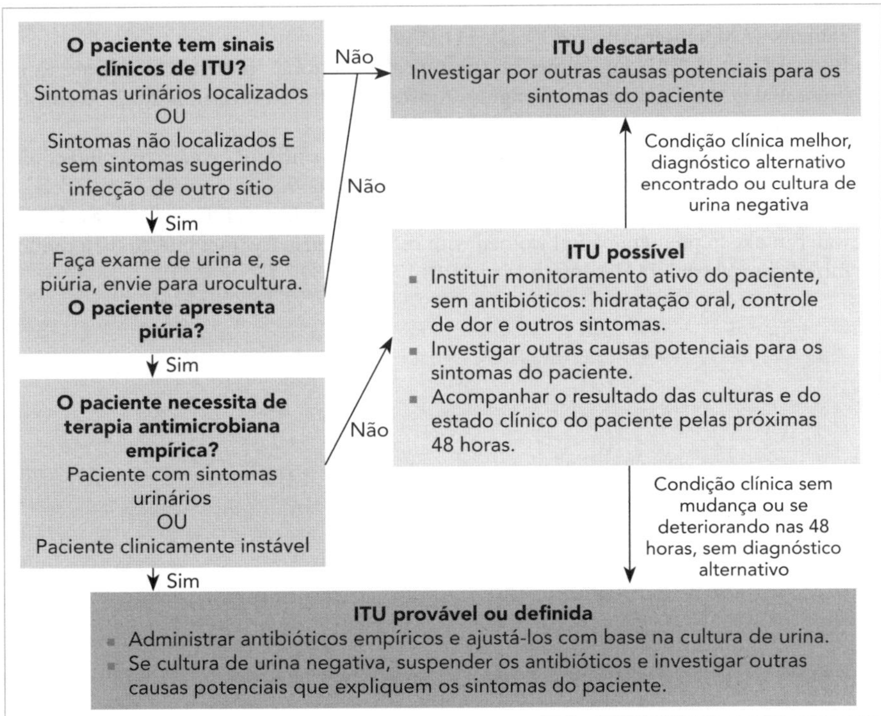

FIGURA 3 Condução de caso suspeito de ITU.
ITU: infecção do trato urinário.
Fonte: adaptada de Cortes-Penfield et al. (2017).[1]

Referências bibliográficas

1. Cortes-Penfield NW, Trautner BW, Jump RLP. Urinary tract infection and asymptomatic bacteriuria in older adults. Infect Dis Clin North Am. 2017;31(4):673-88.
2. Rowe TA, Juthani-Mehta M. Diagnosis and management of urinary tract infection in older adults. Infect Dis Clin North Am. 2014;28(1):75-89.
3. Nicolle LE. Urinary tract infections in the elderly. Clin Geriatr Med. 2009;25(3):423-36.
4. Mayne S, Bowden A, Sundvall PD, Gunnarsson R. The scientific evidence for a potential link between confusion and urinary tract infection in the elderly is still confusing: a systematic literature review. BMC Geriatr. 2019;19(1):32.
5. Nicolle LE. Urinary tract infections in the older adult. Clin Geriatr Med. 2016;32(3):523-38.
6. Mody L, Juthani-Mehta M. Urinary tract infections in older women: a clinical review. JAMA. 2014;311(8):844-54.
7. Hooton TM. Clinical practice: uncomplicated urinary tract infection. N Engl J Med. 2012;366(11):1028-37.
8. Gilbert DN, Chambers HF, Saag MS, Pavia AT, Boucher HW, et al. The Sanford guide to antimicrobial therapy. 52. ed. Sperryville: Antimicrobial Therapy; 2022.
9. Petty LA, Vaughn VM, Flanders SA, Malani AN, Conlon A, Kaye KS, et al. Risk factors and outcomes associated with treatment of asymptomatic bacteriuria in hospitalized patients. JAMA Intern Med. 2019;179(11):1519-27.
10. Bonkat G, et al. EAU guidelines on urological infections. In: EAU Guidelines. Edn. presented at the EAU Annual Congress Amsterdam, the Netherlands 2022. Available: https://uroweb.org/guidelines/urological-infections.
11. Jung C, Brubaker L. The etiology and management of recurrent urinary tract infections in postmenopausal women. Climacteric. 2019;22(3):242-9.
12. Hooton TM, Vecchio M, Iroz A, Tack I, Dornic Q, Seksek I, et al. Effect of increased daily water intake in premenopausal women with recurrent urinary tract infections: a randomized clinical trial. JAMA Intern Med. 2018;178(11):1509-15.

33

Celulite

Natalia Oliveira Trajano da Silva

INTRODUÇÃO

A celulite é uma infecção da derme e do tecido subcutâneo. Infecções de pele e tecidos moles são bastante comuns em pessoas idosas, as celulites e as úlceras infectadas são as mais comumente encontradas. Segundo dados estadunidenses, entre 1998 e 2013, as hospitalizações por celulite dobraram e os custos aumentaram quase 120%, correspondendo a mais de 3,7 bilhões de dólares anualmente.

Indivíduos acima de 60 anos podem apresentar sintomas atípicos, dificultando o diagnóstico; apesar disso, os estudos relacionados ao diagnóstico e ao tratamento de celulite nessa faixa etária são limitados. Recomenda-se seguir o tratamento com base nas diretrizes atuais da IDSA (*Infectious Disease Society of America*).

QUADRO CLÍNICO

A apresentação mais comum da celulite caracteriza-se por eritema mal delimitado associado a edema e sinais flogísticos como calor, podendo causar dor intensa no local afetado, geralmente situada nos membros inferiores, mas pode ocorrer em qualquer lugar do corpo. Se não tratada adequadamente, pode se estender, levando a quadros sitêmicos graves.

A celulite é classificada com base em sua apresentação clínica como purulenta ou não purulenta, podendo também evoluir com complicações, por exemplo, a presença de abscesso.

O escore ALT-70 pode ser utilizado para auxiliar no diagnóstico de celulite verdadeira. A escala consiste em quatro avaliações:

1. Assimetria da lesão.
2. Idade maior que 70 anos.
3. Presença de leucocitose acima de 10.000/Ul.
4. Frequência cardíaca acima de 90 batimentos por minuto.

A pontuação acima de 5 sugere fortemente o diagnóstico de celulite com valor preditivo positivo maior que 82%.

FISIOPATOLOGIA

A infecção da derme e do tecido subcutâneo pode ocorrer por invasão da epiderme através de uma lesão ou por acometimento secundário, por via hematogênica. Tem como fatores predisponentes: idade aumentada, obesidade, edema de membros inferiores e celulite prévia.

Segundo diretrizes da IDSA, propõe-se classificar as celulites em purulenta e não purulenta, sendo *Streptococcus pyogenes* a bactéria mais comum de celulite não purulenta, enquanto *Staphylococcus aureus* é a causa mais comum de celulite purulenta.

Atualmente, há aumento na incidência de infecções cutâneas causadas por *Staphylococcus aureus* resistente à meticilina (MRSA), e os fatores de risco para essa colonização incluem uso prévio de antibióticos, histórico de hospitalização, moradores de instituição de longa permanência, portadores de vírus da imunodeficiência humana (HIV) e uso de drogas injetáveis.

Outros patógenos potenciais devem ser considerados com base na história clínica, por exemplo, *Pasteurella, Neisseria* ou *Fusobacterium*, bactérias mais comumente relacionadas a infecções de pele ocasionadas por mordedura de gatos ou cães. Por vezes, exames subsidiários (como punção) podem ser necessários para determinação do agente etiológico, a depender da complexidade do caso.

TRATAMENTO

A escolha do antibiótico para tratamento da celulite depende de sua classificação como não purulenta, purulenta sem abscesso cutâneo ou purulenta complicada por abscesso cutâneo.

Segundo recomendações da IDSA, pacientes com celulite não purulenta leve sem fatores de risco de MRSA devem ser tratados com antibiótico por via oral, como cefalexina, amoxicilina – ácido clavulânico ou doxiciclina. Indivíduos alérgicos à penicilina podem ser tratados com clindamicina. Celulite não purulenta moderada sem sinais de sepse e celulite purulenta leve sem fatores de risco de MRSA devem ser tratadas por via endovenosa, com cefazolina ou ceftriaxona. Entretanto, na presença de sinais de septicemia, cobertura antibiótica de amplo espectro, com vancomicina ou piperacilina-tazobactam, deve ser considerada.

Na suspeita de infecção por MRSA, indica-se sulfametoxazol + trimetoprima ou doxiciclina por via oral. Clindamicina tem cobertura semelhante à do sulfametoxazol + trimetoprima, porém, pelo risco de infecção por *Clostridium*, esse antibiótico é reservado para casos de alergia à penicilina.

Nos casos de celulite purulenta moderada com baixa suspeita de MRSA, terapia endovenosa com oxacilina ou cefazolina é a mais indicada; porém, na suspeita de infecção por MRSA, prefere-se tratamento com vancomicina ou clindamicina endovenosa.

Quando há presença de abscesso cutâneo, a drenagem está indicada. Diferentemente das recomendações da IDSA, novos estudos sugerem antibioticoterapia adjuvante para MRSA associada a drenagem de abscesso para otimizar tratatamento, gerando maior taxa de cura mesmo em abscessos cutâneos leves.

O tempo de tratamento com antibióticos depende da resposta clínica do indivíduo. Recomenda-se um período de 7 a 14 dias em pacientes imunocomprometidos; já os casos mais simples podem ter duração de 5 dias.

A recomendação descrita se encontra simplificada no Quadro 1.

CONCLUSÃO

Celulite é uma infecção cutânea comum em idosos, entretanto existem poucos estudos sobre sua apresentação em indivíduos acima de 60 anos.

Recomenda-se seguir o mesmo tratamento orientado para indivíduos adultos jovens, com base em sua apresentação clínica e gravidade.

QUADRO 1 Sugestão de tratamento inicial da celulite, de acordo com o quadro clínico

Classificação			Tratamento
Celulite não purulenta	Leve	SEM fatores de MRSA	▪ Cefalexina ou amoxicilina + ácido clavulânico ou dicloxacilina VO. ▪ Clindamicina se alergia à penicilina.
		COM fatores de risco de MRSA	Sulfametazol + trimetoprima ou dicloxacilina VO
	Moderada	SEM fatores de risco de MRSA	Cefazolina ou ceftriaxona EV
Celulite purulenta	Leve	SEM fatores de risco de MRSA	Cefazolina ou ceftriaxona EV
	Moderada	SEM fatores de risco de MRSA	Cefazolina ou ceftriaxona EV
Celulite purulenta ou não	Grave	COM ou SEM fatores de risco de MRSA	Vancomicina + piperacilina/ tazobactam EV

EV: endovenoso; MRSA: Staphylococcus aureus resistente à meticilina; VO: via oral.

Vale ressaltar o aumento na incidência de infecções causadas por MRSA, portanto cabe ao médico estar atento aos principais fatores de risco para essa colonização a fim de que o tratamento mais adequado seja instituído.

Bibliografia

1. Brown KA, Khanafer N, Daneman N, Fisnam DN. Meta-analysis of antibiotics and the risk of community-associated clostridium difficile infection. Antimicrob Agents Chemother. 2013;57(5):2326-32.
2. Daum RS, Miller LG, Immergluck L, Fritz S, Creech CB, Young D, et al. A placebo-controlled trial of antibiotics for smaller skin abscesses. N Engl J Med. 2017;376(26):2545-55.
3. Gbinigie OA, Ordóñez-Mena JM, Fanshawe T, Plüddemann A, Heneghan CJ. Limited evidence for diagnosing bacterial skin infections in older adults in primary care: systematic review. BMC Geriatr. 2019;19(1):45.
4. Kish TD, Chang MH, Fung HB. Treatment of skin and soft tissue infections in the elderly: a review. Am J Geriatr Pharmacother. 2010;8(6):485-513.
5. Koutkia P, Mylonakis E, Boyce J. Cellulitis: evaluation of possible predisposing factors in hospitalized patients. Diagn Microbiol Infect Dis. 1999;34(4):325-7.
6. Laube S, Farrell AM. Bacterial skin infections in the elderly: diagnosis and treatment. Drugs Aging. 2002;19(5):331-42.
7. Miller LG, Daum RS, Creech CB, Young D, Downing MD, Eells SJ, et al. Clindamycin versus trimethoprim-sulfamethoxazole for uncomplicated skin infections. N Engl J Med. 2015;372(12):1093-103.

8. Raff AB, Weng QY, Cohen JM, et al. A predictive model for diagnosis of lower extremity cellulitis: a cross-sectional study. J Am Acad Dermatol. 2017;76(4):618-25.e2.
9. Rrapi R, Chand S, Kroshinsky D. Cellulitis: a review of pathogenesis, diagnosis, and management. Med Clin North Am. 2021;105(4):723-35.
10. Stevens DL, Bisno AL, Chambers HF, Dellinger EP, Goldstein EJC, et al. Practice guidelines for the diagnosis and management of skin and soft tissue infections: 2014 update by the Infectious Diseases Society of America. Clin Infect Dis. 2014;59(2):e10-52.
11. Talan DA, Mower WR, Krishnadasan A, Abrahamiam FM, Lovecchio F, Karras DJ, et al. Trimethoprim-sulfamethoxazole versus placebo for uncomplicated skin abscess. N Engl J Med. 2016;374(9):823-32.

SEÇÃO VIII

Urgências onco-hematológicas

34

Distúrbios da hemostasia

Viviane Regina Hernandez Nunes
Juliana de Toledo Pierri Ribeiro Sampaio

INTRODUÇÃO

A hemostasia é um conjunto de eventos dinâmicos necessários para a formação de um coágulo capaz de controlar um sangramento de forma rápida e eficaz, seguido de sua lise e da remodelação do tecido de forma regulada, evitando, assim, o desenvolvimento de uma trombose.

Todo esse processo pode ser dividido, didaticamente, em quatro fases:

1. Formação do tampão plaquetário.
2. Cascata de coagulação.
3. Inibição da coagulação.
4. Fibrinólise.

Formação do tampão plaquetário

As plaquetas são fragmentos citoplasmáticos dos megacariócitos, possuem formato discoide e desempenham importante papel na hemostasia. A principal citocina reguladora da proliferação e diferenciação dos megacariócitos é a trombopoietina (TPO), sintetizada pelo fígado.

A estrutura da plaqueta é composta, principalmente, pela membrana plaquetária, pelo citoesqueleto e pelas organelas citoplasmáticas.

A membrana plaquetária possui receptores de glicoproteínas, de localização dinâmica durante a ativação plaquetária, sendo os básicos o receptor GPIb/IX/V e o GPIIb/IIIa, cujos principais ligantes são, respectivamente, o fator de von

Willebrand (FVW) e o fibrinogênio. O FVW é um multímero produzido especialmente pelas células do endotélio, agindo como ligante entre a plaqueta e o colágeno subendotelial.

Várias estruturas compõem a zona de organelas, entre elas os alfagrânulos, que contêm proteínas como o fator plaquetário IV e a betatromboglobulina, e os grânulos densos, que contêm cálcio, magnésio, serotonina, difosfato de adenosina (ADP) e trifosfato de adenosina (ATP).

Quando ocorre uma lesão tecidual, com exposição do colágeno, as plaquetas aderem ao endotélio por meio da ligação do receptor GPIb/IX/V com o FVW, levando à ativação plaquetária. Nesse momento, elas se tornam esféricas, liberam o conteúdo dos grânulos e o receptor GPIIb/IIIa transloca-se do interior para a superfície da membrana plaquetária. Ocorre então a agregação plaquetária, por meio da ligação de uma plaqueta a outra, pela interação do receptor GPIIb/IIIa com o fibrinogênio.

A cascata de coagulação

Trata-se da ativação enzimática em sequência, que leva à formação da fibrina, reforçando o tampão plaquetário. Ela é, didaticamente, dividida em três vias: via extrínseca, via intrínseca e via comum (Figura 1).

A via extrínseca é desencadeada por um fator externo ao sangue, o fator tecidual (FT), que se liga ao fator VII para ativá-lo.

Já a via intrínseca inicia-se com a interação de fatores com a superfície do endotélio lesado, levando a sua autoativação, por exemplo, o fator XII. Quando ativado, o fator XII ativará o fator XI, que, por sua vez, ativará o fator IX. Este, associado ao fator VIIIa, ao fator VIIa-FT, ao cálcio e aos fosfolípides, ativa o fator X.

A via comum ocorre a partir da ativação do fator X, que contribuirá para a conversão da protrombina (fator II) em trombina (fator IIa), ativando, posteriormente, o fibrinogênio (fator I) em fibrina. O fator XIIIa contribui para a estabilização da fibrina e, consequentemente, do coágulo.

Inibição da coagulação

Existem alguns anticoagulantes naturais, ou seja, que são produzidos pelo organismo, capazes de inibir, de diversas formas, o processo de coagulação. Os principais exemplos são: proteína C, proteína S e antitrombina III. Eles são de

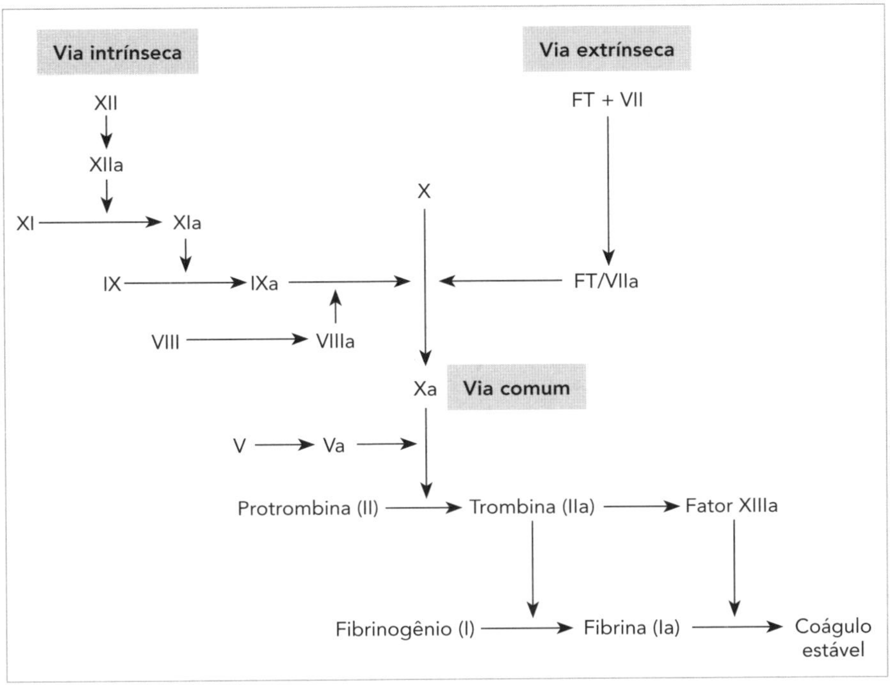

FIGURA 1 Cascata de coagulação.

extrema importância na fisiologia normal da coagulação, porém, quando deficientes ou em excesso, podem levar a tromboses ou sangramentos, respectivamente.

Sistema fibrinolítico

Após a formação do coágulo, é natural que ocorra a etapa de degradação da fibrina (fibrinólise). Para isso, o plasminogênio é convertido em plasmina por meio do TPA (ativador do plasminogênio tecidual), produzido pela célula endotelial. A plasmina é uma serino-protease que degrada a rede de fibrina em produtos de degradação solúveis (PDF), sendo o D-dímero o mais importante deles, já que é possível quantificá-lo em laboratório.

Atualmente, existe um novo modelo da cascata de coagulação, que consiste em análise mais dinâmica e interligada das fases da coagulação. Esse modelo é dividido em quatro fases, que ocorrem após uma lesão celular: fases de iniciação, amplificação, propagação e finalização (Quadro 1).

QUADRO 1 Modelo atual da coagulação

Fase de iniciação	Lesão do endotélio vascular e células sanguíneas circulantes, levando à exposição do FT e a sua posterior interação com o fator VII, culminando na ativação do fator IX. O complexo FT/FVIIa também levará à ativação o fator X, que, associado ao fator Va, ativará pequenas quantidades de protrombina em trombina.
Fase de amplificação	Ativação das plaquetas pelo fator IX e pela trombina. Esta última também ativará os fatores V, VIII e XI, na superfície plaquetária.
Fase de propagação	Complexo fator IXa/FVIIIa ativa o fator X, que, por sua vez, forma o complexo fator Xa/Va. Esse complexo ativa grande quantidade de protrombina em trombina, que converte o fibrinogênio em fibrina, consolidando o tampão plaquetário.
Fase de finalização	Limitação do processo de coagulação pelos inibidores naturais da coagulação e pela fibrinólise.

FT: fator tecidual.

AVALIAÇÃO DO PACIENTE COM SANGRAMENTO ATIVO

Um dos grandes desafios da hematologia é a avaliação do paciente com distúrbio hemorrágico. Nesses casos, é de suma importância a associação da história clínica detalhada, do exame físico aprofundado e dos exames laboratoriais adequados para o diagnóstico e o tratamento precoces.

HISTÓRIA CLÍNICA

Na avaliação do paciente com sangramento ativo, além de estimar a intensidade do sangramento, é importante verificar se há história familiar associada e, também, buscar condições médicas subjacentes que possam contribuir para o sangramento. Por exemplo:

- Câncer.
- Cirurgia ou trauma recente.
- Doença hepática.
- Doença renal/uremia.
- Distúrbios do tecido conjuntivo, como lúpus eritematoso sistêmico (LES).
- Hipotireoidismo.
- Uso de medicamentos, como anticoagulantes e anti-inflamatórios não hormonais.

Além disso, é interessante classificar o tipo de sangramento, pois isso pode contribuir para a distinção entre os distúrbios da hemostasia primária (função plaquetária) e os da hemostasia secundária (fatores de coagulação). Geralmente, petéquias e equimoses são associadas à alteração plaquetária, enquanto hematomas e hemartroses são associados a distúrbios dos fatores de coagulação.

Aqueles pacientes que já tiveram episódios de sangramento espontâneo ou após procedimentos cirúrgicos devem passar por avaliação quanto à gravidade desses eventos. História de sangramento que leva à necessidade de procedimento cirúrgico ou transfusão de sangue deve alertar para a suspeita de distúrbios hemorrágicos.

EXAMES COMPLEMENTARES

Os pontos cruciais na avaliação complementar do paciente com sangramento ativo são coagulopatia, acidose metabólica e hipotermia. Portanto, na avaliação laboratorial, é necessário, ao menos, o hemograma com contagem de plaquetas, tempo de protrombina (TP), tempo de tromboplastina parcial ativado (TTPA) e fibrinogênio.

O TP avalia as vias extrínseca e comum da coagulação. Ele consiste no tempo necessário para a formação do coágulo após a adição de tromboplastina ao plasma. É um método sensível aos fatores dependentes de vitamina K (II, VII e X), portanto ideal para monitorar drogas antagonistas da vitamina K, como a varfarina.

Já o TTPA avalia as vias intrínseca e comum da coagulação, portanto é influenciado por alterações nos fatores VIII, IX, XI, XII, pré-calicreína e cininogênio de alto peso molecular.

Caso o TP ou o TTPA estejam prolongados, é necessário conferir o resultado refazendo o exame. Se a alteração se mantiver, deve ser realizado o teste da mistura a 50% (TAP ou TTPA após a mistura do plasma do paciente com um plasma normal). Se, após a mistura dos plasmas, ocorrer a correção do prolongamento, deve ser levantada a hipótese de deficiência de fator de coagulação. Entretanto, caso o teste da mistura não seja capaz de corrigir o valor dos exames, deve ser investigada a presença de inibidor do fator de coagulação (anticorpo que interfere nos testes de coagulação).

TROMBOELASTOGRAMA

Especialmente nos casos de sangramento agudo grave, pode ser benéfica a solicitação do tromboelastograma, visando à avaliação dinâmica, global e imediata da hemostasia, o que facilita a determinação do tratamento ideal.

Nesse exame, com base na análise do sangue total, o aparelho reproduz um gráfico que traduz o processo de coagulação como um todo (Figura 2), incluindo a iniciação, formação, estabilização e lise do coágulo. A avaliação do teste pode ser dividida em coagulabilidade cinética (avalia os fatores de coagulação pela velocidade de formação do colágeno) e coagulabilidade estrutural (avalia plaqueta, fibrinogênio e fator XIII, com base na estabilidade do coágulo).

- Coagulabilidade cinética: CT/R e CFT/K.
- Coagulabilidade estrutural: ângulo alfa e MCF/MA.

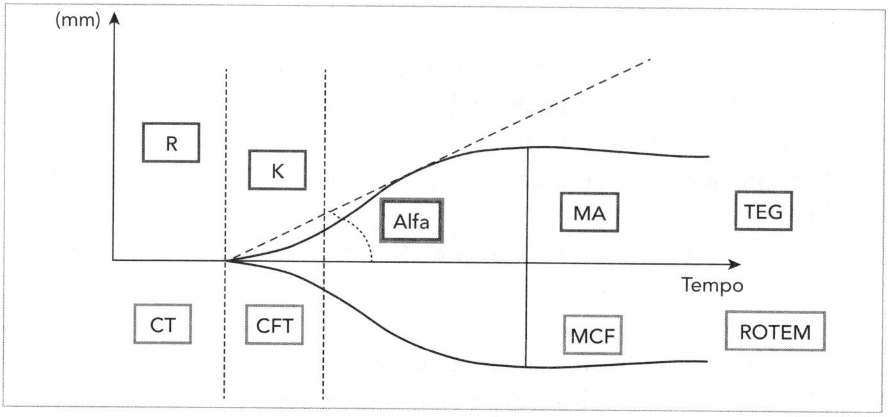

FIGURA 2 Tromboelastograma.
Teste ROTEM: CT (*clotting time*), CFT (*clot formation time*), MCF (*maximum clot firmness*). Teste TEG: R (*reaction time*), K (*time*), MA (*maximum amplitude*).

TESTE DE AGREGAÇÃO PLAQUETÁRIA

O teste de função plaquetária deve ser realizado na suspeita de defeito da hemostasia primária, como no uso de medicações antiagregantes ou plaquetopatias. Baseia-se na avaliação da função plaquetária em resposta à adição de diferentes agentes agregantes, como colágeno, difosfato de adenosina, ácido araquidônico, adrenalina e ristocetina. O resultado é observado em um gráfico, denominado curva de agregação plaquetária.

CONDUTA IMEDIATA NO SANGRAMENTO AGUDO

Na vigência de um sangramento agudo grave, deve-se controlar a hipotermia, a acidose metabólica e a coagulopatia, visto que essas três condições estão relacionadas ao alto risco de óbito nesses pacientes.

Quando TP, TTPA ou CT/CFT do tromboelastograma mostram-se prolongados, deve-se realizar a transfusão de plasma fresco congelado (PFC) ou do complexo protrombínico, já que existe a possibilidade de um distúrbio dos fatores de coagulação.

Nos casos de sangramento associado à plaquetopenia ou a um teste de função plaquetária alterado, na maioria das vezes deve-se considerar a transfusão de concentrado de plaquetas. A transfusão de fibrinogênio sintético ou de crioprecipitado deve ser indicada para pacientes com hipofibrinogenemia ou disfibrinogenemia.

Deve-se manter vigilância quanto à evolução do quadro clínico para uma situação de transfusão maciça, ou seja, perda de uma volemia em 24 horas (ou 10 U de concentrados de hemácias em um indivíduo adulto) ou reposição equivalente a 50% da volemia corporal em 3 horas ou perda de 150 mL de sangue por minuto por pelo menos 20 minutos. Nesse caso, deve-se avaliar a transfusão de PFC, concentrado de plaqueta e fibrinogênio (ou crioprecipitado) empiricamente até o resultado dos exames. A administração de ácido tranexâmico também pode ser considerada na suspeita de alteração no sistema de fibrinólise.

DISTÚRBIOS HEMORRÁGICOS MAIS FREQUENTES EM IDOSOS

Anormalidades hemorrágicas secundárias a doenças hepáticas

Indivíduos com doenças hepáticas apresentam prejuízo na hemostasia em razão da redução de fatores pró-coagulantes, mas também dos anticoagulantes, o que, a depender do déficit predominante, pode levar a sangramentos ou tromboses. Em geral, esses pacientes apresentam deficiência equilibrada desses fatores, então mesmo os indivíduos com teste de coagulação alterados também podem estar em estado pró-coagulante.

O fígado é o principal órgão responsável pela produção de diversos fatores de coagulação, como o fibrinogênio, a trombina e os fatores V, VII, IX, X e XI. Portanto, doenças hepáticas graves podem estar associadas à deficiência desses fatores, aumentando o risco de sangramento. Além disso, indivíduos alcoolistas, pela deficiência de vitamina K, podem apresentar déficit ainda maior dos fatores de coagulação dependentes dessa vitamina (fatores II, VII, IX e X).

Pacientes hepatopatas graves também possuem déficit de anticoagulantes naturais, como as proteínas C, S e antitrombina. Da mesma forma, o mecanismo de fibrinólise sofre alterações, aumentando ainda mais o risco trombótico.

É comum que esses indivíduos apresentem TP e TTPA prolongados, além de uma trombocitopenia leve, sem qualquer repercussão clínica. Entretanto, a presença de fibrinogênio baixo e de plaquetopenia grave (< 50.000/mcL) traduz maior gravidade da doença hepática, com aumento do risco de sangramento ou de trombose.

Em razão do equilíbrio dos fatores pró e anticoagulantes descritos, não há indicação de interferência para ajuste das alterações do coagulograma nos indivíduos assintomáticos. As exceções são pacientes desnutridos, em uso ativo de álcool ou em outras situações suspeitas de deficiência de vitamina K, em quem se deve ponderar a administração de vitamina K com o objetivo de reduzir o déficit dos fatores de coagulação. Não é indicada, em pacientes assintomáticos, a correção do TP/TTPA pela administração de plasma fresco congelado (PFC).

Pacientes com alterações agudas do coagulograma e da plaqueta merecem ser investigados quanto à associação de outros fatores associados, como infecções, medicamentos, coagulação intravascular disseminada (CIVD), púrpura trombocitopênica trombótica (PTT) ou progressão da doença hepática.

No sangramento agudo grave, opta-se por manter a contagem de plaqueta acima de 50 mil e orienta-se a administração de crioprecipitado quando o fibrinogênio está menor que 100. Somado a isso, um agente antifibrinolítico (p. ex., o ácido tranexâmico) pode ser administrado se houver suspeita de fibrinólise excessiva. Tanto nesses casos como em pré-operatórios (principalmente de transplante hepático), pode-se lançar mão do uso do tromboelastograma para guiar a melhor conduta.

Anormalidades hemorrágicas secundárias a doença renal

Os pacientes com doença renal crônica grave geralmente expressam pouca ou nenhuma alteração do TP ou do TTPA, mas ainda assim podem apresentar maior risco de sangramento pela disfunção plaquetária que desenvolvem. A uremia é uma causa conhecida de sangramento espontâneo, porém sua fisiopatologia ainda é pouco compreendida no prejuízo da adesividade plaquetária, ou seja, na interação da plaqueta com endotélio pelo receptor GP IIb/IIIa. Além do aumento da ureia, esses pacientes apresentam outros motivos para a disfunção plaquetária, que podem atuar tanto na adesividade quanto na agregação plaquetárias, como anemia e aumento da concentração de óxido nítrico.

Não há indicação de terapia específica para pacientes com uremia e sem sangramento ativo. Porém, em situações de sangramento ou durante a programação de procedimentos cirúrgicos, devemos corrigir a disfunção plaquetária usando, preferencialmente, a desmopressina (DDAVP). A DDAVP pode ser administrada na dose de 0,3 mcg/kg, por via endovenosa (EV) ou subcutânea (SC), nos 30 a 60 minutos que antecedem o procedimento, quando utilizada para profilaxia de sangramentos intraoperatórios.

A transfusão de plaquetas, como profilaxia de sangramento em pacientes com uremia, não está indicada, uma vez que o ambiente urêmico poderia alterar a função das plaquetas. Assim, pacientes urêmicos com sangramento ativo ou em programação de cirurgia devem ser submetidos a diálise, seja peritoneal ou hemodiálise sem heparina.

Como mencionado anteriormente, a anemia pode aumentar o risco de sangramento nesses pacientes por redução da função plaquetária, portanto o controle da anemia (hematócrito > 30%) antes de procedimentos cirúrgicos com alto risco de sangramento, por meio de transfusão de concentrado de hemácias ou cronicamente pelo uso de agentes estimuladores da eritropoiese, pode ser benéfico nesses casos.

DISTÚRBIOS DO FIBRINOGÊNIO

O fibrinogênio é produzido exclusivamente no fígado, e seu valor plasmático pode aumentar em algumas situações, como aumento da idade, tabagismo e estados inflamatórios. Ele desempenha um importante papel na hemostasia, como um substrato da fibrina, que estabilizará o tampão plaquetário. Distúrbios do fibrinogênio, quantitativos ou qualitativos, podem gerar graves consequências no processo de coagulação, acarretando sangramento. Alguns dos principais são:

- Distúrbios quantitativos:
  - Afibrinogenemia: rara condição hereditária em que não há fibrinogênio circulando no plasma.
  - Hipofibrinogenemia: distúrbio associado ao nível reduzido de fibrinogênio circulante (em geral < 150 mg/dL), podendo ser hereditário ou adquirido.

- Distúrbios qualitativos:
  - Disfibrinogenemia: nesse caso, a molécula do fibrinogênio está disfuncional, independentemente de sua quantidade no plasma. Pode ser uma condição hereditária ou adquirida (p. ex., na doença hepática). Laboratorialmente, existirá discrepância entre o fibrinogênio do ensaio funcional e o do imunoensaio, com o funcional baixo e o imunológico normal ou elevado.

Algumas doenças e terapias podem gerar disfibrinogenemia adquirida e hipofibrinogenemia, como:

- Doença hepática.
- CIVD.
- Síndrome hemofagocítica.
- Carcinoma renal (síndrome paraneoplásica).
- Mieloma múltiplo.
- Terapia com isotretinoína.
- Medicamentos (p. ex., L-asparaginase e ácido valproico).
- Plasmaférese.

DOENÇA DE VON WILLEBRAND ADQUIRIDA E HEREDITÁRIA

O FVW é uma proteína multimérica crucial na hemostasia primária e secundária, já que é responsável por auxiliar na estabilização das ligações plaqueta-plaqueta e plaqueta-colágeno, além de ser um importante carregador do fator VIII, aumentando sua meia-vida no plasma.

A doença de von Willebrand (DVW) é a doença hemorrágica hereditária mais comum na população. Entretanto, sua frequência cai quando se trata da forma adquirida.

A DVW hereditária pode ser dividida em três tipos:

- Tipo 1: déficit quantitativo parcial da proteína do FVW, consequente da mutação em heterozigose do gene *FVW*, localizado no braço curto do cromossomo 12.
- Tipo 2: defeito qualitativo, ou seja, por disfunção do FVW, secundário a múltiplas mutações localizadas em regiões específicas ao longo do FVW.

- Tipo 3: mais raro e grave, caracterizado por deficiência quantitativa grave do FVW, consequente da mutação em homozigose ou heterozigose composta por variantes que inibem a produção de FVW.

O quadro clínico mais comum dos tipos 1 e 2 é o sangramento mucocutâneo leve a moderado, porém sangramentos graves e em articulações e músculos podem ocorrer nos tipos 2 (em especial no subtipo 2N) e 3. No tipo 3, a combinação de níveis reduzidos de fator VIII com níveis muito baixos ou ausentes do FVW pode levar a sangramentos significativos, frequentemente observados desde a infância. Indivíduos com DVW do tipo 1 tendem apresentar elevação dos níveis do FVW com o passar da idade, porém não está bem estabelecido se esse aumento se correlaciona com uma diminuição nos episódios de sangramento.

Para a investigação diagnóstica da DVW, os exames necessários são a dosagem plasmática do antígeno do FVW, a avaliação da atividade do cofator da ristocetina e a avaliação da atividade do fator VIII. É importante ressaltar que os pacientes com DVW podem apresentar valor de plaqueta normal (exceto o subtipo 2B, em que encontraremos plaquetopenia associada), TAP normal e TTPA normal ou prolongado.

Níveis baixos do antígeno do FVW (em geral, menor que 30 ou menor que 50 quando associado a forte suspeita clínica de DVW) corroboram com a hipótese de DVW. Se houver associação com redução da atividade do FVW (cofator da ristocetina) e do fator VIII, trata-se da DVW tipo 1 ou 3. Se for observada somente a redução da atividade do cofator da ristocetina, com o restante da triagem normal, é mais provável tratar-se de DVW tipo 2. Nesses casos, é necessária a complementação diagnóstica com a avaliação da agregação plaquetária induzida por ristocetina (RIPA) e da eletroforese do multímero do FVW. Vale lembrar que indivíduos do grupo sanguíneo O têm menor quantidade de FVW no plasma do que o restante da população, podendo influenciar na interpretação dos exames laboratoriais.

O tratamento da DVW é baseado no controle do sangramento:

- DDAVP: aumenta os níveis do FVIII e FVW; pode ser administrada pela via EV ou SC na dose de 0,3 mcg/kg, nos tipos 1 e 2, diante de pequenos sangramentos. O uso da DDAVP é contraindicado em pacientes com doenças cardiovasculares, história de epilepsia e em crianças com menos de 2 anos. Em pacientes com DVW tipo 1, a DDAVP pode ser associada a agentes fibrinolíticos, como o ácido tranexâmico, na dose de 25 mg/kg/dose, 3 a 4 vezes por dia, via oral (VO), ou de 10 mg/kg/dose, a cada 8 horas, EV.

- Reposição do FVW e FVIII recombinante: em geral, utilizada em sangramentos maiores, especialmente na DVW tipo 3, e em indivíduos que não são responsivos à DDAVP.
- FVII recombinante: pode ser administrado em indivíduos com DVW tipo 3, que desenvolvem anticorpos contra FVW.

A DVW adquirida ocorre por deficiência ou disfunção adquirida do FVW, em especial pela presença de autoanticorpos contra o FVW. Geralmente, está associada a diversas condições médicas, como:

- Doenças linfoproliferativas ou mieloproliferativas.
- Distúrbios autoimunes, como LES.
- Doenças cardíacas, como estenose de aorta.
- Infecções virais.
- Circulação extracorpórea.
- Hipotireoidismo.
- Medicamentos, como ácido valproico e ciprofloxacino.

Na DVW adquirida, tanto os sintomas quanto os achados de exame são similares aos da DVW hereditária. Entretanto, o grupo etário difere, pois a condição adquirida tem maior predileção por indivíduos com idade mais avançada, sem história prévia de sangramento pessoal ou familiar e com multimorbidade.

O tratamento da DVW adquirida, assim como na DVW hereditária, é baseado no controle do sangramento agudo, mas deve ser somado à resolução ou estabilização da doença de base associada.

PÚRPURA TROMBOCITOPÊNICA IMUNE

A púrpura trombocitopênica imune (PTI) é uma doença adquirida que gera trombocitopenia induzida pela formação de autoanticorpos contra plaquetas. Pode ser idiopática ou secundária a outra doença preexistente, como lúpus eritematoso sistêmico, leucemia linfocítica crônica e infecções virais.

Para o diagnóstico de PTI é necessário que outras causas de trombocitopenia sejam excluídas, como infecção, doenças hepáticas, medicamentos, deficiência de vitamina B12 ou ácido fólico e pseudoplaquetopenia. O teste de anticorpos antiplaquetários tem baixa sensibilidade, portanto não é recomendado para auxiliar no diagnóstico.

A maioria dos pacientes é assintomática e apresenta somente trombocitopenia (idealmente menor que 100.000/mm^3) nos exames laboratoriais. Entretanto, alguns pacientes, principalmente quando a plaqueta está menor que 20.000/mm^3, podem apresentar sangramentos em pele ou mucosa, evidenciados como petéquias, epistaxe ou púrpura.

Em geral, o tratamento é instituído quando a plaqueta atinge níveis abaixo de 30.000/mm^3 ou na vigência de sangramento ativo. Entretanto, outros fatores devem ser considerados no início da decisão terapêutica, como história de sangramento prévio e idade acima de 60 anos. É importante notar, ainda, que o uso de anti-inflamatórios, a hipertensão arterial sistêmica mal controlada e as disfunções hepática e renal podem aumentar o risco de sangramento nesses pacientes.

Para o aumento da contagem de plaquetas é preferido o uso de corticosteroides e/ou imunoglobulina EV, a depender da gravidade do sangramento e da trombocitopenia, nas seguintes doses:

- Corticosteroides: prednisona 1 a 2 mg/kg/dia VO com redução gradual; dexametasona 40 mg/dia EV ou VO por 4 dias, podendo-se repetir até 3 ciclos; e metilprednisolona 1g/dia por 3 dias.
- Imunoglobulina EV: 400 mg/kg/dia durante 5 dias ou 1 g/kg/dia por 1 a 2 dias.

A transfusão de plaquetas é realizada somente em casos de sangramento crítico e sempre em associação com as demais terapias.

COAGULAÇÃO INTRAVASCULAR DISSEMINADA

A CIVD é um processo sistêmico que interfere na coagulação e na fibrinólise, acarretando tromboses e/ou sangramentos. Trata-se de uma emergência clínica, ameaçadora à vida e geralmente associada a outras condições subjacentes, como infecções, cirurgias, traumas e malignidades.

É caracterizada, principalmente, pela exposição a agentes pró-coagulantes, ativação da coagulação com coagulopatia de consumo e fibrinólise. Pode ser classificada em aguda ou crônica:

- CIVD aguda: caracterizada pelo rápido consumo dos fatores de coagulação, que superam sua produção. Portanto, sangramentos intensos e graves predominam sobre o quadro de trombose. Ocorre pela exposição a grande quantidade de fator tecidual e outros agentes pró-coagulantes em curto período, como na sepse, no trauma e na leucemia promielocítica aguda.
- CIVD crônica: nessa condição, a produção dos fatores pró-coagulantes é capaz de compensar seu consumo. Assim, a trombose é o componente predominante. Agora, há exposição a quantidades menores de fator tecidual e outros pró-coagulantes, que pode ser contínua ou intermitente, tipicamente observada em indivíduos com malignidades avançadas (principalmente tumores de pâncreas, ovário, gástrico e cerebral).

A suspeita de CIVD deve ser aventada naqueles pacientes com sangramentos em sítios de cateter, ou outros locais, ou tromboses inexplicadas. A investigação diagnóstica é feita por meio de exames laboratoriais, nos quais comumente encontram-se trombocitopenia e elevação de D-dímero, sobretudo na CIVD crônica, em que a fibrinólise é pronunciada. Especialmente na CIVD aguda, o TP e o TTPA estarão prolongados e o fibrinogênio, baixo. Anemia hemolítica microangiopática, com presença de esquizócitos em esfregaço de sangue periférico, também pode ser observada. Salienta-se que o diagnóstico de CIVD depende desses achados laboratoriais associadamente a um quadro clínico compatível.

O tratamento da CIVD é baseado na resolução da condição subjacente, visando reduzir o processo de trombose e sangramento, e nas medidas de suporte clínico.

A transfusão de plaquetas deve ser reservada para pacientes com sangramento grave ou necessidade de cirurgias, objetivando dosagem de plaquetas > 50.000/mm^3, ou se a plaquetopenia atingir níveis abaixo de 10.000/mm^3. Nos pacientes com TP e TTPA prolongado, é indicada a transfusão de plasma fresco congelado, além de transfusão de fibrinogênio (sintético ou crioprecipitado), quando a dosagem sérica deste for menor que 100.

PÚRPURA TROMBOCITOPÊNICA TROMBÓTICA

A PTT é uma doença causada pela redução da atividade da ADAMS13, uma protease responsável pela clivagem do FVW. A ADAMS13 é, principalmente, sintetizada pelas células hepáticas, mas também pelas células endoteliais e pelos megacariócitos. A redução dessa protease plasmática pode ocasionar acúmulo de multímeros de FVW no endotélio vascular, aumentando o risco de as plaquetas se ligarem e iniciarem o processo de coagulação. A ativação dessa cascata pode ocasionar múltiplas tromboses, plaquetopenia de consumo e anemia hemolítica por cisalhamento mecânico. Isso pode ocorrer após exposição a fatores desencadeantes, como infecções, neoplasias, gestação, entre outros.

Essa condição é uma emergência clínica, potencialmente fatal, mas com alta sobrevida quando instituído o tratamento adequado. A PTT hereditária é a forma mais rara no adulto e é ocasionada por mutações no gene que codifica a ADAMS13.

Sabidamente, mais de 90% dos casos de PTT no adulto são da forma adquirida, que ocorre pela produção de autoanticorpos contra a ADAMS13. Entre os de risco associados ao surgimento da PTT adquirida encontram-se:

- Antecedente de doenças autoimunes, como LES.
- Sexo feminino.
- Raça negra.

Vale destacar que é uma doença que acomete, preferencialmente, indivíduos jovens (em torno de 40 anos).

A PTT é caracterizada por trombocitopenia grave, tromboses com isquemia de órgãos e anemia hemolítica microangiopática (definida por anemia, reticulocitose, desidrogenase lática (DHL) e bilirrubina indireta elevados, haptoglobina consumida, teste de Coombs direto negativo e presença de esquizócitos em sangue periférico).

O diagnóstico pode ser confirmado laboratorialmente pela redução da atividade do ADAMS13 (tipicamente, menor que 10%), porém é um teste pouco disponível e, em geral, demorado. Portanto, frequentemente é utilizado o escore Plasmic (Tabela 1), e a pontuação ≥ 6 sugere alta probabilidade de PTT.

TABELA 1 Escore Plasmic

Contagem de plaquetas < 30 × 10^9/L	1
Hemólise (reticulócitos elevados, haptoglobina indetectada ou bilirrubina indireta > 2 mg/dL)	1
Sem evidência de câncer ativo	1
Sem história de transplante de medula óssea ou órgão sólido	1
VCM < 90	1
INR < 1,5	1
Creatinina < 2 mg/dL	1

INR: international normalized ratio; VCM: volume corpuscular médio.

É importante enfatizar que o escore Plasmic é menos sensível para idosos, pois nessa faixa etária é comum a manifestação da PTT com citopenias mais leves e maior grau de comprometimento isquêmico orgânico, com destaque para os rins, podendo dificultar o diagnóstico da doença e reduzir a sobrevida.

A terapia de escolha para todos os casos de PTT é a plasmaférese terapêutica, que promoverá a retirada dos autoanticorpos, aumentando a ADAMS13. Atualmente também estão disponíveis outras terapias eficazes para o tratamento da PTT, como glicocorticoides, rituximabe e caplacizumabe.

PLAQUETOPENIAS SECUNDÁRIAS AO USO DE DROGAS

Diversos medicamentos, por mecanismos diferentes, podem levar à plaquetopenia. Estes são alguns dos mecanismos e medicamentos envolvidos:

- Trombocitopenia imune induzida por drogas: ocorre após a formação de anticorpos contra as plaquetas. A trombocitopenia costuma ocorrer 2 semanas após a exposição à droga, podendo haver um intervalo menor, nos casos de exposição prévia. Os principais medicamentos associados são: antibióticos (cefalosporinas, sulfonamidas, ampicilina, rifampicina, piperacilina e vancomicina), antiepilépticos (carbamazepina e fenitoína) e quinina. O diagnóstico é baseado no quadro clínico, associado à exclusão de outras possíveis causas de trombocitopenia, que melhora após a descontinuação da droga. O tratamento consiste na retirada da medicação e raramente necessita de terapia específica.
- Trombocitopenia induzida por heparina (HIT): é uma condição protrombótica que ocorre após exposição à heparina. Durante a ativação plaquetária normal, ocorre a liberação de fator plaquetário 4 (PF4), contido nos grânulos alfa das plaquetas, e este, por sua vez, tem alta afinidade pela heparina, formando o complexo PFA/heparina na superfície das plaquetas. Na HIT, ocorre a produção de anticorpos da classe imunoglobulina G (IgG) contra esse complexo, levando tanto à destruição das plaquetas quanto a maior ativação plaquetária, culminando no maior risco de formação de trombos. O quadro clínico é caracterizado por plaquetopenia (menor de 150.000/mm^3) e tromboses arteriais ou venosas, que ocorrem de 5 a 10 dias após a introdução da heparina. O diagnóstico de HIT é confirmado, laboratorialmente, pela presença de anticorpos anticomplexo PF4/heparina. O tratamento consiste na troca da heparina por um anticoagulante não heparina.

- Trombocitopenia induzida por medicamentos (não imune): é causada por medicamentos que induzem a supressão da produção plaquetária. Alguns desses medicamentos são: daptomicina, linezolida e ácido valproico.

HEMOFILIA ADQUIRIDA A

Trata-se de uma rara doença autoimune que acomete preferencialmente indivíduos com mais de 60 anos, gestantes e puérperas e que pode ser considerada idiopática ou secundária a doenças autoimunes, malignidades, infecções ou medicações.

É uma doença que ocorre pela produção espontânea de autoanticorpos IgG contra o fator VIII da coagulação. Entretanto, o nível de fator VIII não está relacionado à gravidade dos sangramentos. Esses indivíduos podem apresentar manifestações como equimoses, sangramentos de mucosa e hematomas ou, mais raramente, hemartrose.

Idosos com presença súbita de hematomas e equimoses extensas, sem histórico de trauma ou distúrbios da hemostasia, devem ser investigados quanto à presença de um inibidor de fatores de coagulação. Durante a investigação, esses pacientes apresentarão TP normal e TTPA prolongado, que não se corrigirá com o teste da mistura, pela presença do inibidor do fator VIII no plasma.

Um diagnóstico diferencial importante nesses casos é o uso de medicamentos que implicam o prolongamento do TTPA, em especial a heparina.

Para o diagnóstico, o ideal é iniciar com a avaliação da atividade do fator VIII, que estará menor do que 50% e, posteriormente, realizar o teste de Bethesda, que determinará o impacto do inibidor sobre o fator VIII.

O tratamento é baseado no controle do sangramento, na eliminação do inibidor e no tratamento da doença de base. A eliminação do inibidor deve ser realizada com imunossupressão, em especial com o uso de prednisona e ciclofosfamida.

Para o controle do sangramento, devem ser avaliadas a gravidade do sangramento e a titulação do inibidor:

- Desmopressina (DDAVP): dose 0,3 mcg/kg/dose, 1 vez do dia, SC, por 3 a 5 dias, em caso de sangramento não fatal e inibidor em baixos títulos (< 5 unidades Bethesda).
- Fator VIII recombinante: indicado se sangramento grave e com inibidor em baixos títulos.

- Concentrado de complexo protrombínico ativado ou fator VII ativado recombinante humano: indicado se sangramento grave e altos títulos do inibidor (≥ 5 unidades Bethesda).

INIBIDOR DO FATOR XIII

O fator XIII é responsável pela estabilização do coágulo. A presença de inibidor contra o fator XIII pode gerar sangramentos tardios, visto que o coágulo se forma, porém é instável e fraco. O inibidor do fator XIII pode estar associado a condições autoimunes, malignidades linfoides e ao uso de medicamentos. Nesses casos, TP, TTPA e D-dímero estarão normais.

O tratamento é realizado com a imunossupressão, por meio de corticosteroide, imunoglobulina EV, rituximabe, plasmaférese terapêutica ou concentrados de fator XIII.

CONCLUSÃO

- A hemostasia é um conjunto de processos responsável pela formação do coágulo, após um dano tecidual, e pelo restabelecimento do fluxo sanguíneo local, capaz de evitar sangramentos e, posteriormente, conter a formação de tromboses. Esse processo é didaticamente dividido em formação do tampão plaquetário, cascata de coagulação, inibição da coagulação e fibrinólise.
- Distúrbios hemorrágicos podem ser fatais e, portanto, devem ser avaliados de forma rápida e adequada. De modo geral, esses pacientes devem ser, laboratorialmente, triados com TP, TTPA, fibrinogênio e hemograma com plaquetas. Em casos específicos, pode ser importante a solicitação de tromboelastograma e de teste de agregação plaquetária.
- Doenças hepáticas graves podem causar redução de fatores pró-coagulantes e dos anticoagulantes, levando a um déficit equilibrado. Porém, em vigência de um fator estressor, podem ocorrer sangramentos ou tromboses. Em indivíduos assintomáticos não há indicação de qualquer tipo de interferência para ajuste das alterações do coagulograma.
- A uremia pode ser uma causa de sangramento, cujo principal mecanismo é a disfunção plaquetária. Não é indicada terapia específica para pacientes urêmicos sem sangramento ativo. Entretanto, na vigência de sangramento ou durante a programação de procedimentos invasivos, pode ser feito DDAVP.

- Distúrbios do fibrinogênio podem ser divididos em qualitativos e quantitativos e, em sua maioria, são ocasionados por outras condições associadas, como medicamentos, CIVD, doença hepática e plasmaférese.
- A DVW é caracterizada pelo defeito qualitativo e/ou quantitativo do FVW, podendo ser hereditária ou adquirida. O quadro clínico é constituído principalmente por sangramentos de pele ou mucosa. Seu tratamento é baseado no controle do sangramento.
- A PTI é causada pela formação de autoanticorpos contra as plaquetas, levando a um quadro de plaquetopenia isolada. Trata-se de uma doença com diagnóstico de exclusão, e o uso de corticosteroide e/ou imunoglobulina EV é a terapêutica preferida para aumento da contagem de plaquetas.
- A CIVD é uma emergência clínica, potencialmente fatal, associada a morbidades subjacentes. Ocorre por alteração do processo de coagulação e fibrinólise, podendo ocasionar sangramentos ou tromboses.
- PTT é uma doença ocasionada pela redução da atividade da ADAMS13. É caracterizada por tromboses, plaquetopenia e anemia hemolítica microangiopática. Trata-se de uma doença altamente fatal, porém com altas taxas de cura quando tratada adequadamente. O tratamento preferencial é a plasmaférese terapêutica.
- Inibidores dos fatores de coagulação são anticorpos cuja presença pode causar sangramentos associados a distúrbios da hemostasia secundária, como na hemofilia A adquirida e na presença do inibidor do fator XIII.

Bibliografia

1. Bächli E. History of tissue factor. Br J Haematol. 2000;110:248.
2. Brass LF. Thrombin and platelet activation. Chest. 2003;124:18S.
3. Clemetson KJ. Platelet GPIb-V-IX complex. Thromb Haemost. 1997;78:266.
4. Ferguson JH, Lewis JH, Zucker MB. Bleeding tendency in uremia. Blood. 1956;11:1073.
5. Franchini M, Gandini G, Di Paolantonio T, Mariani G. Acquired hemophilia A: a concise review. Am J Hematol. 2005;80:55.
6. Furie B, Furie BC. Mechanisms of thrombus formation. N Engl J Med. 2008;359:938.
7. Green F, Humphries S. Control of plasma fibrinogen levels. Baillieres Clin Haematol. 1989;2:945.
8. Green D, Lechner K. A survey of 215 non-hemophilic patients with inhibitors to factor VIII. Thromb Haemost. 1981;45:200.
9. James PD, Connell NT, Ameer B, Di Paola J, Eikenboom J, Giraud N, et al. ASH ISTH NHF WFH 2021 guidelines on the diagnosis of von Willebrand disease. Blood Adv. 2021;5:280.

10. Kessler CM, Knöbl P. Acquired haemophilia: an overview for clinical practice. Eur J Haematol. 2015;95(Suppl 81):36.
11. Key NS. Inhibitors in congenital coagulation disorders. Br J Haematol. 2004;127:379.
12. Levi M, Toh CH, Thachil J, Watson HG. Guidelines for the diagnosis and management of disseminated intravascular coagulation. British Committee for Standards in Haematology. Br J Haematol. 2009;145:24.
13. Liu A, Dhaliwal N, Upreti H, Kasmani J, Dane K, Moliterno A, et al. Reduced sensitivity of Plasmic and French scores for the diagnosis of thrombotic thrombocytopenic purpura in older individuals. Transfusion. 2021;61:266.
14. Livio M, Gotti E, Marchesi D, Mecca G, Remuzzi G, de Gaetano G. Uraemic bleeding: role of anaemia and beneficial effect of red cell transfusions. Lancet. 1982;2:1013.
15. Mant MJ, King EG. Severe, acute disseminated intravascular coagulation: a reappraisal of its pathophysiology, clinical significance and therapy based on 47 patients. Am J Med. 1979;67:557.
16. Meade TW, Chakrabarti R, Haines AP, North WR, Stirling Y. Characteristics affecting fibrinolytic activity and plasma fibrinogen concentrations. Br Med J. 1979;1:153.
17. Monroe DM, Hoffman M, Roberts HR. Platelets and thrombin generation. Arterioscler Thromb Vasc Biol. 2002;22:1381.
18. Neunert C, Noroozi N, Norman G, Buchanan GR, Goy J, Nazi I, et al. Severe bleeding events in adults and children with primary immune thrombocytopenia: a systematic review. J Thromb Haemost. 2015;13:457.
19. Neunert C, Terrell DR, Arnold DM, Buchanan G, Cines DB, Cooper N, et al. American Society of Hematology 2019 guidelines for immune thrombocytopenia. Blood Adv. 2019;3:3829.
20. Northup PG, Caldwell SH. Coagulation in liver disease: a guide for the clinician. Clin Gastroenterol Hepatol. 2013;11:1064.
21. Prevel R, Roubaud-Baudron C, Gourlain S, Jamme M, Peres K, Benhamou Y, et al. Immune thrombotic thrombocytopenic purpura in older patients: prognosis and longterm survival. Blood. 2019;134:2209.
22. Swystun LL, Lillicrap D. How much do we really know about von Willebrand disease? Curr Opin Hematol. 2016;23:471.
23. Tripodi A, Mannucci PM. The coagulopathy of chronic liver disease. N Engl J Med. 2011;365:147.
24. Veyradier A, Jenkins CS, Fressinaud E, Meyer D. Acquired von Willebrand syndrome: from pathophysiology to management. Thromb Haemost. 2000;84:175.

35

Emergências oncológicas

Paulo Henrique Aires de Freitas
Paulo de Oliveira Duarte

INTRODUÇÃO

O câncer é um grave problema de saúde pública. Dados pré-pandemia de Covid-19 demonstravam que em 2018 o câncer já era a segunda maior causa de mortalidade no mundo. Um a cada 6 óbitos globais é causado por doenças oncológicas. Apesar de as neoplasias estarem presentes em todas as faixas etárias, é a população geriátrica a mais frequentemente acometida. Certos tipos de câncer, incluindo mama, colorretal, próstata, pâncreas, pulmão, bexiga e estômago, estão relacionados ao envelhecimento, bem como a suas mudanças fisiológicas.

O manejo do idoso com câncer é complexo. O diagnóstico e a prevenção precoces são as chaves do manejo bem-sucedido das doenças neoplásicas em todas as idades. Os médicos, em geral, são menos agressivos na triagem e em decisões de tratamento em idosos, que ainda têm visto o câncer como uma doença sem esperança, diagnóstico intratável e, finalmente, fatal.

As emergências oncológicas ocorrem por mecanismos relacionados à própria neoplasia, a seu tratamento ou ambos. Os tratamentos oncológicos estão em constante avanço. Nos últimos anos, a imunoterapia tem se demonstrado uma arma bastante eficaz, e sua utilização é cada vez mais presente. Com essa evolução dos tratamentos há também uma mudança no perfil de toxicidade e nos tipos mais frequentes de emergências oncológicas. As reações autoimunes, antes raras, agora são cada vez mais frequentes nos departamentos de emergência. Do mesmo modo que a neutropenia febril, evento muito relacionado à quimioterapia citotóxica, é cada vez menos frequente.

Pacientes oncológicos idosos estão cada vez mais presentes nas emergências, seja por complicações da própria doença e de seu tratamento, seja em decorrência da falta de instituição de cuidados paliativos de forma adequada. Este capítulo discute as principais emergências oncológicas nos idosos: hipercalcemia, neutropenia febril, síndrome da lise tumoral e emergências relacionadas ao uso de imunoterápicos na oncologia.

HIPERCALCEMIA RELACIONADA À MALIGNIDADE

A hipercalcemia é um evento frequente nos pacientes oncológicos, estando presente em 20 a 30% dos casos. As neoplasias mais associadas à hipercalcemia são: tumores de mama, rim, pulmão e mieloma múltiplo. A hipercalcemia é uma condição que geralmente denota um pior prognóstico para o paciente.

O principal mecanismo da hipercalcemia relacionada à malignidade é a secreção tumoral de proteína relacionada ao hormônio da paratireoide (PTHrP). Essa condição ocorre em 80% dos casos, e está relacionada a doença avançada e prognóstico ruim. Em 20% dos casos, o mecanismo é relacionado às metástases osteolíticas com liberação local de citocinas (incluindo fatores de ativação de osteoclastos). O aumento da produção de 1,25-di-hidroxivitamina D (calcitriol) é a causa de quase todos os casos de hipercalcemia no linfoma de Hodgkin e aproximadamente um terço dos casos de linfoma não Hodgkin. A secreção ectópica de PTH é uma causa rara de hipercalcemia.

Pacientes com hipercalcemia geralmente apresentam sintomas diversos e vagos. As manifestações dependem do nível sérico de cálcio e da velocidade de instalação da hipercalcemia. A manifestação renal mais frequente é a poliúria, por um defeito na capacidade de concentração, levando à desidratação. Em fases mais avançadas podem evoluir com insuficiência renal. Outras manifestações incluem cálculos renais, dores ósseas ou articulares, distúrbios neuropsiquiátricos como depressão, confusão mental e perda de memória. Manifestações gastrointestinais incluem obstipação, anorexia, náuseas, dor abdominal, úlceras pépticas ou pancreatite aguda. Pode ocorrer diminuição da atividade neuromuscular (sensação, força e reflexos diminuídos). Alterações eletrocardiográficas podem estar presentes em casos mais graves: depressões do segmento ST, ondas T largas, estreitamento do intervalo QT e bloqueios cardíacos.

O diagnóstico de hipercalcemia é feito por concentrações plasmáticas de cálcio > 10,4 mg/dL (> 2,60 mmol/L) ou cálcio ionizado plasmático > 5,2 mg/dL (> 1,30 mmol/L). Em condições clínicas de hipoalbuminemia e na indisponibilidade da dosagem de cálcio iônico, o cálcio total deve ser corrigido utilizado a seguinte fórmula:

$$[\text{Ca total} + 0{,}8 \times (4 - \text{albumina do paciente})]$$

A sintomatologia é o marcador mais importante para orientar a terapia, pois distingue mais eficazmente entre casos agudos e crônicos, além de levar em conta os mecanismos compensatórios do corpo. O objetivo principal da terapia é reduzir o cálcio sérico, inibindo a reabsorção óssea e aumentando a excreção urinária de cálcio, além de restabelecer o conteúdo intravascular comumente depletado nesses casos. O Quadro 1 resume a conduta dos casos de hipercalcemia de acordo com a sintomatologia ou níveis séricos de cálcio.

QUADRO 1 Conduta na hipercalcemia

Nível sérico de cálcio (mg/dL)	Sintomas	Conduta
10,5-12	Assintomático	Hidratação oral, suspensão de agentes que aumentam o cálcio (p. ex., lítio, diuréticos tiazídicos).
12-14	Mal-estar ou sintomas gastrointestinais leves	Hidratação oral ou venosa.
> 14	ECG alterado ou alterações neuropsiquiátricas	▪ Hidratação IV agressiva (considerar diuréticos de alça em pacientes com insuficiência renal ou insuficiência cardíaca), calcitonina, bisfosfonatos, glicocorticoides. ▪ Considerar hemodiálise para pacientes com níveis > 18.

ECG: eletrocardiograma; IV: intravenoso.

Expansão de volume com solução salina isotônica

A solução salina isotônica por 24 a 48 horas corrige a possível depleção de volume em razão da perda urinária de sal induzida pela hipercalcemia e, em alguns casos, vômitos. A taxa de infusão de solução salina depende de vários fatores, incluindo a gravidade da hipercalcemia, a idade do paciente e a presença de comorbidades, particularmente doença cardíaca ou renal subjacente.

Um regime razoável, na ausência de edema, é a administração de solução salina isotônica a uma taxa inicial de 200 a 300 mL/hora, que é então ajustada para manter o débito urinário em 100 a 150 mL/hora.

Na ausência de insuficiência renal ou insuficiência cardíaca, a terapia com diuréticos de alça para aumentar diretamente a excreção de cálcio não é recomendada, diante de ampla disponibilidade de agentes mais efetivos como os bisfosfonatos.

Calcitonina

A calcitonina deve ser administrada por via intramuscular ou subcutânea; a administração nasal de calcitonina é ineficaz para o tratamento da hipercalcemia. A dose inicial é de 4 unidades/kg. O cálcio sérico é repetido em 4 a 6 horas. Se for observada resposta hipocalcêmica, o paciente é sensível à calcitonina, e a calcitonina pode ser repetida a cada 12 horas por um período total de 24 a 48 horas. Se a resposta não for satisfatória, a dose pode ser aumentada para 8 unidades/kg a cada 6 a 12 horas (duração total da terapia de 24 a 48 horas).

A eficácia da calcitonina é limitada às primeiras 48 horas, mesmo com doses repetidas, indicando o desenvolvimento de taquifilaxia.

Bisfosfonatos

Seu efeito máximo ocorre em 2 a 4 dias, de modo que geralmente são administrados em conjunto com soro fisiológico e/ou calcitonina, que reduzem a concentração de cálcio mais rapidamente. Se a função renal estiver comprometida, o bifosfonato deve ser infundido em velocidade mais lenta e, em alguns casos, em dose reduzida.

Ácido zoledrônico

Demonstrou superioridade em relação ao pamidronato em termos de controle da hipercalcemia. É utilizado na dose de 4 mg diluído em 100 mL de solução salina administrada durante 15 minutos. O fabricante não recomenda ajustes na dosagem na indicação de hipercalcemia da malignidade em pacientes com creatinina < 4,5. Em outras indicações a medicação deve ser ajustada conforme o *clearance* de creatinina.

Pamidronato

Dose: 60 a 90 mg intravenoso (IV) diluído em solução salina 250 mL, com administração em 3 horas. Geralmente para valores de cálcio maiores que 13,5 mg/dL é utilizada a dose de 90 mg.

Denosumab

Reservado para casos de contraindicação ao uso de bisfosfonatos (dose de 60 mg subcutânea) e na hipercalcemia refratária ao uso de bisfosfonatos (dose de 120 mg subcutânea).

Corticosteroides

Podem ajudar a controlar a hipercalcemia como tratamento adjuvante, diminuindo a produção de calcitriol e, dessa forma, a absorção intestinal de cálcio na maioria dos pacientes com toxicidade pela vitamina D, mecanismo mais frequente nos linfomas. A dose inicial recomendada é de prednisona 40 a 60 mg ao dia. Outros tratamentos devem ser utilizados em conjunto, pois o início de ação é demorado e há baixa efetividade desse tratamento.

Diálise

A hemodiálise com pouco ou nenhum cálcio no líquido de diálise e a diálise peritoneal (embora seja mais lenta) são terapias eficazes para a hipercalcemia e são consideradas tratamentos de último recurso.

Considerações específicas para idosos com hipercalcemia giram principalmente em torno das etiologias subjacentes e da necessidade de tratar cuidadosamente a hipercalcemia.

Os idosos costumam ter menor capacidade de gerenciar um equilíbrio homeostático em vários sistemas de órgãos, e, como tal, a capacidade de responder eficazmente a níveis crescentes de cálcio pode ser atenuada. Além disso, muitas das doenças mais comuns que causam hipercalcemia aumentam em prevalência à medida que os indivíduos envelhecem. A avaliação de queixas gastrointestinais ou psiquiátricas vagas deve levar o médico a considerar hipercalcemia em idosos.

Talvez a maior preocupação nos idosos sejam as dificuldades associadas ao tratamento mais eficaz para hipercalcemia: hidratação de grande volume com solução salina pode exacerbar a insuficiência cardíaca, que é prevalente em idosos, causando congestão pulmonar e desconforto respiratório.

SÍNDROME DA LISE TUMORAL

A síndrome de lise tumoral é uma condição associada à morte de células neoplásicas que envolvem múltiplos distúrbios metabólicos causada pela liberação repentina de conteúdo intracelular e eletrólitos na corrente sanguínea. Geralmente, ocorre de 1 a 3 dias após quimioterapia ou radioterapia, mas também pode ocorrer espontaneamente. É considerada uma emergência mais relacionada às neoplasias hematológicas. Os distúrbios metabólicos mais comuns incluem hiperuricemia, hiperfosfatemia, hipercalcemia, hipocalcemia (secundária à hiperfosfatemia e ao subsequente sequestro de cálcio nos tecidos) e lesão renal aguda.

Pacientes com síndrome de lise tumoral podem procurar o departamento de emergência com uma infinidade de sintomas vagos em razão dos distúrbios metabólicos que estão ocorrendo. Os pacientes podem apresentar letargia, náusea e/ou vômito. Também podem apresentar manifestações clínicas de hipocalcemia, como como espasmo muscular, irritabilidade neuromuscular ou convulsões. e outros distúrbios eletrolíticos, particularmente hipercalemia, podem, independentemente ou em conjunto com os efeitos de composição de lesão renal aguda, levar a arritmias cardíacas fatais.

A definição de Cairo-Bishop, proposta em 2004, forneceu dois sistemas de classificação para a síndrome de lise tumoral:

- O sistema de classificação laboratorial requer dois ou mais dos seguintes ocorrendo simultaneamente dentro de 3 dias antes a 7 dias após o início da terapia: hiperuricemia (ácido úrico > 8 mg/dL), hipercalemia (potássio > 6 mmol/L), hiperfosfatemia (fósforo > 4,5 mg/dL) e hipocalcemia (cálcio corrigido < 7 mg/dL ou cálcio ionizado < 1,12 mg/dL).
- O sistema de classificação clínica foi definido como SLT laboratorial mais um ou mais dos seguintes que não eram diretamente atribuíveis a um agente terapêutico: concentração de creatinina sérica aumentada (≥ 1,5 vez o LSN), arritmia cardíaca ou convulsão.

A avaliação pelo médico de emergência do paciente idoso com sintomas inespecíficos após quimioterapia ou radioterapia deve se concentrar em medidas iniciais de ressuscitação e consideração de um amplo diagnóstico diferencial. Avaliações específicas que devem ser realizados são um eletrocardiograma (ECG) para evidência de hipercalemia, a complicação mais mortal dessa doença, bem como um painel de eletrólitos procurando as anormalidades específicas (hipercalemia, hiperfosfatemia, hiperuricemia e hipocalcemia). Além disso, a medição do débito urinário pode ser útil na identificação de lesão renal aguda e no manejo de ressuscitação hídrica, particularmente no paciente idoso com comorbidades. Os tratamentos devem ser direcionados para os distúrbios eletrolíticos específicos encontrados.

No paciente idoso, evitar a síndrome de lise tumoral é fundamental, pois suas próprias comorbidades podem colocá-los em maior risco de arritmias cardíacas súbitas e lesão renal aguda, mesmo com apenas uma liberação mínima de metabólitos tumorais tóxicos. A terapia inicial de baixa intensidade tem sido sugerida para retardar a lise das células cancerosas e permitir que os rins lancem mão de seus mecanismos homeostáticos e tenham tempo suficiente para compensar as mudanças rápidas nos eletrólitos. Tratamentos de baixa dose antes do início da quimioterapia intensiva foram eficazes em várias doenças e são recomendados. A adoção de medidas preventivas deve ser amplamente utilizada como hidratação vigorosa, assim como o uso de hipouricemiantes, tal como alopurinol e rasburicase, de acordo com a classificação de risco de desenvolver a síndrome da lise tumoral.

NEUTROPENIA FEBRIL

A febre ocorre frequentemente durante a neutropenia induzida por quimioterapia: 10 a 50% dos pacientes com tumores sólidos e > 80% daqueles com malignidades hematológicas desenvolverão febre durante pelo menos um ciclo de quimioterapia associado à neutropenia. A maioria dos pacientes não terá etiologia infecciosa documentada. Infecções clinicamente documentadas ocorrem em 20 a 30% dos episódios febris; locais comuns de infecção tecidual incluem o trato intestinal, pulmão e pele. A bacteriemia ocorre em 10 a 25% de todos os pacientes, com a maioria dos episódios ocorrendo no cenário de neutropenia prolongada ou profunda (< 100 neutrófilos/mm^3).

A neutropenia febril é definida como temperatura oral de > 38,3 °C ou duas leituras consecutivas de > 38 °C por 2 horas e uma contagem absoluta de neutrófilos menor que 500 células/mm^3 ou esperado para cair abaixo de 500 células/mm^3 nas próximas 48 horas.

Nos pacientes idosos com câncer, as defesas do hospedeiro do corpo são muitas vezes diminuídas, seja em relação à condição patológica subjacente ou pelos tratamentos quimioterápicos e radioterápicos recentes ou em andamento. A infecção rapidamente progressiva pode ser fatal nesses pacientes imunocomprometidos, e o manejo agressivo se faz necessário.

A história e o exame físico geralmente são frustros no paciente imunocomprometido que apresenta febre. Sintomas e achados no exame muitas vezes podem estar ausentes. Pacientes com comorbidades subjacentes (particularmente comum em idosos), imunidade da mucosa alterada, neutropenia (ainda maior quando > 10 dias de duração), defeitos na imunidade humoral ou celular ou cateteres permanentes estão em maior risco de desenvolver infecções com risco de vida, e a investigação direcionada a esses fatores pode ser útil. Os testes de diagnóstico devem incluir hemograma completo com análise diferencial manual, culturas de sangue e urina e radiografia de tórax (embora isso possa ser normal dada a falta de resposta neutrofílica causando opacificação). Culturas de cateteres devem ser coletadas, se possível. Outros testes de diagnóstico, como testes virais, líquido cefalorraquidiano (LCR), tomografia computadorizada (TC) ou ressonância magnética (RM), não são rotineiramente justificados, a menos que haja sintomas focais específicos para sugerir que esses estudos podem ter benefício diagnóstico, a avaliação inicial é negativa, a condição clínica está se deteriorando ou simplesmente não está melhorando.

Medidas de ressuscitação devem ser instituídas imediatamente para qualquer paciente hemodinamicamente instável. Como a avaliação inicial do paciente neutropênico febril normalmente não identifica um foco de infecção, antibióticos de amplo espectro devem ser dados empiricamente, mesmo que isso possa potencialmente mascarar a identificação de uma causa. O início da antibioticoterapia deve ocorrer em até 60 minutos da admissão do paciente na emergência. Os pacientes podem ser estratificados em alto e baixo risco, sendo estes últimos potencialmente tratados como pacientes ambulatoriais. Aqueles com maior risco de complicações devem ser tratados como pacientes internados, incluindo os com neutropenia, em que se espera que dure > 7 dias ou contagem de neutrófilos absolutos ≤ 100 células/mL, presença de comorbidades, hipertensão, pneumonia, dor abdominal ou alterações neurológicas.

A decisão sobre internação *versus* tratamento ambulatorial para o paciente febril neutropênico deve envolver o geriatra e/ou oncologista do paciente. Além disso, deve-se levar em consideração os aspectos psicossociais para tal decisão. O escore da MASCC (*Multinational Association Supportive Care in Cancer*)

(Tabela 1) pode ser uma ferramenta útil para definir o ambiente de tratamento: ambulatorial ou hospitalar. Uma pontuação ≥ 21 define como baixo risco de complicações.

TABELA 1 Escore MASCC para identificação de pacientes de risco portadores de neutropenia febril

Característica	Escore
Presença de sintomas clínicos ▪ sem sintomas ou sintomas leves ▪ sintomas moderados ▪ sintomas graves	 5 3 0
Ausência de hipotensão	5
Ausência de DPOC	4
Tumor sólido/linfoma e ausência de infecção fúngica	4
Ausência de desidratação	3
Início da febre no domicílio	3
Idade < 60 anos	2

Pontuação ≥ 21 pontos define baixo risco. Máximo de pontos: 26.
DPOC: doença pulmonar obstrutiva crônica; MASCC: Multinational Association Supportive Care in Cancer.

Para pacientes de baixo risco, as opções de antibioticoterapia oral são:

- Amoxicilina-clavulanato + ciprofloxacino.
- Moxifloxacino.
- Levofloxacino.
- Ciprofloxacino + clindamicina.

Para pacientes de alto risco deve-se iniciar o tratamento com antibioterapia de amplo espectro, por exemplo, cefepime, piperacilina-tazobactam ou carbapenêmicos. A vancomicina ou outros agentes que combatem os estafilococos oxacilina-resistentes devem ser associados se houver instabilidade hemodinâmica, suspeita de infecção relacionada a cateteres, infecção de pele ou partes moles e diagnóstico de pneumonia.

O tratamento pode ser suspenso se paciente assintomático e afebril por mais de 48 horas, contagem de neutrófilos maior que 500 células/mm^3 e culturas negativas.

A profilaxia para neutropenia febril com fatores estimuladores de crescimento de granulócitos (G-CSF) deve ser feita quando utilizados esquemas com taxa de neutropenia febril maior que 20% ou quando essa taxa está entre 10 e 20% e o paciente é idoso ou tem comorbidades. Também deve ser prescrita nos pacientes que já apresentaram neutropenia febril anteriormente.

TOXICIDADE RELACIONADA AO USO DE IMUNOTERAPIA COM INIBIDORES DE *CHECKPOINT* IMUNOLÓGICO

Os inibidores de *checkpoint* imunológico aperfeiçoaram o tratamento do câncer e estão associados a taxas mais baixas de toxicidade relacionada ao tratamento em comparação com quimioterapia citotóxica na população geral. No entanto, os inibidores do *checkpoint* imunológico têm efeitos imunológicos potencialmente graves, que podem ter um impacto maior em pacientes mais idosos e mais vulneráveis, além de potencialmente influenciar no tratamento, eficácia e qualidade de vida. Os ensaios clínicos não mostraram nenhum aumento importante nos eventos adversos nos idosos. Contudo, pacientes mais velhos estão sub-representados e relativamente saudáveis nesses estudos.

Os principais efeitos colaterais dessa classe de medicamentos são: dermatite, colite, hepatite, nefrite, neuropatia periférica, hipofisite, hipotireoidismo primário, artrite, anemia hemolítica e pneumonite.

Como os eventos adversos da imunoterapia são causados por uma resposta imune excessiva, a maioria deles é tratada suspendendo o uso de *checkpoint* imunológico ou induzindo imunossupressão temporária com glicocorticoides orais ou imunossupressores adicionais. A maioria dos eventos adversos da imunoterapia é leve e pode ser tratada sintomaticamente. De acordo com as diretrizes da Sociedade Europeia de Oncologia Médica (ESMO) da Sociedade Americana de Oncologia Clínica (ASCO), as toxicidades de grau 1 e algumas de grau 2 são principalmente tratadas pela suspensão de inibidores de *checkpoint* imunológico enquanto monitora os sintomas e inicia os sintomas ou tratamento local. Toxicidades de grau 3 e 4, e algumas de grau 2, são tratadas principalmente com corticoterapia. Caso não haja melhora, outras drogas imunossupressoras, como micofenolato de mofetil, infliximab, imunoglobulinas, tacrolimus e ciclofosfamida, são recomendadas como terapia adicional. O uso de alguns tratamentos sintomáticos, como anti-histamínicos para prurido ou corticosteroides, pode ser considerado, mas estes podem induzir mais eventos adversos extras em idosos, como distúrbios do estado mental, delírio, sódio e retenção de líquidos, hipertensão e piora do *diabetes mellitus*.

Colite, dermatite e pneumonite são complicações que podem estar presentes no departamento de emergência mais frequentemente, por isso a conduta diante desses casos será discutida de maneira mais ampla (Quadros 2, 3 e 4).

QUADRO 2 Conduta na pneumonite

Grau 1: assintomático; confinado a um lobo do pulmão ou < 25% do parênquima pulmonar; apenas observações clínicas ou diagnósticas.	▪ Manter o tratamento e monitorar de perto piora do quadro. ▪ Observação clínica.
Grau 2: sintomático; envolve mais de um lobo do pulmão ou 25-50% do parênquima pulmonar; intervenção médica indicada; limitando a AVD instrumental.	▪ Suspender tratamento até melhora para ≤ grau 1. ▪ Prednisona 1-2 mg/kg/dia e redução gradual ao longo de 4-6 semanas.
Grau 3: sintomas graves; necessidade de hospitalização: envolve todos os lobos pulmonares ou > 50% do parênquima pulmonar; autocuidado limitando a AVD; oxigênio indicado.	▪ Suspender tratamento até definitivamente. ▪ Avaliar necessidade de oxigênio suplementar. ▪ Metilprednisolona IV 1-2 mg/kg/dia. ▪ Se não houver melhora após 48 horas, pode-se adicionar agente imunossupressor. As opções incluem infliximabe ou micofenolato de mofetil IV ou IVIG ou ciclofosfamida. ▪ Se não houver melhora após 48 horas, pode-se adicionar agente imunossupressor. As opções incluem infliximabe, micofenolato de mofetil IV, imunoglobulina humana ou ciclofosfamida. ▪ Antibióticos empíricos podem ser considerados.
Grau 4: consequências com risco à vida; intervenção de urgência indicada.	▪ Suspender tratamento até definitivamente. ▪ Avaliar intubação orotraqueal. ▪ Metilprednisolona IV 1-2 mg/kg/dia. ▪ Se não houver melhora após 48 horas, pode-se adicionar agente imunossupressor. As opções incluem infliximabe, micofenolato de mofetil IV, imunoglobulina humana ou ciclofosfamida. ▪ Antibióticos empíricos podem ser considerados.

AVD: atividades de vida diária; IV: intravenoso.

QUADRO 3 Conduta na colite

Grau 1: aumento de até 4 evacuações por dia ou leve aumento de saída da ostomia em relação ao basal.	▪ Manter o tratamento e monitorar de perto piora do quadro. ▪ Pode-se usar loperamida.
Grau 2: aumento de 4-6 evacuações por dia ou aumento moderado de saída da ostomia em relação ao basal.	▪ Suspender tratamento até melhora para ≤ grau 1. ▪ Avaliar colonoscopia. ▪ Prednisona 1 mg/kg/dia e redução gradual ao longo de 4-6 semanas. ▪ Pode-se usar loperamida.

(continua)

QUADRO 3 Conduta na colite *(continuação)*

Grau 3: aumento ≥ 7 evacuações por dia ou grande aumento da saída da ostomia em relação ao basal. Necessidade de hospitalização.	▪ Suspender tratamento até melhora para ≤ grau 1. ▪ Realizar colonoscopia. ▪ Prednisona 1-2 mg/kg/dia e redução gradual ao longo de 4-6 semanas. Utilizar metilprednisolona IV caso haja inflamação do trato gastrointestinal alto. ▪ Introduzir biológicos como infliximabe ou vedolizumabe se achados de alto risco em colonoscopia* ou se não houver resposta à corticoterapia em 3 dias.
Grau 4: comprometimento respiratório com risco à vida; indicação de intervenção urgente.	▪ Suspender tratamento definitivamente. ▪ Metilprednisolona IV 1-2 mg/kg/dia. ▪ Introduzir biológicos como infliximabe ou vedolizumabe se achados de alto risco em colonoscopia* ou se não houver resposta à corticoterapia em 3 dias.

* Achados de alto risco em colonoscopia: ulceração profunda grande, úlceras múltiplas e colite extensa, além do cólon esquerdo.
IV: intravenoso.

QUADRO 4 Conduta na dermatite

Grau 1: extensão do *rash* < 10% ASC.	▪ Manter o tratamento e monitorar de perto piora do quadro. ▪ Tratar com emolientes tópicos e/ou corticosteroides tópicos de potência leve a moderada.
Grau 2: extensão do *rash* 10-30% ASC com ou sem sintomas (prurido, ardor, sensibilidade). Extensão do *rash* > 30% ASC com ou sem sintomas leves. Limitação nas AVD instrumentais.	▪ Suspender tratamento até melhora para ≤ grau 1. Caso não haja melhora em 4 semanas: tratar como grau 3. ▪ Tratar com emolientes tópicos, anti-histamínicos orais e corticosteroides tópicos de potência moderada ou alta. ▪ Considerar uso de prednisona 0,5-1 mg/kg/dia e redução gradual ao longo de 4-6 semanas.
Grau 3: extensão do *rash* > 30% ASC com sintomas moderados ou graves. Autocuidado limitado.	▪ Suspender tratamento até melhora para ≤ grau 1. Considerar reiniciar uso da imunoterapia. ▪ Tratar com emolientes tópicos, anti-histamínicos orais e corticosteroides tópicos de potência alta. Fototerapia pode ser usada em caso de prurido grave. ▪ Prednisona 1 mg/kg/dia e redução gradual ao longo de 4-6 semanas.
Grau 4: consequências graves que exigem internação ou intervenção urgente ou com risco à vida.	▪ Suspender tratamento até definitivamente. ▪ Metilprednisolona IV 1-2 mg/kg/dia. ▪ Envolver dermatologista e oncologista no tratamento.

ASC: área de superfície corporal; IV: intravenoso.

Bibliografia

1. Guise T, Wysolmerski J. Cancer-associated hypercalcemia. N Engl J Med. 2022;386(15):1443-51.
2. Klastersky J, de Naurois J, Rolston K, Rapoport B, Maschmeyer G, Aapro M, et al. Management of febrile neutropaenia: ESMO clinical practice guidelines. Ann Oncol. 2016;27:v111-v118.
3. Mohile S, Dale W, Somerfield M, Schonberg M, Boyd C, Burhenn P, et al. Practical assessment and management of vulnerabilities in older patients receiving chemotherapy: ASCO guideline for geriatric oncology. J Clin Oncol. 2018;36(22):2326-47.
4. Organização Pan-Americana da Saúde (Opas). Câncer. 2022. Available: https://www.paho.org/pt/topicos/cancer#:~:text=O%20c%C3%A2ncer%20%C3%A9%20a%20segunda,de%20baixa%20e%20m%C3%A9dia%20renda. (Acesso em: 12/07/2022.)
5. Schneider B, Lacchetti C, Bollin K. Management of the top 10 most common immune-related adverse events in patients treated with immune checkpoint inhibitor therapy. JCO Oncology Practice. 2022;18(6):431-44.

36

Fratura de fêmur

Bruna Macêdo de Carvalho
Maria do Carmo Sitta

INTRODUÇÃO

As fraturas de fêmur são causa importante de morte e incapacidade ao redor do mundo, principalmente entre idosos. Todos os anos 4,5 milhões de pessoas no mundo são acometidas por fratura do fêmur, e existe uma expectativa de 21 milhões de pessoas vivendo com alguma incapacidade em decorrência de fraturas de fêmur nos próximos 40 anos. Em termos de custos, existe uma expectativa de gastos em 2040 de 9,8 bilhões de dólares/ano nos EUA e de 650 milhões no Canadá.[1]

A atuação dos geriatras nesse contexto se torna essencial. Ao longo dos últimos anos, houve aumento exponencial de publicações com o termo "ortogeriatria", e existem evidências de que o manejo de fraturas de fêmur com apoio do geriatra melhora o desfecho clínico (Figura 1). Um ponto básico da atuação do geriatra é o entendimento de que a fratura por fragilidade tem dois aspectos separados: a fragilidade óssea decorrente de osteoporose e alterações da microarquitetura óssea, que permitem a ocorrência de fratura com trauma mínimo; e a fragilidade global do indivíduo, que diminui sua capacidade de responder a eventos estressores e está atrelada a comorbidades.[2]

Existe uma discussão recente na literatura a respeito das vantagens de internação do paciente com fratura de fêmur em enfermaria clínico-geriátrica com acompanhamento conjunto pela equipe de ortopedia. As possíveis vantagens seriam melhor controle de comorbidades clínicas, avaliação ativa do risco cardiovascular e prevenção de complicações perioperatórias. Estudos recentes mostram que até 30% dos pacientes que tiveram alta após cirurgia de correção

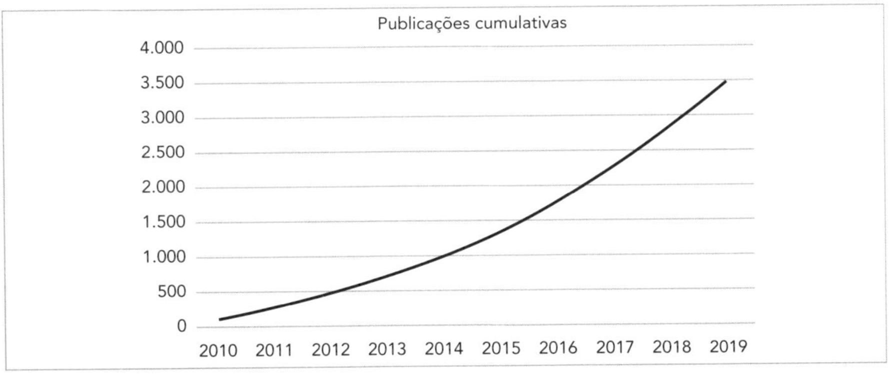

FIGURA 1 Número cumulativo de citações da palavra "ortogeriatria" no Google Scholar.
Fonte: Falaschi e Marsh (2021).[2]

de fratura de fêmur enfrentaram erros na prescrição no momento da alta e que internação junto à equipe de geriatria com acompanhamento conjunto pela ortopedia pode reduzir óbitos em até 38%. Em contrapartida, internação na ortopedia foi associada a menor tempo até a cirurgia.[3]

A mortalidade em 1 mês após episódio de fratura do fêmur chega a 10%, e pacientes que sobrevivem após 30 dias estão sob alto risco de incapacidade. Mesmo entre indivíduos que convivem em comunidade antes da fratura, 11% estão acamados, 16% institucionalizados e 80% em uso de dispositivo de marcha em 1 ano após a fratura. A mortalidade em 1 ano chega a 36% a despeito do tratamento padrão-ouro, cirurgia e reabilitação, e o aumento do risco de morte pode persistir por vários anos depois do incidente.[1]

Nas últimas três décadas, a despeito dos avanços na técnica cirúrgica, não houve mudança na mortalidade. Um relatório de osteoporose na União Europeia estimou que a mortalidade relacionada a fratura de quadril após trauma de baixo impacto é maior do que a mortalidade por câncer de mama. São fatores associados a pior prognóstico: idade, sexo masculino, privação socioeconômica, múltiplas comorbidades, demência e institucionalização.[4,5]

Após o sexto congresso global da *Fragility Fracture Network* (FFN) em 2016, foi lançado um chamado global para ação em 2018 com o apoio de 81 organizações profissionais relevantes, tendo a participação de entidades do Brasil (Figura 2).[2] As recomendações têm quatro pilares fundamentais:

1. Cuidado multidisciplinar após episódio de fratura aguda.
2. Reabilitação para recuperar funcionalidade, independência e qualidade de vida, iniciada logo após a fratura e continuada a longo prazo.

3. Prevenção secundária de fraturas com avaliação do risco de quedas e da saúde óssea.
4. Formação de alianças nacionais multidisciplinares para promover mudanças nas políticas de saúde que permitam a implementação dos três pilares acima.

CLASSIFICAÇÃO DAS FRATURAS DE FÊMUR

As fraturas de fêmur são classificadas em relação à cápsula articular em:

- Intracapsulares, também conhecidas como fraturas da cabeça do fêmur. As fraturas da cabeça de fêmur podem ainda ser classificadas em:
  - Garden 1 ou 2: fraturas impactadas ou com pouco desvio.
  - Garden 3 ou 4: fraturas com desvio acentuado.
- Extracapsulares, subdivididas em: intertrocantéricas (acima do trocanter menor) ou subtrocantéricas (abaixo do trocanter menor, conforme mostram as Figuras 3 e 4).

As fraturas intertrocantéricas e as da cabeça de fêmur representam a maioria das fraturas de quadril e ocorrem em similar frequência.

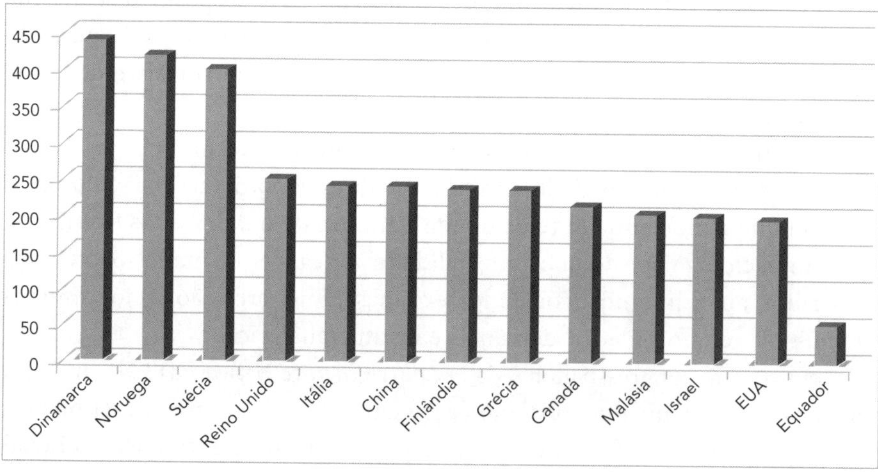

FIGURA 2 Incidência de fraturas do quadril (/100.000) para alguns países representativos. Fonte: Falaschi e Marsh (2021).[2]

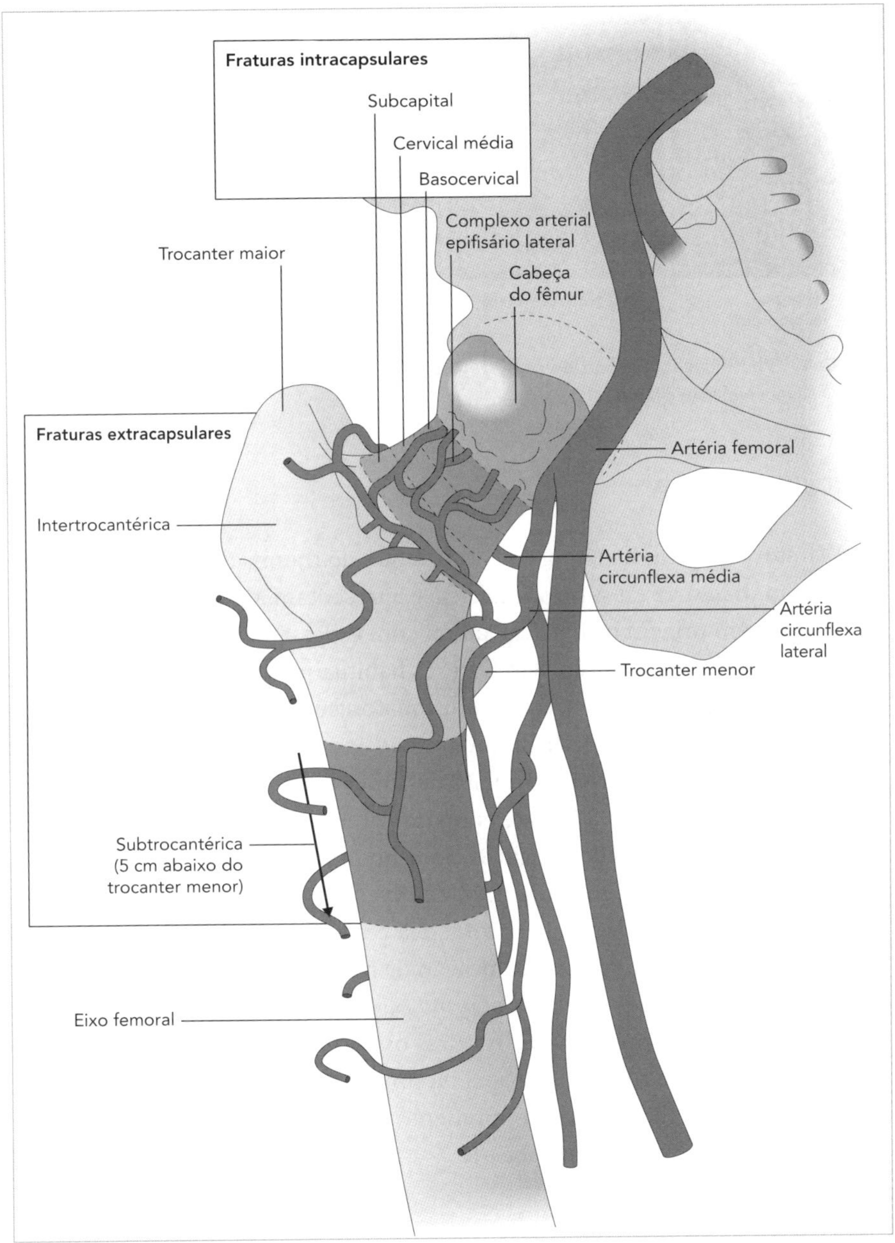

FIGURA 3 Anatomia do quadril.
Fonte: Bhandari e Swiontkowski (2017).[1]

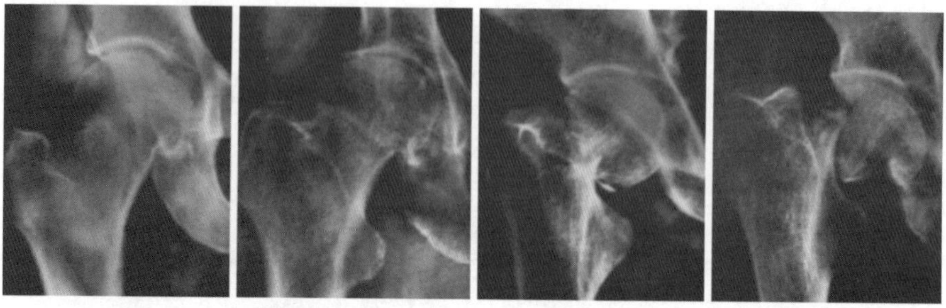

FIGURA 4 Classificação de Garden para fraturas de cabeça do fêmur.
Fonte: Falaschi e Marsh (2021).[2]

FRATURA ATÍPICA

As fraturas atípicas do fêmur são decorrentes do trauma de baixa energia com localização diafisária ou subtrocantérica, e apresentam algumas características específicas: têm origem na cortical lateral com espessamento ósseo local, traço oblíquo e mínima cominução. São fraturas habitualmente associadas ao uso de determinados medicamentos, como bifosfonatos, corticosteroides, inibidores de bomba de prótons e varfarina. Também estão associadas a algumas condições clínicas, como diabetes, artrite reumatoide, lúpus e osteodistrofia renal.

Entre os pacientes, 33 a 50% relatam dor prévia 6 meses antes da fratura, e em 28 a 44% é possível identificar fratura no osso contralateral incompleta, devendo fazer parte da conduta médica investigação do osso contralateral. Muitas vezes se opta pela fixação profilática contralateral pela equipe de ortopedia. O tratamento-padrão é a colocação de haste cefalomedular.

Dados da *American Society for Bone and Mineral Research* (ASBMR) mostram que os bifosfonatos previnem 162 fraturas osteoporóticas para cada evento de fratura atípica, o que reitera seu papel na profilaxia de fraturas e traz luz à necessidade de vigilância quanto ao momento de pausa da medicação, que deve ser individualizado para cada paciente.

FRATURA PATOLÓGICA

Fêmur e úmero são sítios comuns para ocorrência de metástases, que podem estar associadas a fraturas patológicas. Nesse contexto, o uso de bifosfonatos ou denosumabe auxilia no controle da doença óssea, e está indicada avaliação do osso contralateral com ponderação a respeito da necessidade de fixação profilática.

TRATAMENTO CIRÚRGICO

A história natural da fratura de fêmur sem tratamento é sombria, com alto risco de complicações cardiovasculares, pulmonares, trombóticas, infecciosas ou sangramento. O tratamento cirúrgico é o tratamento de escolha de modo geral, a menos que o estado clínico do paciente não o permita. As diretrizes recomendam que o procedimento cirúrgico seja realizado em até 48 horas após o evento da fratura. Tal recomendação é baseada em estudos observacionais que associam menor tempo de espera a melhores desfechos, com diminuição de dor, sangramento, inflamação e hipercoagulabilidade. Um ensaio clínico randomizado recente comparou cirurgia em até 6 horas do trauma com tempo habitual entre 2.930 pacientes e demonstrou menor incidência de *delirium*, menor risco de infecção urinária e menos dor em 4 a 7 dias após a randomização nos pacientes.[2,6]

A escolha do tratamento cirúrgico depende da experiência do cirurgião, do estado clínico do doente e da localização da fratura. A cirurgia tem como objetivo restaurar o suprimento sanguíneo da cabeça do fêmur, com fixação de implante estável, e pode-se considerar capsulotomia com redução da pressão intracapsular.

As fraturas de cabeça de fêmur alinhadas são tipicamente tratadas com fixação interna. Para fraturas da base da cabeça do fêmur, também chamadas de basicervicais, desalinhadas ou com traço de fratura mais vertical, as taxas de reoperação são menores quando utilizada placa deslizante com parafuso (DHS).

A abordagem das fraturas de cabeça de fêmur desalinhadas permanece controversa, mas a evidência atual favorece artroplastia, especialmente em pessoas com mais de 65 anos. Nesse caso existe a opção de realizar hemiartroplastia, que não inclui componente acetabular, em pacientes frágeis e dependentes para atividades de vida diária, por tratar-se de procedimento com menor tempo cirúrgico e menor perda sanguínea.

Fraturas intertrocantéricas instáveis ou subtrocantéricas são tratadas com haste intramedular, enquanto as estáveis são tipicamente tratadas com placa deslizante com parafuso. As fraturas subtrocantéricas são menos frequentes, porém impõem desafios no tratamento pelo desalinhamento, com taxas de falha na fixação tão altas quanto 35%. A Figura 5 ilustra os aspectos radiográficos pós-operatórios dos principais tipos de intervenções cirúrgicas.

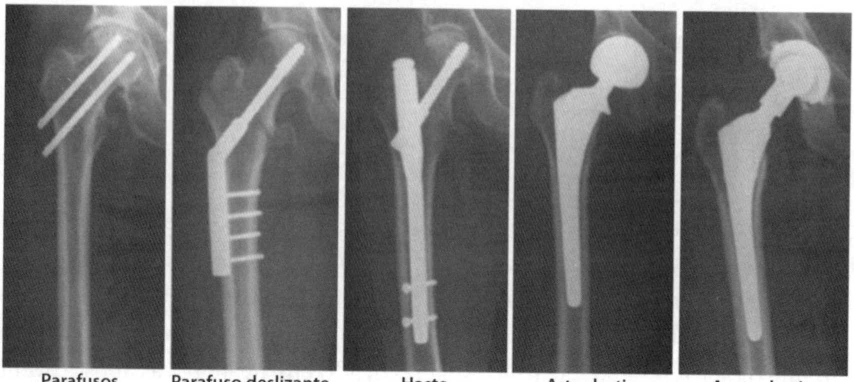

FIGURA 5 Aspecto radiográfico dos materiais mais comumente usados para tratamento cirúrgico da fratura de fêmur/quadril.

MANEJO CLÍNICO PERIOPERATÓRIO

Fraturas de fêmur e seu tratamento cirúrgico predispõem à descompensação clínica de doenças crônicas em pacientes frágeis e ao surgimento de complicações como anemia, pneumonia, *delirium* e eventos tromboembólicos. O cuidado perioperatório interdisciplinar e geriátrico melhora a mobilidade e a qualidade de vida.

MOBILIZAÇÃO PRECOCE

A mobilização precoce é fortemente recomendada e está associada a melhores desfechos clínicos e menor mortalidade em 30 dias. A mobilização precoce deve ser buscada sempre que possível, pelo menos 1 vez ao dia, e deve ter início no dia seguinte à cirurgia. Habilidade de mudar a postura, controle de tronco e deambular com níveis crescentes de complexidade fazem parte da mobilização precoce.

Espera-se que 80% dos indivíduos consigam deambular com a ajuda de dispositivo em até 2 dias do pós-operatório.[1,7]

Para atingir boa mobilização precoce alguns tópicos são primordiais. O primeiro deles é atingir um bom controle álgico, sendo crucial o bom emprego de técnicas analgésicas com analgesia multimodal com bloqueios periféricos, que permite menor uso de analgésicos opioides, menor risco de *delirium* e melhor controle álgico local.[8]

Outro ponto importante é a remoção precoce de dispositivos como sondas vesicais, o que, além de proporcionar mais liberdade para a execução de movimentos, é medida importante para diminuir o risco de *delirium*.

PROFILAXIA DE TROMBOEMBOLISMO VENOSO

Pacientes com fratura de fêmur são considerados de alto risco para fenômenos tromboembólicos. A incidência de tromboembolismo venoso (TEV) fica entre 1 e 9%, e a de tromboembolismo pulmonar (TEP) entre 0,2 e 1,7% após cirurgia para correção de fratura de fêmur.

A profilaxia com heparina de baixo peso molecular deve ser iniciada assim que possível, suspensa 12 horas antes do procedimento cirúrgico e reiniciada 12 horas após o procedimento na ausência de contraindicações. O tempo mínimo de uso fica em torno de 10 a 14 dias, com possibilidade de extensão para 35 dias a depender do grau de reabilitação do paciente.

Alguns estudos recentes sugerem que o uso de anticoagulantes orais diretos (DOAC) é tão efetivo quanto heparina de baixo peso molecular, porém, no contexto de trauma e fratura aguda faltam mais estudos para ratificar tal posicionamento, uma vez que nas artroplastias eletivas o uso de DOAC já é bem estabelecido. Novos estudos devem incluir a análise de custos e a preferência/adesão dos pacientes.

RECOMENDAÇÕES NUTRICIONAIS

Estima-se que nos primeiros dias de pós-operatório 25% dos pacientes ingerem menos de 25% do que é oferecido nas refeições e 50% consomem entre 25 e 50% do que é ofertado. Para manter o *status* nutricional pré-cirúrgico, as diretrizes recomendam a ingestão de pelo menos 1 g/kg/dia de proteína e 30 kcal/kg. O baixo consumo energético expõe os pacientes a risco de infecção, complicações pulmonares, lesão por pressão e perda de funcionalidade.

Para alcançar as metas, é possível realizar suplementação nutricional oral e reduzir o tempo de jejum no perioperatório como forma de diminuir a resposta neuroendócrina ao trauma. É considerado adequado um tempo de jejum de 6 horas para sólidos e de 2 horas para líquidos claros. Para garantir boa ingestão alimentar também é crucial um bom controle de náuseas e vômitos e envolver os familiares na assistência durante as refeições.

AVALIAÇÃO DE ANEMIA

É importante avaliar a presença de anemia nos pacientes com fratura de fêmur. A presença de anemia é um preditor de piores desfechos clínicos. É possível predizer a perda sanguínea a depender do sítio de fratura com fraturas intracapsulares perdendo 1.000 mL, extracapsulares 1.200 mL, intertrocantéricas ou subtrocantéricas 1.600 mL. Essa perda pode ser maior em pacientes que usam anticoagulantes ou antiagregantes plaquetários. A perda máxima no pós-operatório fica em torno de 2 a 3 g/dL e usualmente ocorre em até 3 dias no pós-operatório.

O estudo *Focus*, um ensaio randomizado controlado, comparou estratégia restritiva de transfusão com estratégia liberal em pacientes com fratura de quadril e não houve diferença de mortalidade, habilidade de caminhar ou tempo de permanência na cama em 60 dias. A decisão de transfundir deve levar em consideração a fragilidade, a reserva cardiorrespiratória e a funcionalidade antes da fratura. Em linhas gerais é recomendada estratégia restritiva em relação à transfusão.[9,10]

AVALIAÇÃO COGNITIVA

A avaliação cognitiva deve ser realizada com o indivíduo consciente, alerta e sem *delirium* identificável antes do procedimento cirúrgico para correção de fratura do fêmur. No pré-operatório é importante detectar um declínio cognitivo crônico ou demência, pois estratifica o risco de *delirium* e facilita seu diagnóstico no pós-operatório.

Um estudo realizado no Hospital das Clínicas da FMUSP utilizou a ferramenta 10-CS (*10-Point Cognitive Screener*), de fácil aplicação e que mostrou ser capaz de predizer risco de *delirium* no pós-operatório de cirurgias ortopédicas em pacientes acima de 80 anos.[11]

AVALIAÇÃO DE *DELIRIUM*

A avaliação perioperatória inclui identificar pacientes com alto risco de *delirium* antes do procedimento cirúrgico, pois a execução de uma intervenção multicomponente, com correção precoce de fatores precipitantes, pode reduzir a incidência de *delirium* em até 40%. Alguns dos fatores de risco para *delirium* são: declínio cognitivo, insuficiência respiratória, albumina baixa, consumo de álcool e comorbidades.

São aspectos da avaliação multicomponente:

- Monitoramento de sinais vitais.
- Redução do tempo de imobilização.
- Melhora da volemia e do *status* nutricional.
- Suplementação do oxigênio, quando necessário.
- Remoção de cateteres urinários no segundo dia pós-operatório, sempre que possível.
- Melhora do estímulo sensorial com o uso de óculos e de aparelhos auditivos.
- Atenção ao hábito intestinal, com prescrição de laxativos, se necessário.
- Promoção de medidas não farmacológicas para higiene do sono; evitar o uso de benzodiazepínicos, a menos que sejam de uso crônico pelo paciente.
- Ativação ambiental cognitiva com calendários, fotos e relógio.
- Envolvimento dos familiares no cuidado do paciente.
- Exames laboratoriais pertinentes para identificar anormalidades metabólicas.
- Controle de dor, evitando opioides sempre que possível.

Sempre que o paciente abre quadro de *delirium* é importante identificar a causa subjacente, pois essa pode ser a única manifestação de uma infecção, síndrome coronariana aguda, retenção urinária, constipação ou desidratação, dentre outros.

AVALIAÇÃO DO RISCO DE QUEDAS

Existe um ciclo vicioso entre a ocorrência de quedas, a imobilidade e novas quedas e fraturas. Antes da alta hospitalar os pacientes devem ser avaliados quanto ao risco de quedas. Pacientes e cuidadores devem receber informação educacional, e os pacientes devem ser referenciados para serviços na comunidade onde possam ter acompanhamento em reabilitação com treino de equilíbrio e resistido.

AVALIAÇÃO E TRATAMENTO DE OSTEOPOROSE

Fraturas são eventos dramáticos para os pacientes, causam dor, imobilidade e deterioração da qualidade de vida. Estratégias farmacológicas e não farmacológicas para prevenção de fraturas devem ser, portanto, implementadas. Pacientes com fraturas por fragilidade, que ocorrem espontaneamente ou após trauma de baixa energia, são pacientes automaticamente classificados como portadores de osteoporose grave e com indicação de tratamento farmacológico.

No hospital, antes do início do tratamento, é importante realizar coleta de exames laboratoriais para diferenciar osteoporose primária de secundária, e o tratamento de osteoporose deve ser iniciado antes da alta hospitalar, de modo a não perder a janela de oportunidade. A administração precoce do bifosfonatos não foi associada a efeitos deletérios na consolidação da fratura, devendo se tornar rotineira tendo em vista a alta mortalidade e o impacto funcional que uma fratura acarreta ao paciente.

Para escolha do tratamento, deve-se levar em consideração a fragilidade do paciente e o suporte social. O tratamento de osteoporose tem muitas alternativas, tanto em via de administração quanto em frequência da dose, então é possível discutir junto ao paciente e seus cuidadores um tratamento que seja mais tolerado.

Muitos estudos mostram que drogas antiosteoporose são frequentemente interrompidas após 1 mês de tratamento, não por conta de efeitos adversos, mas por conta de informação insuficiente sobre a importância da medicação e a necessidade de acompanhamento personalizado. Educar o paciente quanto à necessidade de acompanhamento geriátrico e à manutenção do tratamento da osteoporose é um ponto essencial para evitar a ocorrência de novas fraturas.

Referências bibliográficas

1. Bhandari M, Swiontkowski M. Management of acute hip fracture. N Engl J Med. 2017;377(21):2053-2062.
2. Falaschi P, Marsh D. Orthogeriatrics: the management of older patients with fragility fractures. 2.ed. Springer, 2021.
3. Chang LL. Choice of admitting services for older adults with hip fracture. N Engl J Med. 2022;387(26):2466-8.
4. Sabharwal S, Wilson H. Orthogeriatrics in the management of frail older patients with a fragility fracture. Osteoporos Int. 2015;26:2387-99.
5. Dreinhöfer KE. A global call to action to improve the care of people with fragility fractures. Injury. 2018;49:1393-13.
6. HIP Attack Investigators. Accelerated surgery versus standard care in hip fracture (HIP attack): an international, randomised, controlled trial. Lancet. 2020;395:698-708.
7. Hernlund E, Svedbom A, Ivergård M, Compston J, Cooper C, Stenmark J, et al. Osteoporosis in the European Union: medical management, epidemiology, and economic burden. A report prepared in collaboration with the International Osteoporosis Foundation (IOF) and the European Federation of Pharmaceutical Industry Associations (EFPIA). Arch Osteoporos. 2013;8:136.

8. Abrahamsen B, van Staa T, Ariely R, Olson M, Cooper C. Excess mortality following hip fracture: a systematic epidemiological review. Osteoporos Int. 2009;20(10):1633-50.
9. Kristensen P, Thillemann TM, Søballe K, Johnsen SP. Are process performance measures associated with clinical outcomes among patients with hip fractures? Int J Qual Health Care. 2016;28(6):698-708.
10. Nederpelt CJ, Bijman Q, Krijnen P, Schipper IB. Equivalence of DOACS and LMWH for thromboprophylaxis after hip fracture surgery: systematic review and meta-analysis. Injury. 2022;53:1169-76.
11. Fortes-Filho SQ, Apolinario D, Melo JA, Suzuki I, Sitta MC, Garcez-Leme LE. Predicting delirium after hip fracture with a 2-min cognitive screen: prospective cohort. Age Ageing. 2016;45(5):713-7.
12. Carson JL, Terrin ML, Noveck H, Sanders DW, Chaitman BR, Rhoads GG, et al.; Focus Investigators. Liberal or restrictive transfusion in high-risk patients after hip surgery. N Engl J Med. 2011;365(26):2453-62.

37

Lombalgia

Rafael Sasdelli Silva Pereira

INTRODUÇÃO

Dor lombar é a maior causa de incapacidade no mundo e a sexta maior causa de carga de doenças no envelhecimento.[1] No Brasil, observa-se o mesmo impacto, e sua importância aumenta conforme a idade da população.[2]

A prevalência de dor lombar na população idosa varia de 21 a 75% conforme diferentes levantamentos.[3] No Brasil, pelo menos um quarto dos idosos apresentará dor lombar em algum momento de suas vidas.[4] Quando se considera o contexto de emergência, a prevalência varia de 1 a 17% de pacientes com dor lombar.[5] Em um trabalho em um serviço de emergência da Nova Escócia (Canadá), 49% dos idosos com dor lombar tinham diagnóstico não específico e apresentaram risco maior de internação e tempo de permanência em pronto atendimento.[6]

Além disso, a dor lombar em idosos associa-se a maior risco de queda,[7] pode ser associada à síndrome de fragilidade[8] e a maior uso do serviço de saúde e maior uso de medicamentos.[9,10] Sabe-se também que um novo episódio de dor lombar aguda em idosos pode ter implicações crônicas, relacionando-se a maior probabilidade de dor crônica, incapacidade e interferências em seu dia a dia em 1 ano.[11]

HISTÓRIA CLÍNICA

É fundamental a realização de uma história clínica pormenorizada do idoso com dor lombar aguda no pronto atendimento. Ressalta-se que, muitas vezes, a realização de uma boa anamnese pode ser prejudicada por disfunção cognitiva, *delirium*, falta de acompanhantes ou dificuldade de informação em virtude do próprio processo doloroso. Assim que possível e controladas tais variáveis, deve-se repetir o processo de obtenção de história clínica do paciente. Deve-se obter o histórico prévio do paciente, medicamentos em uso e inquirir sobre outros sintomas apresentados além da dor lombar.

Quanto à dor, é fundamental avaliar:[12,13]

- Duração e evolução:
  - Agudas, subagudas e crônicas, conforme o tempo decorrente desde seu início (menor que 4 semanas, 4 a 12 semanas e maior que 12 semanas).
  - O início foi súbito ou insidioso? Houve relação com alguma atividade ou ocorrência, como carregamento de peso, queda da própria da altura ou outros traumas?
- Características:
  - Em facada, aperto, queimação, formigamento, mal caracterizada?
- Localização e irradiação:
  - É bem localizada? Ocorre em toda a região lombar ou é maior em algum dos lados? Irradia para membros inferiores ou algum outro local?
- Fatores de melhora ou piora:
  - Melhora ou piora com qual posição ou movimentação? Piora ou melhora durante a noite?
- Intensidade:
  - Avaliar o grau de dor do paciente.
  - Questionamento ativo (leve, moderada ou forte).
  - Uso de escala numérica ou analógica visual.[14]
- Sintomas associados:
  - Apresenta sintomas urinários ou fecais? Teve febre, perda de peso ou sudorese?

EXAME FÍSICO

Tem-se aqui uma sugestão de exame físico básico. Naturalmente, há muitos outros passos a serem realizados conforme a suspeita clínica do caso.

Inicialmente, deve-se avaliar a marcha do paciente. Observar se há sinais de pé caído ou fraqueza muscular uni ou bilateral. Se possível, peça ao paciente que ande sobre os calcanhares (lesão L4/L5) e na ponta dos pés (lesão S1).

Depois, é importante realizar toda a palpação da coluna lombar e da musculatura paravertebral, buscando localizar a dor e atentando para a presença de pontos-gatilho e contraturas, além de distúrbios sensitivos. Realiza-se, então, o teste da punho-percussão de ambos os lados.

Com o paciente na maca, examina-se a força por oposição de musculatura proximal e distal de membros inferiores de face flexora e extensora, avaliando os reflexos profundos e realizando teste de sensibilidade e se possível temperatura. É importante atentar para anestesia em sela. Realiza-se o teste de Lasègue e Patrick.

Deve-se complementar o exame físico geral do paciente com atenção a achados que possam indicar um diagnóstico alternativo, por exemplo, por meio da avaliação de sinais vitais (sepse?), cardíaca (sopros – endocardite?), pulmonar (estertores crepitantes – pneumonia?), abdominal (dor em andar superior/flanco – pancreatite? Litíase renal? Massa pulsátil – aneurisma de aorta) e da palpação de pulsos de membros inferiores (dissecção de aorta?) – Quadro 1.

QUADRO 1 Sinais/testes no exame físico

Sinal/exame	Descrição	Significado
Sinal de Lasègue	Posição supina; eleva-se o membro inferior estendido.	▪ Piora da dor entre 30 e 70 graus indica compressão radicular. ▪ Variação: paciente sente dor no membro que está na maca. Maior especificidade para compressão por hérnia lombar com baixa sensibilidade.
Teste de Patrick/Fabere	Calcanhar do membro avaliado sobre o joelho oposto (formando um "4").	Dor ao aproximar o joelho elevado da maca, segurando o quadril oposto, indica doença de quadril/sacroilíaca.
Sinal de Giordano	Punho-percussão unilateral de flanco.	Dor indica irritação da cápsula renal (pielonefrite).
Reflexo patelar	Percussão com martelo em região da patela.	Alteração nível L3-L4.
Reflexo aquileu (pode estar diminuído em idosos)	Percussão com martelo em tendão aquileu.	Alteração S1.

Outros exames devem ser realizados conforme achados (toque retal caso suspeita de síndrome de cauda equina, por exemplo).

DIAGNÓSTICO E ETIOLOGIA

A anamnese bem realizada e o exame físico auxiliarão nessa etapa, que é a mais importante na avaliação de dor lombar no pronto atendimento. O diagnóstico etiológico da dor lombar no idoso pode variar desde osteoartrose de coluna, síndrome miofascial, até neoplasia de próstata com metástase em coluna lombar ou fratura patológica de osteoporose. Os mais relevantes encontram-se no Quadro 2.

QUADRO 2 Diagnósticos etiológicos mais relevantes

Diagnóstico	Sinais e sintomas
Estenose do canal medular	Melhora em flexão de tronco; pode haver claudicação neurológica (pseudoclaudicação).
Hérnia de disco	Pode cursar com sinais de compressão radicular (ciática); história de levantamento de peso.
Fratura	Osteoporose prévia, uso crônico de corticoterapia, história de queda da própria altura, dor muito intensa e localizada.
Osteoartrose/síndrome miofascial/ osteomuscular	Presença de contratura, pontos-gatilho, dor crônica.
Infecção osteomuscular (discite, osteomielite, abscesso de psoas)	Pode cursar com febre, sinais sistêmicos.
Neoplasias (linfoma, mieloma múltiplo, metástases, leucemia etc.)	Perda de peso, sinais sistêmicos, neoplasia prévia.
Herpes-zóster	Presença de vesículas com hiperemia em dermátomo específico com dor neuropática.
Litíase renal	Hematúria, dor unilateral, início súbito, migratória, em cólica.
Pielonefrite	Dor uni ou bilateral, pode ter sinal da punho-percussão positivo, febre, queda do estado geral, sintomas sistêmicos, disúria.
Pneumonia	Alteração em ausculta pulmonar, febre.
Pancreatite	Náuseas/vômitos, febre, queda do estado geral, dor abdominal, piora da dor com alimentação.

O papel do médico é buscar a elucidação diagnóstica para identificar pacientes com maior risco de apresentar doenças graves. Os sinais de alerta que precisam fazer parte da avaliação médica e demandam avaliação mais pormenorizada encontram-se no Quadro 3.

QUADRO 3 Sinais e sintomas de alerta

- Anestesia em sela, incontinência fecal e/ou urinária com dor lombar (síndrome da cauda equina – urgência médica).
- Déficit rapidamente progressivo.
- Déficit motor proeminente de membros inferiores (p. ex., pé caído).
- Déficit em níveis sensoriais/motores ou envolvimento bilateral.
- Perda de peso não explicada.
- Febre.
- Usuário de droga endovenosa.
- História prévia de neoplasia.
- Dor em posição supina ou à noite.
- Sudorese noturna.
- Duração de dor > 1 mês.
- Trauma ou queda da própria altura.

EXAMES

A maioria dos pacientes jovens com dor lombar pode ser liberada sem a realização de exames. Em pacientes idosos, em virtude dos possíveis diagnósticos mais graves e por eventual dificuldade diagnóstica, a probabilidade de necessidade de realização de exames, sejam laboratoriais ou imagens, é mais alta.

Caso o diagnóstico não esteja claro, a realização de um hemograma completo, ureia, creatinina e proteína C-reativa, sódio, potássio, amilase, lipase e urina tipo 1 com urocultura fornece um perfil mínimo de informações para diagnóstico diferencial.

Quanto ao exame de imagem, a maioria das diretrizes[12] recomenda no mínimo a realização de um exame de imagem em pacientes idosos, apesar de não ser claro o benefício disso a longo prazo.[15] Caso a suspeita seja fratura, uma radiografia de coluna lombar em AP + P será uma boa triagem. Caso haja quaisquer outras suspeitas, provavelmente será necessária uma tomografia ou ressonância magnética da coluna.

TRATAMENTO E PROGNÓSTICO

Não há evidência de superioridade de tratamento farmacológico sobre o tratamento não farmacológico em dor lombar aguda.[13,16] A maioria dos casos remite em até 4 semanas, apesar de existirem evidências de que muitas vezes o episódio pode transformar-se em crônico.[17]

Orienta-se sempre evitar repouso físico absoluto,[18] ao contrário do que muitos pacientes pensam, mantendo certo grau de atividade. Naturalmente, é recomendado parcimônia com exercícios físicos mais intensos e evitar levantar peso.

> Pelo já exposto, priorizam-se as medidas não farmacológicas em detrimento de medidas farmacológicas, inclusive pela maior suscetibilidade de idosos a efeitos adversos de medicamentos e maior uso de polifarmácia.

Entre as medidas não farmacológicas, a maior parte das evidências é de baixo grau. Pelo baixo efeito colateral, o calor local e massagem são os mais indicados, tendo o primeiro grau de evidência melhor. Pode-se realizar acupuntura e manipulação espinal, o que é controverso[19], pois alguns estudos indicam que em dor crônica lombar em idosos isso pode melhorar a sensação de bem-estar, mas não a dor[20]. Fisioterapia para controle álgico com eletroestimulação e ultrassonografia podem auxiliar.

Apesar de tudo que foi ressaltado, não é infrequente necessitarmos utilizar medidas farmacológicas para dor. Nesse caso, deve-se direcionar o raciocínio clínico para a patologia suspeita e recordar-se de que se trata de pacientes idosos é essencial. Por exemplo: em caso de suspeita de litíase ureteral, o uso de medicamento antiespasmódico como brometo de hioscina (Buscopan®) pode ser uma escolha segura. Em caso de dor lombar aguda, deve-se lembrar da intensidade da dor e escolher o analgésico com base nas opções mais simples.

Sobre a dor lombar muscular, a analgesia simples com paracetamol é desaconselhada por não ser efetiva.[21,22] Dipirona é utilizada no dia a dia, inclusive endovenosa, porém não existem estudos em pacientes idosos e jovens. Os medicamentos mais efetivos são os anti-inflamatórios (AINE)[23] e os relaxantes musculares[24] não benzodiazepínicos (p. ex., ciclobenzaprina ou carisoprodol).

O grande problema é que em pacientes idosos o risco cardiovascular, de toxicidade gastrointestinal ou de disfunção renal com o uso de AINE não é desprezível, e o risco de sedação, quedas e confusão mental com os relaxantes musculares também é elevado. Então, deve-se usá-los com parcimônia e cuidado. Pode-se tentar o uso de AINE tópicos pela menor absorção sistêmica.

Os opioides não são recomendados a não em ser em casos de dor moderada a forte refratária. Caso seja necessário, existe a opção de tramadol endovenoso (risco de náuseas/vômitos intensos além de obstipação, confusão mental e boca seca) e morfina (mesmos riscos, porém mais intensos).

O uso de medicações adjuvantes para dor, como anticonvulsivantes (gabapentina, pregabalina, topiramato), e de antidepressivos duais (principalmente duloxetina) é mais comum na prática clínica de dor neuropática crônica, apesar dos estudos serem de pouca qualidade. Em fase aguda da dor lombar de idosos, não há estudos.

A evidência de uso de corticoides é controversa.[25] Na maioria dos estudos o efeito foi equiparado ao do placebo. Na prática, utilizam-se injeções intravenosas (dexametasona) ou intramusculares de longa duração (betametasona de depósito) para evitar o uso de morfina em casos selecionados. Exceção à regra é a injeção epidural de corticoide em casos de radiculopatia e estenose de medula, com efeito de moderado benefício a curto e médio prazo.[13,25]

Tópicos relevantes
▪ A dor lombar é a maior causa de incapacidade no mundo em jovens e idosos.
▪ Anamnese e exame físico são fundamentais em pronto atendimento para elucidação etiológica.
▪ O uso de exame de imagens e laboratoriais deve ser direcionado conforme sua suspeita clínica.
▪ No manejo, o tratamento não farmacológico é equivalente ao tratamento farmacológico e deve ser priorizado pelo menor risco de efeitos adversos.

Referências bibliográficas

1. Hoy D, March L, Brooks P, Blyth F, Woolf A, Bain C, et al. The global burden of low back pain: estimates from the Global Burden of Disease 2010 study. Ann Rheum Dis. 2014;73(6):968-74.
2. de David CN, Deligne L de MC, da Silva RS, Malta DC, Duncan BB, Passos VM de A, et al. The burden of low back pain in Brazil: estimates from the Global Burden of Disease 2017 study. Popul Health Metr. 2020;18(S1):12.
3. de Souza IMB, Sakaguchi TF, Yuan SLK, Matsutani LA, do Espírito-Santo A de S, Pereira CA de B, et al. Prevalence of low back pain in the elderly population: a systematic review. Clinics. 2019;74:e789.
4. Leopoldino AAO, Diz JBM, Martins VT, Henschke N, Pereira LSM, Dias RC, et al. Prevalence of low back pain in older Brazilians: a systematic review with meta-analysis. Revista Brasileira de Reumatologia (English edition). 2016;56(3):258-69.
5. Edwards J, Hayden J, Asbridge M, Gregoire B, Magee K. Prevalence of low back pain in emergency settings: a systematic review and meta-analysis. BMC Musculoskelet Disord. 2017;18(1):143.
6. Federico L, Andrew MK, Ogilvie R, Wilson M, Magee K, Hayden JA. Low back pain in a Nova Scotian emergency department: prevalence and patient characteristics in the older adult patient population. Can J Aging. 2022;41(2):145-53.
7. Rosa NMB, Queiroz BZ, Lopes RA, Sampaio NR, Pereira DS, Pereira LSM. Risk of falls in Brazilian elders with and without low back pain assessed using the Physiological Profile Assessment: Bace study. Braz J Phys Ther. 2016;20(6):502-9.

8. Tsuji S, Shinmura K, Nagai K, Wada Y, Kusunoki H, Tamaki K, et al. Low back pain is closely associated with frailty but not with sarcopenia: cross-sectional study of rural Japanese community-dwelling older adults. Geriatr Gerontol Int. 2021;21(1):54-9.
9. Traeger AC, Hübscher M, Henschke N, Williams CM, Maher CG, Moseley GL, et al. Emotional distress drives health services overuse in patients with acute low back pain: a longitudinal observational study. Eur Spine J. 2016;25(9):2767-73.
10. Amorim JSC de, Rocha VTM, Lustosa LP, Pereira LSM. Use of healthcare services and therapeutic measures associated with new episodes of acute low back pain-related disability among elderly people: a cross-sectional study on the Back Complaints in the Elders – Brazil cohort. Sao Paulo Medical Journal. 2021;139(2):137-43.
11. Rundell SD, Sherman KJ, Heagerty PJ, Mock CN, Jarvik JG. The clinical course of pain and function in older adults with a new primary care visit for back pain. J Am Geriatr Soc. 2015;63(3):524-30.
12. Chou R, Qaseem A, Snow V, Casey D, Cross JT, Shekelle P, et al. Diagnosis and treatment of low back pain: a joint clinical practice guideline from the American College of Physicians and the American Pain Society. Ann Intern Med. 2007;147(7):478.
13. Qaseem A, Wilt TJ, McLean RM, Forciea MA. Noninvasive treatments for acute, subacute, and chronic low back pain: a clinical practice guideline from the American College of Physicians. Ann Intern Med. 2017;166(7):514.
14. Jones MR, Ehrhardt KP, Ripoll JG, Sharma B, Padnos IW, Kaye RJ, et al. Pain in the elderly. Curr Pain Headache Rep. 2016;20(4):23.
15. Jarvik JG, Gold LS, Comstock BA, Heagerty PJ, Rundell SD, Turner JA, et al. Association of early imaging for back pain with clinical outcomes in older adults. JAMA. 2015; 313(11):1143.
16. Machado LAC, Kamper SJ, Herbert RD, Maher CG, McAuley JH. Analgesic effects of treatments for non-specific low back pain: a meta-analysis of placebo-controlled randomized trials. Rheumatology (Oxford). 2009;48(5):520-7.
17. Deyo RA, Bryan M, Comstock BA, Turner JA, Heagerty P, Friedly J, et al. Trajectories of symptoms and function in older adults with low back disorders. Spine (Phila Pa 1976). 2015;40(17):1352-62.
18. Hagen KB, Hilde G, Jamtvedt G, Winnem MF. The Cochrane Review of Bed Rest for Acute Low Back Pain and Sciatica. Spine (Phila Pa 1976). 2000;25(22):2932-9.
19. Rubinstein SM, Terwee CB, Assendelft WJ, de Boer MR, van Tulder MW. Spinal manipulative therapy for acute low-back pain. Cochrane Database Syst Rev. 2012;2012 (9):CD008880.
20. Schulz C, Evans R, Maiers M, Schulz K, Leininger B, Bronfort G. Spinal manipulative therapy and exercise for older adults with chronic low back pain: a randomized clinical trial. Chiropr Man Therap. 2019;27(1):21.
21. Schreijenberg M, Lin CWC, Mclachlan AJ, Williams CM, Kamper SJ, Koes BW, et al. Paracetamol is ineffective for acute low back pain even for patients who comply with treatment: complier average causal effect analysis of a randomized controlled trial. Pain. 2019;160(12):2848-54.
22. Williams CM, Maher CG, Latimer J, McLachlan AJ, Hancock MJ, Day RO, et al. Efficacy of paracetamol for acute low-back pain: a double-blind, randomised controlled trial. The Lancet. 2014;384(9954):1586-96.

23. van der Gaag WH, Roelofs PD, Enthoven WT, van Tulder MW, Koes BW. Non-steroidal anti-inflammatory drugs for acute low back pain. Cochrane Database Syst Rev. 2020; 4(4):CD013581.
24. Cashin AG, Folly T, Bagg MK, Wewege MA, Jones MD, Ferraro MC, et al. Efficacy, acceptability, and safety of muscle relaxants for adults with non-specific low back pain: systematic review and meta-analysis. BMJ. 2021;374:n1446.
25. Chou R, Deyo R, Friedly J, Skelly A, Weimer M, Fu R, et al. Systemic pharmacologic therapies for low back pain: a systematic review for an American College of Physicians clinical practice guideline. Ann Intern Med. 2017;166(7):480.
26. Chiarotto A, Koes BW. Nonspecific low back pain. N Eng J Med. 2022;386(18):1732-40.

Particularidades do traumatismo cranioencefálico no idoso

Marcos Augusto Stavale Joaquim
Kecia Cristina dos Santos

INTRODUÇÃO

O progresso da geriatria contemporânea permitiu aos seres humanos com mais idade continuarem sua vida laborativa e social bastante participativa e intensa.

Esse tipo de vantagem trouxe também a reinclusão dos pacientes geriátricos no grupo de risco para acidentes dos mais diversos tipos. Este capítulo aborda o traumatismo cranioencefálico com suas particularidades no paciente idoso.

PRINCIPAIS DOENÇAS E SUA BIOMECÂNICA

As doenças neurotraumatológicas no idoso são classificadas de acordo com sua biomecânica. Globalmente, podem ser divididas em lesões por impacto e lesões por impulso.

As lesões por impacto dizem respeito aos fenômenos locais nos quais é impressa a força agressora no crânio. As lesões por impulso dizem respeito aos fenômenos de aceleração e desaceleração do crânio em diferentes eixos, anteroposterior, laterolateral e diagonal (aceleração translacional), em forma de chicote (aceleração angular) ou em forma de rotação/torção (aceleração rotatória) (Figura 1).

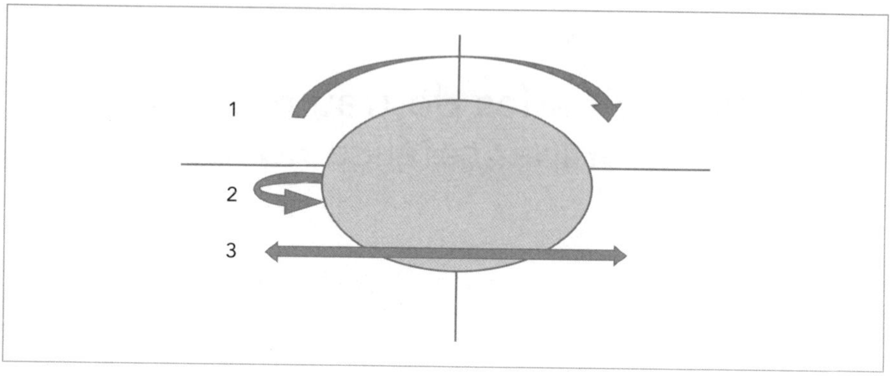

FIGURA 1 Acelerações possíveis: 1: angular, 2: rotacional, 3: translacional. Estas acelerações provocam deslocamento da caixa craniana e do encéfalo em seu interior.

LESÕES POR IMPACTO

As lesões por impacto são fenômenos locais e podem ser superficiais e profundas. As lesões superficiais dizem respeito à lesão dos envoltórios. Graves abrasões do couro cabeludo podem provocar extensos sangramentos, e o monitoramento dessa situação deve ser feito no paciente idoso. Eventualmente, essas lesões atingem o crânio e se tornam profundas. Ao atingir o crânio, elas podem provocar hematomas subgaleais, que em geral não precisam ser drenados e desaparecem espontaneamente, ou podem atingir os ossos da calota. Ao atingir os ossos da calota, podem provocar fraturas lineares ou cominutivas (múltiplos fragmentos), ou fraturas com desnivelamento, ou até mesmo afundamentos (desnivelamentos com espessura ou desnível maior que a espessura da tábua óssea) (Figura 2).

Quando existe afundamento do crânio, pode haver laceração da dura-máter com saída de liquor pelo ferimento corto-contuso (fístula liquórica) ou mesmo penetração dos fragmentos ósseos no córtex com laceração cerebral. Nessa situação pode não acontecer sequela, se a área atingida não for competente funcionalmente, ou pode haver sequelas graves e variáveis, pela lesão de uma área importante funcionalmente, como área de linguagem ou área motora.

As lesões de crânio e envoltório são tratadas cirurgicamente, reconstruindo-se o tegumento com ou sem rotação de retalhos, estancando as hemorragias e reconstruindo o crânio. Se houver laceração cerebral e dural, é feita a correção da lesão da dura-máter e a hemostasia do córtex encefálico para evitar o aparecimento de hemorragias futuras.

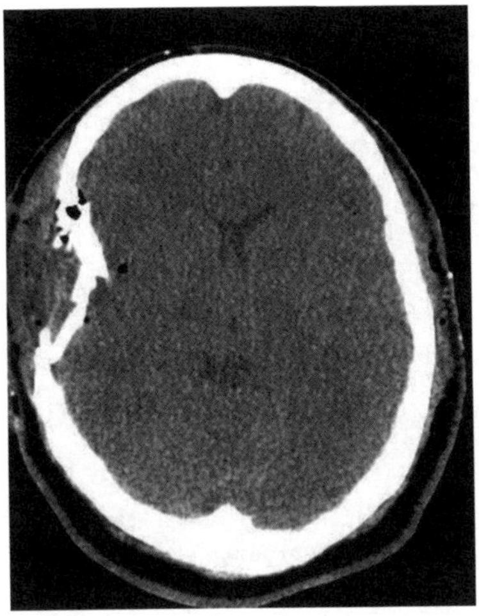

FIGURA 2 Afundamento do crânio. Existem compressão e laceração do parênquima encefálico e lesão da dura-máter. Crânio e envoltórios devem ser reconstruídos cirurgicamente.

Uma lesão por impacto de extrema gravidade é o hematoma extradural. É considerado lesão por impacto local porque a fratura rompe um tronco arterial da dura-máter, geralmente a artéria meníngea média da região temporal, e esse sangramento, localizado entre a dura-máter e o osso da caixa craniana, torna-se logo volumoso e pode comprimir de maneira significativa o cérebro e o tronco cerebral, causando o coma e a morte. Esses hematomas têm de ser tratados com cirurgia rapidamente.

Nos idosos, o aparecimento desses hematomas é um pouco mais dificultado, pois a dura-máter é muito aderida à caixa craniana, o que pode, de certa forma, tamponar o progresso desse tipo de lesão. Alguns hematomas extradurais pequenos podem ser acompanhados com tomografias sucessivas e não necessitaram ser operados (Figura 3).

Os hematomas extradurais, quando evoluem, têm história clínica característica. Eles possuem um intervalo lúcido, quer dizer, a pessoa sofre o traumatismo com ou sem perda transitória da consciência, se recupera e horas ou mesmo 1 ou 2 dias depois passa a apresentar hipertensão intracraniana, sonolência e coma pelo sangramento arterial local. A pessoa recupera a consciência porque se trata de um fenômeno de impacto local com ruptura arterial e não de um fenômeno de aceleração e desaceleração que traciona o tronco cerebral e já causa o coma no momento do traumatismo.

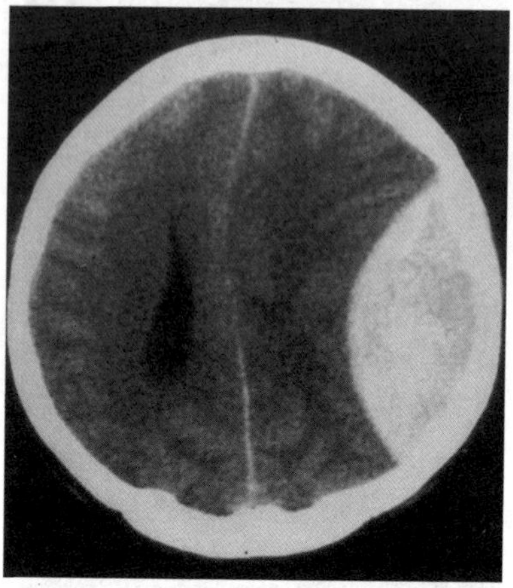

FIGURA 3 Hematoma extradural. Possui forma de lente biconvexa na tomografia. É um sangramento arterial de rápida evolução.

O hematoma extradural é um sangramento arterial e se constitui em real emergência neurocirúrgica, devendo o paciente ser operado o quanto antes para evitar a compressão do tronco encefálico e a morte. A craniotomia é realizada e o vaso sangrante, geralmente a artéria meníngea média, é coagulado.

LESÕES POR IMPULSO

As lesões por impulso dizem respeito às situações de aceleração e desaceleração que são impostas ao crânio após a aplicação de uma força. Existe deslocamento do crânio nos diferentes eixos e planos e, por conseguinte, deslocamento do cérebro, que está em grande parte solto dentro da cavidade liquórica. E esse deslocamento do cérebro, relativo a suas forças inerciais, pode provocar sangramentos e lesões de diversos tipos, conforme será visto a seguir. A aceleração é imposta no momento em que a força é aplicada, e a desaceleração ocorre no momento em que o crânio para de se deslocar, ou porque se chocou em outro lugar ou porque houve um mecanismo de chicote em virtude da contenção do movimento pelo pescoço e pela coluna cervical.

Hematoma subdural agudo

O hematoma subdural agudo é um sangramento venoso que ocorre entre o cérebro e a dura-máter em virtude do deslocamento do encéfalo, que traciona as veias em ponte que saem do córtex cerebral em direção aos seios venosos intracranianos, geralmente para o seio sagital. Esse sangramento é venoso e comprime o encéfalo na dependência de seu volume. Em geral, à tomografia apresenta-se na forma de uma lente côncavo-convexa (Figura 4).

Em sua história clínica em geral não acontece o intervalo lúcido como acontece no hematoma extradural, porque o deslocamento do encéfalo traciona o tronco encefálico e a formação reticular e já promove o estado de coma no momento do traumatismo.

O hematoma subdural agudo é uma emergência neurocirúrgica também, pois, em virtude de seu efeito compressivo e de aumento da pressão intracraniana, pode causar o óbito do paciente. Craniotomia, drenagem e hemostasia são realizadas. Se o hemisfério estiver muito inchado, o retalho ósseo só é recolocado posteriormente.

Hematoma subdural crônico

O hematoma subdural crônico acontece inicialmente pela mesma biomecânica do hematoma subdural agudo, entretanto o sangramento é pequeno e se deposita na superfície do cérebro. Com o passar do tempo, esse sangramento

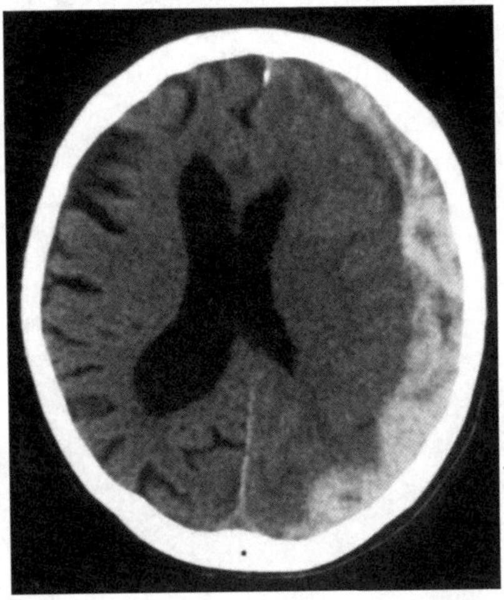

FIGURA 4 Hematoma subdural agudo. Possui forma de uma lente côncavo-convexa na tomografia. Promove compressão do hemisfério encefálico e é um sangramento venoso pela aceleração e pela desaceleração do crânio.

adquire uma cápsula que é mais espessa na superfície dural do que na superfície cortical, cápsula esta que se torna vascularizada e passa a sangrar intermitentemente para dentro da cavidade do hematoma. Assim, acontece um processo expansivo lentamente evolutivo que costuma se manifestar após 3 semanas do impacto, podendo se manifestar até meses após.

Esse processo expansivo causa sinais focais compressivos e uma hipertensão intracraniana lentamente progressiva. Seu conteúdo é constituído de sangue liquefeito em diferentes idades evolutivas, podendo ser desde cor de petróleo até amarelo citrino, cor de chá. Não é constituído de coágulos endurecidos como é o hematoma subdural agudo. Assim, pode ser drenado através de trepanações e não necessita de craniotomia extensa como o hematoma subdural agudo necessita. Um dreno é colocado na cavidade após sua lavagem por 24 a 72 horas (Figuras 5 a 7).

No acompanhamento por tomografias, a imagem da cavidade do hematoma com sangue residual pode demorar 45 a 60 dias para desaparecer, não se devendo entender que houve ressangramento ou indicar uma nova drenagem. Assim, o controle é principalmente clínico. Algumas vezes há recorrência, que requer nova drenagem, ou recorrências múltiplas, que requerem craniotomia ampla e capsulectomia externa da cápsula que se formou e que contém o hematoma (Figura 8).

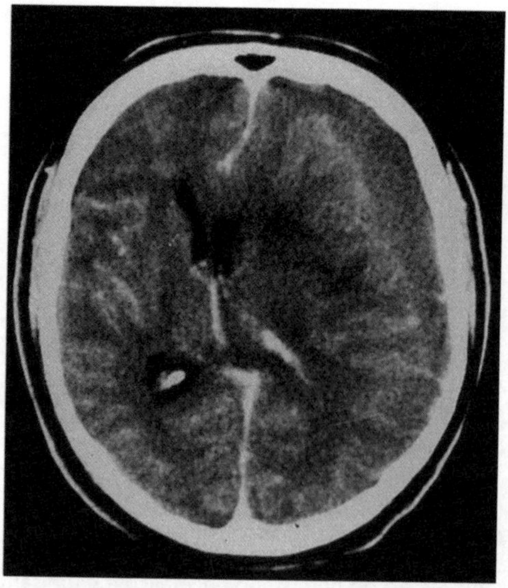

FIGURA 5 Hematoma subdural crônico. Nessa fase, tem densidade similar à do encéfalo. O uso de contraste delimita claramente a lesão compressiva. Deverá ser drenado por trepanações.

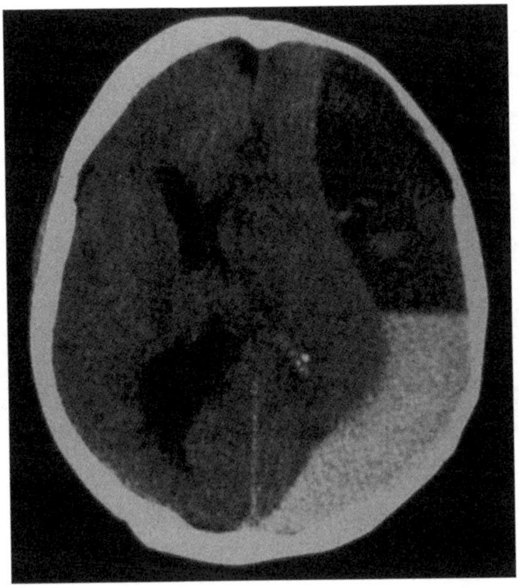

FIGURA 6 Hematoma subdural crônico volumoso. Com o paciente em decúbito dorsal, nota-se que os elementos figurados do sangue estão decantados dentro da cápsula do hematoma. Há importante efeito compressivo. Mais de uma trepanação deverá ser usada para sua remoção e lavagem da cavidade. Eventualmente, é necessária a craniotomia.

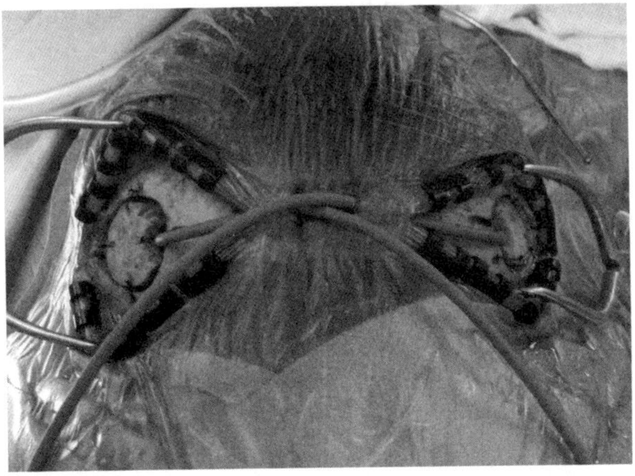

FIGURA 7 Hematoma subdural crônico bilateral. Notam-se duas pequenas craniotomias osteoplásticas e a inserção de um dreno em cada leito de coágulo hemisférico.

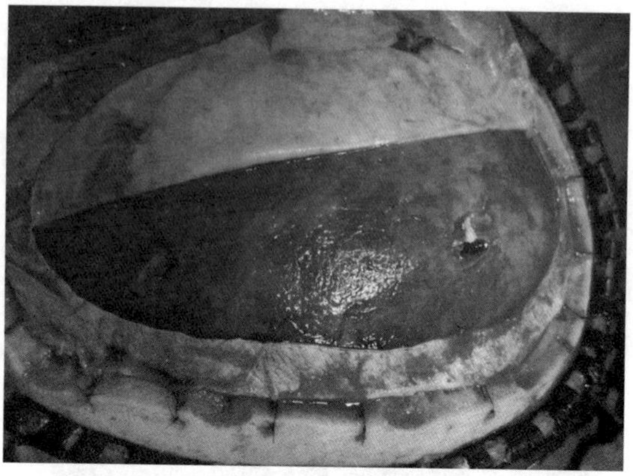

FIGURA 8 Após múltiplas recidivas de um hematoma subdural crônico, exige-se a craniotomia ampla, quando é retirada da cápsula externa do hematoma (visível nesta imagem cirúrgica).

CONTUSÕES CEREBRAIS POR GOLPE E CONTRAGOLPE

As contusões por golpe dizem respeito ao deslocamento do crânio no mesmo momento em que a inércia do cérebro o mantém parado no espaço intracraniano, contundindo a caixa óssea com a superfície encefálica imediatamente abaixo. Pode haver lesões vasculares com hematomas intraparenquimatosos, necrose tecidual e confluências das lesões, levando ao aparecimento do hematoma intraparenquimatoso traumático tardio.

Quando o cérebro e a caixa craniana se deslocam em algum eixo ou plano de maneira mais prolongada, ao cessar o deslocamento o cérebro continua se deslocando após a parada do crânio e pode contundir-se na superfície óssea interna em um ponto diametralmente oposto àquele da aplicação força. Uma contusão pode ser, assim, gerada do outro lado, chamada de contusão ou lesão por contragolpe. Da mesma forma, essa lesão pode evoluir até um hematoma intraparenquimatoso traumático tardio do outro lado.

As contusões que adquirem efeito de massa ou efeito expansivo podem necessitar de drenagem. Em geral seu maior efeito expansivo, associado a edema adjacente, ocorre do terceiro ao quinto dias após o impacto. Quando o efeito expansivo é grande, as contusões são removidas. As contusões da ponta do lobo temporal são tratadas com maior agressividade cirúrgica, pois quando elas se expandem comprimem diretamente o tronco encefálico, então em algumas situações se postula uma drenagem preventiva antes que haja descompensação do sistema. Atualmente, operam-se as contusões com microscópio, à semelhança da neoplasia cerebral, para que haja melhor conservação e preservação do tecido encefálico (Figuras 9 e 10).

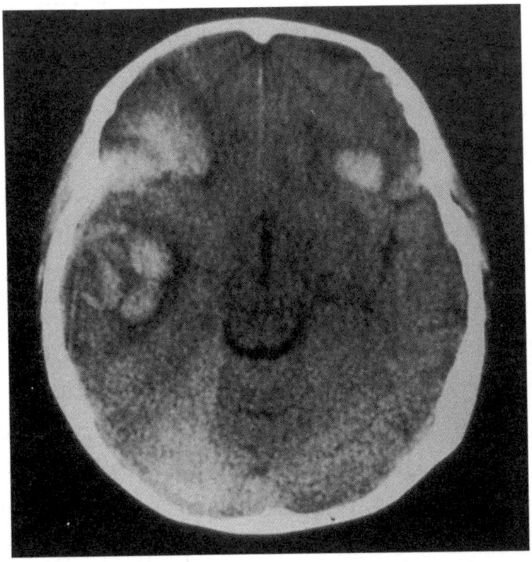

FIGURA 9 Contusão temporal direita e contusão frontobasal direita. Nota-se contralateralmente outra contusão por contragolpe.

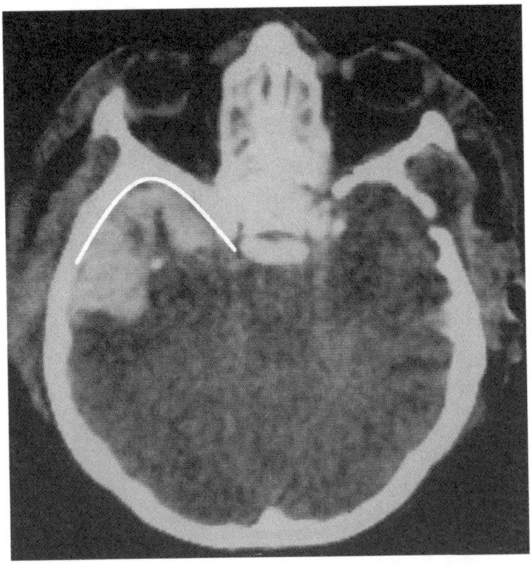

FIGURA 10 Contusão da ponta do lobo temporal, cujo crescimento e inchaço comprimem diretamente o tronco encefálico. É importante ser extremamente intervencionistas para drenar esse tipo de hematoma contusional nessa localização.

LESÃO AXONAL DIFUSA

Quando é aplicada uma aceleração predominantemente rotacional no segmento craniano, existe uma torção das fibras longas que descem e sobem pelo tronco cerebral e que envolvem a formação reticular. Dependendo da intensidade da força aplicada, poderá haver quadros muitos simples, como uma simples concussão cerebral, que apaga a formação reticular, restituindo-se sua função logo em seguida, até as sequelas neurológicas graves incapacitantes, por exemplo, coma persistente pela tosquia ou cisalhamento da formação reticular, ou sequelas motoras em virtude da ruptura das fibras longas que descem do córtex cerebral em direção ao tronco encefálico e à medula. É a lesão axonal difusa.

As sequelas em geral são predominantemente motoras, relacionadas à espasticidade piramidal e à incoordenação por lesão de conexões cerebelares. Nos casos mais graves, múltiplas pequenas hemorragias ocorrem dentro do parênquima encefálico porque, da mesma forma que os neurônios são tosquiados pela força rotacional agressora, pequenos vasos perfurantes que atravessam o parênquima também são lesados, e múltiplas pequenas hemorragias ao longo do encéfalo podem ser vistas à tomografia e à ressonância (Figuras 11 e 12).

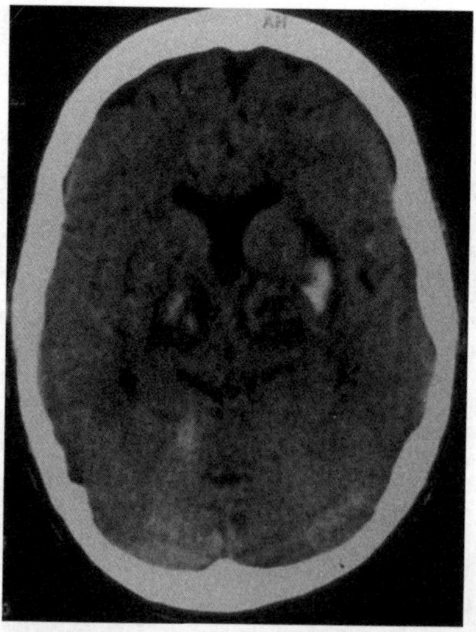

FIGURA 11 Lesão axonal difusa. Notam-se várias pequenas hemorragias profundas no encéfalo, indicativas de que houve cisalhamento das artérias perfurantes. Certamente, grande cisalhamento neuronal e ruptura axonal ocorreram em associação.

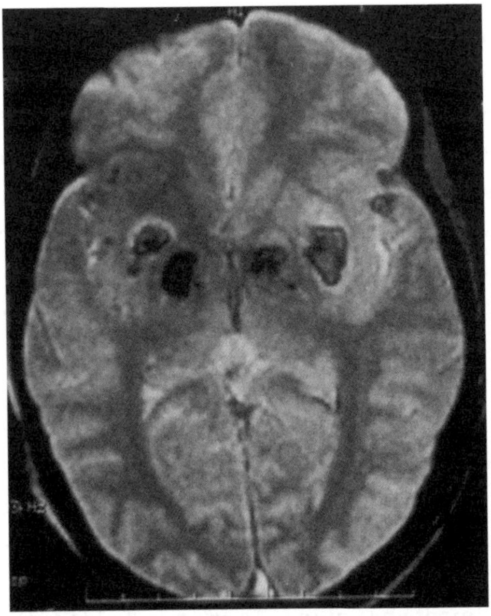

FIGURA 12 Imagem da lesão axonal difusa à ressonância magnética. Notam-se as hemorragias profundas no parênquima encefálico, frequentemente situadas ao longo de tratos descendentes e ascendentes.

É um fenômeno que, quando isolado, não se associa à hipertensão intracraniana, e suas sequelas são predominantemente tratadas com reabilitação. Como o idoso tem menores plasticidade neural e reserva neuronal, sua recuperação costuma ser mais arrastada.

Concussão cerebral é a perda transitória da consciência, como um "desmaio" ou "nocaute", que diz respeito à disfunção aguda e passageira da formação reticular ascendente pela tração mecânica do tronco encefálico. É um fenômeno reversível, mas indica que o traumatismo foi grave e que houve aceleração e desaceleração do crânio. Frequentemente, o paciente passa períodos variáveis de horas ou dias com perda da capacidade de fixação de memória recente. A situação deve-se ao estiramento das fibras do fórnix. Essa perda de memória também em geral é transitória, recuperando-se o indivíduo completamente.

AS LESÕES DO PESCOÇO

As lesões do pescoço incluem principalmente as lesões ósseas da coluna cervical e as lesões dos vasos arteriais.

As lesões ósseas acontecem quando existe aceleração, desaceleração e chicoteamento do crânio apoiado no pescoço. Os ossos do paciente idoso são artróticos, as vértebras são quase fundidas e os ligamentos, calcificados. Isso confere menor mobilidade e elasticidade à coluna cervical.

Quando há alguma lesão por aceleração e desaceleração do segmento craniano, a coluna é flexionada ou tracionada em diferentes planos e eixos e, portanto, existe maior possibilidade de haver fratura óssea, com compressão tanto da medula quanto dos vasos que por ali passam. Acrescenta-se o fato de que os ossos do idoso frequentemente são osteoporóticos, o que os torna muito mais sensíveis e vulneráveis às aplicações das forças traumáticas. Todo traumatismo craniano no paciente idoso deve ser acompanhado de estudo tomográfico da coluna cervical (Figura 13).

As lesões vasculares traumáticas do pescoço mais importantes dizem respeito ao estiramento ou tração da artéria carótida contra os processos transversos das vértebras cervicais ou a lesões da artéria vertebral dentro do canal vertebral lateralmente na coluna. As artérias do idoso frequentemente possuem placas ateromatosas, o que torna os vasos mais suscetíveis a dissecção e a oclusões totais ou parciais, além da embolização distal em direção ao encéfalo.

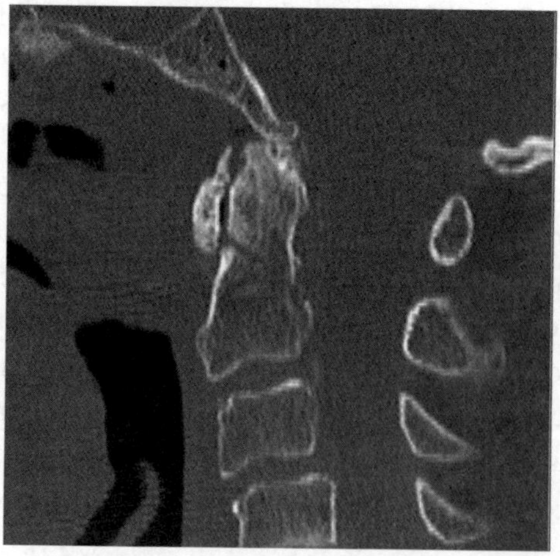

FIGURA 13 Fratura do odontoide por um mecanismo de flexão abrupta do pescoço.

Todos os pacientes com traumatismo craniano nessa faixa etária devem ser submetidos ao estudo ultrassonográfico dos vasos arteriais do pescoço à entrada do pronto-socorro. Caso o doente possa, do ponto de vista clínico, receber contraste, tomografia de crânio deverá ser associada à angiotomografia craniana e do pescoço. A ressonância e a angiorressonância também são métodos diagnósticos muito eficazes, porém menos úteis na fase aguda do traumatismo (Figura 14).

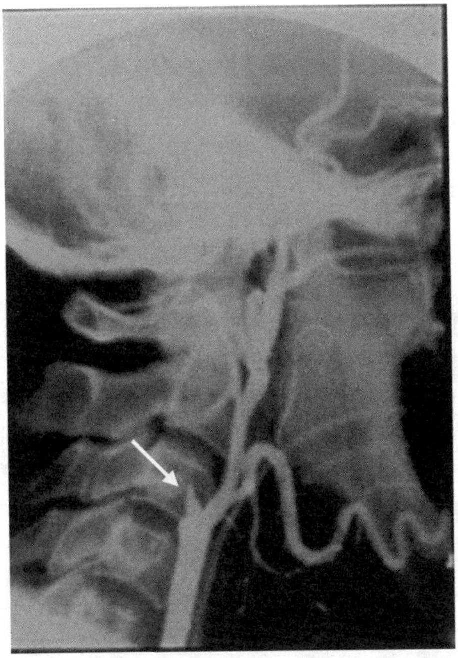

FIGURA 14 Dissecção e trombose traumática da artéria carótida interna após mecanismos de chicoteamento do pescoço.

HIPERTENSÃO INTRACRANIANA, COMPLACÊNCIA, INCHAÇO E EDEMA DO CÉREBRO

O aumento da pressão intracraniana no idoso por massas expansivas, hematomas ou inchaço (vasodilatação) ou edema (água intersticial e intracelular) do cérebro é compensado pela saída de líquido cefalorraquidiano do compartimento intracraniano. Os idosos em geral possuem um cérebro de menor volume e um compartimento liquórico maior, o que os torna mais resistentes ao aumento da pressão intracraniana secundária à existência de processos expansivos traumáticos. Os jovens têm menos liquor na caixa craniana, portanto os mecanismos de compensação se esgotam mais rapidamente, levando ao aumento dessa pressão intracraniana mais precocemente.

Quando a pressão intracraniana aumenta, a pressão de perfusão encefálica diminui e o cérebro entra em isquemia. Quando o pH se torna ácido, existe uma vasodilatação encefálica, com aumento da volemia intrínseca no sistema nervoso central, o que causa inchaço encefálico hipervolêmico. Além disso, a acidose tecidual gera lesões da barreira hematoencefálica e das membranas celulares gerando associadamente edemas vasogênico e citotóxico. O volume sanguíneo cerebral aumentado do inchaço traumático é o que se pode manipular para tentar controlar o aumento da pressão intracraniana dentro da unidade de terapia intensiva (UTI) (Figura 15).

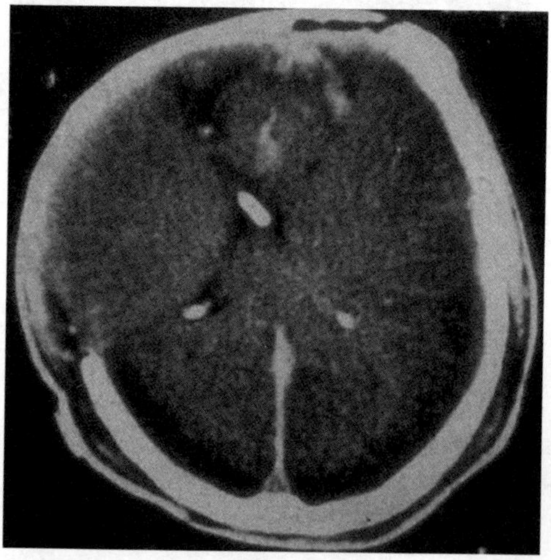

FIGURA 15 Inchaço cerebral pós-traumático. Notam-se a craniotomia descompressiva e o parênquima herniado para o exterior. Nota-se ainda o cateter ventricular para drenagem de liquor e monitorização da pressão intracraniana. Deve-se chamar a atenção para o fato de que é mais importante pensar no inchaço por vasodilatação durante o suporte neurológico intensivo do que nos edemas citotóxico e vasogênico, que quase não têm tratamento na prática clínica neurointensiva. A manipulação do volume sanguíneo encefálico é o fator controlador da hipertensão intracraniana.

Do ponto de vista do suporte neurológico intensivo, em situações de sofrimento cerebral agudo e hipertensão intracraniana aguda associada, os pacientes nessa faixa etária são mais suscetíveis aos efeitos colaterais das medidas terapêuticas impostas, como hiperventilação, manitol, barbitúricos, hipotermia etc. Assim, o controle intensivo deve ser extremamente minucioso.

É importante lembrar que, após um insulto anóxico-isquêmico traumático do encéfalo, o maior inchaço e edema vêm do terceiro ao quinto dias após o traumatismo, então os pacientes enfrentarão a principal fase crítica na metade da primeira semana após o traumatismo craniano.

Qualquer medida terapêutica anestésica ou sedativa no paciente idoso deve ser muito cuidadosa no sentido de não causar hipotensão arterial. O idoso hipotenso é extremamente suscetível à isquemia encefálica, à morte neuronal e suas consequências, o que pode acelerar objetivamente os processos degenerativos naturais do sistema nervoso central.

Hipotensão importante pode ocorrer durante anestesias para cirurgias ou mesmo durante sedações na UTI. Hipóxia, hipotensão e lesão axonal pioram significativamente as doenças degenerativas encefálicas por perda neuronal e de conexões sinápticas.

CONCLUSÃO

O paciente idoso está exposto, no mundo contemporâneo, ao traumatismo cranioencefálico com maior frequência do que nos tempos passados. Ele é mais vulnerável. Então, as particularidades fisiopatológicas das lesões traumáticas agudas do sistema nervoso central devem ser conhecidas para o atendimento adequado desses pacientes.

Embora o idoso apresente uma complacência intracraniana aumentada, ou seja, maior capacidade de suportar massas expansivas, suas outras características relacionadas à faixa etária e sua menor capacidade de reabilitação por uma plasticidade neural menos acelerada levam ao pensamento de que o melhor tratamento sempre será o tratamento profilático preventivo e a inclusão de campanhas de conscientização social sobre sua vulnerabilidade ao politraumatismo.

Bibliografia

1. Almeida GGM, Cruz OR. Traumatismo craniencefálico. São Paulo: Sarvier; 1980.
2. Narayan RK, Wilberger JE, Povlishock JT. Neurotrauma. New York: McGraw-Hill; 1985.
3. Stavale JMA. Bases da terapia intensiva neurológica. 2.ed. São Paulo: Santos; 2011.
4. Stavale JMA. Hemodinâmica intracraniana. São Paulo: Santos; 2013.

Índice remissivo

D

E

F

G

H

I

O

P

Q

R

S

X

Z